王付经方医案

（第2版）

王 付 主编

河南科学技术出版社
· 郑州 ·

内容提要

全国著名经方大师王付教授不仅桃李满天下，而且临床诊治经验丰富、辨治思路独特，善用经方、经方合方、经方合方“十八反”配伍辨治常见病、多发病、疑难病及疫病，疗效显著，深受广大患者好评。本书共分上下两篇，上篇包括王付教授重要学术思想和呼吸系统疾病、消化系统疾病、循环系统及血液疾病、神经及精神系统疾病、内分泌系统疾病、运动系统疾病、泌尿系统疾病、男科疾病、妇科疾病、儿科常见疾病、皮肤病、肿瘤及术后疾病，以及疑难杂病；下篇包括经方260首及歌诀和王付35首“十八反”方及歌诀。全书理论切合实际，诊治一目了然，思路触类旁通，方法举一反三。本书是一本很好的理论临床经验总结，可供中医、中西医临床医师及在校师生参考使用。

图书在版编目（CIP）数据

王付经方医案 / 王付主编 . —2版 . —郑州：河南科学技术出版社，2022.4
ISBN 978-7-5725-0673-4

Ⅰ. ①王…　Ⅱ. ①王…　Ⅲ. ①经方－研究 ②医案－汇编－中国－现代
Ⅳ. ① R289.2 ② R249.7

中国版本图书馆 CIP 数据核字（2022）第 018270 号

出版发行：河南科学技术出版社
地址：郑州市郑东新区祥盛街27号　　邮编：450016
电话：（0371）　65737028　65788629
网址：www.hnstp.cn
策划编辑：邓　为
责任编辑：王婷婷
责任校对：王晓红　丁秀荣
封面设计：张　伟
责任印制：朱　飞
印　　刷：河南瑞之光印刷股份有限公司
经　　销：全国新华书店
开　　本：720 mm × 1 020 mm　1/16　**印张：**29.25　**字数：**460千字
版　　次：2022年4月第2版　2022年4月第1次印刷
定　　价：88.00元

本书编写人员名单

主　　编　王　付

执行主编　王帮众　王帮民　关芳芳　李　佳

副 主 编　白　宽　苗小玲　刘晨阳

编　　委（按姓氏笔画排序）

王　付　王　磊　王帮民　王帮众

白　宽　刘晨阳　关庆亚　关芳芳

李　佳　苗小玲　钱兆丰

编写说明

编写《王付经方医案》第1版所收集的病例主要源于白宽等同学在门诊随诊学习记录的案例。第2版增补所收集的病例主要源于王帮民、王帮众、关芳芳、李佳在门诊随诊收集的病例和王付经方APP门诊处方大数据库中经方、经方合方、经方合方“十八反”配伍治病的病例。第2版还增补了王付教授重要学术思想、张仲景260首经方用药及歌诀、王付35首“十八反”配伍治病用方及歌诀。第2版完成初稿后仍由王付教授负责全面整理修订、统稿定稿，是书虽未尽善尽美，但也反映了学生目睹经方治病的可靠性和疗效性，这无疑对经方爱好者及应用者治病提供了有益的借鉴和帮助。

王　付

2021年3月

第 2 版前言

《王付经方医案》自 2016 年出版以来，多次重印，深受广大读者喜爱，为了进一步提高该书在理论上的指导性和临床上的实践性，并结合笔者近几年在临床上治病用方总结的成功经验，将第 2 版《王付经方医案》编辑整理为上篇和下篇。

上篇修订后分为两部分，第一部分增补笔者重要学术思想，即研究《伤寒杂病论》五位一体的学术思想，研究经方五位一体的学术思想，研究经方合方及“十八反”用药四位一体的学术思想。第二部分增补临床诊治案例，重点突出学习应用经方治病分为三步走，第一步学习经方的组成、用量、功效、用法、主治、注意事项等相关内容。第二步必须认清临床治病的复杂性和多变性，根据疾病的复杂性即决定选用一个经方治疗复杂的病变有其一定局限性，只有重视经方合方治病的疗效性，才能真正把学好用活经方治病落到实处。第三步必须辨清临床治病的疗效性和可靠性源于经方合方“十八反”配伍，因疾病的变化性与演变性即决定选用经方合方，而其最佳切入点是选择经方合方“十八反”配伍用药，临床中只有有针对性、选择性、疗效性地选用经方合方“十八反”配伍，才能真正将临床治病疗效提到新的高度和新的视野。可见，中医治病提高疗效的必由之路是选择经方合方“十八反”配伍。此次修订重点增补经方合方“十八反”配伍用药治病的成功经验，进一步认清经方合方“十八反”配伍治病的疗效性和可靠性，为临床工作者提供辨治思路方法和技巧以提高疗效。

下篇增补内容分为两个部分，第一部分增补张仲景 260 首方及歌诀，为了学用经方更方便、更实用、更快捷，重点突出以背诵经方方歌为基础，逐渐获得运用经方治病的新境界、新视野，如学习桂枝汤歌诀：调补气血桂枝汤，芍药甘草姜枣同，气血虚弱夹寒证，内外兼治有奇功。特别是最后一句强调“内外兼治有奇功”，方歌切中用方治病要害，点明用方思路方法，并从根本上彻底消除原有运用桂枝汤的惯性思维和局限性思维，为进一步提升学用桂枝汤奠定扎实的基础。第二部分增补笔者35首“十八反”配伍组方和歌诀，此35首方都是以中药“十八反”配伍所组成的基础治病用方，为临床辨治各科常见病、多发病、疑难病及疫病提供了思路和方法，对指导临床并提高治病疗效找到了切入点和制高点，用之行之有效并且疗效确切。

本次修订再版，既感谢邓为编辑对本书的支持和关心，也感谢广大读者对本书的青睐和厚爱，同时为本书特有的理论、治病思维及方法能给读者提供有益的学用技巧、技能、技术及方法而高兴。因时间有限，书中可能存在不足，恳请读者对再版书稿提出宝贵意见，以便今后再次修订及提高。

王　付

2021年2月

第1版前言

王付教授教导我们:“读经典‘欲穷千里目’，必习《伤寒杂病论》；为名医‘更上一层楼’，必习经方。”王付教授勤读经典，善用经方，在中医学领域辛勤耕耘，不断超越自我，于学术、临床都取得了令人瞩目的成就。王付教授出版研究《伤寒杂病论》的著作居全国历代研究者之首位；出版研究经方的著作居全国历代研究者之首位；出版独著著作居全国中医学界之首位；发表独著学术论文居全国中医学界之首位。现任中国中医药信息学会常务理事及经方分会会长，中国中医药研究促进会常务理事及经方分会会长、世界中医药学会联合会经方专业委员会副会长，连任河南省中医方剂分会主任委员，河南省教育厅学术技术带头人，国家科学技术奖励评审专家，国家中医药管理局中医师资格认证中心命审题专家，河南经方医药研究院院长，河南中医药大学经方研究所所长，并连续被评为校级“我最喜爱的教师”和“教学名师”，为博士生导师。

王付教授不仅医术精湛，还是一位德高望重的良师益友；不仅仁心仁德，还是一位值得托付的好医生；许多认识和不认识王付教授的患者及学生，都在口口相传王付教授德医双馨、悬壶济世的大医风范。“大医精诚，治病救人，仁者吾心，精益求精”。“大医”源于“精诚”,“精诚”贯穿于“大医”者的一言一行中。春秋战国时期神医扁鹊的“妙手回春”，东汉医圣张仲景的精湛技术，唐代药王孙思邈的德医双馨……无一不在诠释着医者之魂。他们凭借着精湛的医术、真诚的人品塑造了一代又一代“大医”者的形象，成为后人的楷模。治病救人是至精至微、人命关天的大事，所以医生必须要精益求精。几十年来，王付教授勤勤恳恳、兢兢业业、精益求精，几乎将自己的全部时间投入对经方的研究和临床工作中，可谓是经方研究者中的一面旗帜。

医乃仁术，无德不立。人们称医生为“白衣天使”，是一种荣誉，更是一种鞭策。作为医生，精湛的医技必不可少，但高尚的医德才是立身之本。王付教授不仅医术精湛，更重要的是医德高尚，为我们后辈树立了榜样。因为王付教授医术高超，并且对学生和患者都和蔼可亲，很多学生都主动来跟着王付教授学习，许多患者都慕名来找王付教授看病，毫不夸张地说，王付教授所在的河南中医药大学第三附属医院国医堂706诊室经常被围得水泄不通，一个小小的诊室经常是被里三层外三层的人围着，来学习的学生多，前来看病的患者更多。虽然患者很多，但王付教授从来不急不躁，细致入微地对待每位患者，直到把所有患者看完才下班。有时患者来晚了，没有赶上挂号，王付教授历来不计较患者是否挂号，只专心致志为患者看病，努力为他们解除病痛，学生明白，很多医生都难以做到。

王付教授也时常教导我们，作为一名医生，要知道怜惜患者，时时刻刻为患者着想，视患者的疾痛为自己的疾痛。为了让患者花最少的钱达到最理想的诊疗效果，王付教授努力为患者选择既便宜又能解决病痛的方法。在诊断上确保不遗漏病情的前提下，患者能不检查的项目绝不检查；在疾病的治疗上，王付教授严格规范用药，能用一般药治疗的绝不用昂贵药，可用可不用的药绝对不用，从不轻易开大处方。

另外非常重要的是，王付教授根据多年临床诊治经验大胆提出“十八反”和“十九畏”的理论是不存在的，坚持自己的用药特色，取得了很好的治疗效果，对于这样的用药原则又有多少医生敢冒险“越雷池”，敢这样突破？王付教授不仅医术精湛、医德高尚，在生活方面更是艰苦朴素，我们不仅要向王付教授学习如何做学问，更要向他学习怎样生活和做人。正如王付教授所说：“做人不做花言巧语的人；做事从平凡点滴中做起；做学问在学中探索未知，在总结中精耕细作；人生必有所为，为必有所成；人生既要走前人的路，又要走自己的路，权衡轻重，走出一条成功之路；人生实现自我价值，贵在有志与勤奋，严谨治学，踏实做人。”

师者，传道授业解惑者也。我们随从王付教授门诊学习，聆听王付教授临床指点，观察患者反馈信息，汲取王付教授运用经方辨证论治精华，通过一个个病案的学习，使我们的学术水平与临证技术都得到了很大的提高。比如，2010 年的上半年来了一个特殊的患者，一位来自新郑市的屠户，头痛、头沉，有时头内剧痛，经某省级医院检查确诊为脑囊虫、脑囊肿、脑积水，暂未接受手术治疗，故来求诊。经过详细的询问，考虑到这个疾病的特殊性，王付教授给予十枣汤为基础方的治疗方案，患者服用 1 周头痛大减，经过三个多月的治疗，患者的症状完全消失，经医院复查：脑囊肿消失，脑囊虫消失，并且没有钙化点，一切正常。对于这个疾病为什么要用十枣汤呢？王付教授告诉我们，脑积水在中医看来，乃有形之“水饮”结聚颅内所致，且患者头痛、头沉，脉沉，为饮邪入里，非一般药物力量所能及，所以选用十枣汤以涤饮祛邪，又加鸦胆子以驱逐囊虫。可见，王付教授思维之独特、辨证之精准、用药之考究。在王付教授言传身教的指导下，在一个个病案的学习中，我们增长了学识，提高了辨证水平，也对经方有了更深刻的认识。为继承王付教授临床治病的独特诊疗经验，我们将长年累月收集的部分临床病例整理分类，并加以按语，经过王付教授多次修改及指点，编著成了《王付经方医案》。此书共分十三章，记载病案 249 个，每个病案都实实在在记录了王付教授的真实用药特点与宝贵经验，是一本不可多得的中医临床参考用书。

关芳芳　白　宽

2015 年 10 月 10 日

目 录

CONTENTS

上 篇

下　篇

上篇

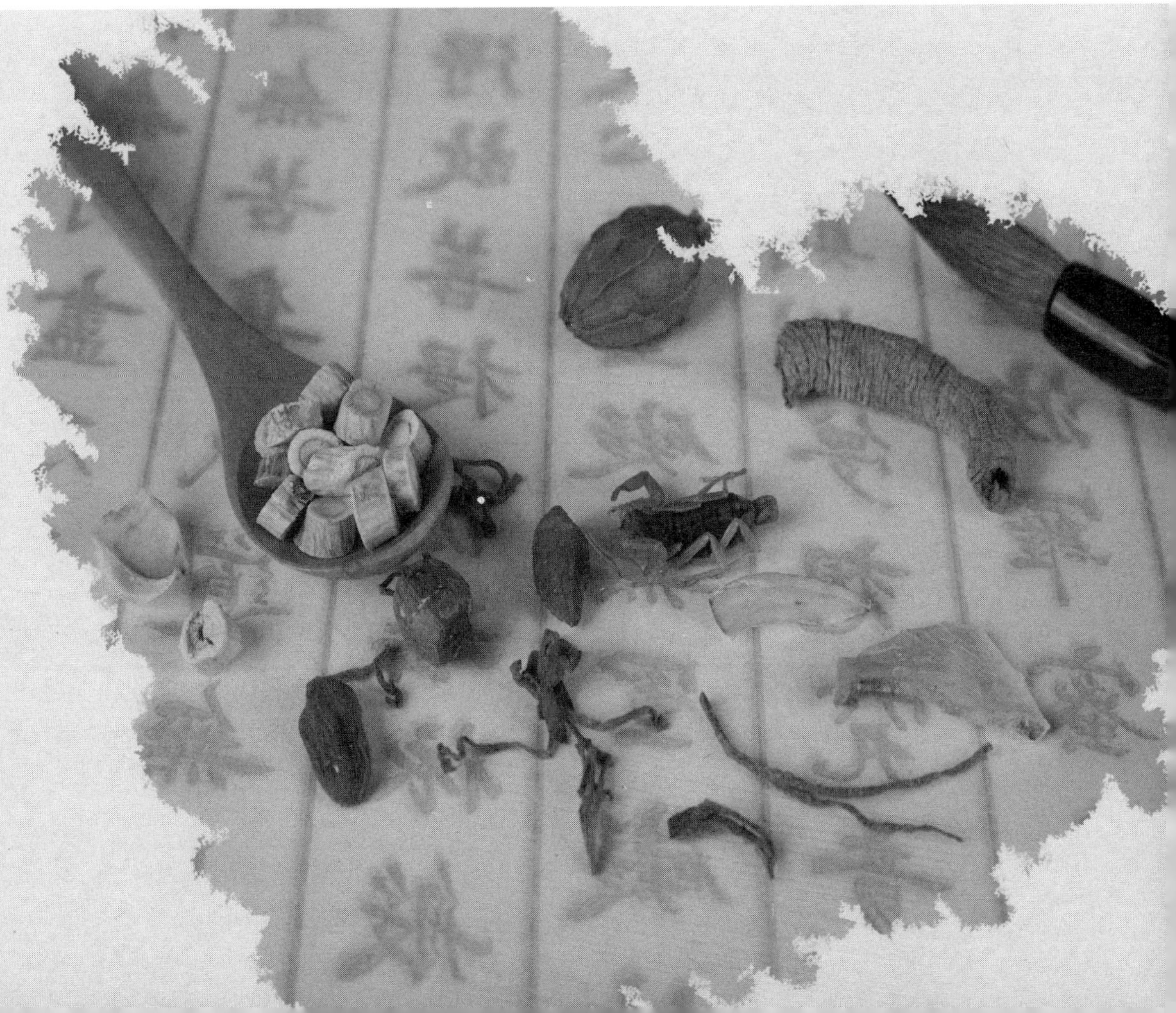

第一章
王付教授学术思想

全国著名经方大师王付教授立足全国，面向世界，以研究张仲景《伤寒杂病论》为立足点、切入点、基本点和制高点，以经方中医门诊、经方临床教研基地、经方门诊处方数据库、仲景学术研究等打造构建四位一体的张仲景学术研究中心即河南经方医药研究院。王付教授研究应用《伤寒杂病论》的宗旨是：提高临床以理论研究为基础，提升理论以临床疗效为根据，提升临床及理论以总结门诊处方用药为核心，深入研究、全面总结、提炼研究应用成果，形成独具特色、学术鲜明、地位领先的张仲景学术研究中心。

王付教授集中精力、全神贯注、探隐索微、融会贯通地深入研究与应用《伤寒杂病论》及经方理论指导临床实践，取得了诸多非凡成就，如研究《伤寒杂病论》出版学术著作在数量上居全国历代研究者之首位（数据源于国家图书馆），门诊诊治患者在诊治数量上居河南省第一位（数据源于河南省预约挂号服务平台），据不完全统计王付教授门诊量也是居全国门诊量第一位。王付教授研究《伤寒杂病论》及经方的重要学术思想对促进中医药学快速健康发展和进步起到举足轻重的引导与垂范作用。

第一节　研究《伤寒杂病论》五位一体的学术思想

众所周知，张仲景《伤寒杂病论》无论是在理论方面还是在临床方面都是历代医家理论及临床水平无人能超越的经典著作。王付教授经过数十年深入全面研究《伤寒杂病论》，首先提出研究《伤寒杂病论》的精髓必须运用五位一体的研究思维和应用方法，把研究与应用《伤寒杂病论》开启了新的里程碑、提到了新的高度和打开了新的视野。

1. 从外感病角度研究《伤寒杂病论》。《伤寒杂病论》是论述外感病的专书，深入研究《伤寒杂病论》，灵活运用经方、经方合方及经方合方“十八反”可辨治所有外感病，即普通外感病和疫疠外感病。普通外感病包括寒邪、热邪，以及寒湿、湿热、凉燥、温燥等，它是临床中的常见病、多发病和疑难病等。疫疠外感病包括寒邪、热邪，以及寒湿、湿热、凉燥、温燥等，它具有特殊的暴发性、传染性、危急性和季节性等。

2. 从外感病夹杂外感病角度研究《伤寒杂病论》。《伤寒杂病论》是论述外感病夹杂外感病的专书，深入研究《伤寒杂病论》灵活运用经方、经方合方及经方合方“十八反”可辨治所有外感夹杂病，即普通外感夹杂病和疫疠外感夹杂病。普通外感夹杂病包括寒邪、热邪，以及寒湿、湿热、凉燥、温燥等，它是临床中的常见病、多发病和疑难病等，如太阳伤寒证夹杂太阳中风证、太阳伤寒证夹杂太阳风水表虚证等。疫疠外感夹杂病包括寒邪、热邪，以及寒湿疫、湿热疫、凉燥疫、温燥疫等，它具有特殊的暴发性、传染性、危急性和季节性等，如湿热疫夹杂寒湿疫、湿热疫夹杂温燥疫等。

3. 从内伤病角度研究《伤寒杂病论》。《伤寒杂病论》是论述内伤病的专书，合理运用《伤寒杂病论》理论指导临床治病疗效非凡。《伤寒杂病论》理论既可指导内科疾病辨证论治，又可指导儿科疾病辨证论治；既可指导妇科疾病辨证论治，又可指导男科疾病辨证论治；既可指导皮肤外科疾病辨证论治，又可指导五官科疾病辨证论治等。

4. 从内伤病夹杂内伤病角度研究《伤寒杂病论》。《伤寒杂病论》是论述内伤病夹杂内伤病的专书，人体脏腑气血之间是有机的整体组合，在生理上息息相关，在病理上相互影响。某一脏腑疾病在病变过程中可能同时出现两个或两个以上脏腑的症状，导致疾病更加复杂多变，对此只要深入研究运用《伤寒杂病论》指导临床实践，合理运用经方、经方合方及经方合方“十八反”常常能取得预期、显著的治疗效果。

5. 从复杂内伤病夹杂复杂外感病角度研究《伤寒杂病论》。《伤寒杂病论》

是论述复杂内伤病夹杂复杂外感病的专书，外感病的轻重及预后与脏腑气血强弱关系十分密切，外感病会引起内伤病或加重内伤病，而内伤病则是引起或导致外感病的重要原因。在临床中复杂内伤病夹杂复杂外感病是非常多的，合理运用《伤寒杂病论》理论指导临床辨治复杂内伤病夹杂复杂外感病具有重要的现实指导意义。

第二节　研究经方五位一体的学术思想

众所周知，张仲景《伤寒杂病论》中用方治病的疗效性、可靠性、实用性和可重复性是古往今来无人能超越的。王付教授经过数十年深入研究《伤寒杂病论》中用方，首先提出研究《伤寒杂病论》中用方的精髓必须运用经方基础方、经方代表方、经方衍生方、经方合用方、经方合方“十八反”配伍的五位一体的研究思维和应用方法。

1. 经方基础方。经方基础方治病的特色与优势是治病针对病变证机而不局限于针对病变部位。经方基础方治病的最大特点是既可辨治心病证，又可辨治肺病证，更可辨治肝病证，还可辨治肾、脾胃等病证。其在临床治病中具有广泛的适应性和疗效性，如桂枝甘草汤既可辨治心病证，又可辨治肺病证，还可辨治肝病证，更可辨治肾、脾胃等病证。

2. 经方代表方。经方代表方治病的特色与优势是既针对病变属性用药又针对脏腑病变证机及症状用药，在治病方面具有显著的针对性和明显的局限性。其与经方基础方相比在治病方面受到一定的限制，如酸枣仁汤治病范围主要局限于心肝病变，而针对肺病证、脾胃病证、大肠病证显然是不妥当的，除非是肺病证兼有心病证或肝病证时才能与酸枣仁汤合方用之。

3. 经方衍生方。所谓经方衍生方，就是在治病过程中用经方基础方和经方代表方仍然不能满足临床治病需要而在其基础上进行随证加减变化组成的方剂。经方基础方虽然具有广泛的应用性，但因方中用药局限性直接影响治病疗效的可靠性，经方基础方治疗复杂多变的病证就必须在经方基础方上进行加减变化用药，才能取得很好疗效。经方代表方治病在多数情况下主要局限于某一脏腑，可在临床治病中脏腑之间常常是相互夹杂，应用经方代表方具有一定局限性，为了更好地用好用活经方代表方，就必须在经方代表方基础上进行加减变化，才能取得预期最佳治疗效果。在经方基础方或经方代表方上进行随证加减变化组成的方称为经方衍生方，如在甘草汤基础方上加味为桂枝甘草汤；在桂枝甘草汤基础方上加味为桂枝汤；在桂枝汤基础方上加大芍药用量为桂枝加芍药汤；在桂枝加芍药汤基础上加味为小建中汤；在小建中汤基础上加味为黄芪建中汤等。研究应用经方衍生方对提高应用经方基础方和经方代表方具有重要的现实指导意义。

4. 经方合用方。所谓经方合用方，就是针对在治病过程中用经方基础方、经方代表方和经方衍生方仍有一定局限性，对此针对错综复杂的病变欲取得预期最佳疗效必须选用经方合用方。张仲景在治病过程中总结出经方合方是提高临床治病的关键所在及重要选择，是提升疗效的核心所在，如小柴胡汤与桂枝汤合方称为柴胡桂枝汤；麻黄汤与桂枝汤合方既称为桂枝麻黄各半汤又称为桂枝二麻黄一汤；桂枝去芍药汤与麻黄附子细辛汤合方称为桂枝去芍药加麻黄附子细辛汤。结合临床治病实际，以经方基础方、经方代表方、经方衍生方为基础，根据治病需要科学有效地选择经方合用方，并重视调整经方合用方用量，这是提高治病效果的关键所在。

5. 经方合方“十八反”配伍。所谓经方合方“十八反”配伍，就是针对在治病过程中用经方基础方、经方代表方、经方衍生方和经方合用方仍有一定局限性，对此针对错综复杂的病变欲取得最佳预期疗效必须选用经方合方“十八反”配伍。张仲景在治病过程中深有卓识地总结出经方合方“十八反”配伍是提高临床治病的核心所在及重要选择，是提升疗效的优选思路方法及技巧技能。张仲景结合临床辨治各科常见病、多发病、疑难病及疫病的治病经验体会总结出附子粳米汤、赤丸、瓜蒌瞿麦丸、甘遂半夏汤的基础用方，为临床治疗提供思路方法和技巧技能，引导在临床中选择中药“十八反”配伍用药治病，也是提高治病效果的重要选择，否则临床治病效果始终在低水平上徘徊。如小青龙汤与茯苓四逆汤合方为基础方辨治呼吸衰竭疗效非凡；半夏泻心汤与茯苓四逆汤合方为基础方辨治心力衰竭疗效显著；小柴胡汤与藜芦甘草汤合方为基础方辨治帕金森病疗效提高；半夏泻心汤与乌头汤合方为基础方辨治关节病变效果非凡，等等。结合临床治病实际，以经方基础方、经方代表方、经方衍生方、经方合方为基础，根据治病需要科学有效地选择经方合方“十八反”配伍，并重视调整经方合方“十八反”配伍用药用量，这是提高治病效果的重要选择。

只有从五位一体中深入研究《伤寒杂病论》中用方，才能学到《伤寒杂病论》中用方的理论精华和临床典范，才能发现研究与应用《伤寒杂病论》中用方的精髓所在，才能明白历代医家理论及临床水平无法超越张仲景《伤寒杂病论》中用方的根本原因所在。只有深入全面地运用五位一体学术思想研究《伤寒杂病论》中用方才能真正将临床诊治水平和技能提升提高。

第三节　研究经方合方及“十八反”用药四位一体的学术思想

众所周知，张仲景《伤寒杂病论》理论是指导临床治病用方的重要经典典范,《伤寒杂病论》中用方是临床治病的重要手段方法。提高临床用方治病的关键是经方、经方合方，经方合方“十八反”配伍组方用药是实现提高治病效果的必由之路，深入研究经方合方“十八反”配伍组方用药，是实现临床治病提高疗效的重中之重。王付教授经过数十年深入研究经方合方“十八反”配伍用药，首先提出研究经方合方“十八反”配伍用药必须从经方用药中研究“十八反”用药，从经方配伍中研究“十八反”用药，从经方合方中研究“十八反”用药，从经方合方中提炼“十八反”组方用药，形成四位一体的研究思维和应用方法。

研究与应用经方合方“十八反”配伍用药，需明白何谓“十八”，即中医治病配伍用药的特有用语，并非数字局限于“十八”；何谓“反”，从寒热相反中思考问题，从虚实相反中思辨问题，从对立相反中分析问题，从病药相反中研究问题，从正邪相反中解决问题。研究“十八反”的核心是从特殊用药中解决治病组方的特有思路与方法，它是提高临床治病掌握核心技术技巧的关键。

1. 从经方用药中研究“十八反”用药。《伤寒杂病论》260 首方中既有用

“十八反”用药，又有非用“十八反”用药，“十八反”用药属于特殊用药，非“十八反”用药属于基本用药，基本用药是针对疾病采取的一般治疗思维方法，特殊用药是针对疾病采取的优化思维方法。深入研究经方合方“十八反”用药，对提高临床治病疗效能起到举足轻重的作用。

2. 从经方配伍中研究“十八反”用药。《伤寒杂病论》中甘遂半夏汤、赤丸、附子粳米汤、瓜蒌瞿麦丸及小青龙汤加附子等方优选“十八反”配伍用药，对此张仲景仅仅以举例的形式阐述“十八反”配伍用药是辨治常见病、多发病和疑难病的重要选择，为临床治病组方用药提供了基本准则和典范，为临床治病选用经方合方“十八反”配伍用药指明了方向。

3. 从经方合方中研究“十八反”用药。在临床中仅仅用一个经方治病只是治病的基本思路和方法，选择经方合方治病是提高临床疗效的更好思路和方法，而运用经方治病取得更好疗效的核心是经方合方“十八反”配伍用药。如小柴胡汤与藜芦甘草汤等合方是辨治寒热虚夹风夹痰的最优选择，方中优选人参配藜芦；半夏泻心汤与十枣汤等合方是辨治寒热虚夹水夹痰的最优选择，方中优选大戟、芫花、甘遂配甘草；牡蛎泽泻散与苓桂术甘汤等合方是辨治寒热虚夹湿夹痰的最优选择，方中优选海藻配甘草；小青龙汤与四逆加人参汤等合方是辨治心肺虚脱夹寒夹热的最优选择，方中优选半夏配附子；半夏泻心汤与乌头汤等合方是辨治肌肉关节寒热虚夹痰夹瘀的最优选择，方中优选半夏配乌头。在临床中选择经方合方“十八反”配伍用药是辨治各科常见病、多发病和疑难病的最优方案。

4. 从经方合方中提炼“十八反”用药组方。治病组方用药关键是有疗效，提高疗效的核心是经方合方，优化经方合方必须从提炼经方合方“十八反”配伍用药为切入点，实现治病组方用药取得最佳疗效。根据临床辨治常见病、多发病和疑难病选择经方合方“十八反”用药治病的特殊性、针对性、切入性和疗效性，以此组建藜芦人参汤、藜芦紫参汤、藜芦苦参汤、藜芦芍药汤、藜芦细辛汤、天雄半夏汤、天雄贝母汤、天雄白蔹汤、天雄白及汤、天雄瓜蒌汤、乌头半夏汤、乌头贝母汤、乌头白蔹汤、乌头白及汤、乌头瓜蒌汤、附子半夏汤、附子贝母汤、附子白蔹汤、附子白及汤、附子瓜蒌汤、甘草甘遂汤、甘草大戟汤、甘草芫花汤、甘草海藻汤等，以实现运用经方合方和“十八反”用药组方取得最佳疗效的目的，全面提高运用经方合方和“十八反”用药组方的诊治水平和诊治技能。

王付教授研究《伤寒杂病论》构建五位一体、研究经方构建五位一体、研究经方“十八反”用药构建四位一体，并将三者相互凝练为三位一体的学术思想，创建完善的理论及临床治病思维体系，用于指导临床辨治各科常见病、多发病和疑难病。

第二章
经方、经方合方及“十八反”临床医案

第一节 呼吸系统疾病

呼吸系统疾病包括上呼吸道感染、急慢性气管炎/支气管炎、支气管扩张、支气管哮喘、支气管肺癌、肺炎及病毒性肺炎、慢性阻塞性肺气肿、弥漫性或特发性肺间质纤维化、慢性肺源性心脏病、慢性呼吸窘迫综合征、肺脓肿、肺栓塞、硅肺、急慢性呼吸衰竭，以及急慢性咽炎、扁桃体炎、急慢性喉炎或喉癌、急慢性鼻炎及鼻窦炎或鼻癌等，还包括百日咳、肺结核、结核性胸膜炎、流行性腮腺炎、麻疹、猩红热、水痘、白喉等传染性疾病。

中医辨治肺系病症包括感冒、咳嗽、喘证、哮证、肺痈、肺痿、肺胀、肺痨、咯血、失声、喉痹、鼻渊、鼻衄等。

1. 感冒（风寒表实证）

高某，男，21岁，学生，2010年11月11日初诊。

自诉：5天前在晚上用水洗头后，未等头发晾干即入睡，夜间受凉，第2天白天开始咳嗽，体温37.8 ℃。

刻诊：头痛，发热，身体疼痛，咳嗽，恶寒，无汗，舌苔正常，脉浮紧有力。

中医辨证：风寒表实证。

治疗原则：发汗解表，疏散风寒。

治疗方剂：麻黄汤加减。

麻黄 12 g，桂枝 10 g，杏仁 15 g，白芷 12 g，炙甘草 10 g。2 剂。次日患者告诉王付老师，药仅服 1 剂，即全身微微出汗，诸症悉除，剩余 1 剂未再服用。

【按语】《伤寒论》第 35 条：“太阳病，头痛发热，身疼腰痛，骨节疼痛，恶风，无汗而喘者，麻黄汤主之。”根据患者病症表现有恶寒，无汗，发热，身体疼痛，头痛，脉浮紧有力等，辨为太阳伤寒证，其病变证机为风寒之邪客于太阳之表，卫阳被遏，营阴郁滞。故以麻黄汤发汗解表，疏散风寒。加白芷芳香开窍，祛风止痛。药仅服 1 剂，功效卓著。

另外，用麻黄汤主治风寒感冒应辨清以下几个方面：一是麻黄与桂枝的用量关系是麻黄大于桂枝，只有这样才能如张仲景所言：“覆取微似汗，不须啜粥。”若麻黄与桂枝用量不当则可能引起大汗出而耗伤阴液或达不到发汗作用。二是应用麻黄汤治疗感冒，应抓住无汗、脉浮紧有力等症。三是煎煮麻黄汤时最好先煎麻黄，去沫，以免引起患者服药后心烦。现代药理研究表明，麻黄所含麻黄碱具有升高血压（收缩压和舒张压上升，脉压增大）及引起心动过速的弊端。

麻黄汤是不是发汗峻剂？清·柯琴谓此为开表逐邪发汗之峻剂也，以致后人谓麻黄汤猛如虎，或以麻黄、桂枝辛大热，药性猛悍，或以为汉代气候严寒，人之体质较强，近世气候变迁，人之体质较弱等而畏用或不用麻黄汤。然方是死方，法是活法，若医生未能抓住病变证机及辨证要点，误用麻黄汤必会耗伤津液。若辨清病变证机为太阳风寒表实证，不用麻黄之辛温，何以开发腠理，驱邪外出；无桂枝之温通，何以助温经而散寒。有是证即用是药，用之得当则药到病除，倘若寒邪束表，当用不用，错失良机，致表邪传里为患，乃医生之过失。吾辈随王付老师临证，见师用方麻黄之量更有 18 g、20 g 之时，皆能随手应效，未见有任何不良反应，这就在于辨证精确。王付老师指出，麻黄发汗之力较桂枝为强，但亦不像前世所传之如何的峻猛，正如仲景所言服用麻黄汤后“覆取微似汗，不须啜粥”，服用麻黄汤后还要用被子盖住身体以助麻黄汤发汗，可见麻黄汤虽为发汗之第一方，但不可过言其发汗之峻猛。

又有一患者，常常感冒，吃西药，打点滴，花钱不少，然每至迁延多日才能缓解，吃西药总是瞌睡、头昏，打点滴既耗时间又痛苦，遂用麻黄汤（麻黄

10 g，桂枝 6 g，杏仁 15 g，甘草 6 g），用开水泡 1 剂麻黄汤以茶喝，买 3 剂，一共 6 元钱。不到 1 周其又感冒，恶寒，后背怕冷，问还能喝吗？可以用开水浸泡为茶喝，然后盖上被子取汗。两日后，喝了 1 剂药，盖上被子取汗，然后微微出汗，之后全身轻松，患者花了 2 元钱治愈了感冒。数月后其又患感冒，又按上法服用 1 剂，又微出汗痊愈，可见麻黄汤之发汗作用并非峻猛。

另有一患者，感冒 2 周有余，鼻流清涕，怕风，乏力，晚上发热稍有烦躁，做噩梦，脉浮数。给予大青龙汤与四君子汤合方，其中麻黄 20 g，石膏 50 g，桂枝 12 g，杏仁 15 g，红参 10 g，白术 10 g，茯苓 12 g，炙甘草 6 g，生姜 3 片，大枣 12 枚。3 剂，患者服第 1 剂后得汗出而病大减，服用 3 剂，病告痊愈。

鼻衄能否用麻黄汤？《伤寒论》第 86 条："衄家，不可发汗，汗出必额上陷，脉急紧，直视不能眴，不得眠。"仲景所言"衄家"是指患者素体阴亏火旺、正气亏耗、迫血妄行，此类患者不得妄用麻黄汤发虚人之汗。正如清·尤怡所言："血与汗皆阴也，衄家复汗，则阴重伤矣。"然《伤寒论》第 55 条："伤寒，脉浮紧，不发汗，因致衄者，麻黄汤主之。"清·唐容川在《血证论》中指出，伤寒失汗，邪无出路时，邪入血分而致衄血。故麻黄汤可治疗衄血，其病变证机是外感风寒，寒邪内郁，经气不利，外邪不得从汗而出，而迫血妄行。仲景从《伤寒论》第 55 条和第 86 条分别论述了麻黄汤主治衄血的证型及禁忌，可见仲景之用心良苦。古代名家陶节庵医案记载治一人，伤寒四五日，吐血不止，医以犀角地黄汤、茅花汤治而反剧。陶切其脉，浮数而紧，曰：若不发汗，邪何由解？进麻黄汤一服，汗出而愈。或曰：仲景言血家不可发汗，亡血家不可发汗，而此用麻黄何也？曰：久衄之家，亡血已多，故不可汗。今缘当汗不汗，热毒蕴结而成吐血，当分其津液乃愈。故仲景又曰：伤寒，脉浮紧，不发汗，因致衄者，麻黄汤主之。

王付老师应用麻黄汤比较灵活，除了将其用于治疗风寒表实证之外，亦可用于治疗头痛、鼻炎、关节炎、咳嗽、哮喘等。如治疗风寒侵袭头痛，王付老师常用麻黄汤与川芎茶调散加减治疗，治疗鼻炎属风寒鼻塞实证的常常用麻黄汤与苍耳子散合方治疗等。王付老师传授我们的一些简单有效的治疗方法，用之验于患者，多获良效。举个例子，有一个同学的妹妹，患有慢性鼻炎，鼻塞明显，服过很多西药，但经常复发，问中医有好的办法没有，遂将麻黄汤与苍耳子散合方加了薄荷、冰片，服用之后告知病症大为改善。麻黄汤之治病范围远不止此，要善解仲景遗义，自然益于临床。

2. 感冒（风寒表虚证）

刘某某，男，45岁，2010年1月1日初诊。

自诉：平素容易感冒，几乎天天处在感冒之中，体质较弱，感冒后经久不愈。

刻诊：恶寒，发热，鼻塞，汗出，舌淡、苔白，脉浮无力。

中医辨证：风寒表虚证。

治疗原则：发汗解肌，调和营卫。

治疗方剂：桂枝汤加减。

桂枝10 g，白芍10 g，黄芪12 g，白术12 g，防风12 g，生姜9 g，大枣12枚，炙甘草6 g。6剂，每日1剂，每剂分3次服。

患者服药3剂，诸症悉除，又续服3剂，以巩固疗效。

【按语】《伤寒论》第53条：“病常自汗出者，此为荣气和，荣气和者，外不谐，以卫气不共荣气谐和故尔。以荣行脉中，卫行脉外，复发其汗，荣气和则愈，宜桂枝汤。”其中“荣气和者，外不谐”强调营卫不和的主要矛盾是卫气不能固护于外；“以卫气不共荣气谐和故尔”突出卫不守营，营阴外泄，证以汗出为主；“复发其汗，荣气和则愈，宜桂枝汤”指出病理性汗出，汗愈出营卫愈伤，经过药物治疗后，汗出邪去则营卫和。根据患者汗出、恶寒、发热、脉浮无力辨为太阳中风证，故以桂枝汤解肌发表，调和营卫；又因患者体质较弱，故以玉屏风散益气固表止汗，从而达到预期疗效。

桂枝汤被柯琴誉为“仲景群方之冠，乃滋阴和阳，调和营卫，解肌发汗之总方”。现代药理研究亦表明：桂枝汤具有双向调节汗腺分泌及双向调节体温作用。即桂枝汤既能发汗又能止汗，发汗不伤正，止汗不留邪。另外，应用桂枝汤主治感冒，要重视各药间用量比例，其中桂枝与芍药的用量比例为1∶1时才能起到调和营卫的作用。如果改变其用量比例则会改变桂枝汤治病范围，如小建中汤中桂枝芍药用量比例为1∶2，起到缓急止痛的作用。应用桂枝汤，无论是辨治外感表证还是内伤杂病，都能取得预期治疗效果。

3. 感冒（太阳风温证）

代某某，男，21岁，学生，2010年6月4日初诊。

自诉：几天前感冒，目前主要是咽喉燥痛。

刻诊：咳嗽，咽痛，汗出，发热，口渴，小便稍黄，舌红、苔淡黄，脉数。

中医辨证：太阳风温证（风热感冒）。

治疗原则：解表散热，透邪外出。

治疗方剂：桂枝二越婢一汤加减。

麻黄10 g，桂枝10 g，杏仁20 g，石膏35 g，升麻12 g，葛根15 g，白芍10 g，桔梗15 g，生甘草6 g。6剂，每日1剂，每剂分3次服。药后诸症悉除。

【按语】《伤寒论》第27条："太阳病，发热恶寒，热多寒少，脉微弱者，此无阳也，不可发汗，宜桂枝二越婢一汤。"辨识太阳温病的基本思路是素体有热，复感外邪而演变为太阳温病证，其中，"热多寒少"突出发热症状较恶寒明显，其中以"热"突出病变证机是热伤津，病以口渴，舌红、苔黄为主，所以配伍葛根清热生津止渴，麻黄透热外出。

应用桂枝二越婢一汤的注意事项：治疗太阳温病证，在治病求本的同时切不可忽视选用辛温解表药，只有有效配伍辛温解表药，才能更好地透邪外出。方中石膏、白芍用量大于麻黄、桂枝，方药组成决定其功效主要是发汗清热益阴。从张仲景论述分析太阳温病证因患者素体有热而又感受外寒，寒邪入里化热，所以病症表现有口渴、咽干、发热、咳嗽等。应用桂枝二越婢一汤治疗风热感冒的咽痒咽痛，最好再配伍张仲景治咽痛的方，如桔梗汤、甘草汤、苦酒汤、半夏散及汤、半夏厚朴汤等。

王付老师认为，风热感冒的病机是患者素体有热或患者体质阳气偏盛而复感外寒，寒邪迅速入里化热，所以病症表现有口渴、咽痛、发热、咳嗽等一派热象。如果我们在炎炎烈日的夏季，一旦受热邪的侵害，可能是中暑而不是感冒，所以不存在热感冒之说，只有感受风寒之邪才会引起感冒，又因人体质的不同而表现出单纯的寒证，或单纯的热证，或寒热夹杂之证（亦可称为寒包火）。如果按温病学的观点来解释此乃热邪首当犯肺所致，然热邪犯肺可导致感冒，又可引起中暑，于理不通。学习中医要多问、多思、多总结，既要继承先辈的精粹，更要辩证地接受知识。

4. 感冒（少阴伤寒证）

刘某某，男，46岁，职员。

自诉：平素容易感冒，比较怕冷，经常掉头发。

刻诊：鼻流清涕，精神萎靡，四肢不温，怕冷，腰部冷痛，小便清长，舌淡苔白，脉沉弱。

中医辨证：少阴伤寒证。

治疗原则：温壮阳气，解表散寒。

治疗方剂：麻黄附子细辛汤加减。

麻黄6 g，细辛9 g，附子5 g，桂枝9 g，白芍9 g，黄芪15 g，防风15 g，白术15 g，炙甘草10 g。3剂，每日1剂，每剂分3次服。患者服3剂感冒痊愈，之后又恳请老师调方以调治身体。

【按语】《伤寒论》第302条：“少阴病，得之二三日，麻黄附子甘草汤微发汗。以二三日无（里）证，故微发汗也。”（太阳伤寒证与阳气不足轻证相兼）

《伤寒论》第301条：“少阴病，始得之，反发热，脉沉者，麻黄附子细辛汤主之。”（太阳伤寒证与阳虚证相兼）此两条强调患者素有阳虚而又感风寒，在表为太阳伤寒表实证，在里为少阴阳虚证，故以麻黄附子细辛汤加味温壮阳气，解表散寒，益气固表。另外，应注意麻黄与细辛配伍，根据患者症状不同可发挥不同治疗作用。治表证，麻黄配细辛可发汗散寒；治里证阳虚，麻黄配细辛可温通阳气；治关节疼痛，麻黄配细辛可温经止痛。治病以麻黄附子细辛汤温阳散寒，加桂枝、白芍调和营卫，加玉屏风散固表御邪。

5. 感冒（太阳伤寒轻证）

职某某，女，56岁，2011年5月4日初诊。

自诉：2年来反复感冒，每次感冒持续1个月左右，起居稍有不慎，即感冒，曾多次治疗，未能达到治疗目的。

刻诊：发热不明显，微恶风寒，头微痛，无汗，全身酸困疼痛，口干不欲饮水，舌淡、苔薄白，脉浮略弱。

中医辨证：太阳伤寒轻证。

治疗原则：解表散邪，小发其汗。

治疗方剂：桂枝麻黄各半汤加减。

桂枝 10 g，白芍 6 g，生姜 6 g，炙甘草 6 g，麻黄 6 g，大枣 4 枚，杏仁 4 g，黄芪 10 g，白术 10 g。6 剂，每日 1 剂，水煎 2 次，合并分 3 次服。

二诊：感冒诸症悉除，因病程较久，又以前方治疗 12 剂。随访 1 年，感冒未再反复发作，偶有感冒治之即愈。

【按语】反复感冒，西医常常认为是免疫功能低下，曾用增强免疫剂治疗，但未能取得预期治疗效果。根据口干不欲饮水辨为寒，再根据无汗辨为太阳伤寒证，脉浮略弱辨为太阳伤寒轻证夹气虚，以此给予桂枝麻黄各半汤。方中麻黄汤变量发汗，桂枝汤变量益正，加黄芪益气固表，白术健脾益气。方药相互为用，以奏发汗散寒，益气溃邪之效。

6. 感冒（太少两感证）

孙某某，女，32 岁，2012 年 3 月 19 日初诊。

自诉：素体虚弱多病，结婚后一直没有怀孕，曾多方求医治疗亦未怀孕，由于双方父母要求，其求子之愿望强烈。从 2011 年上半年开始在王付老师门诊用中药调理身体，以求能够怀孕。经用崔氏八味丸治疗近半年，经 B 超检查已怀孕近 4 个月，但身体偏虚弱，近又受寒感冒。

刻诊：鼻塞，流清涕，怕风，汗出，不欲饮食，口苦，腰酸，乏力，舌红、苔薄白，舌边有齿痕，脉浮弱。

中医辨证：太少两感证。

治疗原则：解肌发汗，清解少阳，驱邪外出。

治疗方剂：桂枝汤与小柴胡汤合方加减。

桂枝 10 g，白芍 10 g，柴胡 24 g，黄芩 10 g，姜半夏 12 g，红参 10 g，白术 15 g，砂仁 10 g，杜仲 24 g，荆芥 10 g，防风 10 g，炙甘草 10 g。5 剂，每日

1剂，水煎2次，合并药液，分2次服。

【按语】《金匮要略》第二十一篇第8条：“产后风，续之数十日不解，头微痛，恶寒，时时有热，心下闷，干呕，汗出。虽久，阳旦证续在耳，可与阳旦汤。”此条论述桂枝汤可用于治疗产后及妊娠感受风寒，但仲景也提示在治疗风寒的同时也要注意兼顾妊娠及产后。桂枝汤被誉为仲景群方之冠，乃滋阴和阳，调和营卫，解肌发汗之总方。《金匮要略》亦将桂枝汤视为妊娠第一方，其桂枝、芍药调和营卫，发散外邪；用生姜既能驱寒邪又能缓解妊娠反应，增进食欲，止呕吐。据《金匮要略》将小柴胡汤用于产后郁冒证，可以得知小柴胡汤是治疗产后及妊娠病的常用方。学习小柴胡汤不仅要知道可辨治少阳病证，还要知道可辨治热入血室、产后郁冒等。

患者妊娠感受风寒，多见鼻塞、流清涕、怕风、汗出、脉浮弱，是太阳中风的基本脉证；又有不欲饮食、口苦、乏力，为少阳胆热气虚证。以桂枝汤解肌发汗，祛太阳之风寒；加荆芥、防风增强祛风散寒之力；以小柴胡汤清热调气，驱邪外出；因患者腰酸，加杜仲壮腰止痛，兼安胎；加白术补气安胎；加砂仁调和胃气。诸药相互为用，以建其功。

7. 顽固性感冒（太阳伤寒、太阳中风夹风痰证）

许某，男，49岁，2018年1月8日初诊。

自诉：近年来反复感冒，每月至少感冒25天，但服用中西药均未能取得预期疗效，近由病友介绍前来诊治。

刻诊：轻微发热、怕冷，面部潮红，周身酸困，倦怠乏力，时时右半身汗出，左半身无汗，肌肤时时瘙痒如虫行，舌质淡、苔白厚腻，脉沉弱。

中医辨证：太阳伤寒、太阳中风夹风痰证。

治疗原则：发汗解表，调补营卫。

治疗方剂：麻黄汤、桂枝汤与藜芦人参汤合方加减。

麻黄10g，桂枝尖10g，杏仁15g，白芍10g，红参10g，藜芦1.5g，生姜10g，大枣12枚，炙甘草10g。6剂，每日1剂，以水1000～1200mL，浸泡30分钟，大火烧开，小火煎煮50分钟，去滓取药液，每日分早中晚3次服。

1月15日二诊：发热、怕冷基本消除，仍肌肤瘙痒如虫行，以前方变藜芦为2.5 g，13剂。

1月29日三诊：肌肤瘙痒如虫行较前明显减轻，仍有轻微右半身出汗，以前方变白芍为24 g，13剂。

2月12日四诊：诸症基本消除，又以前方治疗13剂。随访1年，一切尚好。

【按语】张仲景在《伤寒论》中论太阳伤寒证的辨证要点以无汗为主，论太阳中风证的辨证要点以汗出为主，在第23条论述："面色反有热色者，未欲解也，以其不能得小汗出，身必痒，宜桂枝麻黄各半汤。"在第25条论述："若形似疟，一日再发者，汗出必解，宜桂枝二麻黄一汤。"又因患者肌肤瘙痒比较明显，倦怠乏力、苔白厚腻，病变证机是气虚夹风痰。又根据患者左半身无汗辨为太阳伤寒证，右半身汗出辨为太阳中风证，再根据桂枝麻黄各半汤与桂枝二麻黄一汤辨治太阳伤寒证与辨治太阳中风证的基本辨治精神，以此选用麻黄汤辨治太阳伤寒证，桂枝汤辨治太阳中风证，藜芦人参汤辨治气虚风痰证。再则，人参为补气第一要药，藜芦为治风第一要药，所以三方合方取得预期治疗效果。

8. 顽固性感冒（太阳伤寒、太阳中风夹郁热风痰证）

郑某，男，41岁，2018年4月7日初诊。

自诉：多年来反复感冒，但服用中西药均未能取得预期疗效，近由病友介绍前来诊治。

刻诊：时有发热，时有怕冷，时时汗出，时时无汗，全身倦怠乏力，不思饮食，心烦急躁，面肌时时抽动，手足冰凉，口苦咽干，舌质淡红、苔薄黄白夹杂，脉沉弱。

中医辨证：太阳伤寒、太阳中风夹郁热风痰证。

治疗原则：发汗解表，调补营卫，调气清热。

治疗方剂：麻黄汤、桂枝汤、小柴胡汤、附子半夏汤与藜芦人参汤合方加减。

麻黄10 g，桂枝尖10 g，杏仁15 g，白芍10 g，柴胡24 g，生半夏12 g，红参10 g，枯芩10 g，藜芦1.5 g，制附子10 g，生姜10 g，大枣12枚，炙甘草10 g。6剂，每日1剂，以水1 000 ~ 1 200 mL，浸泡30分钟，大火烧开，小火煎煮50分钟，去滓取药液，每日分早中晚3次服。

4 月 14 日二诊：手足冰凉明显减轻，仍时时汗出，以前方变白芍为 24 g，6 剂。

4 月 21 日三诊：手足冰凉基本消除，仍有面肌时时抽动，以前方变藜芦为 2 g，6 剂。

4 月 28 日四诊：面肌时时抽动基本消除，仍有轻微口苦咽干，又以前方变枯芩为 15 g，13 剂。

5 月 12 日五诊：诸症基本消除，又以前方治疗 6 剂。随访 1 年，一切尚好。

【按语】根据患者症状既有太阳伤寒证又有太阳中风证，还有少阳寒热夹虚证，又因患者面肌时时抽动、倦怠乏力、手足冰凉辨为阳虚夹风。以此选用麻黄汤辨治太阳伤寒证；桂枝汤辨治太阳中风证；小柴胡汤辨治少阳寒热夹虚证；附子半夏汤辨治温阳散寒；藜芦人参汤辨治气虚风痰证。方药相互为用，以奏其效。

9. 咳嗽（邪热壅肺证）

高某某，女，47 岁，2010 年 10 月 29 日初诊。

自诉：感冒 2 周，伴有咳嗽，静脉输液未见好转，近因病情加重而前来诊治。

刻诊：咳嗽，咳声无力，吐黄痰，舌红、苔薄黄腻，脉偏数。

中医辨证：邪热壅肺证。

治疗原则：清肺止咳，益气化痰。

治疗方剂：麻杏石甘汤加减。

麻黄 15 g，桂枝 15 g，杏仁 15 g，石膏 45 g，紫菀 18 g，款冬花 18 g，白前 15 g，百部 15 g，桑白皮 15 g，黄芩 15 g，葶苈子 18 g，西洋参 10 g，炙甘草 10 g。7 剂，每日 1 剂，每剂分 3 次服。服药 7 剂，咳嗽逐渐痊愈。

【按语】《伤寒论》第 162 条：“下后，不可更行桂枝汤，若汗出而喘，无大热者，可与麻黄杏子甘草石膏汤。”麻杏石甘汤是张仲景治疗邪热壅肺证的基础方，病变证机是肺热壅盛，气机逆乱。张仲景论“汗出而喘”，指出麻杏石甘汤主治喘证，王付老师结合临床治病体会认为，麻杏石甘汤主治肺热咳喘，偏于治咳（尤宜于小儿咳嗽属肺热者）。此患者已咳嗽 2 周，咳声无力，所以在清泻肺热的同时，更要益气补虚，以麻杏石甘汤清肺热，合理配伍“黄芩、桑白皮、葶苈子”，加强清泻肺热之功，合理配伍“紫菀、款冬花、白前、百部”以止咳，桂枝温通止咳，加西洋参补虚不助热。方药相互为用，以奏其功。

王付老师指出，应用麻杏石甘汤治疗肺热壅盛证的关键是要遵从张仲景石膏用量独大，麻黄用量适中的经方原意，以引清热之石膏直入肺经清除肺中邪热，才能取得理想疗效。

麻杏石甘汤在诸多中医高等院校统编《方剂学》教材中一直被列入辛凉解表剂中，有的教材以麻黄为君药，实为失仲景原意。如何正确理解麻杏石甘汤呢？要从仲景的精辟论述中寻找答案。《伤寒论》关于麻杏石甘汤的论述为“发汗后，不可更行桂枝汤，若汗出而喘，无大热者，可与麻黄杏子甘草石膏汤”。“发汗后（已有汗出），不可更行桂枝汤”（原文第63条），说明病变证机的主要方面已经不是营卫失和的表证；“汗出而喘，无大热者”，提示仲景以“身热，汗出而喘，无大热”告诫病变证机是以热为主，表证已基本不存在。“无大热”的含义为麻杏石甘汤主治的肺热壅盛证没有白虎汤所主治的阳明气分热盛证之大。正如柯韵伯所说麻杏石甘汤为“白虎之先着”。如果表邪未解而见喘逆的表寒里热证，仲景设有大青龙汤一证。麻杏石甘汤主治邪热壅肺证已成为诸经方大家的共同认识，翻阅先辈关于论述“麻杏石甘汤”的古籍能充分证明此观点的准确性。

清·王泰林：麻黄汤治寒喘也；此去桂枝而重用石膏，治热喘也。按《伤寒论》原文本作“汗出而喘，无大热者”，柯韵伯《伤寒来苏集》改作“无汗而喘，大热者”颇有一定道理。柯氏认为汗出不可用麻黄，无大热不可用石膏（此说不一定准确）。然以余阅历，喘病肺气内闭者，往往反自汗出；外无大热，非无热也，热在里也，必有烦渴、舌红见症（可见仲景之语字字珠玑，不容更改）。本方用麻黄是为了开达肺气，不是发汗之谓，重用石膏，急清肺热以存阴，则热清喘定，汗即不出而阳亦不亡矣。而病喘者，虽服麻黄而不作汗，古有明训，则麻黄乃治喘之要药，汗则佐桂枝以温之，热则加石膏以清之，正不必执有汗无汗也。

清·尤怡：麻黄、杏仁之辛而入肺者，利肺气，散邪气；甘草之甘平，石膏之甘辛而寒者，宣肺气，除热气；而桂枝不可更行矣。盖肺中之邪，非麻黄、杏仁不能发；而寒郁之热，非石膏不能除；甘草不特救肺气之困，抑以缓石膏之悍也。

清·张锡纯：此方原治温病之汗出无大热者，若其证非汗出且热稍重者，用此方，原宜因证之变通。是愚用此方时，石膏之分量恒为麻黄之十倍，或麻黄一钱，石膏一两；或麻黄钱半，石膏一两半。若遇热重者，石膏又可多用。

太阳病，发热而渴，不恶寒者为温病。若发汗已，身灼热者，名曰风温。风温为病，脉阴阳俱浮，自汗出，身重，多眠睡，鼻息必鼾，语言难出。此仲景论温病之提纲也，而未言明温病之方。反复详细观此节，云发汗后，不可更行桂枝汤，若汗出而喘，无大热者，可与麻黄杏子甘草石膏汤。夫此证既汗后不解，必是用辛热之药，发不恶寒之汗，即温病提纲中所谓若发汗也，其汗出而喘无大热者，即温病提纲中发汗已，身灼热，及后所谓自汗出，多眠睡，息必鼾也，睡则息鼾，醒则喘矣。此证用辛热之药误发于前，仲景恐医者见其自汗再误以为桂枝汤证，故特诫之曰，不可更行桂枝汤，而宜治以麻杏石甘汤，诚为温病初得之的方矣。

可见，经方家都论述麻杏石甘汤主治邪热壅肺之证，故而是一张清热的方子。亦有经方家提出温病学是在《伤寒论》中清热的方子如麻杏石甘汤、越婢汤等基础上发展而来的，并认为《温病条辨·原病篇》多断章取义，虽多引用伤寒之学，然不能自圆其说。在《温病条辨·上焦篇》的第4条：“太阴风温、温热、温疫、冬温，初起恶风寒者，桂枝汤主之……”且不说此四种温病能否用桂枝汤方治疗，就看其引用的桂枝汤方，桂枝与芍药的用量关系是6∶3，显然不是仲景的桂枝汤，而是桂枝加桂汤，此条文把桂枝汤的组成与主治都错误化了。所以学习中医知识要勤于思考，大胆质疑，不可盲目地以讹传讹。

患者素有慢性鼻炎，平素无症状，一旦感冒则会鼻流黄涕，不吃药很难自愈，手掌经常出汗。时值冬季，因工作长期受化学物质的影响，鼻流黄涕1月余，鼻塞，鼻中时有血丝，余无他症，但痛苦异常，于是自购麻杏石甘汤加味2剂：麻黄12 g，杏仁15 g，石膏45 g，黄芩15 g，薄荷12 g，冰片（冲服）3 g，甘草10 g。煎煮成汤，药仅服1剂，黄涕即止，鼻塞得通，肺热得清，剩余1剂未再服用，不得不感慨仲景之方疗效神奇。

另外有些医者，通过改变麻黄与石膏的用量，亦可将麻杏石甘汤用于治疗外有寒，里有热的寒包火证。麻杏石甘汤是先人留下来的治病活人的经典方剂，要继承并发扬其精髓，不可一知半解，延误患者。

10. 咳嗽（气郁肺寒证）

李某某，女，48岁，2010年4月22日初诊。

自诉：素有慢性支气管炎病史，经常咳嗽，与情绪波动有关。屡经中西药治疗，效果均不佳，近因咳嗽加重前来诊治。

刻诊：咳嗽，情绪不畅加重，在单位一旦遇见自己讨厌的某人顿时咳嗽，重重有声，两胁胀痛，连咳且直不起腰，咳嗽遇冷加重，舌淡、苔薄白，脉沉而无力。

中医辨证：气郁肺寒证。

治疗原则：疏肝解郁，温肺散寒。

治疗方剂：四逆散加减。

柴胡12 g，枳实12 g，芍药12 g，五味子12 g，干姜10 g，细辛10 g，旋覆花12 g，炙甘草10 g。6剂，每日1剂，每剂分3次服。

二诊：诸症已明显好转，又与前方6剂，病症悉除。继以前方12剂以巩固疗效。

【按语】《素问·咳论》曰“五脏六腑皆令人咳，非独肺也”，“肝咳之状，咳则两胁下痛，甚则不可以转，转则两胁下满”。咳嗽虽为肺之本，但与五脏六腑关系密切，其他脏腑的病变也可引发咳嗽。如肝火犯肺证、水寒射肺证、脾肺气虚、心肺气虚均可出现咳嗽之状。

《伤寒论》第318条：“少阴病，四逆，其人或咳，或悸，或小便不利，或腹中痛，或泄利下重者，四逆散主之。”其中“其人或咳”的病变证机是肝气郁滞而引起肺气不降。

患者咳嗽与情绪变化极其密切，又因天气变冷加重，故辨为气郁肺寒咳嗽证，用经方四逆散疏肝解郁，加细辛、干姜温肺散寒，五味子收敛肺气，旋覆花肃降肺气。方药相互为用，以建其功。

11. 慢性支气管炎（肺寒咳喘证）

刘某某，男，51岁，2010年9月24日初诊。

自诉：有20余年慢性支气管炎病史，经常服用中西药但疗效不佳，近因咳嗽加重而前来诊治。

刻诊：咳嗽，轻微哮喘，痰多色白呈泡沫状，口淡不渴，舌淡、苔薄白，脉浮。

中医辨证：肺寒咳喘证。

治疗原则：温肺化饮。

治疗方剂：小青龙汤加减。

麻黄10 g，桂枝10 g，细辛10 g，干姜10 g，白芍10 g，生半夏12 g，五味子12 g，紫菀15 g，款冬花15 g，葶苈子12 g，蛤蚧1对。6剂，每日1剂，每剂分3次服。

二诊：咳嗽好转，又予前方20剂，症状基本消除。之后，嘱咐患者稍有咳嗽即服本方5剂，以免病症发作。至今3年余，一切尚好。

【按语】小青龙汤在《伤寒论》中用于治疗伤寒，心下有水气，《金匮要略》用于治疗支饮、溢饮及妇人吐涎沫等。本方辨治以寒饮郁肺或表寒里饮为病变证机，常见症状有咳嗽，气喘，痰稀色白，或呈泡沫状，或胸闷，或胸满，舌淡、苔薄白，脉浮或兼紧。《伤寒论》第41条：“伤寒，心下有水气，咳而微喘，发热不渴；服汤已，渴者，此寒去欲解也，小青龙汤主之。”其中“伤寒，心下有水气，咳而微喘”的病变证机是寒饮郁肺，肺气逆乱，故患者咳嗽而喘，痰多色白清稀。方中麻黄、桂枝散寒平喘；干姜、细辛温肺化饮；生半夏降肺化痰；五味子收敛肺气；白芍益营补血，防温燥药伤阴；紫菀、款冬花增强止咳平喘的作用；葶苈子泄肺平喘，兼防温热药燥化；加蛤蚧补肾纳气平喘。方药相互为用，以建其功。

临床应用小青龙汤辨治咳喘应注意以下几点：一要辨清病变属性是肺寒还是肺热，如咳喘因天气变化加重，患者痰稀色白或如泡沫，舌淡、苔白；二要重视小青龙汤各药间用量比例调配，虽有“细辛用量不过钱”之说，但在复方中细辛用三两（9 g）且能发挥很好治疗作用；三是白芍在小青龙汤中味酸益阴，制约温热药伤阴，白芍性寒而能引温热药入阴而达温肺散寒；四是麻黄、桂枝、细辛在方中因病症表现不同而发挥不同的治疗作用，如有表证，麻黄、桂枝、细辛即发挥解表散寒作用，若无表证则发挥宣肺温肺散寒作用；五是若患者舌苔微黄，可用小青龙汤加石膏汤，或酌情加黄芩、桑白皮等清肺热药。

清·徐灵胎《伤寒论类方》：此肺胃方专治水气。盖汗为水类，肺为水源，邪汗未尽，必停于肺胃之间，病属有形，非一味发散所能除，此方无微不到，真神剂也。

清·张璐《张氏医通》：冬月咳而发寒热，谓之寒咳，小青龙汤加杏仁。水肿脉浮自汗，咳喘便秘，小青龙汤加葶苈、木香。

《和剂局方》论小青龙汤治形寒饮冷，内伤肺经，咳嗽喘急，呕吐涎沫。

12. 支气管扩张（阳虚咯血证）

李某某，女，41岁，2009年4月23日初诊。

自诉：有多年支气管扩张病史，曾多次服用中西药但治疗效果不够理想，其妹妹亦有多年支气管扩张病史，经用经方调治而痊愈，其在2个月前因咳嗽，咯血量多而住院治疗，出院后仍有轻微咯血，虽服中西药但未能有效控制出血。

刻诊：咯血少许，烦躁，倦怠乏力，手足不温，舌淡、苔薄白，脉沉弱。

中医辨证：阳虚咯血证。

治疗原则：健脾益气，温阳摄血。

治疗方剂：理中丸与黄土汤合方加减。

红参10 g，干姜10 g，白术10 g，生地黄10 g，附子10 g，阿胶（烊化冲服）10 g，黄芩10 g，灶心黄土30 g（先以水煮黄土，然后取药液去黄土，再煎煮其余药），棕榈12 g，侧柏叶12 g。6剂，每日1剂，每剂分3次服。

二诊：手足转温，烦躁已除，未再出现咯血，复以前方6剂继服。

三诊：诸症较前好转，亦未再出现咯血，又予前方6剂继服。

四诊：诸症悉除。之后，以前方变汤剂为散剂，每次6 g，每日3次，以资巩固疗效。

【按语】张仲景在《伤寒论》中设理中丸主治脾胃虚寒证，亦能治疗阳虚失血证，虚寒胸痹证，黄土汤主治脾阳虚出血证。然，综合张仲景所论及临床应用，理中丸治疗阳虚出血证亦有显著的治疗作用。故此案选用理中丸与黄土汤合方应用，既加强其温阳止血之力，又健脾益气，使气血化生有源，标本兼顾，以达到显著的治疗效果。方中附子、灶心黄土、干姜温阳止血；生地黄、阿胶补血止血；白术、红参益气止血；棕榈收敛止血；黄芩、侧柏叶既能止血，其寒凉之性又能制约温药太过伤津动血。诸药合用，相得益彰，疗效卓著。

13. 支原体肺炎（肺热饮气伤证）

王某某，男，12 岁，2009 年 10 月 22 日初诊。

自诉：时常汗出，咳嗽 20 余天，前医按“感冒”治疗，疗效不佳；又诊为“支气管炎”，中西医结合治疗，也未取得明显治疗效果。经检查：白细胞 8.0×10^{9}/L，血沉 23 mm/h，冷凝集试验（+），X 线检查肺部有斑状阴影，诊为支原体肺炎。

刻诊：形体肥胖，阵发性咳嗽，痰黄略多，不喘，偶有痰鸣音，少气乏力，口干欲饮水，大便干，小便可，舌质红、苔黄略腻，脉数。

中医辨证：肺热饮气伤证。

治疗原则：清肺益气化饮。

治疗方剂：泽漆汤加减。

清半夏 12 g，紫参 15 g，泽漆 30 g，生姜 10 g，白前 12 g，黄芩 12 g，红参 6 g，桂枝 10 g，浙贝母 10 g，葶苈子 10 g，款冬花 12 g，炙甘草 6 g。6 剂，每日 1 剂，水煎 2 次，分 2 次服。

二诊：仍有轻微咳嗽，余症均已解除，复以前方变泽漆为 35 g，6 剂。

三诊：经复查肺部阴影基本消失，为巩固疗效又以前方 6 剂继服。

【按语】《金匮要略》第七篇第 9 条：“脉沉者，泽漆汤主之。”张仲景对泽漆汤未做详细的论述，然《医宗金鉴》注解为：“脉沉为水，以泽漆为君者，因其攻专于消痰行水也，水性阴寒，桂枝行阳气以导之。然所以停水者，以脾土衰不能制水，肺气逆不能通调水道，故用人参、紫参、白前、甘草补脾顺肺，同为制水利水之方也。黄芩苦以泄之，半夏、生姜以辛散之也。”从泽漆汤组成及临床应用体会，设泽漆汤为主治肺热饮气伤哮喘的基本代表方。仲景所论

“脉沉”的特殊意义是指正气因热而伤，确立治法方药必须考虑用益气药，如人参、甘草。患者症状既有肺热如口干欲饮水，痰黄；又有饮邪留结如痰略多及痰鸣音；更有肺气为热所伤如少气乏力。以此辨证为肺热饮气伤证，选用泽漆汤加味。方中泽漆、紫参、黄芩清肺热；清半夏、生姜、白前宣降肺气；红参、炙甘草补益肺气；桂枝温肺化饮；加浙贝母化痰降逆止咳；葶苈子泻肺气之逆；款冬花温肺止咳。方药相互为用，以建其功。

《脉经·卷二》：“寸口脉沉，胸中引胁痛，胸中有水气，宜服泽漆汤。”

泽漆汤是王付老师临床常用方剂，常用于治疗肺热哮喘证，可与麻杏石甘汤合方应用。另泽漆有清泻肺热、涤痰化饮、清热解毒的功效，是本方应用成功的关键。在治疗肺部占位性病变（肺癌）时，王付老师时常在辨证准确的情况下加泽漆（先煎），常常取得良好治疗效果。

14. 慢性肺炎、肺大泡、肺多发磨玻璃样结节（寒痰郁肺，瘀热夹虚证）

蒋某，女，42岁，2018年1月5日初诊。

自诉：在2年前经检查诊断为慢性肺炎、肺大泡、肺多发磨玻璃样结节，慢性支气管炎，1年前经复查肺多发磨玻璃样结节增多增大，但服用中西药未能有效控制病情，由病友介绍前来诊治。

刻诊：胸满胸闷，时时咳嗽，动则气喘，痰白黏稠，咳痰不利，咽喉不利，受凉加重咳喘，倦怠乏力、手足不温，口苦口腻，舌质淡红夹瘀紫、苔白厚腻夹黄，脉沉弱。

中医辨证：寒痰郁肺，瘀热夹虚证。

治疗原则：温化寒痰，清热化瘀，补益中气。

治疗方剂：小青龙汤、半夏泻心汤、麻黄汤、附子半夏汤、甘草海藻汤与藜芦甘草汤合方加减。

麻黄10 g，桂枝尖10 g，细辛10 g，干姜10 g，白芍10 g，生半夏24 g，五味子12 g，黄连3 g，枯芩10 g，红参10 g，杏仁15 g，制附子10 g，藜芦1.5 g，海藻24 g，生姜10 g，大枣12枚，炙甘草10 g。6剂，每日1剂，以水1 000 ~ 1 200 mL，浸泡30分钟，大火烧开，小火煎煮50分钟，去滓取药液，每日分早中晚3次服。

1月12日二诊：咳嗽明显减轻，仍口苦口腻，以前方变黄连为10 g，6剂。

1月19日三诊：气喘较前又有减轻，仍口苦口腻，以前方变黄连、枯芩各为12 g，6剂。

1月26日四诊：口苦口腻基本消除，仍咽喉不利，又以前方变炙甘草为生甘草15 g，6剂。

2月2日五诊：咽喉不利好转，仍胸闷，以前方变海藻为30 g，6剂。

2月9日六诊：诸症较前明显好转，又以前方治疗120余剂，诸症基本消除。经复查肺结节病灶较前缩小。之后，又以前方治疗160余剂，经复查肺结节病灶基本消除，肺大泡基本痊愈，随访2年，一切尚好。

【按语】肺多发磨玻璃样结节的主要病变证机是虚、瘀、痰、热、寒，治疗肺多发磨玻璃样结节必须遵循补益、化瘀、涤痰、清热、散寒为基本组方用药思路。根据患者咳喘因受凉加重、痰白黏稠辨为寒痰，口苦口腻辨为热，舌质淡红夹瘀紫辨为瘀，倦怠乏力、脉沉弱辨为虚。以此选用小青龙汤温化寒痰降逆；半夏泻心汤益气平调寒热；麻黄汤宣散肺寒、降逆化痰；附子半夏汤温阳燥湿化痰；甘草海藻汤益气软坚散结；藜芦甘草汤益气涤痰。方药相互为用，以奏其效。

15．慢性阻塞性肺疾病（寒饮郁肺夹热喘逆证）

康某某，男，58岁，2010年9月11日初诊。

自诉：有10余年慢性支气管炎病史，又有慢性阻塞性肺疾病5年余，近几年一直服用中西药控制病情，早上起床哮喘发作时必须用西药气雾剂才可缓解呼吸困难，近因服用中西药症状得不到有效控制而前来就诊。

刻诊：平时咳喘，胸中憋闷，咳痰量多且白黏，时有黄痰，呼吸不畅，早上起床时喉中有鸡鸣音（患者在家中用手机把喉中鸡鸣音录了下来，带到门诊），面色暗黑，舌胖大、苔黄白相兼，脉沉紧。

中医辨证：寒饮郁肺夹热喘逆证。

治疗原则：温肺兼清，化饮平喘。

治疗方剂：小青龙加石膏汤加减。

麻黄12 g，桂枝12 g，细辛12 g，白芍12 g，干姜12 g，姜半夏15 g，五

味子 15 g，石膏 50 g，红参 10 g，生川乌 6 g，厚朴 10 g，炙甘草 10 g。6 剂，水煎服，每日 1 剂，每剂分 3 次服。

二诊：咳喘减轻，于前方将厚朴去掉，加射干 15 g，6 剂。

三诊：咳喘又有减轻，胸中憋闷好转，给予前方 12 剂继服。

四诊：早上不再用西药气雾剂，喉中鸡鸣音减轻，又以前方 12 剂继服。

五诊：诸症已除，将前方汤剂变为散剂，每次 6 g，每日 3 次，以资巩固疗效。

【按语】《金匮要略》第七篇第 14 条："肺胀，咳而上气，烦躁而喘，脉浮者，心下有水，小青龙加石膏汤主之。"张仲景设小青龙加石膏汤主治肺胀的病变证机是寒饮郁肺夹热，有咳嗽、气喘、咳痰、烦躁等症状。仲景原方中用石膏为二两（6 g），临床中如果夹热比较重，可酌情加大石膏用量，以使方药用量与病变证机相符。临床中慢性肺部疾病是比较难根治的，遵守"温药和之"的精神，治疗肺寒哮喘用小青龙汤见效神速，但连续服用容易化燥劫津，故《金匮要略》有小青龙加石膏汤，患者体内无热的情况下石膏可兼治小青龙汤之温燥，患者体内有热的情况下石膏又能清热。根据患者有咳喘、痰多白黏、时有黄痰、舌苔黄白相间、脉沉紧，不难辨证为寒饮郁肺夹热喘逆证，正与小青龙加石膏汤证相符，故以小青龙加石膏汤温肺化饮，兼清郁热；加生川乌增强温肺散寒之力，与半夏配伍通阳化饮；加厚朴下气消痰，红参补益肺气，方药相互为用，以建其功。

另，慢性阻塞性肺疾病是由慢性支气管炎等进一步发展演变为持续性气道阻塞，是一种比较难治的疾病，以气流受限为特征，但只要抓住病变证机，能合理选用仲景之方常常能取得预期治疗效果。

16. 慢性阻塞性肺疾病（肺寒夹虚，郁热夹瘀证）

尚某，男，62 岁，2018 年 7 月 31 日初诊。

自诉：有多年慢性阻塞性肺疾病病史，近 2 年来病情加重，但服用中西药均未能有效控制病情，由病友介绍前来诊治。

刻诊：咳嗽夜间和早上加重，动则气喘，受凉加重，咳吐浆液泡沫痰，胸闷，呼吸急促，情绪低落，急躁易怒，不思饮食，手足不温，倦怠乏力，口苦口腻，舌质淡红夹瘀紫、苔腻黄白夹杂，脉沉弱。

中医辨证：肺寒夹虚，郁热夹瘀证。

治疗原则：宣肺散寒，清解郁热，益气化瘀。

治疗方剂：小柴胡汤、小青龙汤、麻黄汤、附子半夏汤、橘皮汤与藜芦甘草汤合方加减。

柴胡 24 g，枯芩 10 g，生半夏 12 g，红参 10 g，干姜 10 g，麻黄 10 g，桂枝尖 10 g，白芍 10 g，细辛 10 g，五味子 12 g，杏仁 15 g，陈皮 24 g，制附子 10 g，藜芦 1.5 g，生姜 10 g，大枣 12 枚，炙甘草 10 g。6 剂，每日 1 剂，以水 1 000 ~ 1 200 mL，浸泡 30 分钟，大火烧开，小火煎煮 50 分钟，去滓取药液，每日分早中晚 3 次服。

8 月 7 日二诊：咳嗽减轻，仍口苦，以前方变枯芩为 15 g，6 剂。

8 月 14 日三诊：口苦减轻，仍胸闷、不思饮食，以前方变陈皮为 40 g，6 剂。

8 月 21 日四诊：胸闷较前减轻，饮食好转，仍动则气喘，又以前方变红参为 12 g，6 剂。

8 月 28 日五诊：咳嗽较前明显减轻，仍痰多，以前方变藜芦为 3 g，6 剂。

9 月 4 日六诊：咳嗽、气喘较前又有明显减轻，仍手足不温，以前方变制附子、干姜各为 12 g，6 剂。

9 月 11 日七诊：诸症较前明显好转，又以前方治疗 100 余剂，诸症基本消除。经复查慢性阻塞性肺疾病通气功能较前恢复，仍以前方断断续续服用，随访 1 年，一切尚好。

【按语】根据咳嗽、受凉加重辨为寒，倦怠乏力辨为虚，情绪低落辨为郁，舌质淡红夹瘀紫辨为瘀，口苦辨为郁热，手足不温、脉沉弱辨为阳虚。以此选用小青龙汤宣肺散寒，降肺止逆；小柴胡汤益气平调寒热；麻黄汤宣降肺气，温通散寒；附子半夏汤温通化瘀，燥湿化痰；橘皮汤行气降逆；藜芦甘草汤益气缓急，息风化痰。方药相互为用，以奏其效。

17. 间质性肺疾病、肺纤维化（寒饮郁肺夹热证）

金某某，男，56 岁，2009 年 10 月 15 日初诊。

自诉：有间质性肺疾病、肺纤维化病史，长期服用中西药控制病情，2008

年在此诊治，经治疗诸症消失，最近因喝酒又出现咳喘，专程前来就诊。

刻诊：咳嗽，哮喘，因天气变化或活动后加重或诱发，痰多色白且黏，胸中憋闷，痰堵咽喉，痰出则胸中憋气缓解，口干欲饮水且量不多，舌质淡、苔略厚稍偏黄，脉浮弱。

中医辨证：寒饮郁肺夹热证。

治疗原则：温肺化饮，兼清里热。

治疗方剂：厚朴麻黄汤加减。

厚朴 15 g，麻黄 12 g，石膏 48 g，杏仁 12 g，清半夏 12 g，干姜 10 g，细辛 10 g，小麦 24 g，五味子 12 g，陈皮 12 g，浙贝母 10 g，白芥子 12 g，紫苏子 10 g，蛤蚧 1 对。6 剂，水煎服，每日 1 剂，每剂分 2 次服。

二诊：咳喘，痰多明显好转，复以前方 6 剂继服，服法同前。

三诊：症状又有明显好转，之后以前方加减变化治疗 70 余剂，诸症悉除。又将前方汤剂变为散剂，每次 6 g，每日 3 次，以资巩固疗效。

【按语】厚朴麻黄汤是小青龙加石膏汤的变方，具有温肺化饮、降逆宽胸之功，凡痰饮上逆，兼郁热的肺系疾病均可化裁选用。《金匮要略》第七篇第 8 条："咳而脉浮者，厚朴麻黄汤主之。"根据仲景所论及厚朴麻黄汤方药组成，分析归纳，总结其病变证机为寒饮郁肺夹热胸满证。审此案，根据患者咳喘因天气诱发加重，痰白且黏辨为寒饮郁肺；又因舌苔偏黄辨为夹热；又因活动后加重辨为气虚；以此辨证为寒饮郁肺夹热证。以厚朴麻黄汤温肺化饮，降逆宽胸，加陈皮、浙贝母、白芥子、紫苏子以加强止咳化痰之功，蛤蚧补肾纳气定喘。方药相互为用，以建其功。

另，应用厚朴麻黄汤还应注意以下几个要点：一是张仲景设厚朴麻黄汤用法是，先以水将小麦煮熟、去滓，再纳入其他药，以煮小麦水再煎方药约 25 分钟，每日分 3 次服。二是小麦用量一升（24 g），小麦补益肺气，先煮小麦取其醇和之性，达到补益正气而不壅滞气机。三是重视石膏用量，如鸡子大（约 48 g），量大力专，清泻郁热。

18. 间质性肺疾病、慢性胃炎（肺胃阳虚，郁热夹痰证）

程某，男，68 岁，2018 年 3 月 9 日初诊。

自诉：有多年间质性肺疾病、慢性胃炎病史，但服用中西药均未能取得预期疗效，近由病友介绍前来诊治。

刻诊：咳嗽遇凉加剧，动则气喘加重，痰多色白黏稠，胃痛喜热，烧心、泛酸，倦怠乏力，不思饮食，怕冷，手足不温，口苦口腻，舌质淡红、苔白厚腻夹黄，脉沉弱。

中医辨证：肺胃阳虚，郁热夹痰证。

治疗原则：温补肺胃，散寒清热。

治疗方剂：小青龙汤、半夏泻心汤、赤丸与藜芦人参汤合方加减。

麻黄 10 g，桂枝尖 10 g，细辛 10 g，白芍 10 g，五味子 12 g，生半夏 12 g，干姜 10 g，黄连 3 g，枯芩 10 g，红参 10 g，制川乌 6 g，藜芦 1.5 g，茯苓 12 g，生姜 10 g，大枣 12 枚，炙甘草 10 g。6 剂，每日 1 剂，以水 1 000 ~ 1 200 mL，浸泡 30 分钟，大火烧开，小火煎煮 50 分钟，去滓取药液，每日分早中晚 3 次服。

3 月 16 日二诊：手足不温好转，仍烧心、泛酸，以前方变黄连、枯芩各为 12 g，6 剂。

3 月 23 日三诊：烧心、泛酸较前减轻，仍咳嗽、气喘，以前方变麻黄为 12 g，6 剂。

3 月 30 日四诊：烧心、泛酸基本消除，仍有倦怠乏力，又以前方变红参为 12 g，6 剂。

4 月 6 日五诊：倦怠乏力较前明显好转，仍苔厚腻，以前方变藜芦为 3 g，6 剂。

4 月 13 日六诊：诸症较前均有明显好转，又以前方治疗 120 余剂，经检查间质性肺疾病较前恢复，诸症基本消除。随访 1 年，一切尚好。

【按语】根据患者症状既有肺寒证即咳嗽、气喘因寒加剧，又有脾胃寒热夹杂即喜食温热及烧心、泛酸，还有阳虚之倦怠乏力、手足不温，更因痰热蕴结之口苦口腻、苔白厚腻夹黄。以此选用小青龙汤辨治肺寒证；半夏泻心汤辨治寒热夹虚；赤丸、藜芦人参汤辨治寒痰夹虚证。方药相互为用，以奏其效。

19. 肺结核（阴亏痰聚证）

王某某，男，30 岁，2011 年 4 月 2 日初诊。

自诉：半年前出现低热，盗汗，咳嗽，痰中带血，经结核菌素及胸部X线检查，确诊为肺结核、腰椎结核，服用抗结核类西药，未能完全治愈。

刻诊：偶有咳嗽，时有痰中带血，声低，倦怠，头晕目眩，五心烦热，盗汗，腰部酸软，舌体小而红、少苔、时有苔黄腻，尺脉细弱。

中医辨证：阴亏痰聚证。

治疗原则：滋补肾阴，泻痰逐饮。

治疗方剂：六味地黄丸与十枣汤合方加减。

生地黄30 g，山药15 g，山茱萸15 g，茯苓10 g，泽泻30 g，牡丹皮10 g，生川乌6 g，生半夏12 g，大戟（另包）1 g，甘遂（另包）1 g，芫花（另包）1 g，炙甘草10 g。6剂，水煎送服甘遂、芫花、大戟，每日1剂，每剂分3次服。

二诊：头晕目眩，五心烦热，盗汗等症状减轻，以前方6剂继服。

三诊：头晕目眩，五心烦热基本解除，但患者又增受凉感冒一证，语言难出，咽哑，咽痒，咳黄痰，时有血丝，给予小柴胡汤与麦门冬汤合方治疗：柴胡24 g，黄芩15 g，姜半夏12 g，红参10 g，麦冬80 g，薄荷20 g，桔梗15 g，生甘草10 g。6剂，水煎服，每日1剂，每剂分3次服。

四诊：感冒诸症悉除，因患者仍有吐血丝，又按一诊方加藕节30 g，麦冬30 g。6剂，水煎服，每日1剂，每剂分3次服。

五诊：诸症得到有效控制，以第一诊方加麦冬70 g，变汤剂为散剂，每次6 g，每日3次，继续配合西药治疗，3个月后复查病已痊愈。

【按语】肺结核在传统中医里称为肺痨，是由结核分枝杆菌引起的一种慢性肺部传染病。由正气虚弱，感染痨虫，侵蚀肺脏所致，以咳嗽、咯血、潮热、盗汗及身体逐渐消瘦等为主要临床表现，具有传染性的慢性消耗性疾病。中医治疗肺结核要注重辨证论治，肺结核偏肾阴虚的证型可以合理选用六味地黄丸；肺结核偏肺阴虚的证型可以合理选用麦门冬汤。此患者症状有头晕目眩，五心烦热，盗汗，腰部酸软，舌小、少苔，尺脉细弱等一派肾阴虚表现，故以六味地黄丸滋补肾阴，并济肺阴；又因患者腰部结核，舌苔腻，故以十枣汤攻逐痰饮结核，并加生川乌、生半夏通阳化饮，炙甘草益气生津解毒。此方攻补兼施，标本兼顾，故取得理想疗效。

王付老师善用十枣汤，此方是王付老师治疗痰饮诸症的一把利剑，用于治疗一些杂病属十枣汤证时往往取得理想疗效。十枣汤可用于治疗渗出性胸膜炎、渗出性腹膜炎、结核性腹膜炎、腰椎结核、肠梗阻、肠粘连、脑囊虫、晚期血吸虫病等属水结悬饮证，切不可因十枣汤作用峻猛而弃之不用。

20. 睡眠呼吸暂停低通气综合征（寒痰壅滞证）

常某某，男，48 岁，2011 年 4 月 9 日初诊。

自诉：近年来因睡醒后出现胸中憋闷，呼吸暂停而到医院检查，诊断为睡眠呼吸暂停低通气综合征（阻塞性为主）。

刻诊：睡眠打鼾，且与呼吸暂停交替出现，夜晚睡觉胸中憋闷，喉中有痰，难以咳出，有慢性咽炎病史，乏力，大便稀，咽干不欲饮水，舌质淡、苔白腻略厚，脉滑。

中医辨证：寒痰壅滞证。

治疗原则：攻痰逐饮，利肺散结。

治疗方剂：三物白散加减。

桔梗 10 g，巴豆 1 g，浙贝母 6 g，射干 12 g，生半夏 12 g，生甘草 10 g。6 剂，水煎服，每日 1 剂，每剂分 3 次服，药汤稍凉服用。

二诊：自觉胸闷减轻，复以前方 6 剂继服。

三诊：睡眠打鼾，胸闷未再出现，又以前方 6 剂继服。

四诊：将前方汤剂变为散剂，每次 6 g，每日 3 次，以巩固治疗效果。

【按语】睡眠呼吸暂停低通气综合征是指各种原因导致睡眠状态反复出现呼吸暂停和（或）低通气、高碳酸血症、睡眠中断，从而使机体发生一系列病理生理改变的临床综合征。从中医辨证角度考虑一般是寒气内盛，饮邪留滞，化生痰邪，痰阻于咽喉。三物白散是仲景治疗寒饮结胸证的代表方剂，其病变证机是寒邪与痰饮相互胶结，壅滞气机阻结不通。方由桔梗、巴豆、贝母三味药组成，方中巴豆为大辛大热之品，祛冷积，开结通闭；贝母开郁、下气、化痰、散结，桔梗开提肺气，既可以开肺散结祛痰，又可载药上行，使巴豆走上而攻痰饮，三味药共同发挥攻痰逐饮，利肺散结的治疗作用。本方除了治疗寒饮结胸之外，亦能主治肺寒痈脓证，如《外台秘要》云：“治咳而胸满，振寒脉数，咽干不渴，时出浊唾腥脓，久久吐脓如米粥者，为肺痈。”审证要点是恶寒明显，痰色白，舌质淡、苔薄白或滑腻，只要符合以上要点就可选用三物白散治疗肺寒痈脓证。现代临床中其治疗疾病更多，诸如睡眠呼吸暂停低通气综合征、肺脓肿、间质性肺疾病、渗出性胸膜炎、渗出性腹膜炎等。根据此患者睡眠打鼾，且与呼吸暂停交替出现，夜晚睡觉出现胸中憋闷，喉中有痰，难以咳出、苔腻厚等，辨为痰阻；再根据乏力，大便稀，咽干不欲饮水，舌质淡、苔白辨为寒饮；参合诸症辨为寒痰壅滞证。以三物白散荡涤顽痰，通利咽喉；加射干通利咽喉，祛喉间之痰；生半夏祛痰化饮，通达阳气；生甘草缓和生半夏、巴豆等药的峻猛之性，并能调和诸药。方中诸药相互为用，以达到治疗睡眠呼吸暂停低通气综合征的良好治疗作用。

21. 硅肺（阳虚痰阻胸肺证）

张某某，男，29岁，2009年6月24日初诊。

其父代诉：3年前在当地市级医院诊断为二级硅肺，肺泡破裂引起气胸，曾在南阳、北京、郑州等地多次住院治疗，未见明显好转。近8个月在郑州某省级医院住院治疗，但未能有效控制病情（医者建议到外地做肺移植手术），近因病情加重前来诊治。

刻诊：气喘，轻微咳嗽，痰多咳之不出，语声低微，汗多恶寒，胸闷，烦躁，气短乏力，不欲饮食，动则气喘甚（稍动即引起肺泡破裂，右肺有3个排气管，左肺有2个排气管），面色萎白，大便溏泄，舌质淡、苔白略腻。

中医辨证：阳虚痰阻胸肺证。

治疗原则：温肺化痰，补益肺肾。

治疗方剂：理中丸、枳实薤白桂枝汤合方加减。

红参12 g，白术12 g，干姜12 g，枳实6 g，厚朴6 g，薤白24 g，瓜蒌12 g，桂枝10 g，蛤蚧1对，海马10 g，茯苓30 g，炙甘草10 g。6剂，水煎服，每日1剂，每剂分3次服。

二诊：自觉症状改善，胸中气体减少，复以前方7剂继服，海马用量增至16 g。

三诊：自觉症状又较前好转，又以前方7剂继服。

四诊：肺泡未再破裂，胸部排气管拔除，又以前方治疗2个月，诸症得到有效控制，为了巩固治疗效果，继续用前方治疗，病情稳定。随访半年，一切尚好。

【按语】因古代没有“X线”检查设备，中医文献找不到“硅肺”这个病名，硅肺可归于中医“咳嗽”“喘证”“胸痹”等范畴，其病因是长期吸入含游离二氧化硅的矿岩粉尘后引起肺脏受损。肺为娇脏，易受外邪侵袭，又肺统摄诸气，居于胸中。肺若受气，气乱胸中，则胸闷、胀痛、呼吸困难等。《金匮要略》第九篇第5条：“胸痹，心中痞，留气结在胸，胸满，胁下逆抢心，枳实薤白桂枝汤主之；人参汤亦主之。”枳实薤白桂枝汤所主治的“胸痹”即郁瘀痰胸痹，其病变证机是气郁夹瘀，瘀阻夹痰，逆乱经气脉络；临床所见症状有胸满痛或胸胁痞闷兼心胸疼痛。人参汤（理中丸）主治的胸痹即虚寒胸痹证，其病变证机是心阳虚弱，寒气内盛而壅滞，临床所见症状有胸前痛或心痛或胸胁痞闷兼心胸疼痛。根据此硅肺病症表现有气喘、汗多，辨为气虚；再根据恶寒、舌质淡、苔白辨为寒；因痰多咳之不爽、苔略腻辨为痰；又因胸闷、痰多辨为气郁痰阻；再如动则喘甚、气短乏力辨为肾虚；综上辨证为阳虚痰阻证。选用理中丸、枳实薤白桂枝汤合方加味。方以理中丸温补脾气，补益肺气；以枳实薤白桂枝汤行气宽胸，通阳化痰；加蛤蚧、海马补益肾气，纳气定喘；以茯苓健脾益气渗湿。方药相互为用，以建其功。

22. 慢性咽炎（痰阻气郁证）

李某某，男，22岁，2011年11月11日初诊。

自诉：有多年慢性咽炎病史，多次服用中西药，病情反反复复，近因咽喉不利前来诊治。

刻诊：咽喉不利，如有物阻，咳痰不爽，量少色白，但不影响吃饭，舌质胖淡、苔薄腻，脉沉弦。

中医辨证：痰阻气郁证。

治疗原则：顺气消痰，降泄散结。

治疗方剂：半夏厚朴汤加减。

生半夏24 g，厚朴12 g，茯苓12 g，紫苏叶12 g，生姜15 g，醋20 mL，桂枝10 g，桔梗10 g，薄荷20 g，生甘草10 g。6剂，每日1剂，水煎2次，第1

次煎煮30分钟，第2次煎煮20分钟，合并药液，分3次服。

二诊：咽喉通畅，情绪好转，以前方6剂继服。

三诊：咽喉不利，如有物阻解除，又以前方6剂继服，慢性咽炎痊愈。

【按语】《金匮要略》第二十二篇第5条："妇人咽中如有炙脔，半夏厚朴汤主之。"张仲景指出"妇人咽中如有炙脔"的目的是突出半夏厚朴汤主治病变证机是气郁痰阻，病变部位在咽喉。应用半夏厚朴汤的关键是合理选用方药用量，其中张仲景设半夏厚朴汤中半夏的用量为一升（约为24 g），重用半夏量是整个方药取得最佳疗效的关键，同时还要注意生姜的用量，因为生姜既能增强半夏利咽化痰作用，又能制约半夏毒性。根据此患者病症表现有咽喉不利，如有物阻，咳痰不爽，舌质胖淡、苔腻，辨为痰湿阻滞，气机不畅。以半夏厚朴汤加味治疗，方中生半夏、生姜辛开苦降，利咽化痰；厚朴下气化湿；紫苏叶宽胸行气解郁；桂枝通阳解郁；茯苓健脾利湿；醋利咽缓急；桔梗利咽消痰；薄荷开窍利咽；生甘草益气和中。方药相互为用，以建其功。

23. 慢性咽炎（寒客咽痛证）

赵某某，男，22岁，2011年10月8日初诊。

自诉：患有多年慢性咽炎，经常服用中西药及治咽喉药如金嗓子喉片、西瓜霜、草珊瑚含片及消炎类西药等，但治疗效果不佳，近日咽痛明显前来诊治。

刻诊：咽喉疼痛，咽局部颜色较暗且不肿，痰稀量多色白，喜食热食，口淡不渴，舌质淡、苔薄白，脉沉。

中医辨证：寒客咽痛证。

治疗原则：散寒通阳，涤痰开结。

治疗方剂：半夏散及汤加减。

姜半夏15 g，桂枝12 g，桔梗20 g，薄荷20 g，炙甘草12 g。6剂，每日1剂，水煎2次，分2次服。

二诊：咳嗽、咽痛均有好转，又以前方加牛蒡子10 g，6剂。

三诊：咳嗽、咽痛消失，为巩固疗效，复以前方3剂继服而痊愈。

【按语】《伤寒论》第313条："少阴病，咽中痛，半夏散及汤主之。"根据张仲景所论及其方药组成即知半夏散及汤主治寒客咽痛证。其病变证机是寒气阻结于咽，经气经脉为寒气所阻而滞涩。《神农本草经》云半夏主“咽喉肿痛”，桂枝主“结气喉痹”，故方中以半夏开咽喉之痹，桂枝散风寒之结，炙甘草和中缓急。三药相伍，“甘辛合用，而辛胜于甘，其气又温，不特能解客寒之气，亦能劫散咽喉”。此案患者病症表现有咽喉疼痛，咽局部颜色较暗且不肿，痰稀量多色白，口淡，舌质淡、苔薄白，脉沉，辨证为寒客咽痛。以半夏散及汤温阳散寒利咽；加桔梗利咽化痰；加薄荷、牛蒡子利咽止痛；又兼防温燥药伤阴。方药相互为用，以奏其效。

24. 慢性扁桃体炎（气虚夹瘀证）

马某，女，11岁。

自诉：有3年扁桃体炎病史，病情反复发作，服用或静脉滴注西药不仅没有治疗作用，反而还会加重病症，近因扁桃体肥大疼痛前来诊治。

刻诊：咽痛，咽肿色泽暗红，声音嘶哑，倦怠乏力，颌下肿大，口淡不渴，舌暗淡、苔薄，脉沉涩。

中医辨证：气虚夹瘀证。

治疗原则：益气化瘀，利咽止痛。

治疗方剂：桂枝茯苓丸与桔梗汤合方加减。

红参10 g，白术10 g，桂枝12 g，茯苓12 g，牡丹皮12 g，白芍12 g，桃仁12 g，桔梗10 g，生甘草18 g。6剂，水煎服，每日1剂，每剂分5次服。

二诊：咽痛好转，颌下肿大变小，以前方6剂继服。

三诊：诸症较前均有明显减轻，又以前方6剂继服。

四诊：诸症悉除，又按前方治疗30余剂。随访1年，未再复发。

【按语】慢性扁桃体炎属于中医“咽痛”范畴，根据咽痛，咽肿色暗，声音嘶哑，舌暗淡，脉沉涩辨证为瘀；再根据倦怠乏力，辨为气虚，以此辨为气虚夹瘀证。方以桂枝茯苓丸活血化瘀，散结消肿；以桔梗汤利咽止痛；加红参、白术健脾益气补虚。诸药合用，以奏其效。

25. 化脓性扁桃体炎（热毒客咽证）

唐某某，男，21岁，学生。

自诉：咽痛已经4天，服用西药后咽痛加重，欲服用中药治疗。血常规检查：白细胞总数与中性粒细胞数量增高；查体：双侧扁桃体红肿有化脓点，颈下及腋下淋巴结肿大。

刻诊：咽喉疼痛，发热恶寒，咽干欲饮水，大便干结，小便黄，舌红、苔薄黄，脉数。

中医辨证：热毒客咽证。

治疗原则：清热利咽。

治疗方剂：甘草汤加减。

生甘草24 g，大黄9 g，金银花45 g。5剂，每日1剂，水煎2次，合并药液，分3次服。

二诊：药用2剂，咽痛已明显减轻，又予前方2剂继服，化脓性扁桃体炎痊愈。

【按语】《伤寒论》第311条："少阴病二三日，咽痛者，可与甘草汤；不差者，与桔梗汤。"张仲景强调少阴病应重视日数变化对疾病的影响，设甘草汤主治咽痛热证。药虽仅有一味，但在临床上若能合理加味用之常常能取得良好疗效。

《灵枢·经脉》："肺手太阴之脉，起于中焦，下络大肠，还行胃口，上膈属肺。从肺系（喉咙），横出腋下……"明确指出手太阴肺经出现病变，部位可牵涉到咽喉、腋下等。此化脓性扁桃体炎患者，病变证型是咽痛热证。病变部位在咽喉、腋下（腋下淋巴结肿大），故辨证为太阴病咽痛热证。以甘草汤加味治疗，方中生甘草量大清热利咽止痛；加大黄夺热于下；金银花清热解毒。药仅3味，疗效显著可靠。可见，甘草汤既可治少阴咽痛热证，又可治疗太阴咽痛热证。

26. 过敏性鼻炎（肺寒窍阻证）

马某某，女，20岁，2010年8月24日初诊。

自诉：3年前因感冒，继发鼻炎，当时未及时治疗，之后因症状加重才治疗，曾用中西药治疗，服药期间症状明显减轻，停药之后症状又出现，近日又感冒，经治疗感冒后，头痛、鼻塞不除且特甚。

刻诊：前额头痛甚于12 ~ 15时，鼻塞不通，流清稀鼻涕，无汗，口略干、不欲饮水，大便干，二三日一行，苔薄白，脉略浮。

中医辨证： 肺寒窍阻证。

治疗原则： 宣肺散寒开窍。

治疗方剂： 麻黄汤与苍耳子散合方加减。

麻黄 15 g，桂枝 10 g，杏仁 20 g，炙甘草 5 g，辛夷（包煎）10 g，苍耳子 12 g，白芷 10 g，羌活 10 g，生地黄 12 g。3 剂，水煎服，每日 1 剂，分早中晚 3 次服。

二诊：头痛基本消除，鼻塞已通，不再流鼻涕。又以前方 3 剂继服。之后，累计服用前方 15 剂，病症悉除。患者服药 15 剂，从未有大汗出，仅仅是轻微似有汗出。半年随访，头痛未作。

【按语】 鼻为肺之窍，足太阳之脉起于目内眦（近鼻頞处），上额交巅入脑络。故风邪外袭，太阳受邪，壅塞肺气，致鼻塞不通。此患者头痛甚于 12 ~ 15 时，此为太阳所主之时，病轻者于时解，病重者于时加，参合无汗，口干不欲饮，遂辨为太阳伤寒证。用麻黄汤疏散风寒，宣肺开窍；加辛夷、苍耳子开鼻窍；加白芷以散寒止痛；加羌活祛风胜湿，散寒通鼻窍；加生地黄制温药燥化。用麻黄汤加味，虽在夏天，但用麻黄汤也未出现发汗过多，且是微微汗出，达到治疗效果。

麻黄汤合苍耳子散是王付老师治疗慢性鼻炎的经验组合，用于治疗风寒犯肺型的鼻炎，用之疗效明显。

27. 慢性鼻窦炎（血瘀气虚证）

张某某，男，33 岁，2010 年 6 月 18 日初诊。

自诉： 有慢性鼻窦炎多年，曾用抗过敏药及消炎药治疗，当初效果明显，久用之后没有效果，近由病友介绍前来诊治。

刻诊： 鼻塞，时有鼻痛如针刺，流脓血鼻涕，经常感冒，汗出，恶风，舌暗淡，脉弱。

中医辨证： 血瘀气虚证。

治疗原则： 活血化瘀，兼益肺气。

治疗方剂： 桂枝茯苓丸与玉屏风散合方加减。

桂枝12 g，茯苓12 g，白芍12 g，牡丹皮12 g，桃仁12 g，白术15 g，防风12 g，黄芪24 g，川芎15 g，冰片（另包，冲服）3 g。6剂，每日1剂，水煎2次，合并药液，分3次服。

二诊：鼻塞有好转，鼻痛减轻，又以前方12剂继服。

三诊：脓血鼻涕已止，鼻痛已不明显，又以前方12剂继服。

四诊：诸症悉除，病告痊愈，又以前方6剂巩固治疗效果，并嘱咐患者起居避风寒，保温暖，以防鼻炎复发。

【按语】桂枝茯苓丸是活血化瘀的有效专方，而玉屏风散是益气固表的有效代表方。临床中桂枝茯苓丸与玉屏风散合方可用于治疗血瘀卫气不固证之鼻炎。根据此患者有鼻塞，时有鼻痛如针刺，流脓血鼻涕，舌暗淡，辨为瘀血；再根据经常感冒，汗出，恶风，脉弱辨为气虚。以此选用桂枝茯苓丸活血祛瘀；玉屏风散补益肺气；加川芎活血通窍；加冰片通鼻窍，止鼻痛。诸药相互为用，其效显著。

28. 慢性鼻旁窦炎（外寒里热证）

韩某某，女，10岁，2011年10月22日初诊。

其母代诉：患有鼻旁窦炎多年，屡经中西药治疗，仍鼻塞、头痛且反复不愈，近因病情加重前来诊治。

刻诊：鼻塞不通，流黄稠鼻涕有异味，鼻塞受凉后加重，时有黄绿鼻涕，时有太阳穴处痛，口渴，舌质红、苔薄白，脉沉紧。

中医辨证：外寒里热证。

治疗原则：解表散寒，清泻内热。

治疗方剂：麻黄汤与白虎汤合方加减。

麻黄10 g，桂枝6 g，杏仁15 g，石膏45 g，知母18 g，粳米15 g，辛夷（包煎）15 g，川芎12 g，冰片（冲服）2 g，薄荷12 g，炙甘草10 g。6剂，每日1剂，水煎2次，第1次煎煮30分钟，第2次煎煮20分钟，合并药液，分3次服。

二诊：鼻塞缓解，头痛好转，按前方变川芎、薄荷各为18 g，6剂。

三诊：鼻塞头痛诸症基本解除，按二诊方继服6剂。之后以一诊方加减治疗10余剂，诸症悉除。

【按语】麻黄汤是治疗风寒表实证的代表方，王付老师应用麻黄汤主治病症众多，诸如风寒表实头痛，风寒表实鼻塞（鼻炎），风寒表实痹证（关节炎）等，亦可用于治疗肾炎、尿道炎、支气管哮喘等。白虎汤是清泻阳明热盛的有效良方，长于清阳明郁热，疗效突出。此患者虽鼻塞不通，流黄稠鼻涕且有异味，但受凉后鼻塞加重，舌红，但苔白，参合诸症而辨证为风寒外束，郁热内扰证。以麻黄汤解表散寒，宣肺通窍；以白虎汤清泻内热；加川芎、辛夷、薄荷、冰片以祛浊涕，通鼻窍。方中诸药相互为用，以建其功。

29. 慢性萎缩性鼻炎（阴虚鼻塞证）

杨某某，男，23岁。

自诉：有10年慢性鼻炎病史，曾多次检查均诊断为萎缩性鼻炎，屡屡服用中西药以及外用西药，均未能达到远期治疗目的，近因鼻塞加重前来诊治。

刻诊：鼻塞不通，遇冷加重，鼻咽干燥，鼻分泌物呈块状，不易擤出，偶有少量鼻出血，嗅觉障碍，呼气恶臭，五心烦热，头痛，记忆力减退，舌红、少苔，脉细略数。检查鼻腔宽大，鼻甲缩小，并有稠厚脓痂。

中医辨证：阴虚鼻塞证。

治疗原则：滋阴润燥，通达鼻窍，兼以化痰。

治疗方剂：麦门冬汤、百合地黄汤与苍耳子散合方加减。

百合14 g，生地黄50 g，麦冬168 g，半夏24 g，红参9 g，粳米18 g，大枣12枚，甘草6 g，苍耳子8 g，辛夷（包煎）15 g，白芷30 g，薄荷3 g，茜草15 g。6剂，水煎服，每日1剂，每剂分3次服。

二诊：鼻塞有改善，鼻腔干燥好转明显，复以前方6剂继服。

三诊：诸症较前又有减轻，又以前方6剂继服。

四诊：诸症基本解除，又以前方治疗40余剂，诸症悉除。随访1年，一切尚好。

【按语】慢性萎缩性鼻炎不同于慢性单纯性鼻炎及慢性肥厚性鼻炎等，是临床上比较难治的鼻炎之一。根据此患者鼻塞、遇寒加重辨为寒；再根据鼻咽干燥，五心烦热，舌红、少苔辨为阴虚；因鼻分泌物呈块状、不易擤出辨为阴虚生热，灼津为痰。综上辨为阴虚鼻塞证。方以百合地黄汤滋补阴津，润鼻滋燥；以麦门冬汤滋阴益气，兼以化痰降逆；苍耳子散辛温通窍，兼防滋补药壅滞；加茜草凉血止血。诸药相互为用，以建其功。

30. 慢性蝶窦炎、筛窦炎、颌窦炎（寒热夹虚，气郁夹瘀证）

詹某，女，56岁，2018年4月29日初诊。

自诉：有30年慢性蝶窦炎、筛窦炎、颌窦炎病史，近年来病情加重影响正常生活，但服用中西药均未能有效控制病情，由病友介绍前来诊治。

刻诊：头痛，头昏，脓性鼻涕倒流，咽喉异物感，时时耳痛，口腔异味，情绪低落，急躁易怒，心烦意乱，失眠，手足不温，倦怠乏力，注意力不集中，口苦口干，舌质淡红夹瘀紫、苔黄白夹杂，脉沉弱。

中医辨证：寒热夹虚，气郁夹瘀证。

治疗原则：散寒清热，行气化瘀，补益中气。

治疗方剂：小柴胡汤、大青龙汤、附子贝母汤、藜芦芍药汤与藜芦细辛汤合方加减。

柴胡24 g，枯芩10 g，生半夏12 g，红参10 g，麻黄18 g，桂枝尖6 g，杏仁10 g，石膏50 g，制附子10 g，浙贝母10 g，白芍10 g，细辛10 g，藜芦1.5 g，生姜10 g，大枣12枚，炙甘草10 g。6剂，每日1剂，以水1 000 ~ 1 200 mL，浸泡30分钟，大火烧开，小火煎煮50分钟，去滓取药液，每日分早中晚3次服。

5月7日二诊：情绪好转，仍口腔异味，以前方变枯芩为24 g，6剂。

5月14日三诊：口腔异味较前明显减轻，仍头痛、头昏，以前方变白芍、桂枝尖各为12 g，6剂。

5月21日四诊：头痛、头昏较前减轻，仍鼻涕倒流，又以前方变麻黄为20 g、杏仁为15 g、藜芦为3 g，6剂。

5月28日五诊：鼻涕倒流略有好转，仍心烦意乱，以前方变白芍为30 g，6剂。

6月4日六诊：诸症较前明显好转，又以前方治疗60余剂，诸症基本消除。经复查蝶窦炎、筛窦炎、颌窦炎基本痊愈。随访1年，一切尚好。

【按语】根据头痛、头昏、情绪低落辨为气郁，口苦咽干辨为热；手足不温辨为寒；倦怠乏力、注意力不集中辨为虚；舌质淡红夹瘀紫辨为寒热夹瘀。

以此选用小柴胡汤平调寒热，调理气机；大青龙汤益气清宣温通；附子贝母汤温通化瘀、清热化痰；藜芦芍药汤益气化痰缓急；藜芦细辛汤益气涤痰通窍。方药相互为用，以奏其效。

31. 结核性胸膜炎（实热结胸证）

席某某，女，56岁。

自诉：近1年来经常出现胸及腹部疼痛，在当地一家医院检查诊断为结核性胸膜炎，服用中西药但症状没有明显好转而前来诊治。

刻诊：胸及脘腹部疼痛剧烈，脘腹疼痛拒按，气短，胸闷，大便干结，排便困难，三四日一行，小便偏黄，口干欲饮水不多，舌质红、苔黄厚略燥，脉紧弦。

中医辨证：实热结胸证。

治疗原则：清热涤饮，开胸散结。

治疗方剂：大陷胸汤。

大黄12 g，芒硝5 g，甘遂（另包，冲服）2 g。6剂，煎煮大黄20分钟左右，然后再冲服芒硝与甘遂，每日1剂，每剂分2次服。

二诊：大便通畅，胸及脘腹部疼痛减轻，以前方加减治疗80余剂，病痊愈。

【按语】《伤寒论》第135条：“伤寒六七日，结胸热实，脉沉而紧，心下痛，按之石硬者，大陷胸汤主之。”此为仲景所论述的实热结胸证。“结胸热实，脉沉而紧”的病变证机是痰热相结，壅滞血脉，经气不利，血脉拘急；“心下痛，按之石硬者”强调大结胸病的病变部位在心下，病症表现以疼痛为主。但临床上结胸病的病变部位可在胸部，可在胃脘，亦可胸部、胃脘同时出现。此患者病症表现有胸及脘腹部疼痛剧烈，脘腹疼痛拒按，大便干结，排便困难，三四日一行，小便偏黄，舌质红、苔黄厚略燥，脉紧弦，与大陷胸汤证完全相符，以大陷胸汤泻热涤饮，宽达胸气，从而取得预期治疗效果。

另，大陷胸汤仅大黄、芒硝、甘遂三味，但力专效宏，为泻热逐水散结之峻剂。张锡纯亦谓：“甘遂为利痰第一要药，少量应用亦能导引大黄、芒硝直透结胸病之中坚，俾大黄、芒硝得施其药力于瞬息万顷。此乃以之为向导，少用即可成功，原无需乎多也。”本方与“大承气汤”均用芒硝、大黄，但因病因病位不同，煎煮先后各异，治疗侧重点大不相同。在《医学实验录》中王季寅先生叙述自己的患病及治疗过程，其素有腹疼痛，一日狂风大作，冒风外出，腹中暴痛，经针医治疗稍安，之后复如常。又一日，腹部坚硬如石。自己拟大承气汤1剂，下积物甚多，胸腹稍畅；再进2剂，复下沉积数次，元气顿形不支；改服六君子汤3剂，后元气稍复，而腹满痛仍自若；更服大承气汤2剂，不仅诸症如故，而精神衰惫，大有奄奄欲毙之势；后用大陷胸汤1剂，服用之后，感药力盘旋胸腹之间，一若寻病者然。逾时，忽下黑色如棉油者碗许，顿觉胸中豁朗，痛苦大减。四五剂后，饮食倍进，精神焕发。古人所谓用之得当，虽硝黄亦称补剂者，于斯益信。唯此汤与大承气汤，只一二味出入，其主治与效力有天壤之别，经方神妙，竟有令人不可思议者矣。

32. 流行性腮腺炎（热毒夹寒证）

李某某，女，14岁。

自诉：1个月前患流行性腮腺炎，经西药静脉用药1周，但疗效不明显，又改用中药治疗，仍未能取得预期疗效，由病友介绍前来诊治。

刻诊：一侧腮腺弥漫红肿热痛，口渴欲饮水，发热，手足不温，舌质淡红、苔薄白，脉沉迟。

中医辨证：热毒夹寒证。

治疗原则：清热解毒，兼以散寒。

治疗方剂：白虎汤、泻心汤与理中丸合方加减。

石膏48 g，知母18 g，黄芩3 g，黄连3 g，大黄6 g，红参9 g，干姜9 g，白术9 g，炙甘草6 g。6剂，水煎服，每日1剂，每剂分3次服。

二诊：腮腺部弥漫红肿热痛明显减轻，以前方6剂继服。

三诊：诸症悉除，又以前方去大黄，3剂。腮腺炎痊愈。

【按语】流行性腮腺炎在中医里被称为大头瘟，其病变证机为感受热毒之邪，壅于上焦，发于头面。故患者往往有头面红肿焮痛、咽喉不利、恶寒发热、舌燥口渴等症状，此案除了有一侧腮腺弥漫红肿热痛、口渴欲饮水、发热等热毒之象外，亦有手足不温、苔薄白、脉迟等寒象，故辨为热毒夹寒证。方以白虎汤与泻心汤泻热解毒；以理中丸温中散寒，温补脾胃，兼防白虎汤、泻心汤寒凉太过伤胃气。经方合用，疗效非凡。

33. 鼻出血（阳虚出血证）

童某某，女，59岁。

自诉：每年冬天或天气变冷时常常流鼻血，到医院做血细胞分析检查未发现明显异常。

刻诊：鼻出血且量较多，色淡，手足不温，大便溏泄，舌淡、苔薄白，脉弱。

中医辨证：阳虚出血证。

治疗原则：温阳止血。

治疗方剂：柏叶汤与桂枝人参汤合方加减。

侧柏叶12 g，干姜12 g，艾叶15 g，桂枝10 g，红参10 g，白术10 g，炙甘草10 g，附子5 g，生地黄12 g，阿胶（烊化冲服）6 g。6剂，水煎服，每日1剂，每剂分2次服。

二诊：用药后，手足转温，又以前方治疗20剂，诸症悉除。此后两年余，仅有一次鼻出血，用药2剂即愈。

【按语】柏叶汤是张仲景治疗阳虚出血证的代表方剂，临证根据病变证机而合方应用常常能提高治疗效果。根据本患者病症表现辨为阳虚出血证，以柏叶汤与桂枝人参汤合方加味治疗。方中干姜温中助阳；艾叶温经散寒，调经止血；侧柏叶止血并兼制干姜、艾叶温热太过而动血。另外，以桂枝人参汤治大便溏泄，并助柏叶汤温阳止血；加附子温阳止血；加生地黄、阿胶补血助正，正气足则邪气去。方药相互为用，功效卓著。

34. 鼻出血不止（血热出血证）

刘某某，男，48岁，2010年10月8日初诊。

自诉：有高血压病史，血脂稍高于常人。因鼻出血不止，用棉花塞住鼻孔亦有鼻血流出。

刻诊：患者面色通红，鼻出血不止，鼻孔用棉花塞住，每次流鼻血都不易止住，自觉面部发热，眼睛发红，大便有烧灼感，舌红偏胖、苔黄，脉偏数。

中医辨证：血热出血证。

治疗原则：凉血止血。

治疗方剂：泻心汤与十灰散合方加减。

大黄 10 g，黄芩 10 g，黄连 10 g，白茅根 30 g，藕节 35 g，栀子 10 g，侧柏叶 20 g，茜草 15 g，小蓟 15 g，大蓟 15 g，生白芍 30 g，生甘草 10 g。6 剂，每日 1 剂，每剂分 3 次服。

二诊：服药 2 剂，患者鼻血已止，又以前方 6 剂继服。然后，依法调治高血压。

【按语】《金匮要略》第十六篇第 17 条："心气不足，吐血、衄血，泻心汤主之。"泻心汤是张仲景治疗血热出血证的基础方，患者可见吐血或衄血。然其论"心气不足"，不是论泻心汤主治心气不足证，而是指心中阴气不足而生热，热又演变为病证主要方面。现代药理研究表明泻心汤可抑制血小板聚集，促进止血机制，改善微循环。十灰散是《十药神书》里治疗血热妄行出血证的有效代表方。此鼻出血患者面色通红，鼻出血不止，面部发热，眼睛发红，舌红苔黄，脉数等一派血热之象。遵循"急则治其标"的治疗原则，以泻心汤清热泻火，凉血止血；以十灰散凉血止血；加生白芍补血，生甘草清热益气。方药相互为用，疗效显著。

第二节　消化系统疾病

消化系统疾病包括食管炎、反流性食管炎、食管癌、食管贲门失弛缓症、慢性胃炎、胃溃疡、胃癌、十二指肠疾病、溃疡性结肠炎、大肠癌、胃肠神经功能紊乱、旅行者腹泻（水土不服）、细菌性痢疾、伤寒、消化系统结核、肠道寄生虫病、阿米巴肝脓肿、胰腺炎、胰腺癌、慢性胆囊炎、上消化道出血、病毒性肝炎、肝硬化、原发性肝癌、肝性脑病等。

中医辨治主要有：一是脾胃肠病症，如胃痛、痞满、腹痛、呕吐、吐酸、嘈杂、呃逆、噎膈、反胃、泄泻、便秘等；二是肝胆病症，如黄疸、胁痛、胆胀、臌胀等。

1. 慢性浅表性胃炎（中虚痰饮痞证）

方某某，女，48岁，2010年10月29日初诊。

自诉：5年前因胃痛就诊，经纤维胃镜检查，诊断为慢性浅表性胃炎，近因胃痛加重前来诊治。

刻诊：胃痛，胃脘满闷，按压不柔和，胃中浊气上逆，至咽不得出，气出则舒，面黄不荣，口腻不渴，舌淡、苔薄略腻，脉沉弱。

中医辨证：中虚痰饮痞证。

治疗原则：补中降逆，化痰下气。

治疗方剂：旋覆代赭汤加减。

旋覆花10g，代赭石3g，红参6g，生姜15g，炙甘草10g，半夏12g，大枣12枚，桂枝10g，茯苓15g，竹茹24g，陈皮24g。6剂，每日1剂，水煎2次，合并药液，分3次服。

二诊：胃痛减轻，胃脘满闷减轻，以前方加五灵脂、蒲黄各10g。6剂。

三诊：胃痛消失，诸症均有所减轻，苔腻好转，又以一诊方药加减治疗30余剂，诸症悉除。

【按语】旋覆代赭汤是仲景治疗“伤寒发汗，若吐，若下，解后，心下痞硬，噫气不除”的名方。功用补中降逆，化痰下气。方中旋覆花降逆，化痰散结，以疗胃气肝气上逆；代赭石重镇降逆，下气和胃平肝；人参补中气，益肝气；半夏燥湿化痰，宣畅气机化饮；生姜温胃暖肝，调和中气化痰；甘草、大枣补益中气，并调和诸药。此方是治疗中虚痰饮痞证的代表方，亦是治疗肝气上逆的常用方。临床应用旋覆代赭汤要注意以下几个辨证要点。一是根据仲景“伤寒发汗，若吐，若下，解后的论述”说明此证已经历了比较长的时间，患者胃气比较虚弱，这时我们选用代赭石的用量要偏小，一般在3g左右，如果用量偏大，不仅不能降逆气，反而更伤胃气。如一位乡村医生给自己的丈夫治病，她自己辨为旋覆代赭汤证，用了旋覆花12g，代赭石12g，结果患者吃了不仅没减轻症状，反而加重了病情。经王付老师门诊治疗，同样用的旋覆代赭汤，将代赭石的用量减为3g，结果患者服了6剂，病情就减轻了大半。可见合理选用代赭石的用量是取得良好疗效的关键。二是因病变证机是中虚痰饮，所以合理应用人参、甘草量的同时要注意生姜的用量要偏大，重用生姜健胃祛痰消痞。三是本方的煎煮方法要遵循仲景所述：去滓再煎，以健胃祛痰消痞。所以煎煮时间要注意稍微偏长一点。四是妇女妊娠呕吐者，尽量避免应用此方，以免代赭石之重镇伤胎。本方临床应用范围很广，特别是患者因情绪波动引起的肝胃不和之证疗效确切。现代医学研究表明此方具有促进胃排空，促进胃动力，明显促进小肠推进，降低全血比黏度、血浆比黏度，改善微循环，促进血液循环等作用。旋覆代赭汤可应用于治疗西医的慢性胃炎、胃十二指肠溃疡、胃扩张、幽门不全梗阻、神经性呕吐、慢性肝炎、高血压、梅尼埃病、癔球症等。

此患者胃脘满闷，按压不柔和，胃中浊气上逆，至咽不得出符合张仲景论“心下痞硬，噫气不除”；再根据脉沉弱，以此辨为中虚痰饮痞证。方以旋覆代赭汤益气和中，降逆化痰；加桂枝温阳化饮；茯苓益气健脾，渗利痰湿；竹茹降逆和胃；陈皮理气化痰。方药相互为用，以取其效。

再则，为了有效预防疾病复发，必须做到以下两个方面：①饮食既不可过量又不可饥饿；②既要慎食辛辣又要忌食寒凉。这对预防慢性胃炎及胃溃疡复发具有重要的现实意义。

2. 慢性食管炎（胃寒胸热证）

夏某某，女，40岁，2009年8月27日初诊。

自诉：有多年慢性食管炎病史，多次服用中西药，均未能有效控制病情，曾在北京、西安等地诊治，也未能取得明显治疗效果，近因病症加重前来诊治。

刻诊：胸骨后疼痛，伴烧灼感，泛酸，喜饮热食，食凉则吐，口渴欲饮，倦怠乏力，手足不温，舌质红、苔黄厚腻，脉沉弱。

中医辨证：胃寒胸热证。

治疗原则：温胃散寒，清宣郁热。

治疗方剂：黄连汤、栀子干姜汤与竹叶石膏汤合方加减。

半夏12 g，黄芩10 g，红参10 g，干姜10 g，黄连10 g，大枣（擘）12枚，栀子14 g，竹叶20 g，石膏48 g，麦冬24 g，粳米12 g，炙甘草10 g。6剂，水煎服，每日1剂，每剂3次服。

二诊：胸骨后疼痛好转，以前方6剂继服。

三诊：胸中烧灼感减轻，以前方6剂继服。

四诊：诸症均较前减轻，以前方根据病情变化而适当加减治疗40余剂。随访1年，一切尚好。

【按语】《伤寒论》第173条：“伤寒，胸中有热，胃中有邪气，腹中痛，欲呕吐者，黄连汤主之。”张仲景论“胸中有热，胃中有邪气”是指胸中有热，胃中有寒，亦即胸热胃寒证。然而运用“胸中有热，胃中有邪气”指导临床亦可治疗脾中有寒，热郁胃脘，亦即胃热脾寒证。只要审明病变证机既有热又有寒即可用之。张仲景设栀子干姜汤主治热扰胸膈证与脾寒证相兼，设竹叶石膏汤主治胃热津气两伤证，如《伤寒论》第397条：“伤寒解后，虚羸少气，气逆欲吐，竹叶石膏汤主之。”根据此患者喜饮热食，食凉则吐，手足不温辨为胃寒；再根据胸骨后疼痛，伴烧灼感，舌质红、苔黄辨为胸中有热。以此选用黄连汤清热和阴，温中通阳；栀子干姜汤清上温下，调和脾胃；竹叶石膏汤清热益气，生津和胃。诸药相互为用，以奏其效。

3. 反流性食管炎、萎缩性胃炎伴腺体增生、肠化生（胃寒胸热，虚瘀风痰证）

别某，女，49岁，2019年4月28日初诊。

自诉：2年前经检查诊断为反流性食管炎、萎缩性胃炎伴腺体增生、肠化生，近半年来症状加重，但服用中西药均未能有效控制症状，由病友介绍前来诊治。

刻诊：胃脘嘈杂，泛酸，恶心，嗳气，不思饮食，胃脘胀满，食凉加重，胸骨后灼热疼痛，大便干结，手足不温，夜间小腿抽筋麻木，怕冷，面色不荣，倦怠乏力，口苦口腻，舌质淡红夹瘀紫、苔黄腻夹白，脉沉弱。

中医辨证：胃寒胸热，虚瘀风痰证。

治疗原则：温胃清热，益气化瘀，息风化痰。

治疗方剂：半夏泻心汤、下瘀血汤、橘皮汤、附子半夏汤、甘草海藻汤与藜芦甘草汤合方加减。

黄连3 g，枯芩10 g，生半夏24 g，红参10 g，干姜10 g，大黄6 g，土鳖虫10 g，桃仁5 g，制附子10 g，海藻24 g，藜芦1.5 g，陈皮24 g，生姜10 g，

大枣12枚，炙甘草10 g。6剂，每日1剂，以水1 000 ~ 1 200 mL，浸泡30分钟，大火烧开，小火煎煮50分钟，去滓取药液，每日分早中晚3次服。

5月5日二诊：手足不温好转，仍口苦口腻，以前方变黄连为10 g，6剂。

5月12日三诊：嘈杂泛酸减轻，大便基本正常，仍胸骨后热痛，以前方变黄连、枯芩各为12 g，6剂。

5月19日四诊：胸骨后热痛明显减轻，仍胃脘胀满，以前方变陈皮为40 g，6剂。

5月26日五诊：胃脘胀满减轻，仍倦怠乏力，以前方变大枣为15枚，6剂。

6月2日六诊：诸症较前明显减轻，为了巩固疗效，又以前方治疗140余剂，经复查萎缩性胃炎伴腺体增生、肠化生痊愈。随访1年，一切尚好。

【按语】根据此患者胃脘嘈杂、食凉加重辨为寒；胸骨热痛辨为热；面色不荣、倦怠乏力辨为虚；夜间小腿抽筋麻木辨为风；苔腻辨为痰；舌质淡红夹瘀紫辨为瘀。以此选用半夏泻心汤益气平调寒热；下瘀血汤通经泻瘀；附子半夏汤温通化瘀降逆；橘皮汤行气降逆；甘草海藻汤益气软坚散结；藜芦甘草汤益气息风化痰。方药相互为用，以奏其效。

4. 食管白斑症（寒热夹虚，瘀郁夹痰证）

夏某，男，56岁，2017年12月31日初诊。

自诉：1年前经检查诊断为食管白斑症，近半年来症状加重，但服用中西药均未能有效控制症状，由病友介绍前来诊治。

刻诊：吞咽食物有异物感，时有疼痛如针刺，胸骨后热痛，恶心呕吐，泛酸，烧心，食冷食热加重，怕冷，手足不温，情绪低落，焦虑烦躁，面色不荣，倦怠乏力，口苦口腻，舌质淡红夹瘀紫、苔腻黄白夹杂，脉沉弱。

中医辨证：寒热夹虚，瘀郁夹痰证。

治疗原则：温阳清热，行气化瘀，补益中气。

治疗方剂：半夏泻心汤、小柴胡汤、四逆散、黄连粉方、桂枝汤、附子半夏汤、桔梗汤、甘草海藻汤与藜芦甘草汤合方加减。

柴胡24 g，黄连24 g，枯芩10 g，生半夏12 g，红参10 g，干姜10 g，制附子10 g，海藻24 g，桔梗12 g，桂枝尖5 g，白芍15 g，枳实15 g，藜芦1.5 g，

生姜 10 g，大枣 12 枚，炙甘草 15 g。6 剂，每日 1 剂，以水 1 000 ~ 1 200 mL，浸泡 30 分钟，大火烧开，小火煎煮 50 分钟，去滓取药液，每日分早中晚 3 次服。

2018 年 1 月 7 日二诊：手足不温好转，仍泛酸、烧心，以前方变枯芩为 20 g，6 剂。

1 月 14 日三诊：泛酸、烧心明显减轻，仍吞咽有异物感，以前方变桔梗为 24 g，6 剂。

1 月 21 日四诊：泛酸较前又有减轻，仍胸骨后热痛，以前方变枯芩、白芍各为 24 g，6 剂。

1 月 28 日五诊：情绪低落较前明显好转，仍恶心呕吐，以前方变半夏为 15 g，6 剂。

2 月 4 日六诊：恶心呕吐较前减轻，仍苔腻，以前方变藜芦为 2.5 g，6 剂。

2 月 11 日七诊：诸症较前明显减轻，又以前方治疗 150 余剂，经复查食管白斑基本消除，又以前方治疗 50 余剂，又经复查食管白斑消除。随访 1 年，一切尚好。

【按语】根据此患者吞咽食物有异物感、口苦辨为热；手足不温辨为寒；情绪低落辨为气郁；倦怠乏力辨为虚；舌质淡红夹瘀紫辨为瘀；苔腻黄白夹杂辨为寒热夹痰。以此选用小柴胡汤益气调气，平调寒热；半夏泻心汤益气平调寒热；四逆散疏理气机；黄连粉方清热燥湿；桂枝汤调和营卫，调理脾胃；附子半夏汤温阳化瘀；桔梗汤益气清宣郁热；甘草海藻汤益气软坚散结；藜芦甘草汤益气化痰。方药相互为用，以奏其效。

5. 胃及十二指肠球部溃疡（气虚夹瘀证）

王某某，男，52 岁，2009 年 4 月 9 日初诊。

自诉：有多年胃及十二指肠球部溃疡病史，曾服胃必治、甲氰咪胍、吗丁啉、三九胃泰、中药汤剂（不详）等治疗，效果不佳，近因病症加重前来诊治。

刻诊：胃痛，胃胀，吞酸，夜间痛甚如针刺，饥饿疼痛明显，倦怠乏力，舌质暗紫、苔薄白，脉虚。

中医辨证：气虚夹瘀证。

治疗原则：健脾益气，活血化瘀。

治疗方剂：桂枝人参汤与失笑散合方加减。

桂枝12 g，炙甘草12 g，白术10 g，红参10 g，干姜10 g，五灵脂12 g，蒲黄12 g，白芍24 g，延胡索12 g，山药15 g。6剂，水煎服，每日1剂，每剂分3次服。

二诊：胃痛、胃胀、吞酸均减轻，以前方6剂继服。

三诊：吞酸消除，胃痛止，仍有轻微胃胀满，以前方去五灵脂、蒲黄、延胡索，加枳实6 g，厚朴10 g，茯苓15 g，6剂。

四诊：余症较前均有明显好转，又以三诊处方6剂。诸症痊愈。随访2年，一切尚好。

【按语】溃疡病是一种常见的慢性全身性疾病，分为胃溃疡和十二指肠溃疡，又称为消化性溃疡。由于胃溃疡和十二指肠溃疡的病因和临床症状有许多相似之处，医生有时难以区分是胃溃疡还是十二指肠溃疡，因此往往诊断为消化性溃疡。对于中医而言，西医的仪器检查可以为中医精确认识病变提供帮助。中医的精髓在于辨证，桂枝人参汤是理中丸加桂枝而成，是健脾益气，温中暖胃的一张好方，亦可视为表里双解的一张方子。失笑散是一张活血化瘀止痛的方子，长于治疗胃痛、腹痛。根据此患者有倦怠乏力、脉虚辨为气虚；再根据夜间痛甚如针刺、舌质暗紫辨为瘀。综上辨为气虚夹瘀证。方以桂枝人参汤补益中气，通达阳气；以失笑散活血化瘀止痛；加白芍益血缓急止痛；加延胡索活血止痛；加山药补益脾胃。方药相互为用，以奏其效。

6. 慢性红斑性胃炎（胃热肾虚痞痛证）

朱某某，男，62岁，2011年8月27日初诊。

自诉：有多年慢性胃炎病史，曾服西药以及中药汤剂，其中有1次连续服中药汤剂达50余剂，在服药期间病症时有减轻或缓解，但停药后病症又发作，近因胃痛发作前来诊治。胃镜检查：胃底呈花斑样变，有2个咖啡色出血点；胃体黏膜水肿，上段大弯见条状糜烂；分泌物混且极多；胃窦黏膜水肿，花斑样变，红白各半，幽门螺杆菌（Hp）（++）。诊断为慢性红斑性渗出性胃炎伴糜烂。

刻诊：胃痛，胃胀，胃脘时有灼热，不能食凉，食凉加重胃痛、胃胀，汗出恶风，口渴欲饮水，腰酸痛，舌红、苔黄腻，脉浮。

中医辨证：胃热肾虚痞痛证。

治疗原则：泻热消痞，扶阳益正。

治疗方剂：附子泻心汤与理中丸合方加减。

大黄6 g，黄连3 g，黄芩3 g，制附子5 g，干姜12 g，红参10 g，白术15 g，炙甘草10 g。6剂，每日1剂，水煎2次，合并药液，分3次服。

二诊：诸症好转，给予前方加五灵脂10 g、蒲黄10 g，6剂。

三诊：胃痛止，诸症又有好转，以前方去五灵脂、蒲黄，加枳实10 g、川断10 g，6剂。

四诊：胃胀基本解除，又以一诊方加杜仲、川断各10 g，6剂，水煎服。之后以一诊方为基础加减治疗30余剂，诸症悉除。随访1年，一切尚好。

【按语】《伤寒论》第155条：“心下痞，而复恶寒汗出者，附子泻心汤主之。”病变证机是肾阳虚弱而不得温；脾胃气机为邪热所扰而壅滞。临床用附子泻心汤不仅能主治胃热肾虚证的慢性胃炎，亦能主治胃热肾虚证型复发性口腔溃疡，神经性头痛、高血压等。其中黄芩、黄连、大黄治上达下，以泻在上之热；熟附子力大气雄，以温下焦之寒，并能治下达上。诸药合用，则“寒热异其气，生熟异其性，药虽同行，而功则各奏”（尤在泾《伤寒贯珠集》）。服用此方则热得三黄而清，寒得附子而散，阴阳调和，寒热并济，然则寒热夹杂之证自愈。根据此患者由喜温喜按、喜食温热辨为寒；再根据汗出恶风辨为阳虚；又因口渴欲饮水，舌红、苔黄腻辨为热。以此选用附子泻心汤清胃温阳；加干姜温阳散寒；红参、白术益气健脾；炙甘草益气和中。方药相互为用，以奏其效。

另，古代医家对附子泻心汤的临床认识：①《伤寒贯珠集》：按此证，邪热有余而正阳不足，设治邪而遗正，则恶寒益甚；若补阳而遗热，则痞满愈增。此方寒热补泻并投互治，诚不得已之苦心，然使无法以制之，鲜不混而无功矣。方以麻沸汤渍寒药，别煮附子取汁，合和与服，则寒热异其气，生熟异其性，药虽同行，而功则各奏，乃先圣之妙用。②《伤寒论译释》：此汤治上寒下热之证，确乎有理，三黄略浸即绞去滓，但取轻清之气，以去上焦之热，附子煮取浓汁，以治下焦之寒，是上用凉而下用温，上行泻而下行补，泻其清而补其重，制度之妙，全在神明运用之中，是必阳热结于上，阴寒结于下用之，乃为的对。若阴气上逆之痞证，不可用也。③《类聚方广义》：老人停食瞀闷晕倒，不省人事，心下满，四肢厥冷，面无血色，额上冷汗，脉伏如绝，其状仿佛中风者，谓之饮郁食厥，宜附子泻心汤。

7. 慢性红斑性胃炎（胃热津伤气逆证）

孙某某，男，56岁，2010年5月7日初诊。

自诉： 有20余年胃痛病史，6年前经胃镜检查，诊断为慢性红斑性胃炎，曾服西药及中药汤剂，其中有1次连续服中药汤剂达70余剂，在服药期间病症时有减轻，但停药后病症又发作，今经其同学介绍前来就诊。胃镜检查：胃底呈花斑样变，有2个咖啡色出血点；胃体黏膜水肿，上段大弯见条状糜烂；分泌物混且极多；胃窦黏膜水肿，花斑样变，红白各半，Hp（+++）。诊断为慢性红斑性渗出性胃炎伴糜烂。

刻诊： 胃脘疼痛，喜冷食，呃逆，口渴欲饮水，倦怠，形体消瘦，大便干结，舌红、苔薄黄，脉浮细。

中医辨证： 胃热津伤气逆证。

治疗原则： 清热生津，益气和胃。

治疗方剂： 竹叶石膏汤加减。

竹叶20 g，石膏48 g，半夏12 g，麦冬24 g，红参10 g，炙甘草6 g，粳米12 g，麻仁15 g，石斛15 g，玉竹12 g，白芍24 g，山楂15 g。6剂，每日1剂，水煎2次，合并药液，分3次服。

二诊：胃痛基本解除，呃逆止，又以前方治疗20余剂，诸症悉除。随访1年，未再复发。

【按语】 竹叶石膏汤是白虎汤的变方，《伤寒论》第397条："伤寒解后，虚羸少气，气逆欲吐，竹叶石膏汤主之。"张仲景设竹叶石膏汤主治胃热气阴两伤证，病症表现以热为主，以虚为次。方中竹叶清热除烦，生津止渴；石膏清热泻火，除烦生津；人参益气生津；麦冬生津养阴；半夏宣畅气机，降逆和胃，并制约寒凉滋腻而不壅滞气机；粳米、甘草补气生津，固护脾胃。该方是临床中治疗慢性胃炎的常用方，亦常用于治疗急性感染性热病恢复期（如乳痈、肠痈、热痢、肺热咳喘，以及急性胆囊炎、急性胰腺炎、丹毒等病，在初愈之际，常有余热未清而气阴两伤，胃气失和之证）及不明原因低热，胃阴不足、胃火上炎所致之口舌糜烂、口腔溃疡、牙周炎、齿槽脓肿及鹅口疮、口臭等。在本方的基础上去半夏与竹叶（竹叶利水伤阴）加知母、黄连、天花粉、沙参、生地黄等，可以用于治疗糖尿病属气阴两虚有热者或属胃热伤阴消中证。根据此患者有胃脘疼痛，喜冷食，舌红、苔薄黄辨为胃热；再根据口渴欲饮水，大便干结，倦怠乏力，脉浮细辨为气津两伤；因呃逆辨为气逆证。综上辨为胃热津伤气逆证。以竹叶石膏汤清热益气，生津止渴，和胃降逆；加石斛、玉竹益胃生津，滋阴清热；加白芍敛阴补血；加麻仁润肠通便；加山楂行气消食。方药相互为用，以建其功。

8. 慢性萎缩性胃炎（胃阴亏虚夹瘀证）

朱某某，男，60 岁，2009 年 8 月 27 日初诊。

自诉：患病已 10 年余，近 2 个月病情加重，1 个月前又在某医院做纤维胃镜检查：胃大弯部黏膜红白相间，以白为主，局部呈弥漫性黏膜萎缩、变薄，伴肠化生，分泌物减少，蠕动迟缓，可见清晰的黏膜下血管网，诊断为慢性萎缩性伴浅表性胃炎。经西医、中医治疗月余，其症状体征未见好转，由病友介绍前来诊治。

刻诊：胃脘疼痛拒按，有时隐隐作痛，痛处固定不移，饥不欲食，口干，咽燥，不欲饮水，大便干，三四日一行，小便略黄，舌红而干，舌下静脉怒张明显，舌边有轻微紫点，脉细涩。

中医辨证：胃阴亏虚夹瘀证。

治疗原则：养阴和胃，活血化瘀。

治疗方剂：麦门冬汤与失笑散合方加减。

麦冬 100 g，红参 6 g，生半夏 12 g，粳米 9 g，丹参 15 g，蒲黄 10 g，五灵脂 12 g，大枣 12 枚，炙甘草 6 g。7 剂，每日 1 剂，水煎 2 次，合并药液，分 3 次服。

二诊：胃脘疼痛明显减轻，口干，咽燥除，大便已好转，以前方 7 剂继服。

三诊：胃中饥而思食，诸症若失。后累计服药 80 余剂，自觉症状体征消失，经胃镜复查：胃黏膜萎缩明显好转，肠上皮化生已不明显。嘱其注意饮食调理，起居有节有度；若有不适，按上方服用 5 剂调治，一切尚好。

【按语】慢性萎缩性胃炎一般由慢性浅表性胃炎发展而来，病变部位以胃窦部最常见，多见于中年以上患者，根据腺体萎缩的程度，慢性萎缩性胃炎分轻度、中度、重度三级。轻度指固有腺体1/3萎缩，如2/3以上腺体萎缩则为重度，介于两者之间为中度。治疗慢性萎缩性胃炎取得成功的关键是在辨证准确的基础上患者要坚持服药，同时要注意日常饮食，不食对胃有刺激的食物，如辛辣、不易消化的食物，忌饮酒等。根据此患者有胃脘疼痛，饥不欲食，口干，咽燥，大便干，三四日一行，舌红而干，辨为胃阴不足；再根据胃脘疼痛拒按，痛处固定不移，舌下静脉怒张明显，舌边有轻微紫点，脉细涩辨为瘀血内生，以此辨为胃阴亏虚夹瘀证。以麦门冬汤滋养胃阴，调和气机；以失笑散活血化瘀，散结止痛；加丹参既活血又补血，化瘀不伤正。方药相互为用，以建其功。应用麦门冬汤治疗此病取得显著疗效的关键是麦冬的用量较大，生半夏的用量适中。张仲景在设麦门冬汤时，麦冬与半夏的用量至关重要，麦冬的用量是七升（约168 g），半夏的用量是一升（约24 g）。麦冬价格偏贵，易增加患者的经济负担，但应以治病为要。

什么情况下才能应用麦门冬汤治疗胃阴虚的慢性胃炎呢？这就要抓住患者的病症表现，患者有胃部隐隐作痛、饥不欲食、口干舌燥，或大便干，舌红、少苔，脉细数等麦门冬汤证，才能合理选用麦门冬汤。麦门冬汤不仅能用于治疗胃阴虚证，亦多用于治疗虚热肺痿证。现代药理研究表明麦门冬汤具有镇咳、促进唾液分泌、抗变态反应、降血糖、抗组织、抗自由基、保护胃黏膜等作用，被广泛应用于治疗慢性支气管炎、间质性肺炎、肺结核、支气管扩张、硅肺、慢性咽炎，以及慢性胃炎、消化性溃疡、慢性肝炎、妊娠恶阻等疾病。

9. 慢性萎缩性胃炎、胃黏膜腺体增生（中虚湿热夹瘀证）

孙某某，男，63岁。

自诉：患者有慢性胃炎病史20余年，近2年胃痛、胃胀加重，服用中西药，但病症表现未见明显好转。2个月前经纤维胃镜检查：胃黏膜红白相间，局部以白为主，并有充血水肿；病理组织检查：胃黏膜萎缩伴胃黏膜腺体增生。诊断为慢性萎缩性伴浅表性胃炎，胃黏膜腺体重度非典型性增生。

刻诊：胃胀，以胀闷为主，时而胃痛，不思饮食，倦怠乏力，舌暗略紫、苔黄厚腻，脉沉略涩。

中医辨证：中虚湿热夹瘀证。

治疗原则：补中泻热，除湿消痞，化瘀和胃。

治疗方剂：半夏泻心汤与失笑散合方加减。

黄连 10 g，黄芩 12 g，半夏 12 g，干姜 10 g，红参 10 g，五灵脂 10 g，蒲黄 10 g，山楂 24 g，桂枝 10 g，大枣 12 枚，炙甘草 10 g。12 剂，水煎服，每日 1 次，每剂分 3 次服。

二诊：诸症均有减轻，又以前方治疗 12 剂，诸症基本得到控制。按前方继续治疗 3 个月，经纤维胃镜复查，仅提示轻度浅表性胃炎，又以前方治疗 30 余剂，复查一切正常。

【按语】《金匮要略》第十七篇第 10 条：“呕而肠鸣，心下痞者，半夏泻心汤主之。”《伤寒论》第 149 条：“(心下)但满而不痛者，此为痞，柴胡不中与之，宜半夏泻心汤。”方中黄连、黄芩苦寒降泄除其热；干姜、半夏辛温开结散其寒；人参、甘草、大枣甘温益气补其虚。寒热并用，辛开苦降，补泻兼施于一方，用于治疗中虚湿热痞证，患者主要症状有心下痞满或疼痛，呕吐，肠鸣，下利，肢体困重等。此方是临床名家应用较多的著名方剂，半夏泻心汤内含干姜黄连黄芩人参汤，治反复吐下后的食入口即吐，集寒温并用，补泻兼施于一体；此方也可视为小柴胡汤去柴胡加黄连，以干姜易生姜。小柴胡汤治“呕而发热”，本方治呕而无热。黄连汤亦可视为半夏泻心汤的变方，由半夏泻心汤去黄芩加桂枝，用于治疗寒热错杂以寒为主；半夏泻心汤重用甘草即为甘草泻心汤，用于治疗中虚湿热痞利重证及湿热疫毒证（即狐𧏾病）；半夏泻心汤重用生姜即为生姜泻心汤，用于治疗中虚湿热痞兼食滞水气证。以上诸方都可视为半夏泻心汤的类方，这些方子我们可以总结出仲景辨证论治的精确非后人所能及，一味药、两味药的加加减减就能治疗不同的证型、不同的疾病，何其神哉！

半夏泻心汤为内科治疗胃病（痞满）开辟了法门，现在此方被广泛应用于治疗慢性胃炎、胃与十二指肠溃疡、胃下垂、慢性肝炎、慢性胆囊炎、病毒性心肌炎以及妇科不孕症等疾病。此方亦是王付老师临床治疗慢性胃部疾病最常用的一个方，常常与失笑散、越鞠丸、保和丸、枳术汤等合方加减运用，疗效确切。根据此患者病症表现而辨为中虚湿热夹瘀证，故以半夏泻心汤补中泻热，除湿消痞；以失笑散活血化瘀止痛；加桂枝通阳化瘀，调理气机；加山楂消食化积。方药相互为用，以建其功。

此患者是一例慢性萎缩性胃炎、胃黏膜腺体增生患者，什么是慢性萎缩性胃炎、胃黏膜腺体增生呢？其发展过程是什么样？慢性萎缩性胃炎是慢性胃炎的一种类型，呈局限性或广泛性的胃黏膜固有腺体萎缩（数量减少，功能降低），常伴有肠上皮化生及炎性反应。本病的临床表现为食欲减退、恶心、嗳气、上腹部饱胀或钝痛，少数患者可发生上消化道出血、消瘦、贫血、脆甲、舌炎或舌乳头萎缩等。此病是一种比较难治的消化系统疾病，患者必须坚持服药方可取得满意治疗效果。胃黏膜异型增生是较为肯定的癌前病变，主要表现为细胞异型、结构紊乱和分化异常。以组织学分为肠型和胃型，以异型程度分为轻度、中度、重度三级。球样异型增生是印戒细胞胃癌前病变，肠型异型增生是肠型胃癌的癌前病变。胃癌的一般演变模式是：萎缩性胃炎→肠化生→异型增生→胃癌。所以此病治疗的难度可想而知，但临床如果能够合理选用方药往往疗效良好。

10. 胃下垂（气虚积热证）

单某某，女，23岁。

自诉：4年前发现胃下垂，经X线片检查，胃下垂7 cm，服用中西药，症状虽有改善，但经X线复查，胃下垂没有达到明显改善，近由病友介绍前来诊治。

刻诊：脘腹坠胀，食后沉闷，嗳气，气短乏力，身体困重，口苦口臭，脘腹灼热，舌质红、苔黄厚腻，脉虚弱。

中医辨证：气虚积热证（虚劳）。

治疗原则：补中益气，清泻积热。

治疗方剂：黄芪建中汤与半夏泻心汤合方加减。

桂枝10 g，炙甘草6 g，白芍20 g，生姜10 g，大枣12枚，胶饴70 mL，黄芪15 g，生半夏12 g，黄芩10 g，红参10 g，干姜10，黄连3 g。6剂，水煎服，每日1剂，每剂分3次服。

二诊：胃脘坠胀好转，饮食较前增加，以前方6剂继服。

三诊：脘腹灼热，口苦口臭除，以前方6剂继服。

四诊：精神转佳，苔黄腻消，诸症悉除。之后，以前方治疗50余剂。复经X线检查，胃下垂2.5 cm。随访1年，一切尚好。

【按语】黄芪建中汤是仲景桂枝加芍药汤的变方，亦即桂枝加芍药汤再加胶饴、黄芪，亦可视为小建中汤加黄芪组成。大部分人只知道仲景用桂枝汤治寒，而不知仲景桂枝加芍药汤治虚劳，若知桂枝加芍药汤治虚劳之义，则得仲景心法矣，即经曰劳者温之，甘药调之，是以温以甘为主也。清·喻昌亦言："虚劳病而至于亡血失精，消耗精液，枯槁四出，难为力矣。《内经》于针药所莫制者，调以甘药，《金匮》遵之，而用小建中汤、黄芪建中汤，急建其中气。"黄芪建中汤即小建中汤建中补虚，和里缓急，以建其中气，再加甘温益气升阳之黄芪，增加益气建中之力。气血阴阳诸不足（虚劳）可涉及多个脏腑，表现出不同的症状，而其治疗关键切不可忽视"补益脾胃，建立中州"的重要性。

胃下垂是指站立时，胃的下缘达盆腔，胃小弯弧线最低点降至髂嵴连线以下，称为胃下垂。轻度胃下垂多无症状，中度以上者常出现胃肠动力差，消化不良的症状。临床诊断以X线、钡餐透视、B超检查为主，可以确诊。胃下垂患者大都病程较长，中气不足，治疗此类疾病的关键是"急建其中气"。根据此患者脘腹坠胀，食后沉闷，嗳气，气短乏力，身体困重，脉虚弱，辨为中气虚弱而下陷；根据口苦口臭，脘腹灼热，舌质红、苔黄厚腻，辨为积热。故以黄芪建中汤与半夏泻心汤合方治疗，方中黄芪补益脾胃而建立中气，化生气血以治本；胶饴补脾之虚，缓脾之急，建立中气，善于补血；桂枝配伍白芍调护脾胃；黄连、黄芩清热燥湿，降泄浊逆；生半夏醒脾和胃，燥湿和中；干姜、生姜合用温中理脾和胃，兼防苦寒药伤中气；红参、大枣、炙甘草补益中气，健脾和胃。方药相互为用，以补中举陷，治疗胃下垂。此患者治疗前胃下垂7 cm，经治疗后胃下垂仅2.5 cm，治疗2个月足足升提4.5 cm，疗效非凡。经方合用治疗胃下垂，疗效可谓神奇！

11. 功能性消化不良（肝郁食积证）

杨某某，女，66岁。

自诉：10年前因胃痛、焦虑、注意力不集中，经多项检查均未发现明显异常，有的诊断疑为慢性胃炎（轻度），有的诊断疑为胃溃疡（胃镜检查不明显），有的诊断疑为焦虑症等，经常服用治胃病药或抗焦虑药，均未取得明显治疗效果，近由病友介绍前来诊治。

刻诊：胃痛因情绪不佳加重，心下痞满，嗳腐，食欲不佳，失眠，注意力不集中，舌淡红、苔薄黄略腻，脉沉弦。

西医诊断：功能性消化不良。

中医辨证：肝郁食积证。

治疗原则：疏肝理气，消食和胃。

治疗方剂：四逆散与保和丸合方加减。

柴胡10 g，枳实10 g，白芍10 g，山楂18 g，神曲6 g，姜半夏10 g，茯苓10 g，陈皮12 g，连翘24 g，莱菔子10 g，黄连12 g，炙甘草10 g。6剂，水煎服，每日1剂，每剂分3次服。

二诊：胃痛减轻，以前方6剂继服。

三诊：失眠好转，以前方6剂继服。

四诊：饮食增加，不再嗳腐，以前方6剂继服。

五诊：诸症基本解除，为了巩固疗效，以前方治疗20余剂。随访2年，一切尚好。

【按语】消化不良是指一组临床症状，包括腹痛、腹部不适、饱餐后腹部饱胀、腹胀气、食欲不佳、恶心、呕吐、胃灼热及泛酸。通常将该组消化不良症状分为两类，即器质性的和功能性的，当没有确定的疾病能解释患者消化不良时，西医上即可称为功能性消化不良。王付老师将四逆散视为肝气郁滞的基本方，只要患者病变证机符合肝气郁滞，合理选用，可广泛应用于慢性胃炎、慢性肝炎、慢性胰腺炎、咳嗽、男子阳痿、女子性冷淡等疾病证型属肝郁气滞者。四逆散在《伤寒杂病论》中用于治疗“少阴病，四逆，其人或咳，或悸，或小便不利，或腹中痛，或泄利下重”，四逆散的用药组成有柴胡、白芍、枳实、甘草。四逆散是一张临床常用的名方，后世对四逆散的加减应用亦很丰富。如四逆散加陈皮、香附、川芎为柴胡疏肝散，治疗肝气郁滞证；四逆散加金铃子散为四逆金铃子散，治疗肝郁不舒，气郁化火；四逆散去枳实，加当归、茯苓、白术、烧生姜、薄荷为逍遥散，治疗肝郁血虚脾弱证；四逆散加二陈汤为四逆二陈汤，用于治疗肝胃不和证，症见胁胀痛，呕恶不食，嗳气吞酸等。四逆散加保和丸为四逆保和丸，用于治疗肝气不舒，食滞胃脘证，症见情绪不佳，脘腹痞满胀痛，呕恶不食，嗳气吞酸，舌苔厚腻，脉弦或滑等。

此功能性消化不良患者既有肝气郁滞如胃痛因情绪不佳加重，心下痞满，失眠，注意力不集中，脉沉弦；又有饮食积滞如心下痞满，嗳腐，食欲不佳，舌苔腻；更有食积化热之象如舌淡红、苔薄黄。故以四逆散疏肝理气，调理气机；以保和丸消食和胃；加黄连清热燥湿。方药相互为用，以达到疏肝理气，消食和胃，清化郁热的功用。

12. 膈肌痉挛（脾胃虚热哕证）

夏某某，男，49岁，2009年4月9日初诊。

自诉：呃逆2年余，有时一日发作数次，不能自止，西医诊断为膈肌痉挛，多次服用西药如镇静药、营养神经药，也服用中药降逆和胃药、泻下药等，但呃逆仍未得到有效控制，近因呃逆频繁前来诊治。

刻诊：呃逆频繁，口干欲饮水，乏力，面色不荣，食欲减退，舌红、苔黄，脉虚弱。

西医诊断：顽固性呃逆。

中医辨证：脾胃虚热哕证。

治疗原则：补虚和胃，降逆清热。

治疗方剂：橘皮竹茹汤加减。

橘皮48 g，竹茹48 g，黄连12 g，红参10 g，白术12 g，生姜18 g，粳米15 g，大枣30枚，炙甘草8 g。6剂，每日1剂，第1次煎煮30分钟，第2次煎煮20分钟，每日1剂，合并分3次服。

二诊：呃逆顿减，有轻微汗出，又予前方6剂继服。

三诊：诸症悉除，又以前方6剂继服，以资巩固治疗效果。随访1年，未再复发。

【按语】《金匮要略广注》在论述橘皮竹茹汤时曰：“哕逆有属胃虚寒者，有属胃虚热者，此哕逆因胃中虚热气逆所致。故用人参、甘草、大枣补虚，橘皮、生姜散逆，竹茹甘寒，疏逆气而清胃热。”橘皮竹茹汤所主哕逆乃因胃中虚热气逆所致，症见呃逆不止，呃声低沉无力，气不接续，或脘腹疼痛，食欲减退，面色不荣，四肢倦怠，乏力，舌红、苔黄，脉虚弱等。呃逆一证有属胃虚寒者，有属胃虚热者。在临床中王付老师主张，胃虚寒呃逆证选用丁香柿蒂汤、旋覆代赭汤加减治疗；胃虚热呃逆证选用橘皮竹茹汤、大黄甘草汤加减治疗。

《金匮要略》第十七篇第23条：“哕逆者，橘皮竹茹汤主之。”其基本病理病机是邪热肆虐于脾胃，中气虚弱而不得纳降，浊气与虚热相结而上逆，主治证型为脾胃虚热哕证。应用橘皮竹茹汤取得显著疗效的关键应注意以下几点：一是橘皮、竹茹的用量要偏大，一般在二升（48 g）左右；二是大枣一般在30枚，生姜用量稍微增加；三是煎煮时间一般在25～30分钟。王付老师曾诊治一名退休教师的顽固性呃逆证，大便稍干，用橘皮竹茹汤与大黄甘草汤合方治疗，橘皮、竹茹各50 g，大枣30枚，人参3 g，生姜18 g，大黄6 g，甘草15 g，7剂。患者服用后，呃逆得到有效控制。

根据此患者呃逆、乏力、舌红辨为虚热气逆；再根据口苦辨为热；又因乏力、面色不荣辨为气虚。以此选用橘皮竹茹汤清胃降逆；加黄连清胃降逆；加白术健脾益气；加粳米固护胃气。方药相互为用，以奏其效。

13. 慢性胰腺炎（少阳、阳明热证）

戈某某，男，29岁，2009年6月4日初诊。

自诉：有慢性胰腺炎3年多，曾因慢性胰腺炎急性发作3次住院治疗，自从发病至今多次服用中西药，但未能有效控制疾病复发，近因胁下胀痛，不思饮食，病情加重前来诊治。

刻诊：左胁下疼痛，时有胀满，食欲减退，偶尔恶心呕吐，大便干结，口苦咽干，心烦急躁，舌红两边略暗、苔黄略腻，脉沉紧。

中医辨证：少阳、阳明热证。

治疗原则：清解少阳，清泻阳明。

治疗方剂：大柴胡汤加减。

大黄3 g，黄芩10 g，白芍10 g，生半夏12 g，柴胡24 g，生姜15 g，枳实

4 g，大枣 12 枚，延胡索 10 g，川楝子 3 g，桂枝 10 g。10 剂，每日 1 剂，第 1 次煎煮 30 分钟，第 2 次煎煮 20 分钟，合并药液，分 3 次服。

二诊：电话告知，症状均有好转，嘱其再服前方 10 剂。

三诊：所有症状均已解除，然诊其舌苔仍偏红，略有黄腻，以前方治疗 10 余剂，之后，电话告知，一切尚好，病痊愈。

【按语】大柴胡汤系小柴胡汤去人参、甘草，加大黄、枳实、芍药，生姜变为五两而成，亦是小柴胡汤与小承气汤两方加减变化而成，是清调与泻下并用的方剂。《医宗金鉴》对大柴胡汤的分析是“柴胡证在，又复有里，故立少阳两解法也。以小柴胡汤加枳实、芍药者，仍解其外以和其内也；去参、草者，以里不虚。少加大黄，以泻结热。倍生姜者，因呕不止也”。大柴胡汤所主治的证候不仅有少阳胆热气郁如胸胁苦满或疼痛、口苦咽干、往来寒热等，亦可见阳明胃热的证候如呕不止、心下痞、大便干结等。

此慢性胰腺炎患者的病症表现是大柴胡汤所主治少阳阳明热证，故用大柴胡汤以清少阳，泻阳明，兼调理气机。加延胡索活血散瘀止痛，川楝子行气理气止痛，桂枝通达阳气，兼制清泻阳明药寒凝。方药相互为用，功效显著。大柴胡汤临床治疗疾病的范围很广，现代药理研究表明大柴胡汤具有抗动脉硬化、保肝、利胆、保护胃黏膜、抑制胃酸、解除肠痉挛、改善血液性状、抗凝血及抗血栓形成、抗炎等作用。大柴胡汤可视为治疗胆囊炎、胰腺炎、脂肪肝的专药，亦可广泛应用于治疗胆绞痛、胆结石、急性病毒性肝炎、肝硬化、胃结石、慢性胃炎、胃及十二指肠溃疡、冠心病、高血压、脑动脉粥样硬化、精神分裂症、梅尼埃病、急性乳腺炎、急性肾小球肾炎、帕金森病、糖尿病、哮喘等病症符合少阳与阳明病相兼热证者。

大柴胡汤中有无大黄?

王付老师通过多年对仲景学说的研究，认为张仲景设大柴胡汤有两个，一方有大黄，一方无大黄。要区别对待大柴胡汤中有没有大黄，切不可一概而论。如果病变证机是热结而病症表现有热结大便不通，方药中可用大黄；如果病变证机是热结而无大便不通，方药组成可不用大黄，亦可用大黄，因为大黄不仅能够通便，亦可泻热，只要煎煮时不后下，同其他药一块煎煮，就能起到良好的泻热作用。

临床如何区别应用大柴胡汤和小柴胡汤：①在《伤寒论》第266条论述小柴胡汤："本太阳病不解，转入少阳者……"《伤寒论》第103条论述大柴胡汤："太阳病，过经十余日，反二三下之，后四五日，柴胡证仍在……"可见大柴胡汤与小柴胡汤的病因是一样的。②小柴胡汤证见心烦，或胸中烦，或心下悸，重在于胁下苦满；大柴胡汤证见心下急，郁郁微烦，心下痞硬。③小柴胡汤证见"喜呕"或"胸中烦而不呕"；大柴胡汤证见"呕不止"。④小柴胡汤主治少阳郁热夹杂证，治法是清泻少阳；大柴胡汤主治少阳阳明热证，治在清少阳，泻阳明。

14. 复发性口腔溃疡（脾胃积热证）

赵某某，男，45岁。

自诉：有多年口腔溃疡病史，时轻时重，曾多次服用中西药，均未能取得预期治疗效果，近由病友介绍前来诊治。

刻诊：上口唇两处溃疡，下口唇有三处溃疡，舌下溃疡如黄豆大，溃疡中心呈凹陷，周围红晕，表面覆有淡黄色假膜，灼热疼痛，手心发热，腹胀，大便干结，三四日一行，口苦口腻，舌质红、苔黄腻，脉滑。

中医辨证：脾胃积热证。

治疗原则：清泻积热，调理脾胃。

治疗方剂：大承气汤与清胃散合方加减。

大黄12 g，厚朴24 g，枳实5 g，芒硝10 g，黄连10 g，升麻15 g，生地黄30 g，当归5 g，牡丹皮8 g，石膏40 g，玄参15 g。6剂，水煎服，每日1剂，每剂分3次服。

二诊：口腔溃疡好转，以前方6剂继服。

三诊：口腔溃疡痊愈，大便通畅，以前方6剂继服。

四诊：诸症悉除，为了巩固治疗，又以前方12剂继服。随访1年，口腔溃疡未再复发。

【按语】口腔溃疡中医多从脾胃论治。脾胃积热，循经上攻，见口腔溃疡。根据此患者口腔溃疡，灼热疼痛，舌红、苔黄腻辨为热；再根据腹胀、大便干结辨为积热蕴结；因手心发热辨为热迫血中。综上辨为脾胃积热证。方以大承气汤清泻积热，导热下行；以清胃散清透积热，兼以凉血散瘀消肿；加石膏增强泻脾胃积热，玄参清热凉血，解毒消肿。方药相互为用，以奏其效。

大承气汤是张仲景治疗阳明热结重证的代表方，有的医者忌其峻下之剂，不敢用之，几近埋没千古名方。临证只要合理应用大承气汤，往往疗效卓著，特别对于一些疑难杂病及重症，往往能起到救死回生的作用。大承气汤是张仲景治病应用次数较多的方剂之一，治疗疾病的范围很广泛，结合仲景在《伤寒杂病论》对大承气汤共30条原文论述，可总结其不仅可用于治疗阳明热结重证，亦可治疗阳明热结旁流重证、阳明热极证、阳明热极痉证、阳明宿食重证、产后宿食瘀血证。合理加减用之常常取效迅速。大承气汤除了能治疗仲景所论述的以上诸症之外，亦可治疗其他疾病符合大承气汤证者，如胃火上攻之口腔溃疡、牙龈肿痛；胃中积热之夜晚磨牙；大便不通，邪热上攻，肺热作喘之喘证；精神分裂症、躁狂症，等等。

15. 顽固性口腔疱疹（湿热阳虚证）

马某，男，65岁，2019年1月6日初诊。

自诉：有多年顽固性口腔疱疹，但服用中西药均未能有效控制症状，由病友介绍前来诊治。

刻诊：口腔黏膜溃烂，灼热疼痛，成簇小疱疹，食热食凉加重疼痛，倦怠乏力，手足不温，身体怕冷，口苦口腻，口水比较多，舌质淡红、苔黄腻夹白，脉沉弱。

中医辨证：湿热阳虚证。

治疗原则：清热燥湿，益气温阳。

治疗方剂：半夏泻心汤、茯苓四逆汤、附子贝母汤、黄连粉方与藜芦芍药汤合方加减。

黄连24 g，枯芩10 g，生半夏12 g，红参10 g，干姜10 g，茯苓12 g，生附子5 g，制附子10 g，浙贝母10 g，白芍10 g，藜芦1.5 g，生姜10 g，大枣12枚，炙甘草10 g。6剂，每日1剂，以水1 000 ~ 1 200 mL，浸泡30分钟，大火烧开，小火煎煮50分钟，去滓取药液，每日分早中晚3次服。

1月13日二诊：口腔灼热疼痛减轻，仍口苦口腻，以前方变枯芩为24 g，6剂。

1月20日三诊：口腔灼热疼痛基本消除，仍口水比较多，以前方变藜芦为2.5 g，6剂。

1月27日四诊：手足不温、怕冷明显好转，仍有口水，又以前方变藜芦为3 g，6剂。

2月3日五诊：口腔疱疹又有轻微发作，以前方6剂。

2月17日六诊：口腔疱疹诸症基本消除，为了巩固疗效，又以前方治疗30剂。随访1年，一切尚好。

【按语】根据此患者口腔溃烂、灼热疼痛辨为郁热；口腔溃烂、口水多辨为湿热；手足不温、怕冷辨为阳虚；食凉食热加重疼痛辨为寒热夹杂。以此选用半夏泻心汤益气平调寒热；茯苓四逆汤益气补阳化湿；黄连粉方清热燥湿；附子贝母汤温通清化；藜芦芍药汤益气化痰，缓急止痛。方药相互为用，以奏其效。

16. 牙龈炎（阴虚血热出血证）

钱某某，男，23岁，2001年9月24日初诊。

自诉：经常牙龈出血，特别是早上刷牙时出血明显，平时吃苹果亦会牙龈出血，经常服用维生素，未见明显治疗作用，服用抗生素、甲硝唑症状略有减轻。

刻诊：牙龈出血，牙龈轻度萎缩，牙龈根部多处溃疡，早上起床时总感觉口中有血腥味，口干，牙龈色泽偏暗，大便稍干，时有烦热，时有腰酸，舌红、苔淡黄，脉偏数。

中医辨证：阴虚血热出血证。

治疗原则：滋阴凉血。

治疗方剂：百合地黄汤、玉女煎与清胃散合方加减。

百合15 g，生地黄20 g，黄连10 g，升麻15 g，当归15 g，麦冬24 g，玄参24 g，石膏35 g，知母15 g，怀牛膝15 g，生甘草10 g。6剂，水煎服，每日1剂，每剂分3次服。

二诊：牙龈出血止，又以前方治疗12剂。

三诊：牙龈色泽变淡，又以前方6剂继服，牙龈颜色基本恢复正常。

【按语】龈为胃络，足阳明胃经入上齿，布于龈，说明齿龈的病症与胃息息相关，如胃经有火，可致牙龈肿痛、口腔溃疡。另外，齿龈与肾经亦有密切关系，常常有肾气亏虚可致牙龈萎缩、牙龈出血、牙齿松动等。百合地黄汤是《伤寒杂病论》中治疗百合病（阴虚内热证）的基础方，其症状可见心烦、惊悸、口干、口燥、大便干、舌红等；玉女煎是《景岳全书》中治疗胃热肾阴虚的代表方；清胃散是《脾胃论》中治疗胃火牙痛的代表方。根据此患者有牙龈出血，牙龈根部有多处溃疡面，口干，大便干，舌苔淡黄，脉偏数辨为胃热；再根据时有腰酸，牙龈轻度萎缩，舌红，脉偏数辨为肾阴虚；又牙龈出血，综合辨为阴虚血热出血证。以百合地黄汤滋阴清热；以玉女煎清胃热，滋肾阴；以清胃散清胃凉血。方药相互为用，以奏其效。

王付老师临床治疗牙龈炎常常选用的方剂有泻心汤、附子泻心汤、百合地黄汤、清胃散、玉女煎等。①病变证机为胃热伏火的可选用泻心汤、清胃散（如治疗一例牙龈肿痛患者，症见牙痛，牙龈红肿，下牙槽发炎严重，感觉整个面部都肿胀，口干口臭，大便一日一次且干结不畅，舌质红、苔薄黄，脉浮。辨为胃热上攻证，其治当清胃热，凉阴血。给予泻心汤加味：黄连12 g，黄芩12 g，大黄6 g，石膏24 g，知母12 g，生地黄18 g，牡丹皮10 g，患者服用12剂，症状消失）。②病变证机为肾阴亏虚，虚火上炎的选用百合地黄汤、玉女煎。③病变证机为郁热阳虚，寒热夹杂的可选用附子泻心汤。

17. 顽固性牙龈炎（郁热阳虚证）

李某某，女，30岁。

自诉：近4年来几乎天天牙痛，时轻时重，服用西药或中药得以缓解，但没有达到治愈目的，近因牙痛加重前来诊治。

刻诊：牙痛因食凉食热加甚，牙龈红肿伴有轻微出血，口干不欲饮水，畏寒怕冷，舌质红、苔薄黄，脉虚弱。

中医辨证：郁热阳虚证。

治疗原则：清热泻火，兼顾阳气。

治疗方剂：附子泻心汤与栀子干姜汤合方加减。

大黄6 g，黄连10 g，黄芩10 g，附子5 g，栀子14 g，干姜6 g，补骨脂12 g，细辛10 g，红参6 g，炙甘草6 g。6剂，水煎服，每日1剂，每剂分3次服。

二诊：牙痛明显减轻，不再怕冷，以前方6剂继服。

三诊：牙痛止，以前方6剂继服。

四诊：为了巩固疗效，以前方12剂继服。随访1年，一切尚好。

【按语】附子泻心汤是张仲景治疗肾虚胃热证的代表方；栀子干姜汤是张仲景治疗胃热脾寒证的基础方。两方都是寒热并用的方子，都能用于治疗病变证机是寒热夹杂的各种病变。其中，附子泻心汤仲景用于治疗“心下痞，而复恶寒，汗出”，病变证机是上热下寒，故用三黄以泻热，附子以扶阳。栀子干姜汤仅两味药，是《伤寒杂病论》中治疗寒热夹杂证最小的方子，其病变证机是热炎于上，寒凝于下，以致阴阳失调，寒热不均，用栀子清上焦之热，干姜温暖下焦之寒。正常人是阴阳平衡，寒热平调的，如果患者上焦有热，往往导致下寒；患者下焦有寒，也往往导致上焦郁火。在临床上寒热错杂的患者要比单纯的热证或单纯的寒证多，如痛经的患者往往容易口腔溃疡，容易脸上起痘。根据此患者牙龈红肿、舌质红、苔薄黄辨为热；再根据口干不欲饮水、畏寒怕冷辨为寒；因脉虚弱辨为夹气虚。综上辨为郁热阳虚证。这是一个典型的上热下寒证，方以附子泻心汤既清热泻火又温阳散寒；以栀子干姜汤增强附子泻心汤清热温阳；加补骨脂温阳补虚；细辛温阳通络止痛（细辛又是治牙痛之要药）；红参、炙甘草补气以益病久之体质虚弱。

18. 舌头牙龈冰凉（湿热阳虚，气郁夹瘀证）

李某，女，48岁，2019年3月1日初诊。

自诉：有2年舌头牙龈冰凉，西医诊断为围绝经期综合征，但服用中西药均未能有效控制症状，由病友介绍前来诊治。

刻诊：舌头牙龈冰凉，痛苦难忍，伴有失眠多梦，心烦急躁，情绪低落，手足不温，口苦咽干，不欲饮水，舌质淡红夹瘀紫、苔腻黄白夹杂，脉沉弱。

中医辨证：湿热阳虚，气郁夹瘀证。

治疗原则：清热燥湿，益气温阳，行气化瘀。

治疗方剂：半夏泻心汤、茯苓四逆汤、小柴胡汤、附子白及汤方藜芦芍药汤合加减。

黄连 3 g，枯芩 10 g，生半夏 12 g，红参 10 g，干姜 10 g，茯苓 12 g，生附子 5 g，制附子 10 g，柴胡 24 g，白及 6 g，白芍 10 g，藜芦 1.5 g，生姜 10 g，大枣 12 枚，炙甘草 10 g。6 剂，每日 1 剂，以水 1 000 ~ 1 200 mL，浸泡 30 分钟，大火烧开，小火煎煮 50 分钟，去滓取药液，每日分早中晚 3 次服。

3 月 8 日二诊：舌头牙龈冰凉略有减轻，仍口苦咽干，以前方变黄连为 6 g，6 剂。

3 月 15 日三诊：舌头牙龈冰凉较前又有减轻，仍失眠多梦，以前方加龙骨、牡蛎各 24 g，6 剂。

3 月 22 日四诊：舌头牙龈冰凉较前明显减轻，手足温和，失眠多梦好转，仍有心烦急躁，以前方变黄连为 10 g，6 剂。

3 月 29 日五诊：舌头牙龈冰凉基本消除，仍失眠多梦，以前方变龙骨、牡蛎各为 30 g，6 剂。

4 月 5 日六诊：诸症基本消除，为了巩固疗效，又以前方治疗 20 余剂。随访 1 年，一切尚好。

【按语】根据此患者舌头牙龈冰凉、手足不温辨为寒；口苦口干、苔腻辨为湿热；心烦急躁、情绪低落辨为气郁；舌质夹瘀紫辨为瘀。以此选用半夏泻心汤益气平调寒热；茯苓四逆汤益气补阳化湿；小柴胡汤益气调气，平调寒热；附子白及汤温通化瘀；藜芦芍药汤益气化痰，缓急止痛。方药相互为用，以奏其效。

19. 慢性结肠炎（脾胃水气证）

于某某，男，24 岁，2010 年 10 月 1 日初诊。

自诉：患有多年慢性结肠炎病史，病常常反复发作，虽服用中西药，但病症未能有效控制，近由同学介绍前来诊治。

刻诊：腹泻呈水样，每日 4 ~ 5 次，腹中有水声，口干欲饮水，腹微痛，腹胀，舌质略红、苔薄黄略滑，脉沉。

中医辨证：脾胃水气证。

治疗原则：利水渗湿，温化清热。

治疗方剂：五苓散加减。

猪苓 10 g，泽泻 15 g，白术 10 g，茯苓 10 g，桂枝 8 g，苍术 10 g，黄连 10 g，葛根 15 g。6 剂，每日 1 剂，水煎 2 次，合并药液，分 3 次服。

二诊：腹泻次数减少，又以前方治疗 20 余剂。诸症悉除。为了巩固疗效，又以前方变汤剂为散剂，每次 6 g，每日 3 次，治疗 2 个月。随访 1 年，一切尚好。

【按语】慢性结肠炎是临床中比较常见的病症之一，也是比较难治的病症之一。从中医辨治慢性结肠炎，因病变证机不尽相同，所以治疗必须针对病变证机而选用方药。五苓散是临床常用名方，从方药组成来看，它是通阳利水的方子，被广泛应用于小便不利、泄泻（水样泻）、头晕目眩、霍乱吐泻、消渴、癫眩等症。王付老师在临床中常将五苓散与理中丸合方用于治疗水样泻，为加强疗效，可以配伍车前子、滑石等利水止泻等药。根据此患者腹泻呈水样，腹中有水声、苔薄黄略滑，以此辨为脾胃水气证。用五苓散利水渗湿，温化清热；加苍术燥湿止泻；黄连清热燥湿止泻；葛根清热升阳止泻。方药相互为用，治疗慢性结肠炎。五苓散原是张仲景在《伤寒论》为治疗膀胱蓄水证所设，但结合张仲景在《伤寒杂病论》中对五苓散共有 10 条的详细论述，其亦可治疗脾胃水气证、湿热霍乱证、太阳中风证与中焦（脾胃）水气证相兼、太阳中风证与上焦水气证相兼、太阳中风证与下焦（膀胱）水气证相兼、湿居脾胃证。可见，五苓散是临床比较常用的方剂，其所主治病症的范围亦比较大。例如：①根据《金匮要略》第十三篇第 4 条："脉浮，小便不利，微热，消渴者，宜利小便发汗，五苓散主之。"《伤寒论》第 72 条："发汗已，脉浮数，烦渴者，五苓散主之。"可将五苓散用于治疗糖尿病。②根据《伤寒论》第 156 条："本以下之，故心下痞，与泻心汤，痞不解，其人渴而口燥烦，小便不利者，五苓散主之。"可将五苓散用于治疗脾胃水气痞证。③根据《伤寒论》第 386 条："霍乱，头痛，发热，身疼痛，热多欲饮水者，五苓散主之；寒多不用水者，理中丸主之。"可将五苓散、理中丸用于治疗霍乱。④根据《金匮要略》第十二篇第 31 条："假令瘦人脐下有悸，吐涎沫而癫眩，此水也，五苓散主之。"可将五苓散用于治疗癫痫与眩晕。

现代药理研究表明：五苓散具有利尿、抗脂肪肝、保肝、降血压、促进渗透压调定点等作用，临床中用于治疗如泌尿系统疾病之肾小球肾炎、膀胱炎、泌尿系结石等；消化系统疾病之急性肠胃炎、慢性肝炎、脂肪肝等；呼吸系统疾病之肺水肿、百日咳等；精神、神经系统疾病之三叉神经痛、梅尼埃病、癫痫、癔症等；妇科疾病之慢性盆腔炎等；儿科疾病之小儿吐乳症、婴儿腹泻、遗尿等；五官科疾病之青光眼、过敏性鼻炎等病症表现符合五苓散所主证候者。

20. 溃疡结肠炎（热毒下利证）

任某某，男，30岁，2010年4月16日初诊。

自诉：患溃疡性结肠炎有2年余，多次服用抗生素及中药，症状没有好转，近日腹泻加重前来诊治。

刻诊：轻微腹痛，大便每日3～4次，大便中夹有黏液血丝，便下后重且有灼热感，舌质红、苔薄黄略腻，脉弦数。

中医辨证：热毒下利证。

治疗原则：清热解毒，凉血止利。

治疗方剂：白头翁汤加减。

白头翁30 g，黄柏10 g，黄连10 g，秦皮10 g，薤白12 g。6剂，每日1剂，水煎2次，合并药液，分2次服。

二诊：腹泻及下重明显好转，又以前方6剂继服。

三诊：诸症悉除，为了巩固疗效，复以前方6剂继服。

【按语】《伤寒论》第371条、《金匮要略》第十七篇第43条：“热利下重者，白头翁汤主之。”《伤寒论》第373条：“下利，欲饮水者，以有热故也，白头翁汤主之。”从以上条文的论述，可以知道白头翁汤的病变证机是邪热侵袭而盛于内，迫血动血而注于下；白头翁汤主治症状是“热利”“下重”与“欲饮水”，即大便次数多，便夹脓血，里急后重，肛门灼热，伴口渴欲饮。根据此慢性溃疡性结肠炎患者有轻微腹痛，大便每日3～4次，大便中夹有黏液血丝，便下后重且有灼热感，舌质红、苔薄黄略腻，脉弦数，辨为热毒下利。以白头翁汤清热解毒，凉血止利；加薤白行气治后重。方药相互为用，以建其功。

痢疾又称“滞下”，《黄帝内经》（以下简称《内经》）谓之“肠澼”，《伤寒论》称为“热利”。《素问·至真要大论》:“诸呕吐酸，暴注下迫，皆属于热。”以上所述指出湿热之邪郁结在体内则腐血伤肠，损伤脉络而见大便下脓血。白头翁汤在临床上治疗热毒下利疗效显著，对热毒下利兼见血虚者可用白头翁汤加甘草、阿胶，即白头翁加甘草阿胶汤。

临床中用白头翁汤欲取得最佳疗效要注意以下几点：①在《伤寒论》中白头翁汤中白头翁的用量为二两（6 g），但临床上用到30 g最好，才能取得最佳疗效。②陈修园介绍白头翁汤时说:“病缘热利时思水，下重难通此方诊。”我们抓住两个主要症状即下利时里急后重，伴口渴欲饮水。白头翁汤既然是主治热毒血利，则患者大便中常常夹有脓血。③白头翁汤可以是治疗实证的一个方子，然而能不能在白头翁的基础之上加固涩大肠的药呢？白头翁汤中的白头翁清热解毒，凉血止利；黄连、黄柏清热燥湿，解毒止利，厚肠胃而泄浊气；然秦皮则清热而固涩大肠。在临床中如果患者大便下血较多的话，要合理加固涩大肠的药，急则治标，可加赤石脂适量。为防止加固涩药闭门留寇，则可适当加木香、薤白等行大肠之气的药。

现代药理研究表明白头翁汤具有抗炎、解热、抗菌的作用，尤其对痢疾杆菌、大肠杆菌作用最强，对阿米巴原虫也有一定的治疗作用。临床上被广泛应用于治疗细菌性痢疾、阿米巴痢疾、急性肠炎、慢性腹泻、肠伤寒、肾盂肾炎、淋菌性尿道炎、泌尿道感染、阿米巴性肝脓肿、盆腔炎等见白头翁汤证者。

21. 慢性溃疡性结肠炎（寒热夹虚，气郁夹痰证）

徐某，女，52岁，2018年5月4日初诊。

自诉：有多年慢性溃疡性结肠炎病史，近2年来症状加重，但服用中西药均未能有效控制症状，由病友介绍前来诊治。

刻诊：腹痛，食凉即腹痛，腹胀，大便溏泄呈黏液脓血便，里急后重，恶心呕吐，时时发热，怕冷，手足烦热，情绪低落，焦虑烦躁，肌肤麻木，面色不荣，倦怠乏力，口淡不渴，舌质淡红、苔腻黄白夹杂，脉沉弱。

中医辨证：寒热夹虚，气郁夹痰证。

治疗原则：温阳清热，行气化痰，补益中气。

治疗方剂：小柴胡汤、半夏泻心汤、葛根芩连汤、桂枝汤、赤石脂禹余粮汤、附子半夏汤与藜芦甘草汤合方加减。

柴胡 24 g，黄连 10 g，枯芩 10 g，生半夏 12 g，红参 10 g，干姜 10 g，赤石脂 50 g，禹余粮 50 g，桂枝尖 5 g，白芍 10 g，制附子 10 g，藜芦 1.5 g，葛根 24 g，生姜 10 g，大枣 12 枚，炙甘草 10 g。6 剂，每日 1 剂，以水 1 000 ~ 1 200 mL，浸泡 30 分钟，大火烧开，小火煎煮 50 分钟，去滓取药液，每日分早中晚 3 次服。

5 月 11 日二诊：时时发热未再出现，仍心胸烦热，以前方变葛根为 30 g，6 剂。

5 月 18 日三诊：大便次数减少，黏液脓血便减少，仍倦怠乏力，以前方变红参为 12 g，6 剂。

5 月 25 日四诊：大便次数较前又有减少，腹痛明显减轻，仍里急后重，以前方变干姜、白芍各为 12 g，6 剂。

6 月 1 日五诊：大便次数基本正常，腹胀基本消除，仍里急后重、怕冷，以前方变附子为 12 g，6 剂。

6 月 8 日六诊：恶心呕吐基本消除，仍肌肤麻木，以前方变藜芦为 2 g，6 剂。

6 月 15 日七诊：诸症较前明显减轻，又以前方治疗 80 余剂，大便基本正常，之后又以前方治疗 50 余剂，大便正常，又以前方巩固治疗 20 余剂。随访 1 年，一切尚好。

【按语】根据此患者腹痛、大便溏泄、怕冷辨为寒；手足烦热辨为热；情绪低落、焦虑烦躁辨为气郁；倦怠乏力辨为虚；肌肤麻木、苔腻辨为风痰。以此选用小柴胡汤益气调气，平调寒热；半夏泻心汤益气平调寒热；葛根芩连汤益气清热；赤石脂禹余粮汤温涩固脱；桂枝汤调和营卫，调理脾胃；附子半夏汤温阳燥湿；藜芦甘草汤益气息风化痰。方药相互为用，以奏其效。

22. 克罗恩病（寒热虚夹风痰证）

别某，女，49 岁，2017 年 3 月 3 日初诊。

自诉：有多年克罗恩病病史，近 1 年来症状加重，但服用中西药均未能有效控制症状，由病友介绍前来诊治。

刻诊：腹痛，大便溏泄，日数十行，时有脓血便，里急后重，时时发热，不思饮食，食凉加重，怕冷，手足不温，肌肤麻木，怕冷，面色不荣，倦怠乏力，口苦口干，舌质淡红、苔腻黄白夹杂，脉沉弱。

中医辨证：寒热虚夹风痰证。

治疗原则：温阳清热，息风化痰，补益中气。

治疗方剂：乌梅丸、小柴胡汤、甘草泻心汤与藜芦甘草汤合方加减。

乌梅25 g，黄连10 g，枯芩10 g，生半夏12 g，红参10 g，干姜10 g，细辛5 g，花椒5 g，桂枝尖5 g，制附子5 g，当归3 g，柴胡24 g，藜芦1.5 g，黄柏10 g，生姜10 g，大枣12枚，炙甘草15 g。6剂，每日1剂，以水1 000 ~ 1 200 mL，浸泡30分钟，大火烧开，小火煎煮50分钟，去滓取药液，每日分早中晚3次服。

3月10日二诊：大便溏泄减少为5次，仍怕冷、手足不温，以前方变制附子、桂枝尖各为9 g，6剂。

3月17日三诊：怕冷、手足不温明显好转，大便较前成形仍次数多，以前方变花椒为9 g，6剂。

3月24日四诊：大便溏泄减少为3次，仍里急后重，以前方变黄连、枯芩各为12 g，细辛、桂枝尖、制附子、花椒各为10 g，6剂。

3月31日五诊：大便基本正常，里急后重明显减轻，仍倦怠乏力，以前方变红参为12 g，6剂。

4月7日六诊：诸症较前好转，又以前方治疗150余剂，经复查克罗恩病病变较前明显减轻，之后继续按前方治疗150余剂，再次复查克罗恩病病变基本痊愈，又以前方巩固疗效3个月。随访1年，一切尚好。

【按语】根据此患者腹痛、大便溏泄、怕冷辨为寒；口苦口干辨为热；面色不荣、倦怠乏力辨为虚；肌肤麻木、苔腻黄白夹杂辨为风痰。以此选用乌梅丸温中清热，益气补血，收敛固涩；甘草泻心汤益气平调寒热；小柴胡汤益气调气，平调寒热；藜芦甘草汤益气息风化痰。方药相互为用，以奏其效。

23. 细菌性痢疾（大肠热利证）

柴某某，男，24岁。

自诉： 1周前因饮食不当而引起细菌性痢疾，静脉用药又出现过敏反应，故欲从中药治疗。

刻诊： 腹痛，便脓血，里急后重，肛门灼热，口渴，舌红、苔黄腻，脉滑数。

中医辨证： 大肠热利证。

治疗原则： 清热止利。

治疗方剂： 葛根芩连汤与紫参汤合方加减。

葛根 24 g，黄芩 12 g，黄连 12 g，紫参 24 g，当归 15 g，白芍 24 g，薤白 24 g，槟榔 10 g，炙甘草 6 g。6剂，每日1剂，水煎2次，合并药液，分3次服。

二诊：痢疾基本痊愈，又以前方2剂继服，诸症悉除。

【按语】 从《伤寒论》第34条所论“医反下之，利遂不止，脉促者”及其用药组成可知葛根芩连汤主治大肠热利证。方中重用葛根为半斤，起到至关重要的作用，葛根味辛性凉，既可走表又可走里，走表疏散风热，走里舒肠胃，起阴气，升津液，止下利；方中黄连、黄芩苦寒清热，坚阴止利，二药配伍善疗大肠热利证；甘草和胃益中，并调和诸药。葛根芩连汤在临床中应用比较广泛，如《橘窗书影》言：“大热下利，夹惊者，葛芩连也，昏睡不醒者为重症，下利剧者，亦葛芩连也，缓者葛根加黄连。”说明葛根芩连汤是治疗热利、热利夹惊、热利重证的有效方。曹颖甫先生在《经方实验录》中对葛根芩连汤做了更精深的论述，曹老先生认为白虎汤、桂枝汤偏于治胃；麻杏石甘汤、麻黄汤偏于治肺；而葛根汤、葛根芩连汤偏于治血脉神经。并且指出葛根芩连汤不单用于治疗下利，亦常用于治疗口疮、目赤（眼膜炎）、鼻痛等，正与《伤寒论》中阳明热证有目痛鼻干之文相符。《内经》云“邪之所奏，其气必虚”，即血脉神经较为脆弱之部，则受邪而病，发于肠部则为下利；发于舌则为口疮；发于眼则为目赤；发于脑则为痉或脑膜炎之类。

此患者病症表现有腹痛，便脓血，肛门灼热，里急后重，口干，舌红、苔黄腻，脉滑数，正与葛根芩连汤证相吻合。故用葛根芩连汤清热止利；加紫参汤清热解毒止利；当归、白芍益血活血以治便血；薤白通阳行气以治下重；槟榔行气导滞，兼防留恋邪气。方药相互为用，以建其功。

24. 大便下血（湿热便血证）

张某某，男，23岁，2010年9月24日初诊。

自诉：最近1个月每次大便都带有鲜血，时时腹胀，服中西药未能取得理想疗效，故前来诊治。

刻诊：大便下血，每次大便都带有少量鲜血，大便每日2～3次，便质稍稀，时有腹胀，时有肠鸣，舌淡红、苔黄偏腻，脉数有力。

中医辨证：湿热便血证。

治疗原则：清热凉血，利湿解毒。

治疗方剂：赤小豆当归散加减。

赤小豆40 g，当归15 g，生白芍40 g，地榆20 g，官桂10 g，赤石脂40 g，干姜10 g，白茅根35 g，炙甘草10 g。6剂，水煎服，每日1剂，每剂分3次服。

二诊：大便下血明显好转，又以前方6剂继服。

三诊：腹胀消除，肠鸣亦除，大便仍有少量下血，又以前方6剂继服。

四诊：大便下血已除，又以前方5剂继服，以资巩固治疗效果。

【按语】《金匮要略》第十六篇第16条："下血，先血后便，此近血也，赤小豆当归散主之。"张仲景设赤小豆当归散主治湿热便血证，其病症表现有大便下血，色鲜红，先血后便，甚则肛门坠胀，或腹痛，舌红、苔黄等。方中赤小豆清热渗利，善排痈脓；当归活血补血并主治疗恶疮疡。临床上用赤小豆当归散主治的病证亦不少：①湿热便血证，如痔疮、肛裂、不明原因出现大便下血。②妇女湿热经血过多证。③湿热毒血证，症见目赤如鸠眼，眼睑内外眦皆黑，或阴痒，溃烂，或身发红斑，小便灼热、黄赤等。根据此患者病症表现而辨为湿热便血证，以赤小豆当归散清热凉血，利湿解毒；加生白芍敛阴补血；加官桂、干姜补火助阳止泻；加赤石脂涩肠止泻，收敛止血；加白茅根、地榆凉血止血；炙甘草调和诸药。方药相互为用，疗效显著。

注：十九畏歌中有"肉桂善能调冷气，若逢石脂便相欺"的歌诀。王付老师临床中常将此两味药配伍用于治疗大便次数多之症，疗效明显，并无不良反应，王付老师将此改为"官桂善能调冷气，若逢石脂便成妻"。

25. 慢性便秘（大肠热结证）

唐某某，女，23 岁，2010 年 9 月 10 日初诊。

自诉：多年来常常大便干结，排便困难，四五日一行，常常用开塞露辅助排便，经常用泻下类中成药，用药则缓解，停药即又复发。

刻诊：大便干结，手足心出汗，下午时发潮热，舌红、苔黄厚腻，脉沉。

中医辨证：大肠热结证。

治疗原则：清热润肠，导滞通便。

治疗方剂：大承气汤加减。

大黄 12 g，枳实 5 g，厚朴 24 g，芒硝 9 g，附子 3 g，火麻仁 12 g，炙甘草 9 g。6 剂，每日 1 剂，每剂分 3 次服。

二诊：用药后大便通畅，又以前方治疗 6 剂，以资巩固治疗效果。

【按语】大承气汤是辨治热结重证的代表方剂，其功以推陈致新，荡涤实热为主，主治热结证。方中大黄泄热通腑，推陈致新，荡涤浊气，长于硬攻；芒硝软坚散结，与大黄同用，一硬一软，软硬兼施；枳实理气，一则使腑气通畅，一则助大黄、芒硝清热；厚朴理气，既助枳实行气散结，又制大黄、芒硝苦寒凝滞。药仅四味，配伍严谨，面面俱到。

在临床中大承气汤的应用范围十分广泛，张仲景论大承气汤应用要点是大便秘结不通、腹满胀、潮热或谵语等。传统观点认为大承气汤乃泻下重剂，大承气汤乃《伤寒论》中经典方剂之一，仲景先师将大承气汤用于治疗阳明热结重症、阳明热结旁流重症、阳明热极证、阳明热极痉证、阳明宿食重症、产后宿食瘀血证等。古代医家对其临床治病效果多有赞赏，我们要深究仲景先师深意，才能将此方更好地应用于临床。其不仅可用于体质壮实之人，对于一些特殊病情亦可用于小儿及妊娠产后妇人，如《金匮要略》第二十一篇第 7 条：“产后七八日，无太阳证，少腹坚硬，此恶露不尽。不大便，烦躁发热，切脉微实，再倍发热，日晡时烦躁者，不食，食则谵语，至夜即愈，宜大承气汤主之。热在里，结在膀胱也。”将大承气汤用于治疗妊娠或产后妇人大便干结证，正符合《内经》所言“有故无殒，亦无殒也”。亦可用于治疗一些疑难杂病如夜磨牙症，中医合理应用大承气汤加减治疗，往往能取得良好治疗效果，应用大承气汤要谨遵仲景先师，往往能够起病于危难。

慢性便秘，其发病可以是急性便秘长期不愈转化而来，亦可以是在发病初起即为慢性便秘，后者多见于慢性疾病所致的便秘。此患者有大便干结，手足心热，下午时发潮热，舌红、苔黄腻而辨为大肠热结证。以大承气汤泻下热结；加附子制约大承气汤寒凉泻下太过；加火麻仁润肠通便；炙甘草调和诸药。诸药相互为用，疗效显著。

26．慢性阑尾炎（阳虚寒凝腹痛证）

余某某，女，56岁，2007年8月18日初诊。

自诉：有10余年慢性阑尾炎病史，时常急性发作，虽经治疗，但未能取得预期治疗目的，近因阑尾炎急性复发前来诊治。

刻诊：右少腹剧烈疼痛且拒按，口干不欲饮水，倦怠乏力，大便干结，五六日一行，舌质暗红、苔薄白，脉沉弱。

中医辨证：阳虚寒凝腹痛证。

治疗原则：温阳散寒，通便止痛。

治疗方剂：大黄附子汤与四逆汤合方加减。

生川乌6 g，生草乌6 g，干姜5 g，大黄10 g，制附子15 g，细辛6 g，桃仁12 g，白芍12 g，炙甘草12 g。6剂，每日1剂，第1次煎煮50分钟，第2次煎煮20分钟，合并药液，分3次服。

二诊：大便通畅，腹痛止，以前方6剂继服。

三诊：疼痛未再发作，以前方6剂继服。

四诊：诸症悉除，以前方6剂继服。

五诊：诸症基本解除，为了巩固疗效，以前方6剂继服。随访1年，一切正常。

【按语】大黄附子汤是温阳散寒，通便止痛的方子，善于治疗腹痛证，是治疗慢性阑尾炎的常用方；四逆汤是治疗阳虚阴寒的专方，亦是散寒止痛常用方。根据此患者有腹痛、口干不欲饮水、苔薄白辨为寒凝；再根据倦怠乏力、脉沉弱辨为气虚；因大便干结且五六日一行辨为寒结不通。综上辨为阳虚寒凝腹痛，故选用四逆汤与大黄附子汤合方加味。方中生川乌、生草乌，攻逐阴寒，通络止痛；干姜温暖脾胃，生化气血，助生川乌、生草乌散寒止痛；制附子温壮阳气，散寒止痛；细辛温阳散寒止痛；重用大黄既通下便结，又兼防温热药燥化伤阴；桃仁活血化瘀止痛；白芍缓急止痛；炙甘草益气和中，既能助白芍缓急止痛，又能缓解生川乌、生草乌峻猛及毒性。方药相互为用，以取得治疗效果。

27. 慢性肝炎（肝胆郁热证）

杨某某，男，48岁，2009年9月17日初诊。

自诉：有6年乙肝病史，胸胁及胃脘不舒，服用中西药虽可改善症状，但每次检查结果均为“大三阳”，肝损伤，近因胁痛，食欲减退前来诊治。检查肝功能：谷丙转氨酶200 U/L，谷草转氨酶210 U/L，余各项指标都偏离正常范围。

刻诊：胁胀痛，食欲减退，口苦咽干，口渴欲饮水，大便不调，肢困乏力，舌红、苔黄略腻，脉沉略弱。

中医辨证：肝胆郁热证。

治疗原则：清热利湿，通阳益气。

治疗方剂：小柴胡汤与茵陈蒿汤合方加减。

柴胡24 g，黄芩10 g，生半夏12 g，红参10 g，生姜24 g，茵陈24 g，栀子15 g，大黄3 g，黄芪15 g，白芍12 g，桂枝12 g，大枣12枚，炙甘草10 g。6剂，每日1剂，水煎2次，合并药液，分3次服。

二诊：胁胀痛好转，又以前方6剂继服，服用方法同前。

三诊，症状基本解除，因病情变化以前方适当加减治疗3个月，经复查，“大三阳”转为“小三阳”。继续服用前方3个月，经复查，“小三阳”转阴，又治疗1个月。之后复查，“二对半”阴性。随访1年，“二对半”阴性。

【按语】小柴胡汤是清热调气的专方，方中柴胡既可清少阳之胆热，又可疏达少阳气机，还可清五脏六腑之热，更可疏五脏六腑之气机；黄芩善清少阳之胆热，使胆热从内而彻，与柴胡配伍，一疏一降，使少阳胆气得以疏达调理，胆热得以清降泄泻，黄芩与柴胡配伍能增强清五脏六腑之热、疏五脏六腑之气机的功效；半夏宣畅中焦升降气机，和调于胆，使五脏六腑之气借中气以行；生姜宣郁散邪，降逆和胃，兼制黄芩苦寒阴凝；人参补益五脏六腑之气，并使胆气与药力相合以祛邪；甘草、大枣益气和中，以助柴胡、黄芩清泻而不伤中气，制半夏、生姜之燥热伤津，助人参以扶正祛邪，更能调和诸药。根据仲景对小柴胡汤有关的19条条文的论述，可以知道小柴胡汤不仅能够主治少阳胆热气郁证，亦能主治少阳胆郁发黄证、妇人热入血室证、产后郁冒证等。小柴胡汤是《伤寒论》中柴胡类方剂的主方，其临床应用范围广泛，主治病证繁多，在小柴胡汤的基础之上又有很多变方，如临床常用的柴胡加龙骨牡蛎汤、柴胡加芒硝汤、大柴胡汤、柴胡桂枝干姜汤、柴胡桂枝汤、四逆散等，又大大延伸了柴胡类方剂在临床中的应用。然而有的医生用之疗效不明显，甚至没有疗效，而有的医生用之则功效卓著。究其原因，在于大多数医生没有遵从张仲景运用小柴胡汤的巧妙用法。诸如在《伤寒论》中张仲景设小柴胡汤的煎煮方法是"上七味，以水一斗二升，煮取六升，去滓，再煎取三升"，以及柴胡的用量为半斤等这些问题直接关系应用小柴胡汤能否取得良好的治疗效果。此慢性肝炎是临床中比较难治的病症之一，根据患者有胁胀痛、口干欲饮水而辨为胆热气郁证；再根据食欲减退、大便不调、肢困辨为湿阻气机；又因舌红、苔黄略腻辨为湿热。以此选用小柴胡汤与茵陈蒿汤合方加味。方中柴胡、黄芩清胆气理气机；茵陈利湿清热；栀子、大黄泻热燥湿；生半夏、生姜、桂枝辛开苦降，通达阳气，调理气机，兼苦寒伤阳；白芍补血缓急；黄芪、红参、大枣益气补虚；炙甘草益气和中。方药相互为用，以建其功。

张仲景在《伤寒杂病论》中运用小柴胡汤的理论指导性和临床实践性：

第37条：太阳病，十日以去，脉浮细而嗜卧者，外已解也。设胸满胁痛者，与小柴胡汤；脉但浮者，与麻黄汤。

第96条：伤寒五六日中风，往来寒热，胸胁苦满，嘿嘿不欲饮食，心烦喜呕，或胸中烦而不呕，或渴，或腹中痛，或胁下痞硬，或心下悸，小便不利，或不渴，身有微热，或咳者，小柴胡汤主之。

第97条：血弱气尽，腠理开，邪气因入，与正气相搏，结于胁下，正邪分争，往来寒热，休作有时，嘿嘿不欲饮食，脏腑相连，其痛必下，邪高痛下，故使呕也，小柴胡汤主之。服柴胡汤已，渴者，属阳明，以法治之。

第99条：伤寒四五日，身热恶风，颈项强，胁下满，手足温而渴者，小柴胡汤主之。

第100条：伤寒，阳脉涩，阴脉弦，法当腹中急痛，先与小建中汤；不差者，小柴胡汤主之。

第101条：伤寒中风，有柴胡证，但见一证便是，不必悉具。凡柴胡汤病证而下之，若柴胡证不罢者，复与柴胡汤，必蒸蒸而振，却复发热汗出而解。

第103条：太阳病，过经十余日，反二三下之，后四五日，柴胡证仍在者，先与小柴胡汤；呕不止，心下急，郁郁微烦者，为未解也，与大柴胡汤下之则愈。

第144条，又见《金匮要略》第二十二篇第1条：妇人中风七八日，续得寒热，发作有时，经水适断者，此为热入血室，其血必结，故使如疟状，发作有时，小柴胡汤主之。

第148条：伤寒五六日，头汗出，微恶寒，手足冷，心下满，口不欲食，大便硬，脉细者，此为阳微结，必有表，复有里也。脉沉，亦在里也。汗出为阳微。假令纯阴结，不得复有外证，悉入在里，此为半在里半在外也。脉虽沉紧，不得为少阴病，所以然者，阴不得有汗，今头汗出，故知非少阴也，可与小柴胡汤。设不了了者，得屎而解。

第149条：伤寒五六日，呕而发热者，柴胡汤证具，而以他药下之，柴胡证仍在者，复与柴胡汤。此虽已下之，不为逆，必蒸蒸而振，却发热汗出而解。若心下满而硬痛者，此为结胸也，大陷胸汤主之。但满而不痛者，此为痞，柴胡不中与之，宜半夏泻心汤。

第229条：阳明病，发潮热，大便溏，小便自可，胸胁满不去者，与小柴胡汤。

第230条：阳明病，胁下硬满，不大便而呕，舌上白苔者，可与小柴胡汤，上焦得通，津液得下，胃气因和，身濈然汗出而解。

第231条：阳明中风，脉弦浮大而短气，腹都满，胁下及心痛，久按之气不通，鼻干不得汗，嗜卧，一身及目悉黄，小便难，有潮热，时时哕，耳前后肿，刺之小差，外不解。病过十日，脉续浮者，与小柴胡汤。

第266条：本太阳病不解，转入少阳者，胁下硬满，干呕不能食，往来寒热，尚未吐下，脉沉紧者，与小柴胡汤。

第379条，又见《金匮要略》第十七篇第15条：呕而发热者，小柴胡汤主之。

第394条：伤寒差以后，更发热，小柴胡汤主之；脉浮者，以汗解之；脉沉实者，以下解之。

《金匮要略》第十五篇第21条：诸黄，腹痛而呕者，宜柴胡汤。（必小柴胡汤，方见呕吐中。）

《金匮要略》第二十一篇第2条：产妇郁冒，其脉微弱，呕不能食，大便反坚，但头汗出。所以然者，血虚而厥，厥而必冒。冒家欲解，必大汗出。以血虚下厥，孤阳上出，故头汗出。所以产妇喜汗出者，亡阴血虚，阳气独盛，故当汗出，阴阳乃复。大便坚，呕不能食，小柴胡汤主之。

太阳病篇计10条。

阳明病篇计3条。

少阳病篇计1条。

厥阴病篇计1条。

阴阳易劳复差后病篇计1条。

《金匮要略》中有2条。

可见，在张仲景论述中将小柴胡汤辨治证型归属于少阳显然是不全面的。

根据张仲景论小柴胡汤辨治的症状可归纳为15个方面：

（1）头部症状：（产妇）郁冒，目眩，头汗出。

（2）口咽症状：咽干，或渴，或不渴，口苦。

（3）颈部症状：颈项强。

（4）心胸症状：心烦，心下悸，心痛，嘿嘿，厥（神志昏厥），胸满，胸胁苦满，胸中烦而不呕。

（5）胁部症状：胁痛，胁下满，胁下痞硬，胁下硬满，胁下及心痛。

（6）肺部症状：咳嗽。

（7）脾胃症状：喜呕，或干呕，不能食，心下满，口不欲食，呕而发热，腹中痛，腹中急痛。

（8）肾膀胱症状：小便不利，或小便自可。

（9）肝胆症状：诸黄，一身及目悉黄。

（10）大肠症状：大便硬，或大便溏。

（11）妇科症状：经水适断，热入血室。

（12）四肢症状：手足冷，或手足温，厥（四肢厥冷）而必冒。

（13）发热症状：身热，身有微热，发热，发潮热，往来寒热，休作有时。

（14）汗出症状：汗出，头汗出。

（15）诊脉分别有阳脉涩，阴脉弦，或脉微弱，或脉沉紧，或脉细等。

关于小柴胡汤煎煮时间与方法的问题：在《伤寒论》中小柴胡汤的煎煮方法是“上七味，以水一斗二升，煮取六升，去滓，再煎取三升”，这里关系两个问题，一个是煎煮时间的问题，将一斗二升的水，最后煎煮到只剩三升，王付老师通过试验发现煎去一升水大概需要5分钟的时间，那么从仲景的论述中我们可以计算出，小柴胡汤的煎煮时间大概是45分钟。另一个是煎煮方法的问题，煎药过程中有一个“去滓”再煎的过程，即把药渣倒掉之后再把药汤煎煮一段时间，这是很讲究的！对于煎煮方法，古代医家有他们的高深见解。徐灵胎云：“再煎则药性和合，能使经气相融，不复往来出入。”喻嘉言云：“是必煎至最热，令药气并停胃中，少顷，随胃气以敷布表里，而表里之邪，不觉潜消默夺。”仲景对小柴胡汤的煎煮这样讲究，其中必有精义。王付老师对小柴胡汤煎煮时间的问题有较为深入的研究，通过研究发现小柴胡汤煎煮30分钟和煎煮50分钟，其所含的化学成分有极大的不同，小柴胡汤煎煮30分钟具有解热、抗炎、抗菌等作用；而煎煮50分钟则具有解热、抗炎、抗菌、抗病毒、抗硬化、抗肿瘤、抗溃疡、抗精神异常、抗自由基等作用。所以王付老师在临床中将小柴胡汤用于治疗发热类疾病常嘱咐患者煎煮30分钟即可；在用小柴胡汤治疗肝炎、肝硬化、精神异常、溃疡类疾病时，嘱咐患者要将药煎煮50分钟。由此可见小柴胡汤的煎煮时间和方法有多么重要。

关于小柴胡汤中柴胡用量的问题：仲景关于小柴胡汤中柴胡的用量为半斤，折合成现代用量大概为24 g，如果柴胡的用量偏小的话就不是医圣的小柴胡汤了，就不一定能达到良好的治疗作用。有很多医家提到柴胡劫肝阴这个问题，但是《神农本草经》曰“柴胡，味苦平，主治心腹肠胃中结气，饮食积聚，寒热邪气，推陈致新”，如果小柴胡汤中柴胡用量偏小的话，就没办法与人参、甘草透邪外出了，柴胡也就不能推陈致新、疏通郁结了。另外值得提起的是，当运用柴胡疏肝解郁时，柴胡的用量亦在10 g左右。小柴胡汤中各药的剂量都值得我们细细地去推敲。

小柴胡汤的临床主治：

（1）治疗外感热证。不管是《伤寒论》中所说的少阳病，还是今天所说的病毒性感冒、长期无原因低热、经期发热、肺炎、腮腺炎等，只要患者出现小柴胡汤的主要脉证，皆可选用之，疗效显著。如果是高热不退，可以用小柴胡汤与白虎汤合方治疗，疗效显著可靠。王付老师在治疗不明原因低热的患者时，常常应用小柴胡汤、白虎汤、桂枝汤、达原饮等，疗效迅速。学生曾介绍过一个长期不明原因低热3年的患者到老师门诊治疗，此患者在北京、上海等各大医院检查治疗，都无果而返，到老师门诊治疗，给予小柴胡汤、白虎汤、达原饮三方合方加减治疗，结果患者服用2周就痊愈了，疗效可谓迅速。

（2）治疗脾胃、肝胆疾病。如《伤寒杂病论》中胆热扰胃之“喜呕”，即肝热犯胃之呕吐证。小柴胡汤具有疏肝、调脾、和胃的功效，既可用于治疗肝气郁结、肝脾不调、肝胃不和，又可用于治疗肝胆病，如急慢性肝炎、急慢性胆囊炎、肝硬化、肝硬化腹水，用小柴胡汤往往疗效良好；亦能治疗“诸黄”，如黄疸、急性肝炎兼有黄疸。王付老师常常将小柴胡汤与茵陈蒿汤、茵陈五苓散等合方治疗，疗效可靠。

（3）治疗某些妇科疾病，如热入血室、产后郁冒、经期发热等。关于热入血室，在《金匮要略》第二十二篇第1条有详细记载“妇人中风，七八日续来寒热，发作有时，经水适断，此为热入血室，其血必结，故使如疟状，发作有时，小柴胡汤主之”。根据此条论述，可知小柴胡汤是治疗热入血室的专方。王付老师曾多次治疗特殊的患者，如一个女大学生，晚上总是睡不好觉，睡着之后，总是看到鬼，然后惊醒之后大喊大叫，把她们宿舍的女生都吓得睡不着觉，经期梦到鬼的次数甚多，曾住精神病院治疗，未见有治疗作用。之后来王付老师门诊治疗，就给她吃小柴胡汤，经过一段时间的服药，她晚上睡觉也梦不到鬼了。这是一例典型的热入血室的患者。对于小柴胡汤治疗妇科类疾病有其特点，如患者在经期加重病情，或经期发热，或经期头晕，等等，只要见小柴胡汤的典型脉证，就可以选用小柴胡汤治疗。

（4）小柴胡汤亦可用于治疗少阳耳聋、少阳头痛、鼻炎等。王付老师的一些应用经验如下，在治疗少阳耳聋时可以单用小柴胡汤，如果患者湿热重的话，可以选用茵陈蒿汤与五苓散；在治疗少阳头痛时，可以将小柴胡汤与川芎茶调散合方加减治疗；治疗鼻炎，可以将小柴胡汤与苍耳子散合方治疗，疗效可靠。

小柴胡汤的变化应用：小柴胡汤方后的或然证众多，对于小柴胡汤的加减法及其主治，尤在泾在《伤寒贯珠集》中做了详细的论述：“胸中烦而不呕者，邪聚于膈而不上逆也，热聚则不得以甘补，不逆则不必以辛散，故去人参、半夏，而加栝楼实之寒，以除热而荡实也……渴者，木火内烦，而津虚气燥也，故去半夏之温燥，而加人参之甘润，栝楼根之凉苦，以彻热而生津也……腹中痛者，木邪伤土也，黄芩苦寒，不利脾阳，芍药酸寒，能于土中泻木，去邪气止腹痛也……胁下痞硬者，邪聚少阳之募，大枣甘能增满，牡蛎咸能软坚，好古云：牡蛎以柴胡引之，能去胁下痞也。若心下悸，小便不利者，去黄芩，加茯苓四两。心下悸，小便不利者，水饮蓄而不行也，水饮得冷则停，得淡则利，故去黄芩，加茯苓……不渴外有微热者，里和而表未解也，故不取人参之补里，而用桂枝之解外也……咳者，肺寒而气逆也。经曰：肺苦气上逆，急食酸以收之。又曰：形寒饮冷则伤肺。故加五味之酸，以收逆气，干姜之温，以却肺寒，参、枣甘壅，不利于逆，生姜之辛，亦恶其散耳。”除了以上根据小柴胡汤的或然证加减而成的方之外，亦有很多以小柴胡汤为基础方而变化出的方。尤其张仲景的柴胡桂枝汤开启了经方合用的先例，更是给我们后人很大的启迪。柴胡桂枝汤是由小柴胡汤与桂枝汤合方而成，功能清解少阳，发表解肌，主治太阳中风证与少阳胆热证相兼，症见发热恶寒、汗出，肢节疼痛，微呕，胸胁胀满或疼痛，心下拘急等；柴胡加龙骨牡蛎汤由小柴胡汤减甘草，加桂枝、茯苓、大黄、龙骨、牡蛎、铅丹而成，功能清胆调气，清心安神，化痰泻热，主治胆心热证，症见胸满，心烦，易惊，谵语，一身尽重，不可转侧，小便不利，舌红、苔薄黄等，临床常用于治疗精神类疾病，如精神分裂症、癫痫、神经衰弱等。王付老师善用此方治疗癫痫，学生在门诊见到一对姐妹都有癫痫，老师就是用此方加减治疗，很好地控制了患者的病情。大柴胡汤是由小柴胡汤去人参、甘草，加大黄、枳实、芍药而成，功能清胆和胃，降逆消痞，主治少阳阳明热证，症见胃脘痞硬，呕吐，下利，或胃脘拘急，或疼痛，或按之硬，心烦，口苦，胸胁苦满或疼痛，不欲饮食，往来寒热，或潮热，舌红、苔黄等，在临床中常用于治疗急慢性胆囊炎、胆结石、高血压等疾病。除了以上柴胡类诸方，后世又有柴胡陷胸汤、柴平汤、柴胡建中汤等方，故可称小柴胡汤是柴胡类诸方之宗。

28. 黄疸（湿热气滞证）

成某某，女，35岁，2009年3月26日初诊。

自诉：患乙肝有10年余，肝损伤几经住院治疗，症状没有得到明显控制，时有胁下不舒或疼痛。近日实验室检查：乙型肝炎表面抗原（HBsAg）（+），乙型肝炎表面抗体（HBsAb）（–），乙型肝炎e抗原（HBeAg）（+），乙型肝炎e抗体（HBeAb）（–），乙型肝炎核心抗体（HBcAb）（+），谷丙转氨酶（ALT）152 U/L，麝香草酚浊度试验（TTT）140 U。

刻诊：食欲减退，胁下疼痛，胸闷，面目发黄，目黄尤甚，大便干，二三日一行，小便黄偏少，舌质红、苔黄腻，脉沉。

中医辨证：湿热气滞证。

治疗原则：清热利湿，解毒退黄。

治疗方剂：茵陈蒿汤加减。

茵陈18 g，大黄8 g，栀子14 g，柴胡12 g，枳实10 g，白芍12 g，白术15 g，茯苓15 g，桂枝9 g，炙甘草6 g。6剂，每日1剂，水煎2次，合并药液，分3次服。

二诊：面目发黄有所减轻，饮食略有好转，又以前方6剂继服。

三诊：诸症均有好转，又以前方加西洋参10 g，6剂。经实验室检查：ALT、TTT指标恢复正常。之后，基本按前方治疗，累计服药120余剂，除HBsAg（+）未转阴外，其余均转阴。为巩固疗效，又服用前方30余剂。经复查，未发现异常。

【按语】茵陈蒿汤是《伤寒论》中的名方，由茵陈、栀子、大黄三味药组成。功能清肝利湿，泄湿退黄，主治湿热黄疸证，症见身目发黄，黄色鲜明，腹满而痛，食则头晕目眩，大便硬，身热，急躁不得卧，舌红、苔黄或腻，脉滑数等。根据《伤寒论》第260条："伤寒七八日，身黄如橘子色，小便不利，腹微满者，茵陈蒿汤主之。”《金匮要略》第十五篇第13条：“谷疸之为病，寒热不食，食则头眩，心胸不安，久久发黄为谷疸，茵陈蒿汤主之。”可见茵陈蒿汤是治疗湿热黄疸的有效方。

应用茵陈蒿汤治疗黄疸病要想取得最佳疗效，应注意以下几个方面：一是煎煮茵陈时间要偏长，如仲景所言“以水一斗二升，先煮茵陈减六升，内二味，煮取三升”，煎煮时间大概在45分钟，只有合理煎煮方才可达到最佳疗效。学校有个老师的老母亲是肝癌患者，患者出现了身黄如橘皮色、胁肋部刺痛等典型症状，这位老师就给自己的母亲开了茵陈蒿汤，患者服用后症状有稍微减轻，但改善不明显。这位老师知道王付老师善用经方，于是专门来门诊请教，王付老师就问他茵陈蒿汤煎煮了多长时间，告诉他煎煮50分钟才能达到最佳疗效，结果这位老师按王付老师的建议给自己的老母亲服药，患者身黄症状很快得到改善，胁痛得到有效控制。这一句话真是起到了画龙点睛的作用。二是茵陈蒿汤不仅是退黄的专方，亦是治疗非黄疸型肝炎的常用方，王付老师用茵陈蒿汤、柴胡桂枝汤、小柴胡汤等经方将许多慢性肝炎的患者得以转阴，只要肝炎患者见到舌红、苔黄厚或苔薄黄，脉不虚，便可合理选用茵陈蒿汤加味治疗。

王付老师通过多年临床治疗肝病的经验总结了几个肝病患者常见的病理现象：①肝炎、肝损伤的患者在出现黄疸的前几天往往会出现“但头汗出”，此时患者的胆红素与转氨酶就会偏高。这是因为患者体内有湿热郁结，不得外散，蕴蒸于上而演变为“但头汗出”，这其实是肝病患者病情变化的一个客观指征。②肝损伤的患者若吃饭后出现头昏、头胀、头晕，则患者转氨酶比原先的要高出很多，正如《金匮要略》所言：“谷疸之为病，寒热不食，食即头眩，心胸不安。”

现代药理研究表明，茵陈蒿汤具有保肝、利胆、调血脂、抗突变、解除胃肠道平滑肌痉挛、增强肠胃道的推进功能、抗炎、抗菌、抗病毒、增强机体免疫力等作用。现代临床多用于治疗肝损伤、病毒性肝炎、肝硬化、肝癌、重症肝炎、慢性胆囊炎、急性胆囊炎、化脓性胆管炎、胆结石、酒精性肝损伤、多发性口腔溃疡、急性结膜炎等属湿热蕴结证机者。根据此患者有胁下疼痛、胸闷，辨为肝气郁滞；根据面目发黄辨为黄疸；再根据大便干、二三日一行，小便黄偏少，舌质红、苔黄腻辨为湿热蕴结；因食欲减退辨为脾气所伤。以茵陈蒿汤清肝利胆，泄湿退黄；以四逆散疏肝解郁，调畅气机；加白术、茯苓健脾益气渗湿；加桂枝通达阳气。方药相互为用，以建其功。

《伤寒杂病论》中治疗黄疸的方子有11个，分别是茵陈蒿汤、茵陈五苓散、麻黄连翘赤小豆汤、小柴胡汤、栀子柏皮汤、栀子大黄汤、大黄硝石汤、硝石矾石散、抵当汤、桂枝加黄芪汤、小建中汤。临床中治疗黄疸病，可以根据患者的具体病情合理选用这些行之有效的经方，常常能取得良好治疗效果。

29. 脂肪肝（脾虚胆热证）

曾某某，女，55岁。

自诉：有慢性胆囊炎、脂肪肝病史，近因胁痛、腹胀加重前来诊治。

刻诊：脘腹及胁部胀满，胆区疼痛，因情绪异常加重，不欲饮食，大便不调，喜食热食，口苦，口干欲饮水，舌质红、苔黄厚腻，脉沉。

中医辨证：脾虚胆热证。

治疗原则：温脾益气，清利胆热。

治疗方剂：大柴胡汤与苓桂术甘汤合方加减。

生半夏24 g，柴胡24 g，黄芩12 g，生姜15 g，白芍12 g，枳实10 g，大黄3 g，大枣12枚，茯苓24 g，桂枝10 g，白术12 g，山楂15 g，炙甘草10 g。6剂，每日1剂，水煎2次，合并药液，分3次服。

二诊：口苦减轻，饮食好转，又以前方6剂继服。

三诊：脘腹部胀满大减，大便通畅，又以前方6剂继服。之后复以前方治疗40余剂，诸症悉除。随访1年，未再复发。

【按语】脂肪肝是指由于各种原因引起的肝细胞内脂肪堆积过多的病变。脂肪肝的临床表现多样，轻度脂肪肝有的仅有疲乏感，尤其是多数脂肪肝患者较胖，故难发现轻微的自觉症状。中重度脂肪肝有类似慢性肝炎的表现，可有食欲减退、疲倦乏力、恶心、呕吐、体重减轻、肝区或右上腹隐痛等。一般而言，脂肪肝属于可逆性疾病，早期诊断并及时治疗常可恢复正常。

大柴胡汤是由小柴胡汤去人参、甘草，加大黄、枳实、芍药而成。原方中柴胡、黄芩同用，清调少阳；大黄、枳实同用，内泻热结；半夏配生姜和胃调中；芍药配甘草缓急止痛；大枣和中益气，诸药同用，功能清少阳，泻里热。

现代药理研究表明大柴胡汤具有良好的脂类代谢调节功能，可谓治疗胆囊炎、胰腺炎、脂肪肝的专方。苓桂术甘汤是健脾利水的方子，具有很好的祛痰化饮的功能，脂肪肝的患者往往是痰湿体质，而苓桂术甘汤健脾利痰化饮，是针对脂肪肝患者的良方。根据此患者有脘腹及胁部胀满，不欲饮食辨为脾胃气虚；再根据胆区疼痛及口苦、口干辨为胆热；因胸胁胀闷与情绪变化有关而辨为气郁。以此选用大柴胡汤与苓桂术甘汤合方加味，方中茯苓健脾益气；桂枝温胃醒脾通阳；白术健脾益气燥湿；柴胡、黄芩清透郁热；大黄泻下郁热；生半夏、生姜辛开苦降、降逆和中；枳实行气降逆；白芍柔肝缓急止痛；山楂消食和胃降血脂；大枣、炙甘草益气和中。方药相互为用，以建其功。

30. 慢性胆囊炎（胆胃郁热证）

韩某某，男，61岁，2010年3月26日初诊。

自诉：有多年胆囊炎病史，常常反复发作，每次胆囊炎发作至少持续1个月，近由病友介绍前来诊治。

刻诊：胃脘痞闷，食欲减退，厌油腻食物，时常恶心，胸胁胀痛，汗出，头微痛，大便不调，口苦，舌红、苔薄黄，脉弦紧。

中医辨证：胆胃郁热证。

治疗原则：清胆和胃，调气散邪。

治疗方剂：柴胡桂枝汤加减。

桂枝10 g，黄芩10 g，白芍10 g，红参10 g，炙甘草6 g，生半夏12 g，大枣12枚，生姜10 g，柴胡24 g，枳实6 g，川芎12 g，郁金12 g。6剂，每日1剂，水煎2次，合并药液，分3次服。

二诊：胃脘痞闷，胸胁胀痛好转，口苦消除，又以前方治疗20余剂，诸症悉除。

【按语】张仲景设柴胡桂枝汤主治太阳中风证与少阳胆热证相兼，是清胆和胃的代表方。所主病症一般有汗出、发热、肢节疼痛、胸胁胀满或疼痛、心下拘急等。现代临床多用于治疗外感病，既有少阳又有太阳及四肢疼痛者；肝胆疾病如慢性肝炎、慢性胆囊炎、慢性胰腺炎、脂肪肝等；亦常用于治疗肩周炎及关节炎患者表现为柴胡桂枝汤证者，以及精神与神经系统之精神分裂症、神经衰弱、癫痫等。根据此患者病症表现既有胆热气郁，如胸胁胀痛、口苦、舌红、脉弦紧；又有胆胃失和，营卫郁滞，如汗出、头微痛、胃脘痞闷、食欲减退、大便不调。以柴胡桂枝汤解肌散邪，清热调气；枳实与柴胡相伍一升一降，加强舒畅气机之功，并奏升清降浊之效；川芎既行气又活血；郁金行气解郁，活血止痛。方药相互为用，以建其功。

31. 胆结石（肝胆湿热证）

彭某某，女，68岁。

自诉：在10年前因胁痛，不食油腻，经B超检查诊断为胆管沙粒样结石，因胁痛剧烈而做手术，1年后又出现胁痛，经B超复查又有结石，在某医院门诊治疗半年，症状仍时轻时重，近由病友介绍前来诊治。

刻诊：胁痛，胁下拘急，肢体困重，口苦口腻，舌质红、苔黄厚腻，脉略弦。

中医辨证：肝胆湿热证。

治疗原则：清热燥湿，利胆排石。

治疗方剂：三金通石汤加减。

茵陈18 g，栀子14 g，大黄6 g，鸡内金24 g，海金沙30 g，金钱草24 g，滑石30 g，附子3 g，通草10 g，柴胡15 g，枳实12 g，炙甘草10 g。6剂，水煎服，每日1剂，每剂分3次服。

二诊：胁痛减轻，以前方6剂继服。

三诊：肢体困重好转，以前方6剂继服。

四诊：诸症均有减轻，以前方治疗30剂。

五诊：诸症悉除，为了巩固疗效，又以前方变汤剂为散剂，每次10 g，每日3次，治疗3个月，经B超复查，结石排出。随访1年，一切尚好。

【按语】根据此患者有胁痛、肢体困重辨为湿阻；再根据口苦、舌质红辨为热；因口腻、苔黄厚腻辨为湿热。综上辨为肝胆湿热证。方以三金通石汤加味治疗，方中茵陈、栀子、大黄清利湿热，疏肝利胆；柴胡、枳实升清降浊，疏肝理脾；加鸡内金散结消石；海金沙、金钱草、滑石通淋消石；通草利尿排石；附子制约寒凉太过，炙甘草益气缓急。方药相互为用，疗效显著。

三金通石汤是王付老师治疗胆结石的一个经验方，主要是针对肝胆湿热证胆结石患者。本方是由清肝胆湿热的茵陈蒿汤加上具有排石功效的鸡内金、海金沙、金钱草，通利小便之滑石，通利血脉之通草，以及疏理肝气之柴胡、枳实所组成，是王付老师的经验方，只要辨明中医证型为肝胆湿热即可合理选用此方治疗。

32. 肝硬化（少阳胆热，瘀血阻脉证）

鲁某某，男，52岁。

自诉：患慢性乙肝20余年，肝硬化6年余，经常服用中西药，但病症未有明显好转。半年前因吐血住院治疗20余天，病情稳定。经检查：“小三阳”，谷丙转氨酶210 U/L，谷草转氨酶245 U/L，球蛋白略高于白蛋白；彩超检查：肝硬化、肝实质弥漫性损伤。

刻诊：胁下痞塞，脘腹胀满，情绪低落，口苦，倦怠乏力，易于疲劳，大便不调，小便尚可，舌质暗红边紫、苔黄略腻，脉沉细涩。

中医辨证：少阳胆热，瘀血阻脉证。

治疗原则：清热调气，益气活血。

治疗方剂：小柴胡汤与桂枝茯苓丸合方加减。

柴胡24 g，黄芩10 g，生半夏12 g，红参10 g，生姜24 g，桂枝10 g，白芍10 g，牡丹皮10 g，桃仁10 g，茯苓10 g，茵陈24 g，大枣12枚，炙甘草10 g。20剂，每日1剂，水煎2次，合并药液，分3次服。

二诊（电话联系）：胁下痞塞，脘腹胀满减轻，口苦消除，又以前方治疗30剂。

三诊（电话联系）：转氨酶恢复正常，白蛋白升高，球蛋白降低，又以前方治疗30剂。之后，以前方每3天服2剂中药，治疗半年。经化验及B超复查，乙肝小三阳转为仅表面抗原阳性，轻度肝硬化。

四诊：诸症基本消除，仍有疲劳，以前方加黄芪20 g，变汤剂为散剂，每次10 g，每日3次，以巩固治疗效果。随访2年（经常电话联系），病情稳定，一切尚好。

【按语】肝硬化是一种难治的慢性肝病，肝脏呈进行性、弥漫性、纤维性加重。为肝细胞弥漫性变性坏死，继而出现纤维组织增生和肝细胞结节状再生，这三种改变反复交错进行，结果肝小叶结构和血液循环途径逐渐被改建，使肝变形、变硬而导致肝硬化。本病早期无明显症状，后期则出现一系列不同程度的门静脉高压和肝功能障碍，直至出现上消化道出血、肝性脑病等并发症死亡。

西医治疗肝硬化疗效尚不满意，中医治疗肝硬化的研究可谓取得了进展，从中医辨证论治，往往疗效令人满意。小柴胡汤是中医治疗肝炎必不可少的经典名方，对于急慢性肝炎、肝硬化、肝癌的治疗作用都是显著的；而桂枝茯苓丸是缓消癥积的名方，是治疗妇科疾病的常用方剂，但只要病变证机有瘀就可以合理选用桂枝茯苓丸。肝硬化的患者往往有瘀血病理特征，如舌暗紫、脉沉涩等，肝脏的硬化也可以考虑归属于中医瘀的范畴。王付老师临床中选用小柴胡汤和桂枝茯苓丸合用治疗肝硬化是自己常年临床总结出的经验，其良好疗效在患者身上一次次得到了验证，在应用小柴胡汤与桂枝茯苓丸合方治疗肝硬化时，要注意方药的煎煮时间为50分钟。另外方中诸药的用量要遵从仲景方的用量，只有这样才能达到最佳治疗效果。本例肝硬化患者病症表现有胁下痞塞，情绪低落，倦怠乏力，易疲劳，辨证为少阳胆郁气虚证；因舌质暗红、边紫，脉沉细涩辨为瘀血；苔黄腻辨为夹湿热。以此选用小柴胡汤与桂枝茯苓丸合方加味。方中柴胡、黄芩清透郁热；生半夏、生姜辛开苦降，调理气机；桂枝辛散温通散瘀；桃仁、牡丹皮活血化瘀；白芍益血敛阴；茵陈、茯苓渗利湿浊；红参、大枣、炙甘草补益中气，固护脾胃。方药相互为用，以建其功。

33. 肝硬化、脾大（肝瘀血脉证）

程某某，男，52岁，2001年9月4日初诊。

自诉：患乙肝9年余，在2000年1月经当地及省级医院彩超等多项检查，诊断为乙型肝炎，肝硬化，脾大。近由病友介绍前来诊治。

刻诊：形体消瘦，面色黧黑，右胁下疼痛，腹胀，纳呆，大便三四日一行，小便尚可，舌质暗淡瘀紫、苔厚略腻，脉沉细。诊其右胁下不适且拒按，触诊肝肋下约2指，剑突下约1指，脾肋下约3指。

中医辨证：肝瘀血脉证。

治疗原则：活血化瘀，缓中补虚。

治疗方剂：大黄䗪虫丸加味汤剂。

大黄 5 g，黄芩 12 g，桃仁 12 g，杏仁 12 g，白芍 18 g，生地黄 3 g，干漆 3 g，虻虫 6 g，水蛭 6 g，蛴螬 4 g，䗪虫 12 g，牡蛎 24 g，鳖甲 12 g，生甘草 10 g。6 剂，每日 1 次，水煎 2 次，合并分 2 次服。

二诊：肝区疼痛有所减轻，之后，复以前方加减变化累计治疗 70 余剂，经复查：脾大基本消失，肝硬化好转，又以前方改为丸剂，以资巩固疗效。

【按语】肝硬化、脾大西医一般建议切除脾脏，中医采用疏肝化瘀等不同方法,《伤寒杂病论》设大黄䗪虫丸主治“内有干血，肌肤甲错，两目暗黑”。根据张仲景所论及其用药组成可知其主治“肝脉瘀阻证”。此病症符合大黄䗪虫丸主治，用大黄䗪虫丸活血化瘀，缓中补虚。加牡蛎软坚散结，鳖甲滋阴软坚消块，方药相互为用，以建其功。

大黄䗪虫丸是仲景治疗正虚日久而成“干血”的代表方剂，症见形体消瘦，腹满或腹痛，不能饮食，肌肤甲错，两目暗黑，面色灰滞不华，舌质暗淡或有瘀点，脉涩或结或代。古代医家对大黄䗪虫丸有详细论述:《张氏医通·诸伤门》:“举世参、芪、归、地等以补虚，仲景独以大黄䗪虫丸补虚，苟非神圣，不能行是法也。夫五劳七伤，多系劳动不节，气血凝滞，郁积生热，致伤其阴，世俗所称干血劳是也。所以仲景乘其元气未离，先用大黄、䗪虫、水蛭、虻虫、蛴螬等蠕动吸血之物，佐以干漆、生地、桃仁、杏仁行去其血，略兼甘草、芍药以缓中补虚，黄芩开通瘀热，酒服以行药势，待干血行尽，然后纯行缓中补虚之功。”《济阳纲目》谓：“大黄䗪虫丸，治腹胀有形块，按之而痛不移，口不恋食，小便自利，大便黑色，面黄肌削者，血证谛也，此丸与之。”仲景论述的症状与现在的肝硬化、脾大患者症状很类似，可以把大黄䗪虫丸视为治疗肝硬化、脾大的专方。另外，现代药理研究表明此方能减轻肝细胞坏死和肝小叶结构破坏，减慢纤维蛋白增生，对慢性肝损伤有保护作用。

34. 结肠黑变病（大肠热饮结证）

原某某，女，46 岁，2010 年 9 月 10 日初诊。

自诉：患有多年便秘病史，大便干硬如羊屎状，必须用手掏出，小便必须用手压迫方能解下，于几个月前在省级某医院检查，确诊为结肠黑变病，经多方治疗症状未见明显改善，由病友介绍前来诊治。

刻诊：大便开头干硬如羊屎状，每次大便必须用手掏出，大便每三四日一行，小便须用手压迫方能解下，舌质红、苔腻，脉沉涩。

中医辨证：大肠热饮结证。

治疗原则：泻热攻饮。

治疗方剂：十枣汤加减。

大戟1g，甘遂1g，芫花1g，红参12g，生甘草12g，大枣10枚。6剂，以大戟1g、甘遂1g、芫花1g打成粉状，以红参、生甘草、大枣煎汤送服粉末，每剂分3次服。

二诊：大便难下已有所减轻，又以前方加白术15g，枳实10g，厚朴10g，炙甘草10g，6剂，服用方法同前。

三诊：大便已无须用手掏亦能解下，又以前方6剂继服。之后，以前方累计服用1个月，患者诉：大便已正常，既不干燥，色泽亦正常，复以前方治疗1个月，诸症基本消除。

【按语】结肠黑变病是指结肠黏膜内出现大量吞噬有脂褐素样物质的巨噬细胞，使黏膜色素沉着的病变，为非炎症性、良性、可逆性病变，主要症状有便秘，腹痛，腹泻，腹胀，肛门坠胀等。其病因病机之色素来源目前尚不清楚，多认为与长期便秘服用泻药有关，因常伴发结肠肿瘤而逐渐受到重视。十枣汤是张仲景治疗水气内结证的重要方剂。方中大戟善泻脏腑水邪，主十二水，甘遂善行经隧脉络水湿，芫花善消胸胁脘腹四肢水邪，大枣煎汤调服，既固护胃气又缓和峻下，更缓解毒性。王付老师临床中善用十枣汤，几乎每次门诊上都有开十枣汤的病例，王付老师常将十枣汤用于治疗西医所说的脑囊虫、甲状腺结节、甲状腺肿大、乳腺增生、顽固性头痛、头痛如劈、肠梗阻、结肠黑变病等属痰水互结者。根据此结肠黑变病患者症状有大便干硬，舌质红，脉涩，辨为热结；因苔腻辨为饮邪留滞。以十枣汤加味治疗，方中大戟、甘遂、芫花峻下热饮，且通导大便；红参、大枣补益正气，兼防大戟、甘遂、芫花峻烈之性伤正气；加甘草调和诸药，并缓和大戟、甘遂、芫花之毒性。方药相互为用，以建其功。

第三节　循环系统及血液疾病

现代医学循环系统及血液疾病包括心力衰竭、心律失常、心脏性猝死、先天性心血管病、心包积液、心包炎、心脏瓣膜病与风湿性心脏瓣膜病、感染性心内膜炎、心肌疾病、梅毒性心血管疾病、周围血管病、心血管神经症、高血压、冠心病，以及各种贫血、白细胞减少症和粒细胞缺乏症、白血病、淋巴瘤、浆细胞病、恶性组织细胞病、骨髓增殖性疾病、再生障碍性贫血、脾功能亢进、出血性疾病、血管性紫癜、凝血功能障碍、弥散性血管内凝血、输血反应等。

中医将这些疾病归纳为心悸、胸痹、眩晕、中风、失眠、痫病、狂病、癫病、出血、斑疹等。

1. 高血压（痰瘀上犯清阳证）

张某某，男，30 岁，2010 年 11 月 19 日初诊。

自诉： 患有高血压多年（高中体检时发现血压偏高），曾多次检查治疗，症状反反复复，血压仍偏高，未见明显下降，经常服用西药降压药，服药期间有一天晚上上厕所时突然休克，经送医院抢救，转危为安，由病友介绍前来就诊。血压 160/120 mmHg。

刻诊： 头晕较甚，时有头沉，头脑不清，浑身乏力，心情急躁，易怒，舌苔白腻，脉涩偏数。

中医辨证： 痰瘀上犯清阳证。

治疗原则： 化痰，散瘀，潜阳。

治疗方剂： 桂枝茯苓丸加减。

桂枝 12 g，茯苓 12 g，桃仁 12 g，牡丹皮 12 g，生白芍 30 g，生山楂 30 g，怀牛膝 30 g，龙骨 24 g，牡蛎 24 g，黄芪 15 g，白术 15 g，炙甘草 10 g。6 剂，每日 1 剂，水煎 2 次，合并药液，分 3 次服。

二诊：头晕明显改善，近日大便不畅，以前方加大黄 5 g，6 剂，服用方法同前。

三诊：诸症均有好转，血压有所下降，又以一诊方 6 剂继服，服用方法同前。之后复以前方加减治疗1月有余，患者血压基本控制在正常范围之内。

【按语】桂枝茯苓丸是《金匮要略》中治疗妇人妊娠杂病的方子，由桂枝、茯苓、牡丹皮、桃仁、芍药所组成，有化瘀消癥的功效，仲景用于治疗妊娠腹中癥积而见经血漏下不止。方中桂枝温通经脉而运行气血，化瘀行滞而消癥块；茯苓利水消痰，渗湿降泄，以消水结；桃仁破血化瘀，消癥攻坚；牡丹皮凉血散血，清退郁热；白芍养血活血，通络行瘀。桂枝茯苓丸是临床治疗妇科疾病的常用方，如《妇人良方》："夺命丸（即桂枝茯苓丸），专治妇人小产，下血至多，子死腹中，其人憎寒，手指唇口爪甲青白，面色黄黑，或胎上抢心，则闷绝欲死，冷汗自出，喘满不食，或食毒物，或误服草药，伤动胎气，下血不止，胎尚未损，服之可安，已死服之可下，至胎腐烂，腹中危甚者，立可取出。"《济阴纲目》："本方水煎热服，名催生汤，候产母腹痛，腰痛，见胞浆下，方服。"可见桂枝茯苓丸在妇科疾病的治疗中有着举足轻重的作用。桂枝茯苓丸是千古名方，能广泛用于治疗临床中的各科疾病，我们不能局限地将其作为治疗妇科疾患的专方。王付老师治病善用经方，桂枝茯苓丸便是常用方剂之一。

王付老师常应用桂枝茯苓丸于下列疾病。

（1）妇科疾病：如子宫肌瘤、乳腺增生、卵巢囊肿、子宫内膜异位症、子宫腺肌病、痛经等。王付老师曾用桂枝茯苓丸加味治疗1例子宫肌瘤，经检查发现子宫肌瘤如两个鸡蛋大小，中医证型为水血癥积证，给她开了桂枝茯苓丸与十枣汤合方加海藻、甘草，患者连续服用不到3个月，其子宫肌瘤减小一半，之后又继续服药4个月，检查子宫肌瘤已基本消失。这个子宫肌瘤患者的肌瘤可谓大得惊人，但应用桂枝茯苓丸达到了理想的治疗效果，可见桂枝茯苓丸药物组成看似平淡，但发挥了不平凡的作用。

（2）高血压：桂枝茯苓丸是王付老师治疗高血压的有效经验方，然而考虑到肝的生理特性，桂枝茯苓丸治疗高血压时要加大芍药的用量，因为芍药既能养肝血以缓肝之急，又能泻肝热，以收敛上焦浮热而使浮越之热下行自小便出。王付老师在多年临床中发现80%的高血压患者在应用桂枝茯苓丸后都能达到理想治疗效果，然而追溯桂枝茯苓丸治疗高血压的记载，《汉方新解》有相关论述："本方证应用范围广大无边，难以枚举，其主要者为头痛，眩晕，耳鸣，脑出血，半身不遂，眼、耳、鼻诸患，心脏病，动脉硬化，各种出血，神经痛，发疹病，肿疡，皮肤病等。”

（3）肿瘤、增生类疾病：如肝硬化、肝癌、脂肪瘤、乳腺增生、前列腺增生、甲状腺肿大增生等疾病可以以桂枝茯苓丸为基础方治疗。王付老师治疗肝硬化时常将小柴胡汤与桂枝茯苓丸合方治疗，疗效理想，在治疗甲状腺肿大时常将桂枝茯苓丸与十枣汤合方治疗，疗效显著。

另外，桂枝茯苓丸亦是王付老师临床治疗青春痘的常用方，只要患者青春痘稍发暗，舌质偏暗，即可选用桂枝茯苓丸治疗。

2. 高血压（风痰上扰夹虚证）

李某某，男，56岁，2009年10月24日初诊。

自诉：患有高血压10余年，血压170/100 mmHg，头沉明显，甚为苦恼，曾在当地经中西医多次治疗而无明显治疗效果，近日因头沉、头晕加重前来诊治。

刻诊：头沉严重，头晕，头昏，乏力，面色偏红，时有心悸，感觉咽喉中总有痰而咳之不出，舌暗红、苔黄腻，脉沉滑。

中医辨证：风痰上扰夹虚证。

治疗原则：燥湿化痰，平肝息风。

治疗方剂：芍药甘草汤与半夏白术天麻汤合方加减。

生半夏24 g，陈皮15 g，茯苓15 g，白术15 g，天麻10 g，钩藤30 g，生白芍40 g，生草决明30 g，代赭石30 g，怀牛膝30 g，川芎24 g，炙甘草12 g。6剂，每日1剂，水煎2次，合并药液，分3次服。

二诊：患者头晕、头沉、乏力症状均有明显改善，咽中爽利。继续服用本方加减1月余，复查血压在正常范围之内。

【按语】芍药甘草汤是辨治气血虚的基础方，半夏白术天麻汤是《医学心悟》治疗风痰上扰眩晕证的代表方，即二陈汤加健脾燥湿之白术，平肝息风之天麻所组成化痰息风之剂，其病变证机是脾湿生痰，湿痰壅遏，引动肝风，风痰上扰清窍。根据此患者有头晕，头昏，感觉咽喉中有痰而咳之不出，辨为风痰上扰夹虚；苔黄腻，面色偏红辨为肝经夹热。以半夏白术天麻汤化痰息风，健脾祛湿，加钩藤平肝息风；加生白芍补肝阴，缓肝急；加生草决明、代赭石清泻肝火，平抑肝阳；加怀牛膝导热下泄，活血通络，补益肝肾；加川芎活血又补血。方药相互为用，疗效显著。

3. 高血压、高脂血症、糖尿病（寒热夹痰，气虚夹风证）

李某，女，59岁，2018年6月2日初诊。

自诉：有多年高血压、高脂血症、糖尿病病史，近1年来口服降血糖药及皮下注射胰岛素36个单位，但血糖仍在13 mmol/L以上，血压为160/110 mmHg，服用中西药未能有效控制症状，由病友介绍前来诊治。

刻诊：头痛，头胀，头蒙，头晕，失眠多梦，夜间小便4 ~ 5次，口苦口干，倦怠乏力，手足不温，小腿抽筋，肢体沉重，胃脘胀闷，舌质红、苔黄厚腻夹白，脉沉弱。

中医辨证：寒热夹痰，气虚夹风证。

治疗原则：清热散寒，益气宣通，息风化痰。

治疗方剂：半夏泻心汤、乌头汤、黄连粉方、桂枝加龙骨牡蛎汤与藜芦甘草汤合方加减。

黄连24 g，枯芩10 g，红参10 g，干姜10 g，生半夏12 g，制川乌10 g，麻黄10 g，白芍10 g，黄芪10 g，桂枝尖10 g，龙骨24 g，牡蛎24 g，藜芦1.5 g，生姜15 g，大枣1枚，炙甘草10 g。6剂，以水1 000 ~ 1 200 mL，浸泡30分钟，大火烧开，小火煎煮50分钟，去滓取药液，每日分早中晚3次服。

6月9日二诊：手足不温好转，仍口苦，以前方变枯芩为30 g，6剂。

6月16日三诊：血糖10.5 mmol/L，仍头痛、头晕，以前方变白芍、龙骨、牡蛎各为30 g，6剂。

6月23日四诊：血压150/105 mmHg，仍头蒙、头胀，又以前方变白芍、龙骨、牡蛎各为35 g，6剂。

6月30日五诊：血糖8.9 mmol/L，口苦基本消除，仍小腿抽筋，以前方变藜芦为3 g，6剂。

7月7日六诊：血压130/95 mmHg，失眠多梦基本消除，夜间小便2 ~ 3次，以前方变制川乌为12 g，6剂。

7月14日七诊：血糖7.5 mmol/L，血压126/91 mmHg，经复查血脂恢复正常，又以前方治疗100余剂，巩固疗效。之后，又以前方断断续续治疗，随访1年，一切尚好。

【按语】根据头痛、头晕、手足不温辨为寒；口苦口干、舌质红辨为热；小腿抽筋、苔腻辨为风痰；倦怠乏力、脉沉弱辨为气虚。以此选用半夏泻心汤益气温通，清热燥湿；黄连粉方清热燥湿；乌头汤补益宣散温通；桂枝加龙骨牡蛎汤温通敛阴，潜阳安神；藜芦甘草汤益气息风化痰。方药相互为用，以奏其效。

4. 低血压（肝脾气血虚证）

赵某某，女，55岁。

自诉：有多年低血压（75/45 mmHg）病史，经常头晕目眩，曾多次服用中西药，但未能取得预期治疗效果，近因头晕目眩加重前来诊治。

刻诊：头晕目眩，时有直立性昏倒，心悸，肌肉颤动，脘腹部隐隐作痛，食欲减退，大便不调，口淡不渴，指甲凹陷，舌质淡、苔薄白，脉虚弱。

中医辨证：肝脾气血虚证。

治疗原则：养肝调脾，调理气血。

治疗方剂：当归芍药散加减。

当归10 g，白芍48 g，白术12 g，茯苓12 g，泽泻24 g，川芎24 g，生地黄12 g，红参10 g。12剂，每日1剂，水煎2次，合并药液，分3次服。

二诊：头晕目眩减轻，心悸、脘腹部隐隐作痛亦减轻，又以前方12剂继服。

三诊：诸症又较前明显减轻，又以前方12剂继服。

之后，以前方治疗1个月，诸症悉除，血压控制在正常范围内。随访1年，血压维持在98/70 mmHg左右。

【按语】低血压是以动脉收缩压低于90 mmHg，舒张压低于60 mmHg，称为低血压。根据低血压分为原发性低血压与继发性低血压，低血压病理改变主要是中枢神经系统兴奋与抑制失衡，血管运动中枢功能失调以及内分泌失调。在中医可将低血压归于“眩晕”“虚劳”等范畴。当归芍药散是《金匮要略》中治疗妇人肝脾血虚证的重要代表方，方中重用芍药补肝阴而又制肝阳，当归、川芎养血补血而调肝，白术、茯苓、泽泻健脾以渗湿，诸药共用以疗妇人腹痛。此患者病症表现符合肝脾气血虚证，以当归芍药散养肝调脾，调理气血，加生地黄滋补阴血，红参补益脾气，方药相互为用，以奏其效。另，方中泽泻用量稍大，因为治疗肝脾气血虚证，要适当配伍渗湿药，既能防止滋补之壅滞，又能使脾气不为湿邪所困。

5. 缺铁性贫血（心肝血虚证）

闫某某，女，46岁。

自诉：近1年来出现异食现象，心烦急躁，指甲扁平粗糙，多次按围绝经期综合征治疗但无明显改善，近由病友介绍前来诊治。经检查诊断为缺铁性贫血。

刻诊：烦躁，心悸，失眠，噩梦，面色萎黄，倦怠乏力，情绪低落，头晕目眩，小腿抽筋，指甲扁平粗糙，舌质淡、苔薄白，脉虚弱。

中医辨证：心肝血虚证。

治疗原则：补益心肝，养血安神。

治疗方剂：酸枣仁汤加减。

酸枣仁（一半冲服，一半煎煮）48 g，知母6 g，当归10 g，白芍48 g，川芎24 g，茯苓12 g，白术12 g，泽泻24 g，人参10 g，生地黄24 g，炙甘草3 g。6剂，水煎服，每日1剂，每剂分3次服。

二诊：失眠明显改善，以前方6剂继服。

三诊：心悸止，烦躁好转，以前方6剂继服。

四诊：小腿抽筋未再出现，以前方6剂继服。

五诊：情绪低落好转，以前方6剂继服。

六诊：指甲扁平粗糙明显好转，以前方6剂继服。之后，以前方治疗20余剂，诸症悉除。随访1年，一切尚好。

【按语】《金匮要略》第六篇第17条："虚劳虚烦不得眠，酸枣仁汤主之。"根据仲景所论及其用药组成可见酸枣仁汤主治心肝血虚失眠证，方中重用酸枣仁滋养肝血而收敛心神；茯苓健脾益气而生血，使肝血得藏以舍魂；川芎疏达肝气而行血，兼理酸枣仁酸收太过而恋邪；知母清热除烦，滋阴而退热；甘草益气并调和诸药。根据此患者有烦躁、噩梦、小腿抽筋、指甲扁平粗糙辨为肝血虚，再根据心悸、失眠辨为心血虚，以此辨为心肝血虚证。方以酸枣仁汤滋补阴血，养心安神，以当归芍药汤补肝养心，滋荣筋脉，加人参补气生血，生地黄滋补阴血。方药相互为用，以奏其效。

6. 脑供血不足、颈椎动脉血流速低（气血阴阳俱虚证）

何某某，女，32岁，2004年5月15日初诊。

自诉：2年前出现头晕目眩，四肢无力，经当地医院多次诊治，但未能取得治疗效果，后又到洛阳几家医院检查，最后确诊为脑供血不足、颈椎动脉血流速低等，几经住院治疗，但都未能有效控制病情。

刻诊：头晕目眩，四肢无力，语言低微，时有心悸，气短，面色不荣，失眠多梦，腰酸腿软，有时汗出较多，有时则无汗，经常感冒总是缠绵不愈，怕冷，舌质红、苔黄白相兼，脉细弱。

中医辨证：气血阴阳俱虚证。

治疗原则：调补气血阴阳。

治疗方剂：薯蓣丸变汤剂。

薯蓣30 g，当归15 g，桂枝10 g，神曲10 g，生地黄30 g，豆黄卷30 g，炙甘草10 g，红参10 g，川芎10 g，白芍12 g，白术15 g，麦冬12 g，杏仁12 g，柴胡10 g，桔梗10 g，茯苓15 g，阿胶珠（烊化冲服）10 g，干姜9 g，白蔹6 g，防风12 g，大枣10枚。10剂，每日1剂，水煎2次，合并药液，分2次服。服10剂后，电话告知，自觉症状缓解，又嘱其继续服用前方10剂。

二诊：症状消失，为了巩固疗效，又以前方6剂继服。服药半年后，其电话告知，一切正常。

【按语】《金匮要略》第六篇第16条：“虚劳诸不足，风气百疾，薯蓣丸主之。”薯蓣丸用药偏多，根据其用药组成决定其功效是调补气血阴阳。原方中薯蓣健脾补脾，调补脏腑之气；人参补脾益肺盈元气，生化气血而养津，安魂魄，止惊悸，除邪气；白术健脾补气，燥湿和中；茯苓健脾安神，利湿渗湿；干地黄滋阴补血；当归养血生新，活血而化瘀；芍药补阴血，泻木盛，益脾通络；

川芎行血而行气，上走而下达；阿胶和血滋阴；干姜温中而补阳，充心达肾而和中；麦冬滋阴润肾而清热；杏仁肃降肺气而润燥；桂枝、防风解肌调营卫兼能运脾；白蔹清热解毒；桔梗清宣肺气；豆黄卷清热解表，并利湿邪，调和中气；柴胡调理气机；神曲健脾而理中，和胃而消食；大枣、甘草益气补脾，通补三焦，并能调和诸药。

此患者病症表现有气虚如四肢无力，语言低微，气短；有血虚如面色不荣，头晕目眩；有阴虚如腰酸腿软，舌质红；亦有阳虚如怕冷、苔夹黄，脉弱；以此辨为气血阴阳俱虚证，以薯蓣丸调补气血阴阳。

7. 直立性眩晕（脾胃气虚水气证）

彭某某，男，53岁。

自诉：3年来经常出现直立或行走头晕，坐则头晕比较轻，卧则无头晕，近因病症加重前来诊治。经脑血流图及CT检查，未发现器质性病变。

刻诊：头晕目眩，四肢乏力，不思饮食，小便不利，舌淡、苔滑而腻，脉沉弱。

中医辨证：脾胃气虚水气证。

治疗原则：温阳健脾，利水降逆。

治疗方剂：苓桂术甘汤与葵子茯苓丸合方加减。

茯苓24 g，桂枝18 g，白术12 g，葵子50 g，红参10 g，泽泻15 g，甘草12 g。6剂，每日1剂，水煎2次，合并药液，分3次服。

二诊：直立或行走头晕减轻，又以前方治疗20余剂，诸症悉除。随访1年，未再复发。

【按语】苓桂术甘汤是温阳健脾、利水降逆的方子，方中茯苓渗利水湿；桂枝通阳降逆，气化行水；白术健脾以制水；甘草调和诸药，其病变证机是脾阳不振，心下停饮。眩晕是临床中常见病，病因众多，有痰饮停于心下（脾胃）而致清阳不升者；有气血不足无以供养脑海者；有阴不制阳而致肝阳上亢者；等等。应用苓桂术甘汤治疗眩晕的辨证要点是抓住“起则头眩”，患者有恶心、呕吐、食欲减退等症状。

《伤寒论》第67条论苓桂术甘汤主治“起则头眩”，《金匮要略》第二十篇

第 8 条论葵子茯苓丸主治“小便不利，洒淅恶寒，起即头眩”。此患者卧无头晕、直立则头晕与仲景所论相同，又因患者四肢乏力、苔滑而腻辨为水气，综上辨为脾胃气虚水气证。方以苓桂术甘汤健脾益气，渗湿利水，加葵子增强利水通阳作用，红参益气补虚，泽泻渗利水湿。方药相互为用，以温阳健脾，利水渗湿。

8. 眩晕（阳明热结痰阻证）

黄某某，女，45 岁，2002 年 10 月 2 日初诊。

自诉：头晕目眩多年，久经省市级各医院门诊治疗，未见明显治疗效果，近因头晕目眩加重前来诊治。

刻诊：头晕目眩，如坐舟车，恶心脘闷，形体肥胖，咽中有痰且色白，喜卧懒动，精神不振，睡眠不佳，大便五六日一行，小便少且不利，舌质红、苔黄腻，脉滑。

中医辨证：阳明热结痰阻证。

治疗原则：泻热涤痰。

治疗方剂：大承气汤与三物白散合方加减。

大黄 6 g，芒硝 3 g，枳实 5 g，厚朴 24 g，巴豆 3 g，浙贝母 10 g，桔梗 12 g，桂枝 10 g。6 剂，每日 1 剂，水煎 2 次，合并药液，分 3 次服。

二诊：头晕目眩明显减轻，大便每日一行并略溏，舌苔黄腻好转，又以前方治疗 6 剂。之后，又以前方服用约 20 剂，病症悉除。多年眩晕痊愈。

【按语】大承气汤乃仲景先师经典方剂之一，合理用之，往往能起大病危病。大承气汤亦是王付老师灵活用于临床各种杂病的常用方，常常取效迅速，疗效显著。

此患者形体肥胖多痰湿，痰湿郁而化热，浊热上冲于头，清阳被蒙，则眩晕，其大便数日一行，舌苔黄腻，辨为阳明热结，痰湿内阻证。患者既有浊热内结，又有痰湿内阻，其治既要以大承气汤攻下浊热内结，又要温化寒湿浊痰，审其痰色白证机属寒湿，加巴豆、桂枝温化寒痰，桔梗宣利咽喉祛痰，浙贝母化痰利咽。方药相互为用，以建其功。

眩晕是临床中常见病，一般从痰、虚、风等方面论治，阳明热结而用大承气汤治疗眩晕较为罕见。此患者大便五六日一行，脘腹闷胀，中焦浊气阻塞不通，清阳不得上升濡养脑窍，发为眩晕，根据“中满者泻之于内”的要旨，故选用大承气汤泻热祛浊，釜底抽薪，以达到治疗的目的。

9. 手指末梢循环障碍（雷诺综合征，血虚寒凝营血证）

罗某某，女，46岁，2010年10月19日初诊。

自诉：多年来一直手指苍白，遇冷水麻木，不能用冷水洗衣服，夏天手指暗红，冬天指端皲裂疼痛，曾多次经中西医门诊治疗，未见明显治疗效果，曾被诊断为雷诺综合征。

刻诊：手指苍白，平素怕冷，手心脚心及手指末端麻木，指端颜色苍白，冬天指端皲裂疼痛，不能遇冷水，遇冷水则加重，舌淡、苔白，脉沉细。

中医辨证：血虚寒凝营血证。

治疗原则：温阳散寒，补益气血。

治疗方剂：当归四逆汤加减。

当归10 g，桂枝10 g，白芍10 g，细辛10 g，通草6 g，炙甘草10 g，大枣25枚，生川乌6 g，干姜10 g，黄芪20 g，生半夏12 g。6剂，每日1剂，第1次煎煮50分钟，第2次煎煮30分钟，合并药液，分3次服。

二诊：怕冷明显好转，又以前方6剂继服。

三诊：手指麻木好转，又以前方6剂继服。之后，以前方治疗20余剂，诸症消除。后以前方变汤剂为散剂，每次6 g，每日2次，以资巩固治疗效果。

【按语】当归四逆汤是《伤寒论》中治疗血虚寒厥的主方，症见四肢厥冷、脉细欲绝，或四肢疼痛、手足麻木，或痛经、闭经、面色不荣等。原方中当归养血补血；桂枝温经通脉助阳，善疗经脉中之寒邪，并能通达阳气；芍药益血通络，缓急止痛，补血益肝；细辛温阳助阳，散寒通脉；通草通利血脉，和畅经气，滑利关节；大枣益气，使气以生血，气以行血；炙甘草补益中气，生化气血，并能调和诸药。当归四逆汤是临床中常用的名方，其应用范围广泛，可用于治疗痛经、闭经、不孕、雷诺综合征、冻疮、多发性大动脉炎、血管闭塞性脉管炎、坐骨神经痛、肩周炎、风湿性关节炎、类风湿性关节炎、心绞痛等疾病。

王付老师在临床中更是将当归四逆汤用于治疗多种疾病，大致归纳如下。

（1）当归四逆汤治疗痛经。痛经是女性中最为常见的疾病，女子的生理特性决定其易于受寒，易于缺血，这是痛经的常见病因，当归四逆汤温经散寒，养血通脉，是治疗血虚寒凝痛经的最佳方剂。只要痛经患者症见四肢怕冷、面色不荣、脉细弱等主要症状就可以合理选用当归四逆汤。值得注意的是，王付老师提出，若想应用当归四逆汤取得最佳疗效在用量方面必须遵循仲景的用量，即当归 3 两，桂枝 3 两，白芍 3 两，细辛 3 两，通草 2 两，炙甘草 2 两，大枣 25 枚。传统上拘于"细辛不过钱"之说，致使众多医生望细辛而生畏，可谓埋没良药，细辛不过钱，是指单用细辛不过钱，并非方中不能过钱，在临床中应用当归四逆汤细辛必须用量为 10 g，才能取得最佳疗效。

（2）当归四逆汤用于治疗痹证:《伤寒杂病论》中治疗痹证的方子非常多，如乌头汤、当归四逆汤、麻黄加术汤、附子汤、桂枝附子汤、甘草附子汤、黄芪桂枝五物汤、麻黄细辛附子汤、白虎加桂枝汤、桂枝芍药知母汤、麻杏薏甘汤等。这些方子亦是王付老师临床治疗痹证常用的方子，如痹证偏寒的选用乌头汤、当归四逆汤、麻黄加术汤、桂枝附子汤、甘草附子汤等；痹证偏虚的选用黄芪桂枝五物汤、当归四逆汤；痹证偏热的选用白虎加桂枝汤、桂枝芍药知母汤、麻杏薏甘汤。这些方子好记好学，是仲景给我们留下来的宝贵财富，我们应该好好地继承并将其发扬光大。治疗风寒湿类关节炎，都可选用当归四逆汤与乌头汤合方加减，方子中细辛都是开 9 g 或 10 g，生川乌 6 g，煎煮 50 分钟，患者服用几剂后症状都能减轻，当归四逆汤治疗痹证疗效确切可靠。

（3）当归四逆汤可用于防治冻疮：当归四逆汤是治疗血虚寒凝冻疮的理想妙方，冬季易患冻疮的人在秋末服用本方可以很好地防止冻疮的发生。

（4）当归四逆汤用于治疗雷诺综合征：雷诺综合征又称肢端动脉痉挛病，是由于支配周围血管的交感神经功能紊乱引起手或足一系列皮肤颜色改变的综合征。其症状可见肢端皮肤颜色间歇性苍白，发绀，或潮红的改变，上肢常见，下肢偶见。治疗雷诺现象，欲达到病症不复发，在冬天尽可能不用冷水洗手，夏天不能在冷水中长时间洗浴，尽可能少食或不食冰冷食物，尤其是女性在生理期，无论是冬天还是夏天，都要禁止洗冷水浴，禁食冷饮，如此方能达到理想治疗效果。当归四逆汤可谓是治疗雷诺综合征的专用方，大部分雷诺综合征患者四肢指端麻木，苍白，遇凉水加重，为一派血虚寒凝的表现，用当归四逆汤能起到良好的治疗作用。

此患者病症表现既有血虚症状，如手指苍白、手指末端麻木、脉细；又有寒凝症状，如平素怕冷、不能遇冷水、舌淡苔白。以当归四逆汤温阳散寒，补益气血；加生川乌、干姜散寒凝，壮阳气；加生半夏与生川乌配伍通达阳气；加黄芪补气生血。方药相互为用，以建其功。

10. 过敏性紫癜（阳虚出血证）

杜某某，女，24岁，2009年5月21日初诊。

自诉：3个月前出现下肢紫癜，随后胸背亦出现紫斑，伴有低热，牙龈出血，在当地医院检查，诊断为过敏性紫癜，治疗2个月，病情未见好转前来郑州诊治。

刻诊：下肢紫癜，颜色较暗红，低热，手足不温，口不渴，舌淡、苔薄，脉略弱。

中医辨证：阳虚出血证。

治疗原则：温阳止血。

治疗方剂：黄土汤加减。

附子10 g，阿胶（烊化冲服）10 g，黄芩10 g，灶心黄土30 g，炙甘草10 g，生地黄10 g，白术10 g，当归15 g，红参10 g，炒蒲黄10 g。6剂，每日1剂，水煎2次，合并药液，分3次服。

二诊：用药后自觉症状减轻，紫癜逐渐消退，又以前方6剂继服。之后，继续服用20余剂，经复查血细胞分析，一切恢复正常。

【按语】黄土汤是《金匮要略》中治疗阳虚出血证的代表方，亦是临床中比较常用的方剂。其病变证机是脾阳不足，统摄失权，血溢脉外。方中灶心黄土温中运脾，收敛固涩，摄血止血；附子温振阳气，使脾统摄血脉有权，固血脉；白术益气健脾，使脾气统血有序；阿胶养血滋阴，益血止血；干地黄补血益血，使阴血得补；黄芩苦寒，制约附子、灶心黄土温热而不伤阴血，更能止血；甘草益气补中，并调和诸药。现代临床中应用黄土汤治疗阳虚出血证、崩漏、妇女月经过多、吐血、衄血、尿血等属脾阳虚者。现代药理研究表明此方具有缩短凝血时间、使血液黏度增高、促进血小板聚集等作用。

王付老师在临床中对黄土汤的应用主要有：

（1）用于治疗消化系统的出血，如胃及十二指肠溃疡合并上消化系统出血、肝硬化出血、大肠下血等。灶心黄土具有止呕、止血、保护消化道黏膜等作用，是常用的消化系统止血方剂。

（2）用于治疗妇科类疾病，如功能性子宫出血、妇女月经过多等。唐容川在《血证论》中称赞黄土汤为“下血崩中之总方”，其论：“方中灶土、草、术，健补脾土以为摄血之本；气陷则阳陷，故用附子以振其阳；血伤则阴虚火动，故用黄芩以泻火；而阿胶、熟地又滋其既虚之血。合计此方，乃滋补气血，而兼用温清之品以和之，为下血崩中之总方。”

（3）用于治疗过敏性紫癜、血小板减少性紫癜、再生障碍性贫血等疾病。

根据此患者紫癜色暗红、手足不温辨为阳虚，以此选用黄土汤温阳益气，摄血除斑，加当归补血活血消斑，红参益气帅血退斑，蒲黄活血止血消斑。方药相互为用，以奏其效。

11. β-受体亢进综合征（心阴阳俱虚证）

许某某，女，47岁，2009年7月23日初诊。

自诉：3年前出现心悸，头昏，胸闷，倦怠乏力，手足麻木、发凉、颤抖，手心汗出，低热等症，曾在郑州、北京等地检查与治疗，最后诊断为β-受体亢进综合征，虽服用中西药，但治疗效果不理想，近由病友介绍前来诊治。

刻诊：心悸，胸闷，气短，头晕，失眠多梦，五心烦热，畏寒怕冷，倦怠乏力，喜叹气，舌红、苔薄白，脉虚弱。

中医辨证：心阴阳俱虚证。

治疗原则：温补阳气，滋补阴血。

治疗方剂：炙甘草汤加减。

炙甘草12g，生姜10g，红参6g，生地黄48g，桂枝10g，阿胶（烊化冲服）6g，麦冬12g，火麻仁12g，大枣30枚，白芍10g，龙骨10g，牡蛎

10 g。6剂，水煎服，每日1剂，每剂分3次服。

二诊：心悸、头晕略有减轻，以前方6剂继服。

三诊：倦怠乏力好转，以前方6剂继服。

四诊：手足颤抖明显好转，以前方6剂继服。

五诊：诸症大减，又以前方治疗40余剂，病症解除。为了巩固疗效，以前方变汤剂为散剂，每次服6 g，每日3次。

【按语】 炙甘草汤是《伤寒论》中治疗“伤寒，脉结代，心动悸”的名方，功能滋阴养血，益气补阳，主治心阴阳两虚证，亦可用于治疗气阴两虚肺痿证。《外台秘要》：“治肺痿涎唾多，心中温温液液者。”原方中炙甘草益气而生血，和阳而助阴，调和阴阳气血；人参、大枣补益心肺，与炙甘草相伍，以增补气；桂枝、生姜温阳通脉，与炙甘草相伍，温阳以补阳；生地黄、阿胶补血养血，与炙甘草相伍，使血得气而化；麦冬、火麻仁养阴生津，与炙甘草相伍，使阴得气而生；清酒辛温而散，功在行气活血，使气血运行于经脉之中，并兼制补药滋而不腻。

王付老师运用炙甘草汤治疗疾病的诸多方面分析归纳如下。

（1）炙甘草汤煎煮方法的问题：本方的煎煮方法是“以清酒七升，水八升，先煮八味，取三升，去滓，内胶烊消尽”，可见仲景煎煮炙甘草汤的时间较久，因用酒久煎，则气不峻，此虚家用酒之法。另外用酒与水共同煎药，是因酒能通血脉，且生地黄、麦冬得酒力而效更优。

（2）炙甘草汤中药物用量的精妙之处：炙甘草汤又名复脉汤，是滋阴养血、益气补阳的方子，方中用生地黄量为一斤，麦冬半升，火麻仁半升，大枣30枚，可谓这些滋阴补血复脉之药用量独大，故有医家称此方为千古养阴之主方也。

王付老师用量一般为人参10 g，生地黄50 g，麦冬24 g，阿胶6 g，火麻仁24 g，炙甘草12 g，大枣30枚，桂枝10 g，生姜10 g，清酒适量。

（3）炙甘草汤主治及分析：炙甘草汤用于治疗心脏疾患证属心阴阳两虚者，如β－受体过敏综合征、病态窦房结综合征、病毒性心肌炎、风湿性心脏病、冠心病、心功能不全等，症见心动悸，或怔忡，自汗，胸闷气短，头晕，手冰凉或手足心热，舌质红、少苔或舌淡、苔薄，脉结或代。炙甘草汤治疗此类疾病往往疗效显著。王付老师治疗此类疾病，常常在炙甘草汤的基础上加生川乌、生半夏以通达心阳，疗效更为显著。另外，炙甘草汤可治疗气阴两虚肺痿，症见咳唾吐涎沫，心中泛泛欲呕，咽燥而渴，舌淡红，脉迟而无力。《外台秘要》云：“治肺痿涎唾多，心中温温液液者。”《治病法轨》云：“久咳，痰中带血，无论何脉，均宜用之。”可见炙甘草汤是一张临床应用范围较广的名方。

β－受体过敏综合征或称β－受体亢进综合征是指因自主神经功能失调引起的以心脏β－受体呈高敏状态或功能亢进为突出表现的心血管临床综合征。症状有心悸、胸闷、心前区疼痛，疼痛持续时间长，多为刺痛，以及头晕、乏力、低热、多汗、失眠、易激动、四肢发麻，自觉气短、气不够用，喜欢叹息样深呼吸等。

此病症表现有心悸、失眠多梦、五心烦热且畏寒怕冷、舌红、苔薄白、脉虚弱，以此辨为心阴阳两虚。以炙甘草汤滋阴养血，温阳益气；加白芍配伍桂枝以调和阴阳；加龙骨、牡蛎固摄心阳。方药相互为用，以建其功。

12. 阵发性室性心动过速（心肾阳虚证）

尚某某，女，69岁，2009年5月7日初诊。

自诉：10年前因心悸经心电图检查，诊断为阵发性室性心动过速，久治不愈。近因工作繁忙、劳累，心悸加重前来诊治。

刻诊：心悸，心慌，胆怯易惊，失眠多梦，恶寒，手足不温，时时汗出，腰酸腿软，舌淡、苔薄，脉虚。

中医辨证：心肾阳虚证。

治疗原则：调和阴阳，固摄心肾。

治疗方剂：桂枝加龙骨牡蛎汤加减。

桂枝10g，白芍10g，生姜10g，大枣12枚，龙骨10g，牡蛎10g，附子10g，五味子12g，炙甘草6g。6剂，每日1剂，水煎2次，合并药液，分3次服。

二诊：手足转温，心悸减轻，又以前方适当加减变化治疗30余剂，诸症悉除。心电图复查基本恢复正常。

【按语】桂枝加龙骨牡蛎汤是《金匮要略》中治疗心肾虚寒失精证的代表方，王旭高亦言：“此为心肾不交，精伤气竭，神不敛藏之证。桂枝汤外感用之能祛邪和营卫，内伤用之能补虚调阴阳，加龙骨、牡蛎收敛其浮越之神，固摄其散亡之精。”根据仲景所论，桂枝加龙骨牡蛎汤常用于治疗男子遗精，女子梦交，自汗，盗汗等病，然《外台秘要》所引《小品方》龙骨汤（即本方），则言其主治“诸脉浮动而心悸者”，说明本方对于心脏疾患尚有良好的治疗作用，使本方的治疗范围又有了扩展，桂枝加龙骨牡蛎能用于治疗心悸，是因为桂枝加龙骨牡蛎汤不仅能调和营卫亦能交通心肾。经云“心者主营卫损其心者调其营卫”“调其营卫，使血脉有所资也”。这说明了心的功能与营卫的协调有密切关系，桂枝加龙骨牡蛎汤能主治心阳不振，营卫不调的心悸。根据此患者心悸、胆怯辨为心阳虚，再根据手足不温，腰酸辨为肾阳虚，以此选用桂枝加龙骨牡蛎汤温补心肾，调和阴阳，加附子温补心肾，五味子益气敛阴安神。方药相互为用，以奏其功。

桂枝加龙骨牡蛎汤是治病中显著的名方，临床应用桂枝加龙骨牡蛎汤常用于治疗以下病症。

（1）用于治疗男子遗精、遗尿，女子梦交。《金匮要略》第六篇第8条：“脉得诸芤动微紧，男子失精，女子梦交，桂枝加龙骨牡蛎汤主之。”故本方治疗遗精，医者所尽知也。曹颖甫在《经方实验录》中言：“本方治疗遗精，医者所尽知也。顾知之而不能用之，其所用者，每偏于肾气丸一方，加补益之品，如续断、杜仲、女贞子、菟丝子、核桃肉之属。吾师治此种病，一二剂即已。余依师法而行之，其效亦然。时事新报馆黄君舜君患遗精已久，多劳则剧，不喜服重剂药，为疏桂枝、白芍各钱半，炙草一钱，生姜一片，大枣四枚，龙骨、牡蛎各三钱。三服而瘥。另有邹萍君年少时，染有青年恶习，久养而愈。今冬遗精又作。服西药，先二周甚适，后一周无效，更一周服之反剧。精出甚浓，早起脊痛头晕，不胜痛苦。自以为中西之药乏效，愁眉不展。余慰之曰：何惧为，予有丹方在，可疗之。以其人大胆服药，予桂枝、白芍各三钱，炙甘草二钱，生姜三大片，加花龙骨六钱，左牡蛎八钱，以上二味打碎，先煎2小时。一剂后，当夜即止遗，虽邹萍君自惧万分，无损焉。第三日睡前，忘排尿，致又见一次。以后即不复发，原方加减，连进10剂，恙除，精神大振。计服桂枝、芍药各三两，龙骨六两，牡蛎八两矣。其他验案甚多，不遑枚举。”另外，此方亦常用于治疗遗尿，其病理与治疗遗精同，病因同为肾不封藏。

（2）用于治疗盗汗、自汗。本方既可治盗汗，又可治遗精，更可治盗汗之兼遗精者，所谓虚劳人是也。

（3）本方用于治疗斑秃。《金匮要略》言：“夫失精家，少腹弦急，阴头寒，目眩，发落，脉极虚芤迟，为清谷，亡血，失精。”说明发为血余，发为肾之精华的外在表现，桂枝加龙骨牡蛎汤能调和阴阳，使阳能潜，阴能守，故能治疗脱发，特别是对于治疗圆形斑秃有明显疗效。

（4）本方亦可用于治疗心悸等心脏疾患。桂枝加龙骨牡蛎汤功能通心阳，调营卫，安心神，用于治疗心阳不振，营卫不调的心悸、怔忡、胸闷、头晕、多汗等病症。

13. 心动过速（湿热内扰，宗气不足证）

梁某某，女，43岁，2011年3月27日初诊。

自诉：心悸已有3年余，多次治疗效果不明显。经检查：心率120次/分，心律不齐，心电图示发作性室性心动过速。

刻诊：心悸，心烦，胸闷，短气，汗出，口苦，舌红、苔黄略腻，脉数。

中医辨证：湿热内扰，宗气不足证。

治疗原则：清热燥湿，补益宗气。

治疗方剂：苦参汤与桂枝甘草汤合方加减。

苦参10 g，桂枝10 g，炙甘草10 g，黄连12 g，人参6 g，枳实3 g。3剂，每日1剂，水煎2次，合并药液，分3次服。

二诊：心悸大减，胸闷好转，又以前方3剂。之后，用本方加减累计20余剂，病症解除。随访1年，一切正常。

【按语】苦参汤原是仲景治疗前阴瘙痒证的代表方，亦是治疗狐蜮病的外治方，但如能灵活运用，其治疗范围亦比较广泛，苦参汤不仅能外用，亦可内服，用于治疗多种疾病。苦参苦寒，功能清热解毒，祛湿杀虫，特别适用于局部痒肿等病症的治疗。现代药理研究表明，苦参对多种急性、渗出性炎症有明显的对抗作用，且有抗真菌、抗病毒、抗炎、抗肿瘤、抗过敏、抗心律失常、抗心肌缺血、增加冠状动脉血流量、调血脂、利尿、镇静镇痛、抗辐射、防止白细胞减少、平喘等作用。从苦参的药理学研究可以看出苦参亦是治疗心脏疾患不可或缺的一味良药。桂枝甘草汤可益气温阳，有利于血脉通畅。根据此患者心动过速有口苦，舌红、苔黄略腻，脉数辨为湿热；再根据胸闷，短气，汗出，辨为宗气不足。以苦参汤清热燥湿；桂枝甘草汤益气温阳；黄连清热燥湿；枳实行气宽胸；人参补益中气。以此组方，药味少而药效显著。

14. 窦性心动过缓、病态窦房结综合征（阳虚不化，水饮凌心证）

门某某，女，59岁，平顶山人。

自诉：有多年窦性心动过缓病史，近因病症加重前来诊治，被确诊为病态窦房结综合征。

刻诊：心悸（心率52次/分），胸闷，头晕目眩，倦怠乏力，下肢水肿，畏寒怕冷，口淡不渴，舌质胖淡、苔白滑腻，脉沉迟紧。

中医辨证：阳虚不化，水饮凌心证。

治疗原则：温阳化气，渗利水饮。

治疗方剂：半夏麻黄丸与苓桂术甘汤合方加减。

生半夏12 g，麻黄12 g，茯苓12 g，桂枝10 g，白术6 g，红参10 g，生川乌6 g，炙甘草6 g。6剂，水煎服，每日1剂，每剂分3次服。

二诊：心悸、胸闷减轻，以前方6剂继服。

三诊：下肢水肿好转，以前方6剂继服。

四诊：头晕目眩基本消除，以前方6剂继服。

五诊：心率62次/分，以前方6剂继服。

六诊：下肢水肿消退，以前方6剂继服。之后，为了巩固疗效，以前方治疗60余剂，诸症悉除。随访1年，一切尚好。

【按语】《金匮要略》第十六篇第13条："心下悸者，半夏麻黄丸主之。"由半夏麻黄丸用药组成决定其主治为饮邪凌心证，方中生半夏散饮降逆，麻黄发散郁遏之阳气，其病变证机是水饮之邪，侵凌于心，阻遏心阳，阳气郁遏而不能气化水饮，而致血脉运行不畅，症见心悸或怔忡，胸闷或胸满，头晕目眩，恶心呕吐，舌淡、苔滑，脉沉或滑等。《金匮要略》第十二篇第16条："心下有痰饮，胸胁支满，目眩，苓桂术甘汤主之。"苓桂术甘汤亦是蠲饮化痰的名方，原方中茯苓渗利水湿，桂枝通阳化气，行水降逆，白术、炙甘草补脾制水，使饮邪有所制。症见心下悸动，心下逆满，头晕目眩，呕吐恶心等。根据此患者有心悸、下肢水肿辨为阳虚水气，再根据胸闷、苔白滑腻辨为饮凌上侵，因头晕目眩、倦怠乏力辨为气虚，以此辨为阳虚不化，水饮凌心证。方以半夏麻黄丸燥湿化痰，宣降气机；以苓桂术甘汤健脾益气，杜绝饮生之源，加红参大补元气，加生川乌温阳散寒。方药相互为用，以奏其效。

半夏麻黄丸与苓桂术甘汤合方是王付老师治疗阳虚不化，水饮凌心引起心悸、怔忡的经验组合，临床疗效确切。

15. 室性期前收缩（心肾阳虚烦躁证）

康某某，男，61岁，2009年2月21日初诊。

自诉：有多年室性期前收缩病史，经常心悸，头重脚轻，曾多次服用中西药，但未能取得预期治疗效果，近因心悸胸闷加重前来诊治。

刻诊：心悸，烦躁，头重脚轻，胸闷，耳鸣，腰酸，口淡不渴，舌质淡、苔白腻，脉虚弱。

中医辨证：心肾阳虚烦躁证。

治疗原则：补益心肾，温阳化气。

治疗方剂：茯苓四逆汤与桂枝甘草龙骨牡蛎汤合方加减。

茯苓12 g，红参10 g，生川乌6 g，生草乌6 g，炙甘草15 g，干姜12 g，桂枝12 g，牡蛎18 g，龙骨18 g。6剂，每日1剂，先以水浸泡约30分钟，然后以大火煎药至沸腾，再以小火煎煮50分钟，分3次服。

二诊：心悸减轻，头重脚轻止，以前方6剂继服。

三诊：诸症悉除，以前方6剂继服巩固治疗效果。

【按语】茯苓四逆汤是仲景先师治疗肾阳虚烦躁证的代表方，症见心烦，急躁，失眠，腰膝酸软，恶寒，舌淡、苔白，脉微弱等，如《伤寒论》第69条："发汗若下之，病仍不解，烦躁者，茯苓四逆汤主之。"桂枝甘草龙骨牡蛎汤是仲景治疗心阳虚烦躁证的代表方，症见心悸，心烦，胸闷，身躁，汗出，乏力，失眠，舌淡苔薄，脉虚弱等，如《伤寒论》第118条论："火逆下之，因烧针烦躁者，桂枝甘草龙骨牡蛎汤主之。"两方合用治疗心肾阳虚烦躁证，可谓疗效显著，这亦是仲景经方合用治病之辨证精神。此患者病症表现既有心阳虚弱症状，如心悸、胸闷、烦躁、舌淡、苔白、脉弱；又有肾阳虚弱症状，如头重脚轻、耳鸣、腰酸、烦躁、口淡、脉弱。以茯苓四逆汤扶阳益阴；以桂枝甘草龙骨牡蛎汤补益心阳，潜镇安神，经方合用功效非凡。

16. 病毒性心肌炎（阳虚寒饮内结证）

马某某，女，39岁。

自诉：3年前因感冒引起心悸心痛，经检查诊断为病毒性心肌炎，数经治疗，可症状仍未解除，近因心悸加重前来诊治。

刻诊：心痛，心下痞闷，受凉诱发或加重，不能食凉，气短乏力，舌淡、苔薄白略滑，脉沉。

中医辨证：阳虚寒饮内结证。

治疗原则：壮阳宣气，解凝化饮。

治疗方剂：桂枝去芍药加麻黄附子细辛汤加减。

桂枝10 g，生姜10 g，炙甘草6 g，大枣12枚，麻黄6 g，细辛6 g，附子5 g，红参10 g，白术15 g。6剂，每日1剂，水煎2次，合并药液，分3次服。

二诊：心痛基本消除，气短乏力好转，又以前方治疗30余剂，诸症悉除。复经心电图、彩超等多项检查，病向痊愈。

【按语】《金匮要略》第十四篇第31条云："气分，心下坚，大如盘，边如旋杯，水饮所作，桂枝去芍药加麻辛附子汤主之。"根据仲景所论及方药组成可知其病变证机是阳气虚弱，水饮不化，寒饮凝滞，其主治为阳虚饮结寒凝证。桂枝去芍药加麻黄附子细辛汤是桂枝去芍药汤与麻黄细辛附子汤的合方，功能壮阳宣气，解凝化饮。方中桂枝、附子温壮阳气，温化水饮；细辛温经散寒凝，消散饮邪；麻黄开宣肺气，通调水道；生姜、炙甘草、大枣温补中焦，使中焦阳气旺盛，阴霾得以消散。此患者症状有心痛，心下痞闷，受凉诱发或加重，舌淡、苔薄白略滑，脉沉，辨为阳虚寒饮内结证，符合桂枝去芍药加麻黄附子细辛汤主治，以桂枝去芍药加麻黄附子细辛汤壮阳宣气，解凝化饮，加红参、白术补益中气。方药相互为用，以建其功。

另，芍药为仲景先师缓解诸疾疼痛的要药，此病机是心阳受损，寒饮内凝，而芍药补阴，敛阴并滋生阴邪，此患者不宜用芍药。仲景用药之精当，诚如此。

17. 冠心病（胸中虚寒，脉络凝聚证）

张某某，女，50岁，2010年9月17日初诊。

自诉：患冠心病已多年，经常心绞痛，有心肌梗死发作住院史，出院后稍行走时间偏长则心口闷痛，曾患有脑梗死、高血压、糖尿病，屡经治疗，效果不佳。服用中西药治疗时，服药则症状减轻，停药则症状又发作，近由病友介绍前来诊治。

刻诊：胸痛，胸闷，胸满，行走时间偏长加重，短气，时有气喘，胸中恶寒，似有冷气直入胸中，尤其疼痛发作与天气变化密切相关，舌质暗淡、苔薄白，脉沉。

中医辨证：胸中虚寒，脉络凝聚证。

治疗原则：温中补虚，散寒通脉。

治疗方剂：枳实薤白桂枝汤与理中汤合方加减。

人参12 g，白术12 g，干姜12 g，炙甘草12 g，全瓜蒌18 g，薤白18 g，枳实9 g，桂枝12 g，生川乌6 g，生半夏12 g。5剂，每日1剂，水煎2次，合并药液，分3次服。

二诊：胸痛大减，胸中恶寒消失，不再感到冷气直入胸中，又以前方薤白加为24 g，全瓜蒌加为24 g，5剂。服用后，胸闷等诸症均有大减。之后，以上方加减累计服药30余剂，症状消除。

【按语】《金匮要略》第九篇第5条：“胸痹心中痞，留气结在胸，胸满，胁下逆抢心，枳实薤白桂枝汤主之；人参汤亦主之。”其中理中丸主治虚寒胸痹证，其病变证机是心气虚弱，寒气凝结；枳实薤白桂枝汤主治气郁痰阻胸痹证，功能通阳行气，宽胸化痰。枳实薤白桂枝汤与理中丸合方治疗胸痹证是王付老师临床多年总结出的经验，其疗效得到了充分的肯定。胸痹是临床中的常见病，包括西医的冠心病、心绞痛等。胸痹证的三大方面，即病变部位在心，在肺，在胸膜，这三个方面都属于中医“胸痹”范畴，如在临床中见到许多冠心病、心绞痛患者，其疼痛不仅仅局限在心口这个位置，许多患者疼痛表现在胁下，或表现在胃脘，或表现在胸部，这也恰恰印证了仲景的论述“胸痹，心中痞，留气结在胸，胸满，胁下逆抢心”。此患者有胸痛，胸闷，胸中恶寒，似有冷气直入胸中，尤其疼痛发作与天气变化密切相关，辨为虚寒胸痹，再根据舌质暗淡，胸满，时有气喘辨为有气郁。以理中汤温阳补虚通痹，以枳实薤白桂枝汤行气化瘀通痹，加生川乌、生半夏通达心阳，法遵仲景，经方合用，疗效非凡。

关于胸痹一证，仲景在《金匮要略·胸痹心痛短气病脉证治篇》有非常详细的论述，一共设了九个方，各有主治，可以肯定地说我们的仲景先师是治疗冠心病、心绞痛的大家，为后世治疗冠心病开了先河。这九个方分别是主治痰瘀胸痹证的瓜蒌薤白白酒汤，主治痰盛瘀阻胸痹证的瓜蒌薤白半夏汤，主治郁瘀痰胸痹证的枳实薤白桂枝汤，主治心阳虚寒胸痹证的人参汤，主治饮阻胸痹证的茯苓杏仁甘草汤，主治气郁痰阻胸痹证的橘枳姜汤，主治阳虚寒湿胸痹证的薏苡附子散，主治痰阻气逆胸痹证的桂枝生姜枳实汤，主治阳虚寒凝脉阻胸痹证的乌头赤石脂丸。可见仲景治疗胸痹证辨证之精深，用药之考究。以上诸方亦是王付老师临床治疗胸痹证的常用方剂，特别是枳实薤白桂枝汤、人参汤、瓜蒌薤白半夏汤、瓜蒌薤白白酒汤、乌头赤石脂丸、薏苡附子散，更为老师临床所常用。王付老师治疗胸痹的经验如下：如果患者病变证型属气郁痰瘀者，常常选用枳实薤白桂枝汤与人参汤合方治疗；如果患者病变证型属阳虚寒凝脉阻而见心痛彻背，背痛彻心者，常常选用乌头赤石脂丸与薏苡附子散合方治疗，供中医同道参考应用。

18. 冠心病（阳郁寒饮证）

李某某，男，39岁。

自诉：5年前出现心痛，经检查诊断为冠心病、心肌缺血，经西医治疗，症状得以控制，但远期治疗效果不明显，又改中医及中西医结合治疗，仍然心痛，近因心痛加重前来诊治。

刻诊：心痛，因寒诱发，手足厥冷，畏寒怕冷，倦怠乏力，舌质淡、苔薄白，脉沉。

中医辨证：阳郁寒饮证。

治疗原则：温阳散饮，通达阳气。

治疗方剂：赤丸加减。

茯苓 12 g，生川乌 6 g，生半夏 12 g，细辛 3 g，红参 10 g，朱砂（冲服）3 g。6 剂，每日 1 剂，第 1 次煎煮 50 分钟，第 2 次煎煮 30 分钟，合并药液，分 3 次服。

二诊：手足怕冷好转，疼痛减轻，以前方 6 剂继服。

三诊：疼痛基本解除，以前方 6 剂继服。

四诊：病情趋于稳定，以前方治疗 40 余剂，诸症悉除。之后，以前方变汤剂为散剂，每次 2 g，每日 3 次，治疗 5 个月。随访 1 年，一切正常。

【按语】仲景在《伤寒杂病论》中论述：“寒气，厥逆，赤丸主之。”其药物组成有茯苓、乌头、半夏、细辛。决定其功用是逐寒散饮，通阳和中。此方乌头与半夏同用，通达心阳逐寒饮之功著。此患者表现为心痛，因寒加重，手足不温，颇似“寒气，厥逆”，以此选用赤丸。方中以生川乌逐寒通阳；细辛辛散温通；茯苓健脾益气，宁心安神；生半夏醒脾燥湿；朱砂化饮，兼防温热药之燥；加红参益气扶正。方药相互为用，以增强治疗作用。

仲景在赤丸中用乌头配伍半夏，在小青龙汤及附子粳米汤加减中用半夏配伍附子，可见仲景先师是提倡半夏与乌头同用的，虽然现代教科书把乌头与半夏归于“十八反”，但临床亦可用之，并且疗效显著。赤丸，古今医生鲜有能用者，就连《医宗金鉴》亦谓，有脱简，难以为后世法，不释，其他诸家，亦多略而不详。

目前诸多医生大多不敢用赤丸治疗疑难杂病，然此方却是王付老师所善用，临床中开的许多处方都含有赤丸，疗效确切，而未见患者有不良反应，但应用赤丸要高度注意其配伍原则、加减方法及煎煮时间，依此方可达到安全高效的目的。

19. 冠心病（心阳不足，饮阻胸痹证）

左某某，女，58 岁，1996 年 12 月 19 日初诊。

自诉：患慢性支气管炎 6 年，冠心病 3 年，近半个月来，出现肢体水肿，下肢尤为明显，西医诊断为慢性支气管炎，冠心病，心功能不全。近日服用呋塞米、氢氯噻嗪药，水肿未消退，曾服用中药 20 多剂，水肿也未明显减轻。

刻诊：水肿，下肢明显，胸痛，胸闷特甚，咳嗽，短气，轻微心悸，时有气喘，舌淡、苔薄白略腻，脉沉。

中医辨证： 心阳不足，饮阻胸痹证。

治疗原则： 通阳化饮，宣畅气机，利水消肿。

治疗方剂： 茯苓杏仁甘草汤加减。

茯苓 18 g，杏仁 12 g，甘草 6 g，桂枝 12 g，人参 10 g，猪苓 12 g，益母草 24 g，白术 12 g，丹参 12 g，陈皮 10 g。5 剂，每日 1 剂，水煎 2 次，合并药液，分 3 次服。

二诊：下肢水肿明显减轻，胸痛、胸闷、咳嗽均有所好转，又以前方加减 10 剂，水肿消退。之后，又以前方治疗 20 余剂，咳嗽、胸痛、胸闷等悉除。

【按语】《金匮要略》第九篇第 6 条："胸痹，胸中气塞，短气，茯苓杏仁甘草汤主之；橘枳姜汤亦主之。"张仲景设茯苓杏仁甘草汤为饮阻胸痹的代表方，茯苓杏仁甘草汤功能化痰除饮，降利肺气，方中茯苓、杏仁化痰饮、利肺气，甘草和中益胃。条文中"气塞，短气"强调患者病症表现以满塞为主，虽言"胸中气塞"，但要注意其病变证机不是以气郁为主，而是以饮邪内盛为主，演变为浊气壅滞，气机不利。根据此患者病症表现有轻微心悸，咳嗽，短气，舌淡，脉沉，辨为心阳不足；再根据胸痛，胸闷特甚，水肿，下肢明显，辨为饮阻胸痹，水气外溢。以茯苓杏仁甘草汤通阳化饮，宣导气机；桂枝通达心阳；丹参活血化瘀止心痛；陈皮燥湿化饮行气；猪苓利水渗湿，化饮邪；益母草利水消肿；加人参、白术健脾益气。方药相互为用，以治疗此冠心病。

20. 冠状动脉粥样硬化性心脏病 – 稳定型心绞痛（寒热郁虚证）

许某，男，60 岁，2018 年 2 月 25 日初诊。

自诉： 有多年冠状动脉粥样硬化性心脏病 – 稳定型心绞痛病史，近 1 年来症状加重，但服用中西药均未能有效控制病情，由病友介绍前来诊治。

刻诊： 胸痛引肩及上肢，胸闷，呼吸不畅，因情绪或活动加重，倦怠乏力，怕冷，手足不温，夜间上肢麻木，口苦，舌质红、苔薄黄白夹杂，脉沉弱。

中医辨证： 寒热郁虚证。

治疗原则： 温阳清热，行气化痰，补益中气。

治疗方剂： 小柴胡汤、薏苡附子散、橘枳姜汤、枳实薤白桂枝汤与藜芦芍药汤合方加减。

柴胡 24 g，生半夏 12 g，枯芩 10 g，红参 10 g，薏苡仁 10 g，制附子 20 g，枳实 15 g，厚朴 12 g，薤白 24 g，全瓜蒌 30 g，桂枝 3 g，藜芦 1.5 g，橘皮 50 g，生姜 24 g，白芍 10 g，大枣 12 枚，炙甘草 10 g。6 剂，每日 1 剂，以水 1 000 ~ 1 200 mL，浸泡 30 分钟，大火烧开，小火煎煮 50 分钟，去滓取药液，每日分早中晚 3 次服。

3 月 4 日二诊：胸闷减轻，仍口苦，以前方变枯芩为 15 g，6 剂。

3 月 11 日三诊：怕冷、手足不温减轻，仍夜间上肢麻木，以前方变藜芦为 2 g，6 剂。

3 月 18 日四诊：胸痛较前减轻，怕冷、手足不温消除，又以前方变白芍为 24 g，变桂枝为 10 g，变制附子为 10 g，6 剂。

3 月 25 日五诊：口苦消除，仍倦怠乏力，以前方变大枣为 15 枚，6 剂。

4 月 1 日六诊：诸症较前明显好转，又以前方治疗 60 余剂，诸症基本消除。之后，又以前方断断续续治疗，随访 1 年，病情稳定，症状未再发作，一切尚好。

【按语】根据胸痛引肩及上肢、因活动加重辨为气虚；胸痛引肩及上肢、因情绪异常加重辨为气郁；怕冷、手足不温辨为寒；口苦、舌质红辨为热。以此选用小柴胡汤益气解郁，平调寒热；薏苡附子散温阳化湿，缓急止痛；橘枳姜汤行气降逆；枳实薤白桂枝汤行气通阳降逆；藜芦芍药汤益气息风，缓急止痛。方药相互为用，以奏其效。

21. 冠状动脉粥样硬化性心脏病 – 缺血性心肌病（湿热阳虚，气虚痰湿证）

徐某，男，61 岁，2018 年 4 月 29 日初诊。

自诉：有多年冠状动脉粥样硬化性心脏病 – 缺血性心肌病病史，近 1 年来症状加重，但服用中西药均未能有效控制病情，由病友介绍前来诊治。

刻诊：胸痛，胸中沉闷，心烦，心悸，动则气喘，倚息不得平卧，呼吸不利，倦怠乏力，怕冷，手足不温，口苦口腻，舌质淡红、苔腻黄白夹杂，脉沉弱。

中医辨证：湿热阳虚，气虚痰湿证。

治疗原则：清热燥湿，行气化痰，温阳益气。

治疗方剂：半夏泻心汤、乌头汤、橘皮汤、干姜黄连黄芩人参汤、麻黄汤与藜芦甘草汤合方加减。

黄连 10 g，生半夏 12 g，枯芩 10 g，红参 10 g，干姜 10 g，黄芪 10 g，制川乌 10 g，麻黄 10 g，白芍 10 g，橘皮 24 g，桂枝 6 g，杏仁 15 g，藜芦 1.5 g，生姜 10 g，大枣 12 枚，炙甘草 10 g。6 剂，每日 1 剂，以水 1 000 ~ 1 200 mL，浸泡 30 分钟，大火烧开，小火煎煮 50 分钟，去滓取药液，每日分早中晚 3 次服。

5 月 6 日二诊：胸痛减轻，仍口苦口腻，以前方变黄连、枯芩各为 12 g，6 剂。

5 月 13 日三诊：胸痛较前又有减轻，仍心悸、动则气喘，以前方变红参为 12 g，6 剂。

5 月 20 日四诊：心悸、动则气喘较前明显减轻，仍有胸痛，又以前方变白芍为 24 g，变桂枝为 10 g，6 剂。

5 月 27 日五诊：胸痛消除，仍口苦口腻，以前方变黄连、枯芩各为 15 g，6 剂。

6 月 3 日六诊：口苦口腻消除，仍胸中沉闷，以前方变黄连、枯芩各为 10 g，变陈皮为 40 g，6 剂。

6 月 10 日七诊：诸症较前明显好转，又以前方治疗 100 余剂，诸症基本消除，经复查缺血性心肌病较前明显恢复。之后，又以前方断断续续治疗，随访 1 年，病情稳定，症状未再发作，一切尚好。

【按语】根据胸痛、怕冷辨为阳虚；口苦口腻、苔腻辨为湿热；动则气喘、倦怠乏力辨为气虚；胸中沉闷、苔腻辨为痰湿。以此选用半夏泻心汤、干姜黄连黄芩人参汤益气降逆，平调寒热；乌头汤益气温阳，宣通止痛；橘皮汤行气降逆；麻黄汤宣利心肺；藜芦甘草汤益气息风化痰。方药相互为用，以奏其效。

22. 冠状动脉粥样硬化性心脏病 - 心肌梗死（阳虚夹热，痰瘀夹风证）

郑某，女，64 岁，2018 年 4 月 29 日初诊。

自诉：有多年冠状动脉粥样硬化性心脏病 – 心肌梗死病史，近 1 年来症状加重，但服用中西药均未能有效控制病情，由病友介绍前来诊治。

刻诊：胸痛引左上臂、项部、肩背部如压榨样疼痛，大汗淋漓，呼吸急促，胸中闷塞，心胸烦热，急躁不安，恶心呕吐，心悸气短，倦怠乏力，怕冷，手足不温，手指颤抖，口干不欲饮水，舌质淡红夹瘀紫、苔白厚腻夹黄，脉沉弱。

中医辨证：阳虚夹热，痰瘀夹风证。

治疗原则：温阳清热，化痰息风，益气化瘀。

治疗方剂：桂枝人参汤、半夏泻心汤、附子半夏汤、桂枝加龙骨牡蛎汤与藜芦甘草汤合方加减。

桂枝尖 12 g，白术 10 g，黄连 10 g，生半夏 12 g，枯芩 10 g，红参 10 g，干姜 10 g，制附子 10 g，白芍 10 g，龙骨 24 g，桂枝 10 g，牡蛎 24 g，藜芦 1.5 g，生姜 10 g，大枣 12 枚，炙甘草 10 g。6 剂，每日 1 剂，以水 1 000 ～ 1 200 mL，浸泡 30 分钟，大火烧开，小火煎煮 50 分钟，去滓取药液，每日分早中晚 3 次服。

5 月 6 日二诊：怕冷、手足不温好转，仍胸痛，以前方变桂枝尖、白芍各为 15 g，6 剂。

5 月 13 日三诊：胸痛较前又有减轻，仍恶心呕吐，以前方变生半夏为 24 g，6 剂。

5 月 20 日四诊：恶心呕吐减轻，仍有汗出，又以前方变白芍为 24 g，变龙骨、牡蛎各为 30 g，6 剂。

5 月 27 日五诊：急躁不安明显好转，仍手指颤抖，以前方变藜芦为 2.5 g，6 剂。

6 月 3 日六诊：大汗淋漓、呼吸急促基本消除，仍心悸气短，以前方变红参为 12 g，6 剂。

6 月 10 日七诊：诸症基本消除，又以前方治疗 50 余剂，经复查心肌梗死较前恢复。之后，又以前方断断续续治疗，随访 1 年，病情稳定，症状未再发作，一切尚好。

【按语】根据胸痛、怕冷、大汗淋漓辨为阳虚不固；心胸烦热、口干不欲饮水辨为阳虚夹热；胸中闷塞、苔腻辨为痰湿；手指颤抖辨为风，舌质淡红夹瘀紫辨为瘀。以此选用桂枝人参汤益气温阳；半夏泻心汤益气平调寒热；附子半夏汤温阳化瘀，燥湿化痰；桂枝加龙骨牡蛎汤温阳补血，潜阳安神；藜芦甘草汤益气息风化痰。方药相互为用，以奏其效。

23. 肥厚型心肌病（阴阳俱虚，痰瘀夹风证）

郑某，女，64岁，2018年4月29日初诊。

自诉：有多年肥厚型心肌病病史，近2年来症状加重，但服用中西药均未能有效控制病情，由病友介绍前来诊治。

刻诊：心痛如针刺，呼吸急促不利，心悸，头晕，活动或劳累加重，心胸烦热，盗汗，倦怠乏力，手足不温，小腿抽筋，肢体沉重，口干不欲饮水，舌红少苔，脉沉细弱。

中医辨证：阴阳俱虚，痰瘀夹风证。

治疗原则：滋补阴阳，活血化瘀，息风化痰。

治疗方剂：炙甘草汤、附子半夏汤、桂枝茯苓丸与藜芦甘草汤合方加减。

炙甘草12 g，桂枝尖20 g，红参10 g，阿胶珠（烊化冲服）6 g，麦冬12 g，麻仁12 g，生地黄50 g，生半夏12 g，制附子10 g，茯苓20 g，桃仁20 g，白芍20 g，牡丹皮20 g，藜芦1.5 g，生姜10 g，大枣30枚，炙甘草10 g。6剂，每日1剂，以水1 000 ~ 1 200 mL，浸泡30分钟，大火烧开，小火煎煮50分钟，去滓取药液，每日分早中晚3次服。

5月6日二诊：呼吸急促不利减轻，仍心悸，以前方变红参为12 g，6剂。

5月13日三诊：心悸较前减轻，仍手足不温，以前方变制附子为12 g，6剂。

5月20日四诊：心胸烦热、盗汗基本消除，仍肢体沉重，又以前方变生半夏为15 g，6剂。

5月27日五诊：心悸基本消除，仍头晕，以前方变阿胶珠为10 g，6剂。

6月3日六诊：心痛基本消除，仍小腿抽筋，以前方变藜芦为3 g，6剂。

6月10日七诊：诸症较前明显好转，又以前方治疗120余剂，经复查肥厚型心肌病较前好转。之后，又以前方断断续续治疗，随访1年，病情稳定，一切尚好。

【按语】根据手足不温辨为阳虚；心胸烦热、盗汗辨为阴虚；小腿抽筋、肢体沉重辨为风痰；活动或劳累加重辨为气虚；心痛如针刺辨为瘀。以此选用炙甘草汤调补阴阳，益气补血；附子半夏汤温阳化瘀，燥湿化痰；桂枝茯苓丸活血化瘀；藜芦甘草汤益气息风化痰。方药相互为用，以奏其效。

24. 风湿性心脏病、慢性心力衰竭（阴阳俱虚，湿热风痰证）

孙某，男，60 岁，2018 年 4 月 29 日初诊。

自诉：有多年风湿性心脏病病史，慢性心力衰竭，近 2 年来病情加重，但服用中西药未能有效控制症状，由病友介绍前来诊治。

刻诊：心悸，心烦，抬肩呼吸，气短不足一息，自汗，盗汗，肢体沉重水肿，不思饮食，大便干结，脘腹胀满，面色不荣，倦怠乏力，怕冷，手足不温，小腿抽筋，口苦口腻，舌红少苔，脉沉弱。

中医辨证：阴阳俱虚，湿热风痰证。

治疗原则：滋补阴阳，清热燥湿，息风化痰。

治疗方剂：百合地黄汤、四逆汤、半夏泻心汤、泽泻汤、麻黄汤与藜芦甘草汤合方加减。

百合 15 g，生地黄 50 g，生附子 5 g，干姜 10 g，红参 10 g，黄连 3 g，枯芩 10 g，生半夏 12 g，麻黄 10 g，桂枝尖 6 g，杏仁 15 g，泽泻 50 g，白术 20 g，藜芦 1.5 g，生姜 15 g，大枣 30 枚，炙甘草 10 g。6 剂，每日 1 剂，以水 1 000 ~ 1 200 mL，浸泡 30 分钟，大火烧开，小火煎煮 50 分钟，去滓取药液，每日分早中晚 3 次服。

5 月 6 日二诊：肢体水肿减轻，仍口苦，以前方变黄连为 10 g，6 剂。

5 月 13 日三诊：肢体水肿较前又有减轻，仍手足不温，以前方变生附子为 6 g，6 剂。

5 月 20 日四诊：心悸、心烦明显减轻，自汗、盗汗明显减少，大便正常，仍小腿抽筋，又以前方变藜芦为 2 g，6 剂。

5 月 27 日五诊：口苦基本消除，仍小腿抽筋，以前方变藜芦为 3 g，6 剂。

6 月 3 日六诊：肢体水肿基本消除，心悸、心烦较前又有明显减轻，仍不思饮食，以前方变白术为 24 g，6 剂。

6月10日七诊：诸症基本消除，以前方治疗100余剂，经复查慢性心力衰竭较前明显好转，之后，又以前方断断续续治疗，随访1年，病情稳定，一切尚好。

【按语】根据心悸、手足不温辨为阳虚；心烦、舌红少苔辨为阴虚；肢体沉重水肿、小腿抽筋辨为水气风痰；倦怠乏力、脉沉弱辨为气虚。以此选用百合地黄汤滋补阴血；四逆汤温壮阳气；半夏泻心汤益气温通，清热燥湿；泽泻汤益气利水消肿；麻黄汤宣降温通利水；藜芦甘草汤益气息风化痰。方药相互为用，以奏其效。

25. 甲状腺功能亢进性心脏病（阴阳俱虚夹瘀证）

师某某，女，34岁。

自诉：2年前在省级某医院诊断为甲状腺功能亢进性心脏病，曾住院治疗1个月，出院后诸症状又复发，虽多次服用中西药，但治疗效果不明显，近因病症加重前来诊治。

刻诊：心悸，胸闷，心痛如针刺，手足心热，盗汗，舌质暗淡夹瘀紫、苔薄白，活动后加重，脉沉涩。

中医辨证：阴阳俱虚夹瘀证。

治疗原则：滋补阴阳，活血化瘀。

治疗方剂：肾气丸与抵当汤合方加减。

干地黄30 g，山药15 g，山茱萸15 g，茯苓10 g，泽泻10 g，牡丹皮10 g，附子5 g，桂枝5 g，水蛭10 g，虻虫6 g，桃仁12 g，大黄6 g。6剂，水煎服，每日1剂，每剂分3次服。

二诊：心悸、胸闷、胸痛减轻，以前方6剂继服。

三诊：诸症较前又有减轻，以前方6剂继服。

四诊：心痛止，手足心热及盗汗好转，以前方6剂继服。

五诊：诸症较前又有减轻，又以前方治疗50余剂，诸症悉除。为了巩固疗效，以前方变汤剂为散剂，每次服10 g，每日3次，治疗半年。随访1年，一切尚好。

【按语】《伤寒杂病论》中阴阳双补的方剂有很多，如炙甘草汤主治心阴阳两虚证，茯苓四逆汤主治阴阳两虚烦躁证，肾气丸主治肾阴阳两虚证，薯蓣丸主治气血阴阳俱虚证。其中肾气丸是临床中应用范围较广、后世加减变化较多的一个方子，诸如钱氏六味地黄丸、桂附地黄丸、济生肾气丸、杞菊地黄丸、都气丸、麦味地黄丸等皆法于仲景肾气丸。肾气丸共8味药，干地黄、山药、山茱萸、茯苓、泽泻、牡丹皮、附子、桂枝，其中后世多将生地黄改为熟地黄，桂枝改为肉桂，这样有违仲景肾气丸组方之义。在《金匮要略》中肾气丸主治颇广，用于治疗“脚气上入，少腹不仁”“消渴，小便反多，以饮一斗，小便亦一斗”“虚劳，腰痛，少腹拘急，小便不利”“短气有微饮”“妇人转胞”即肾阴阳两虚脚气证、肾阴阳两虚消渴证、肾阴阳两虚腰痛证、肾阴阳两虚微饮证、肾阴阳两虚转胞证。如果将生地黄改为熟地黄，桂枝改为肉桂，则辛热之性大增，主治肾阳虚证偏多，就不能主治以上5种肾阴阳两虚证型，可以说与仲景制方之旨相违背。

临床中应用肾气丸主治以上证型要谨遵仲景遗义，方可达到最佳治疗效果。抵当汤是一张破血逐瘀的方子，其中水蛭、虻虫为仲景书中起沉疴愈大病最有大力之神药，桃仁、大黄活血祛瘀，泻热导滞。本方证以下焦瘀血、瘀热互结为主要病变证机，亦能主治妇人胞中瘀热证、膀胱瘀热重证、阳明瘀热重证。应用抵当汤的关键是抓住病变证机是以瘀血与热互结，不管病变部位在少腹还是在胸中，即可合理选用抵当汤。现代药理研究亦表明，抵当汤具有显著降低全血黏度、血浆黏度及红细胞压积，降低纤维蛋白原含量，改善纤维蛋白原及血小板黏附率异常等功效。临床可用于治疗冠心病（心绞痛）、肺心病（急性发作）、脑梗死、急性盆腔炎、子宫肌瘤、胎盘滞留、痛经、闭经、前列腺炎、前列腺肥大、睾丸结核等病变证机属瘀热者。

根据此甲状腺功能亢进性心脏病患者有手足心热、盗汗辨为阴虚；又根据舌质暗淡、苔薄白辨为阳虚；因活动后加重辨为气虚；又因心痛如针刺、舌质瘀紫辨为瘀血，以此辨为阴阳俱虚夹瘀证。方以肾气丸滋补肾阴，温补肾阳；抵当汤活血破瘀，兼以泻热。方药相互为用，以奏其效。

26. 甲状腺功能减退性心脏病（心肾阳虚证）

赵某某，男，38岁。

自诉：5年前诊断为甲状腺功能减退症，2年前又被诊断为甲状腺功能减退性心脏病，曾多次服用中西药，病情反反复复，未能达到有效治疗目的，近因病症加重而前来诊治。

刻诊：心悸，心前区疼痛，牵引后背疼痛，气促，劳力性呼吸困难，腰酸，耳鸣，下肢水肿，畏寒怕冷，口淡不渴，舌质淡、苔薄白，脉虚弱。

中医辨证：心肾阳虚证。

治疗原则：温壮阳气，调补心肾。

治疗方剂：乌头赤石脂丸与桂枝人参汤合方加减。

桂枝12 g，炙甘草12 g，人参10 g，白术10 g，干姜10 g，蜀椒6 g，生川乌3 g，附子3 g，赤石脂6 g，杜仲12 g，牛膝24 g。6剂，水煎服，每日1剂，每剂分3次服。

二诊：心悸、心痛略有减轻，复以前方6剂继服。

三诊：畏寒怕冷好转，以前方6剂继服。

四诊：腰酸止，耳鸣减轻，以前方6剂继服。

五诊：诸症较前均有明显减轻，又以前方治疗60余剂，诸症悉除。为了巩固疗效，以前方变汤剂为散剂，每次5 g，每日3次，治疗半年。随访半年，一切尚好。

【按语】《金匮要略》第九篇第9条："心痛彻背，背痛彻心，乌头赤石脂丸主之。"乌头赤石脂丸主治阳虚寒凝脉阻胸痹证的基本病理病机是阳虚不得温煦于心胸；寒湿乘机侵袭于心胸；心胸脉络阻结不通。原方中乌头、附子、干姜散阴寒，通阳气，畅脉络，破寒湿凝结于心；蜀椒温中散寒，除湿化饮，解郁开结，温达阳气；赤石脂益心血，敛阴气，防止温热之品辛散太过。其常见证候即为"心痛彻背，背痛彻心"，是临床治疗冠心病（心绞痛、心肌梗死）、风湿性心脏病的专方。桂枝人参汤是由理中汤加桂枝一味而成，功能温中解表，然理中丸是治疗胸阳虚胸痹证的基础方，桂枝又能通达心阳，故桂枝人参汤是治疗心阳虚寒证的基本方，用于治疗胸痹证。根据此患者有心悸，心前区疼痛，腰酸，耳鸣，畏寒怕冷，舌淡，脉虚弱，辨为心肾阳微证；因下肢水肿，口淡不渴辨为寒湿。故以桂枝人参汤温阳散寒除湿，通达心阳；以乌头赤石脂丸温阳逐寒，破阴通脉，除湿化饮；加杜仲、牛膝补肾强筋止腰痛。方药相互为用，以建其功。

27. 心脏病水肿（阴阳俱虚水气证）

唐某某，女，51岁。

自诉：1年前出现心痛，胸闷，之后又出现下肢水肿，经省级某医院检查，诊断为心肌肥大性心脏病，住院治疗2个月，病情好转，出院后水肿又复发，近因病症加重前来诊治。

刻诊：下肢水肿，心悸，心痛，胸闷，动则气喘，手足不温，恶寒，倦怠乏力，口干欲饮水，舌红、少苔，脉沉细。

中医辨证：阴阳俱虚水气证。

治疗原则：渗利水气，滋补阴阳。

治疗方剂：己椒苈黄丸与炙甘草汤合方加减。

防己3 g，椒目10 g，葶苈子10 g，大黄6 g，炙甘草12 g，生姜10 g，红参6 g，生地黄48 g，桂枝10 g，阿胶（烊化冲服）6 g，麦冬12 g，火麻仁12 g，大枣25枚。6剂，每日1剂，第1次煎煮30分钟，第2次煎煮20分钟，合并药液，分3次服。

二诊：心悸、气喘减轻，以前方6剂继服。

三诊：下肢水肿减轻，复以前方6剂继服。

四诊：病情基本稳定，胸闷略有改善，又以前方加薤白24 g，6剂。

五诊：诸症得以控制，继续以前方治疗30余剂，诸症悉除。之后，复以前方变汤剂为散剂，每次10 g，每日3次，以巩固治疗效果。随访1年，一切尚好。

【按语】炙甘草汤是《伤寒论》中治疗“伤寒，脉结代，心动悸”的名方，功能滋阴养血，益气补阳，主治心阴阳两虚证。原方中炙甘草益气生血，和阳助阴，调和阴阳气血；人参、大枣补益心肺，与炙甘草相伍，以增补气；桂枝、生姜温阳通脉，与炙甘草相伍，温阳以补阳；生地黄、阿胶补血养血，与炙甘草相伍，使血得气而化；麦冬、火麻仁养阴生津，与炙甘草相伍，使阴得气生；清酒辛温散，功在行气活血，使气血运行于经脉之中，并兼制补药滋而不腻。应用炙甘草汤要知道炙甘草汤的煎煮方法是“以清酒七升，水八升，先煮八味，取三升，去滓，内胶烊消尽”，用酒同煎有助于方中诸药的疗效更好地发挥。炙甘草汤又名复脉汤，是滋阴补阳、补气生血的方子，方中生地黄用量一斤，麦冬半升，火麻仁半升，大枣30枚，只有这些滋阴补血复脉之药用量独大方可达到滋阴复脉的目的。王付老师临床应用炙甘草汤的用量一般为：人参10 g，生地黄50 g，麦冬24 g，阿胶6 g，火麻仁24 g，炙甘草12 g，大枣30枚，桂枝10 g，生姜10 g，清酒适量。在现代临床中炙甘草汤主要用于治疗心脏疾患证属心阴阳两虚者，如β－受体过敏综合征、病态窦房结综合征、病毒性心肌炎、风湿性心脏病、冠心病、心脏病水肿等。

己椒苈黄丸是仲景治疗“肠间有水气”的代表方，病变证机是水气肆虐于大肠，致使大肠传道、变化失职。方中防己长于利水饮之邪，性善下行，为治水气之要药；椒目利水而消饮，长于消胀满，使水饮之邪尽从小便而去；葶苈子通调水道，利水消肿，善消顽痰水饮之邪；大黄泻热通便，使水饮从大便去。可见己椒苈黄丸为消水饮之专方。王付老师临床常用此方用于治疗乳糜尿、慢性前列腺炎、心源性水肿、慢性肾小球肾炎、肠结核、肝硬化腹水、脂肪肝等属水饮肆虐者。王付老师指出，应用己椒苈黄丸治疗水饮证，只辨病变属性而不辨其病变部位，不能将己椒苈黄丸的主治仅局限于大肠。根据此患者有心悸，动则气喘辨为心气虚；再根据手足不温，恶寒辨为阳虚；因口干欲饮水，舌红、少苔辨为阴虚；又因下肢水肿辨为水气。以此选用己椒苈黄丸与炙甘草汤合方加味。方中防己降泄水气；椒目通利水气；葶苈子泻肺通调水道；大黄通泻水结；红参、大枣益气补虚；桂枝、生姜温阳散寒；阿胶、生地黄补血化阴；麦冬、火麻仁滋补阴津；炙甘草补益气血，化生阴阳。方药相互为用，以取得预期治疗效果。

辨证提示：根据病变证机与病症表现，既有水气内盛，又有阴津不足，利水伤阴，滋阴助水，合理选用己椒苈黄丸与炙甘草汤合方加味，则能既利水又益阴，达到利水不伤阴，益阴不助水之目的。

28. 慢性心力衰竭（阳虚痰湿，水气浸淫证）

刘某某，女，64岁。

自诉：有多年冠心病病史，3年前又出现右心衰竭，经诊治后病情得以有效控制。近1周因感冒而诱发心悸、水肿，在某省级医院检查，诊断为全心衰竭，嘱其住院治疗，因其在3年前曾服用中药而取得良好效果，故特来诊治。

刻诊：心悸，呼吸不畅，胸中拘紧，颜面及四肢水肿，形体肥胖，头沉，手足不温，四肢沉重，动则气喘，口淡不渴，舌质淡、苔白腻厚，脉沉弱。

中医辨证：阳虚痰湿，水气浸淫证。

治疗原则：补益阳气，温阳化水。

治疗方剂：真武汤与四逆加人参汤合方加减。

炙甘草6 g，干姜5 g，生川乌5 g，人参3 g，茯苓9 g，白芍9 g，生姜9 g，白术6 g，炮附子5 g，薤白24 g，枳实15 g，泽泻15 g。6剂，每日1剂，先以水浸泡约30分钟，然后以大火煎药至沸腾，再以小火煎煮40分钟，每剂分3次服。

二诊：胸中拘紧缓解，又以前方6剂继服。

三诊：颜面水肿减轻，又以前方6剂继服。

四诊：诸症较前又有好转，下肢水肿明显减轻，又以前方治疗40余剂，诸症得到有效控制。为了巩固疗效，将前方变汤剂为散剂，每次6 g，每日3次。随访半年，一切正常。

【按语】真武汤是《伤寒论》中治疗少阴阳虚水泛证（心阳虚、肾阳虚，或心肾阳虚）的代表方，症状以肢体水肿、四肢沉重、小便不利为主。原方中炮附子辛热以壮肾阳，使水有所主；白术健脾燥湿，使水有所制；生姜宣散，辅佐附子以助阳，是于主水之中有散水；茯苓淡渗，辅佐白术以健脾，是于制水之中以利水；芍药既可敛阴和营，又可引阳药入阴以利水气，更可制附子刚燥之性，使温药不燥阴津，故达到温阳利水消肿的目的。现代药理研究亦表明真武汤具有良好的改善心功能、肾功能和微循环的作用，是治疗慢性肾小球肾炎、肾功能不全、心源性水肿、慢性肺心病的常用方。四逆加人参汤是一张温阳散寒、益气救阴的方子，方中四逆汤温阳散寒，回阳救逆，因加人参一味，特护益气津液，加强四逆汤的治疗作用。根据此患者手足不温、口淡不渴、脉沉弱辨为阳虚；再根据心悸、胸中拘紧、动则气喘辨为心气虚；因头沉、肢体困重辨为痰湿，又因颜面及四肢水肿辨为水气浸淫，以此辨为阳虚痰湿，水气浸淫证。方以四逆加人参汤温补阳气，兼益心阴；以真武汤温阳利水，加薤白通阳宽胸行气，枳实行气降浊，泽泻利水渗湿消肿。方药相互为用，以奏其效。

29. 心肌梗死（阳虚痰阻证）

勃某某，男，59岁。

自诉：有多年心肌梗死、完全性右束支传导阻滞病史，经多地省市级医院检查治疗，均未能取得预期治疗效果，近因病症加重前来诊治。

刻诊：心痛甚，心悸，头晕目眩，胸闷，咽中似有痰堵塞，因受凉加重，舌质淡、苔白腻，脉沉迟（心率46次/分）。

中医辨证：阳虚痰阻证。

治疗原则：温阳散寒，燥湿化痰。

治疗方剂：通脉四逆汤与小半夏汤合方加减。

生川乌15 g，干姜20 g，生半夏24 g，生姜24 g，红参15 g，炙甘草12 g。12剂，每日1剂，水煎煮，第1次煎煮50分钟，第2次煎煮30分钟，合并药液，分3次服用。

二诊：心痛基本解除，脉迟（心率52次/分）好转，又予前方6剂继服。

三诊：头晕目眩止，偶有胸闷，以前方12剂继服。

四诊：诸症悉除，复以前方12剂继服。

五诊：诸症未再发作，以前方变汤剂为散剂，每次3 g，每日3次，治疗半年，随访1年，一切尚好。

【按语】张仲景设通脉四逆汤主治少阴心肾阳虚危重症，本方与四逆汤药味完全相同，但附子、干姜用量较大，温阳逐寒之力更优，有破阴回阳、通达内外之功效。而小半夏汤主治脾胃支饮寒证，方由生半夏、生姜组成，生半夏用量一升（24 g），生姜用量半斤（24 g），药味少，量大而力专，化痰而通阳。根据此患者病症表现有心痛因受凉加重辨为寒，再根据咽中似有痰堵塞辨为痰，因头晕目眩，心悸辨为气虚，以此辨证为阳虚痰阻证。方以重用通脉四逆汤温阳逐寒；以小半夏汤温阳燥湿化痰，加红参大补元气。方药相互为用，以建其功。

30. 先天性室间隔缺损（心阳虚弱，寒饮结胸证）

马某某，男，20岁。

自诉：患有先天性心脏病，室间隔缺损，长期服用中西药控制病症，近因症状加重前来诊治。

刻诊：心悸（心率 100 次 / 分），胸闷，气喘，时有咳嗽，四肢乏力，手足不温，舌淡苔腻，脉沉迟。

中医辨证：心阳虚弱，寒饮结胸证。

治疗原则：温阳散饮。

治疗方剂：赤丸与理中丸合方加减。

茯苓 12 g，乌头 6 g，半夏 12 g，细辛 3 g，干姜 6 g，人参 12 g，白术 12 g，炙甘草 10 g。12 剂，水煎服，每日 1 剂，每剂分 3 次服。

二诊：诸症均有好转，之后，又以前方治疗 3 个月，诸症基本得到完全控制。患者欲坚持服用，又以前方治疗 8 个月，经检查：先天性室间隔缺损完全闭合。之后，为巩固治疗，将前方改为粉状继续服用，每次 6 g，每日 3 次。

【按语】先天性室间隔缺损是先天性心脏病的一种，在成人先天性心脏病中，其发病率仅次于房间隔缺损，西医一般主张手术治疗，但有一定的风险。而中医辨证论治有一定的优越性。《金匮要略》第十篇第 16 条：“寒气厥逆，赤丸主之。”赤丸主治寒邪肆虐，厥逆身冷。赤丸是一张疗效卓著的经典方剂，但现代临床中大部分医生囿于“十八反”的禁忌而不敢用于治病，造成此方得不到临床医生的重视而几近埋没。赤丸由乌头、茯苓、半夏、细辛 4 味药组成，方中乌头逐寒通阳；细辛温阳化饮；茯苓健脾益气，渗利湿浊；半夏醒脾燥湿化痰。诸药合用，共奏逐寒散饮，通达一身阳气的治疗作用。根据此患者病症表现有心悸、胸闷、气喘、手足不温，辨为心阳虚弱；根据四肢乏力，辨为气虚；因咳嗽、苔白腻辨为饮邪留滞。以赤丸温达心阳，温阳化饮；以理中丸温阳散寒，补益中气，使阳气有所化生。

注意：其中乌头配伍半夏属于中药教材中“十八反”配伍禁忌，但王付老师常将两药配伍组方，取得了很好的治疗效果。

第四节　神经及精神系统疾病

现代医学中，神经及精神系统疾病包括脑血管疾病、短暂性脑缺血发作、脑梗死、帕金森病、肝豆状核变性、脱髓鞘疾病、重症肌无力、癫痫、狂躁抑郁症、颅脑损伤、脑出血、脑肿瘤、乙型脑炎、流行性脑脊髓膜炎、周围神经疾病、运动神经元病、进行性肌营养不良、阿尔茨海默病、三叉神经痛、特发性多发性神经根病、遗传性共济失调、睡眠障碍等。

中医辨为中风、眩晕、耳鸣、胸痹、心痛、失眠、痴呆、痫病、狂病、头痛、痿证、震颤等。

1. 中风后遗症（气虚血瘀夹热证）

花某某，男，56岁，2010年6月4日初诊。

其妻代诉：患者曾有脑出血病史，经住院抢救后脑出血得到控制，但遗留病症未能得到控制，曾多次到省级医院治疗，未见明显治疗效果，故前来诊治。

刻诊：表情痴呆，行走不利，肢体麻木不仁，言语不清，言语声微，头晕头沉，口舌㖞斜，少气乏力，舌暗红、苔微黄，脉弦细涩。

中医辨证：气虚血瘀阻窍夹热证。

治疗原则：补气活血通络兼清热。

治疗方剂：黄芪桂枝五物汤与补阳还五汤合方加减。

桂枝15 g，黄芪40 g，生白芍12 g，赤芍10 g，当归10 g，川芎10 g，地龙10 g，桃仁10 g，红花10 g，炙甘草6 g。6剂，水煎服，每日1剂，每剂分3次服。另开仲景风引汤散剂，嘱咐患者每次服用3 g，每日3次，坚持服用。

二诊：诸症明显减轻，又按一诊治疗方法治疗1个月。

三诊：诸症均明显好转，又以前方根据病情加减治疗3个月，患者已能正常走路，言语清楚，表情愉悦，眼中红血丝消去，之后患者坚持服用中药调理。

【按语】中风后遗症以半身不遂、麻木不仁、口舌㖞斜、言语不利、脉虚等为主要表现的疾病。中风之因虽多，但可归纳为风、火、气、血、痰五邪交错而成。关于中风后遗症之偏瘫的病机，早在《素问·生气通天论》中就记载："有伤于筋，纵，其若不荣，汗出偏沮，使人偏枯。"意即营卫失调，瘀阻脉络，而见患者身体或左或右出汗仅见一侧；气血虚弱，筋脉失养，而致肢体一侧瘫痪。张锡纯在《医学衷中参西录》中对脑充血以及脑充血后遗症的病因及治疗做了较详细的论述，脑充血的病因病机在《内经》调经论中归纳为："血之与气，并走于上，则为大厥，厥则暴死。气复反则生，不反则死。"针对血之与气并走于上的病机，张锡纯的镇肝熄风汤以滋真阴兼引血下行，然此脑充血相当于高血压或中风昏迷前期。从脑充血的病机可以探讨脑出血之后、中风后遗症的病机，大都为失血之后，气血俱虚、脉络不濡而致瘀，或瘀久生痰，生火。所以治疗中风后遗症与治疗中风昏迷前期的治疗原则基本上是相反的，治疗中风后遗症一般要补气血，通脉络，化瘀阻，但同时要注意根据患者病情给予或清热或化痰的治疗方法，这样才能达到安全治疗中风后遗症的目的。

黄芪桂枝五物汤是《金匮要略》治疗“血痹，阴阳俱微，寸口关上微，尺中小紧，外证身体不仁，如风痹状”的主方，方由桂枝汤去甘草倍生姜加黄芪而成。清·陈元犀谓此即桂枝汤去甘草之缓，加黄芪之强有力者，于气分中调其血，更妙倍用生姜以宣发其气，气行则血不滞痹除，此夫唱妇随之理也。中医有“气虚则麻，血虚则木”之说，黄芪桂枝五物汤正是补气生血通络之剂，用于治疗气血营卫俱虚，脉络阻滞之证，临床常见症状有四肢麻木不仁或疼痛、运动障碍、身体疲倦无力，或肌肉抽搐、头目昏沉等。补阳还五汤亦是非常著名的方子，载于王清任《医林改错》，方中重用生黄芪以补益元气，当归尾、赤芍、川芎、桃仁、红花活血通络而不伤新血，地龙通经活络，力专善走，周行全身，以行药力，从而达到补气、活血、通络的治疗目的。本方用于治疗中风之气虚血瘀证，临床常见症状有半身不遂，麻木不仁，口舌㖞斜，言语不利，口角流涎，脉缓无力等。张锡纯在《医学衷中参西录》对补阳还五汤做了详细论述：“至清中叶王勋臣出，对于此证，专以气虚立论，谓人之元气，全体原十分，有时损去五分，所余五分，虽不能充体，犹可支持全身。而气虚者，经络必虚，有时气从经络虚处透过，并于一边，彼无气之边，即成偏枯。爰立补阳还五汤，方中重用黄芪四两，以峻补气分，此即东垣主气之说也。然王氏书中全未言脉象何如，若遇脉之虚而无力者，用其方原可见效；若其脉象实而有力，其人脑中多患充血，而复用黄芪之温而升补者，以助其血愈上行，必致凶危立见，此固不可不慎也。”

黄芪桂枝五物汤与补阳还五汤，一为经方，一为时方，均为治疗中风后遗症的有效良方，临床中如能合理加减应用治疗中风后遗症，将是古今接轨的绝佳典型。风引汤是《金匮要略》治疗“热、瘫、痫”的主方，其基本病理病机是肝阴不足于内，肝阳盛于外。张锡纯谓：“本方用石药六味，多系寒凉之品，虽有干姜、桂枝之辛热，而与大黄、石膏、寒水石、滑石并用，药性混合，仍以凉论。且诸石性皆下沉，大黄性尤下降，原能引逆上之血使之下行。又有龙骨、牡蛎与紫石英同用，善敛冲气，与桂枝同用，善平肝气。肝冲之气不上干，则血之上冲者自能徐徐下降也。”本方常见临床症状有昏仆，四肢抽搐，肌肉震颤，四肢无力，头晕头疼，口吐涎沫，两目上视，舌红、少苔或苔薄黄，脉弦数等。根据此患者有少气乏力，言语声微，脉细弱辨为气血虚弱；再根据行走不利，言语不清，面红眼亦红且布满血丝，头晕头沉，口舌㖞斜，舌暗红、苔微黄，脉弦细涩，辨为瘀热阻窍。故以黄芪桂枝五物汤益气补血通痹阻；以补阳还五汤补气，活血，通络。方药相互为用，以建其功。

2. 中风后遗症（瘀热阻窍夹气虚证）

商某某，男，55岁。

自诉：在3年前因脑梗死住院治疗40天，病情得到有效控制，但诸多症状仍然没有解除。出院至今多次服用中西药，但症状改善不明显。

刻诊：头痛，感觉障碍，左侧偏瘫，不能自主行走，肌肉痛如针刺，头昏，头晕目眩，语言謇涩，手足麻木，大便干结，舌质暗红瘀紫、苔薄黄，脉涩。

中医辨证：瘀热阻窍夹气虚证。

治疗原则：活血化瘀，泻热通络，兼以益气。

治疗方剂：桃核承气汤与桃红四物汤合方加减。

桃仁10 g，大黄12 g，桂枝6 g，炙甘草6 g，芒硝6 g，生地黄6 g，川芎3 g，炒白芍6 g，当归6 g，红花6 g，黄芪60 g。6剂，水煎服，每日1剂，每剂分3次服。

二诊：头痛减轻，以前方6剂继服。

三诊：手足麻木略有好转，以前方6剂继服。

四诊：大便干结通畅，头晕目眩消除，以前方减大黄为3 g，6剂继服。

五诊：肌肉疼痛基本消除，以前方6剂继服。

六诊：病情趋于稳定，以前方6剂继服。之后，以前方治疗150余剂，能够自主行走。为了巩固疗效，将前方变汤剂为丸剂，每次6 g，每日3次，巩固治疗半年。随访1年，一切尚好。

【按语】桃核承气汤与桃红四物汤都是活血化瘀的方，而桃红四物汤兼有补血养血的作用。桃核承气汤功能活血祛瘀，通下泻热，方中桃仁活血化瘀，通利血脉；桂枝通经祛瘀；大黄、芒硝荡涤实热，清热祛瘀；炙甘草益气，帅血而行，以助祛瘀，兼防攻伐太过损伤正气，并能调和诸药。此方是治疗瘀热病变的代表方剂。

桃红四物汤是四物汤加桃仁、红花而成，四物汤具有补血活血的作用，加上桃仁、红花，增强其活血化瘀的功效，是为妇科所常用，当不能将其局限于妇科病，只要患者病变证机是瘀血，就可合理选用桃红四物汤。桃核承气汤经方也，桃红四物汤时方也，王付老师将两方合用，此亦为古今接轨之治法。根据此中风后遗症患者有头痛、肌肉痛如针刺辨为瘀血，再根据舌质暗红、苔薄黄辨为热，因手足麻木、头晕目眩辨为气虚，以此辨为瘀热阻窍夹气虚证。方以桃核承气汤泻热祛瘀；以桃红四物汤活血凉血，补血荣筋，加黄芪大补脾胃之气，生化气血。方药相互为用，以奏其效。

案例对比：此患者与上例同为中风后遗症，上例患者病症表现以气血虚弱为主，亦有瘀热阻滞不通，以黄芪桂枝五物汤益气补血，以补阳还五汤补气，活血，通络。而此患者病症表现以瘀热为主，亦有气虚，故以桃核承气汤泻热祛瘀，以桃红四物汤活血，补血，加黄芪大补脾胃之气。患者症状有所偏重，用药亦要合理而周到。

3. 脑梗死（心肾阴阳两虚证）

王某某，男，70岁，2010年8月22日初诊。

其子代诉：患者经常严重失眠，无法入睡，性情急躁，曾住院多次均诊断为脑梗死，经治疗未见明显改善。近病情加重前来诊治，有糖尿病、高血压病史。

刻诊：失眠严重，无法入睡，性情急躁，白天精神亢奋，无法休息，怕热，左肢活动受限，天阴加重，腿怕凉，在被窝亦暖不热，耳聋，尿频尿急，尿无力，大便干结，腰膝酸软，特别是腰膝酸软直不起来，耳聋，舌绛、少苔，脉弦。

中医辨证：心肾阴阳两虚证。

治疗原则：滋阴补阳，除烦止痛。

治疗方剂：肾气丸与酸枣仁汤合方加减。

干地黄30 g，山药15 g，山茱萸15 g，茯苓20 g，泽泻30 g，牡丹皮10 g，附子5 g，桂枝5 g，龙骨30 g，牡蛎30 g，知母10 g，酸枣仁30 g，川芎20 g，炙甘草10 g。12剂，每日1剂，水煎2次，合并药液，分3次服。

二诊：小便已畅，走路亦有力，中午想睡但仍睡不着，听力无明显好转。于前方加朱砂3 g，磁石30 g，12剂。

三诊：诸症均有好转，之后以前方加减变化治疗2月余，诸症基本痊愈，之后以汤剂变散剂巩固治疗。每次服6 g，日服3次，现一切尚好。

【按语】肾气丸是《伤寒杂病论》中主治较多的方剂之一，亦是现代临床中应用范围较广，后世加减变化较多的一个方子。肾气丸有8味药，由干地黄、山药、山茱萸、茯苓、泽泻、牡丹皮、附子、桂枝所组成。方中干地黄滋补肾阴，填精益髓；附子温壮阳气，助阳化气，与干地黄同用，阴中求阳，阳中求阴，以使肾中阴阳互根互化；山药补脾益气，与干地黄相伍，使阴得气而化生，与附子相伍，温阳以补阳；桂枝温阳通阳，助附子以壮阳；山茱萸强健筋骨而固精，与干地黄相伍，以补肾阴，与附子、桂枝相伍，以补肾阳；泽泻泄干地黄之滋腻，以冀补而不壅；茯苓既助山药益气，又渗利山药之壅滞；牡丹皮既助滋阴药以养阴，又制约温燥药之伤阴。综观本方，具有滋补肾阴，温助肾阳，利水逐邪的多种治疗作用。在《金匮要略》中肾气丸主治颇广，可用于治疗“脚气上入，少腹不仁”“消渴，小便反多，以饮一斗，小便亦一斗”“虚劳，腰痛，少腹拘急，小便不利”“短气有微饮”“广妇人转胞”即肾阴阳两虚。酸枣仁汤是《金匮要略》主治“虚劳虚烦不得眠”的主方，由酸枣仁、知母、川芎、茯苓、甘草组成，功能补肝益血，清热安神，用于治疗失眠、烦躁、心神不安等病症具有较佳的疗效。根据此脑梗死患者腿怕凉，烦躁不能眠、急躁，乃阴阳两虚而致阳气不能内守，心神不得镇守而见烦躁异常，无法入眠；又据怕热，大便干结，舌绛、少苔辨为阴虚；又据耳聋，尿频尿急，尿无力，腰膝酸软，特别是腰膝酸软直不起来，知病变部位在肾；又有失眠严重，无法入睡，白天精神亢奋，知病变部位在心。综合辨证为心肾阴阳两虚烦躁腰痛证，以肾气丸滋阴补阳，酸枣仁汤养心安神。经方合用，疗效显著。

4. 脑梗死，有高血压、糖尿病病史（阳虚湿热，气郁风痰证）

孙某，男，60 岁，2018 年 4 月 7 日初诊。

自诉：有多年高血压、糖尿病病史，近 1 年又突发脑梗死，但服用中西药未能有效改善脑梗死症状，由病友介绍前来诊治。查血糖 10.6 mmol/L，血压 155/108 mmHg。

刻诊：头蒙，头昏，头晕，半身不遂，语言不利、上肢麻木，下肢沉重，情绪低落，失眠多梦，心烦急躁，倦怠乏力，手足不温，口苦口腻，舌质淡红、苔腻黄白夹杂，脉沉弱。

中医辨证：阳虚湿热，气郁风痰证。

治疗原则：益气温阳，调气清热，息风化痰。

治疗方剂：小柴胡汤、半夏泻心汤、乌头汤、黄连粉方、桂枝加龙骨牡蛎汤与藜芦甘草汤合方加减。

柴胡 24 g，枯芩 10 g，红参 10 g，生半夏 12 g，黄连 24 g，干姜 10 g，制川乌 10 g，麻黄 10 g，白芍 10 g，黄芪 10 g，桂枝尖 10 g，龙骨 24 g，牡蛎 24 g，藜芦 1.5 g，生姜 10 g，大枣 12 枚，炙甘草 10 g。6 剂，每日 1 剂，以水 1 000 ~ 1 200 mL，浸泡 30 分钟，大火烧开，小火煎煮 50 分钟，去滓取药液，每日分早中晚 3 次服。

4 月 14 日二诊：情绪低落好转，血糖 8.2 mmol/L，以前方变黄连、枯芩各为 30 g，6 剂。

4 月 21 日三诊：血糖 7.5 mmol/L，头蒙、头昏略有减轻，仍失眠多梦，以前方变龙骨、牡蛎各为 30 g，6 剂。

4 月 28 日四诊：血压 135/101 mmHg，仍上肢麻木，以前方变白芍为 30 g、变藜芦为 3 g，6 剂。

5 月 5 日五诊：上肢麻木减轻，口苦口腻基本消除，仍倦怠乏力，以前方变红参为 12 g，6 剂。

5 月 12 日六诊：倦怠乏力好转，仍头晕，以前方变桂枝尖为 15 g，6 剂。

5 月 19 日七诊：血糖 6.2 mmol/L，血压 135/89 mmHg，半身不遂略有轻微好转，以前方治疗 150 余剂，拄拐杖可以行走，又以前方治疗 100 余剂，离开拐杖可以慢慢行走。为了巩固疗效，继续以前方巩固治疗半年，生活可以自理。随访1年，一切尚好。

【按语】根据此患者半身不遂、手足不温、倦怠乏力辨为阳虚，口苦口腻、下肢沉重辨为湿热；情绪低落辨为气郁；上肢麻木、苔腻辨为风痰。以此选用小柴胡汤益气调气，平调寒热；半夏泻心汤益气温阳，清热降逆；乌头汤益气温通，补血宣散；桂枝加龙骨牡蛎汤温通益血，潜阳安神；黄连粉方清热燥湿；藜芦甘草汤益气息风化痰。方药相互为用，以奏其效。

5. 脑动脉硬化（心胆阳明郁热证）

党某某，女，68岁。

自诉：有多年高血压病史，6年前因头晕头昏，失眠而到医院检查，诊断为脑动脉硬化，经多次住院治疗未见明显好转，近因病症加重前来诊治。

刻诊：头晕头昏，失眠多梦，心烦急躁，不欲言语，食欲减退，大便干结，口苦，舌红、苔黄腻，脉弦细。

中医辨证：心胆阳明郁热证。

治疗原则：清利胆胃郁热，兼清心安神。

治疗方剂：大柴胡汤加减。

柴胡24 g，黄芩10 g，白芍10 g，半夏12 g，生姜15 g，枳实4 g，大枣12枚，大黄6 g，天麻10 g，菊花24 g，酸枣仁40 g，黄连15 g。6剂，每日1剂，水煎2次，合并药液，分3次服。

二诊：头晕失眠好转，口苦消除，又以前方治疗30余剂，诸症悉除。随访1年，一切尚好。

【按语】大柴胡汤是由小柴胡汤去人参、甘草，加大黄、枳实、芍药而成。方中柴胡、黄芩同用，清调少阳；大黄、枳实同用，内泻阳明；半夏配生姜和胃调中；白芍配甘草缓急止痛；大枣和中益气。诸药同用，功能清调少阳、内泻阳明。现代药理研究表明大柴胡汤具有良好的脂类代谢调节功能，具有抗动脉硬化、保肝利胆等作用，可以将大柴胡汤看作是治疗脑动脉粥样硬化、高血压、脂肪肝等脂类代谢疾病的专方。柴胡类方剂亦是治疗情志类疾病首先考虑的一类方剂，因肝主疏泄，情志类疾病大都因为肝主疏泄的功能失调，而柴胡类方剂大都能疏达肝胆之气而调节情志。为了能合理地应用大柴胡汤，就必须知道大柴胡汤方证，常见的大柴胡汤方证有胃脘痞硬，胃脘拘急或疼痛或按之痛，呕吐，不欲饮食，大便硬，心烦失眠，口苦，烦躁，胸胁苦满或疼痛，舌红、苔黄，脉弦数，或见于阳痿、脂肪肝、高血压、脑动脉粥样硬化等疾病。临证只要患者的症状符合大柴胡汤证就可以应用之。根据此脑动脉硬化患者失眠多梦则病变部位在心，再根据口苦，心烦急躁，不欲言语辨为胆热气郁，又因大便干结辨为热郁阳明。方以大柴胡汤清泻少阳阳明，兼清泻少阴心；加天麻、菊花以清利头目，止眩晕；酸枣仁益血安神；黄连清泻心热。方药相互为用，以奏其效。

6. 脑萎缩（瘀阻清窍证）

郭某某，女，75岁。

其女代诉：原有多年慢性胃炎、冠心病、脑动脉硬化病史，半年前CT检查又确诊为轻度脑萎缩，多次住院治疗，症状未能得到有效控制，近因病情加重前来诊治。

刻诊：头痛，顽固性健忘，胃痛如针刺，固定不移，面色晦暗，形神痴呆，不能言语，两手颤抖，不能行走，舌边紫暗、苔薄，脉沉涩。

中医辨证：瘀阻清窍证。

治疗原则：祛瘀通窍。

治疗方剂：抵当汤与通窍活血汤合方加减。

水蛭12 g，虻虫6 g，桃仁10 g，大黄3 g，赤芍3 g，川芎3 g，红花9 g，老葱3根，生姜9 g，大枣7枚，冰片2 g，黄酒250 mL。12剂，每日1剂，水煎2次，合并药液，分3次服。

二诊：用药后头痛减轻，诸症有所好转，又以前方12剂继服。

三诊：头痛明显好转，言语稍微变清楚，神态好转，又以前方治疗60余剂，症状解除。之后，以前方变汤剂为散剂，每次10 g，每日3次，以巩固治疗效果。

【按语】《伤寒论》第237条：“阳明证，其人喜忘者，必有蓄血，所以然者，本有久瘀血，故令喜忘，屎虽硬，大便反易，其色必黑者，宜抵当汤下之。”抵当汤主治“喜忘”的病变证机是瘀血留结，肆虐于心，导致心神既不得阴血所养且又被瘀血所郁遏。辨治顽固性健忘，不能仅仅局限于养心安神，还要考虑到活血化瘀。

根据患者此病症表现辨为瘀阻清窍证，以抵当汤破血逐瘀，通窍活血汤活血通窍，方方合用，疗效倍增。健忘从中医分型论治有诸多证型，如心脾两虚证、心肾不交证、痰瘀痹阻证、瘀血阻络证等。然临床医生辨治健忘证往往易从心、肾论治，而忽视血瘀这一要证，临床只要见到患者顽固性健忘，喜忘非常严重，形神痴呆，脉沉涩，一般都可以从瘀血论治，合理选用抵当汤、桃核承气汤、通窍活血汤、血府逐瘀汤等活血化瘀代表方剂，往往能取得较佳疗效。

7. 帕金森病（肝热动风证）

邓某某，男，62岁。

自诉：有6年帕金森病病史，虽服用中西药，但病情没有得到有效控制，近因病情加重前来诊治。

刻诊：上肢颤动，头晕头昏，表情淡薄，因情绪异常或劳累加重，行走步小，心烦急躁，大便干结，舌红、苔薄黄，脉沉。

中医辨证：肝热动风证。

治疗原则：清肝益阴，潜阳息风。

治疗方剂：风引汤加减。

大黄12 g，干姜12 g，龙骨12 g，桂枝9 g，生甘草6 g，牡蛎6 g，寒水石18 g，滑石18 g，赤石脂36 g，紫石英18 g，石膏18 g，柴胡12 g，黄芪24 g。12剂，每日1剂，水煎2次，合并药液，分3次服。因家不在郑州，电话告知，用药12剂症状有所改善，又以前方治疗12剂。

二诊：诸症有好转，以前方治疗30余剂，手颤得以控制。之后，将前方改汤剂为丸剂，每次10 g，每日3次，以巩固治疗效果。

【按语】帕金森病又称震颤性麻痹，属中枢神经系统疾病，好发于中老年人，临床以肢体震颤、肌肉僵直和运动障碍为特征。西医对此尚无特效疗法，多以“左旋多巴”等替代治疗，虽有一定疗效，但不良反应大，患者难以承受而往往被迫停药。中医治疗帕金森病讲究辨证论治，没有明显不良反应。风引汤是《金匮要略》治疗“热、瘫、痫”的主方，其基本病理病机是肝阴不足于内，肝阳盛于外。张锡纯谓：“本方用石药六味，多系寒凉之品，虽有干姜、桂枝之辛热，而与大黄、石膏、寒水石、滑石并用，药性混合，仍以凉论。且诸石性皆下沉，大黄性尤下降，原能引逆上之血使之下行。又有龙骨、牡蛎与紫石英同用，善敛冲气，与桂枝同用，善平肝气。肝冲之气不上干，则血之上冲者自能徐徐下降也。”本方常见临床症状有昏仆，四肢抽搐，肌肉震颤，四肢无力，头晕头痛，口吐涎沫，两目上视，舌红、少苔或苔薄黄，脉弦数等。本方除了常用于治疗脑中风后遗症外，亦常用于治疗帕金森病、精神躁动症、痫证、小儿麻痹及其后遗症等。根据此患者上肢颤动辨为风，再根据心烦急躁，大便干结辨为热，因情绪异常加重而辨为郁，以此选用风引汤清肝息风止痉，加柴胡疏肝解郁，黄芪益气固表。方药相互为用，以奏其效。

8. 帕金森病（寒郁湿热，气虚风痰证）

许某，女，39岁，2018年7月1日初诊。

自诉：有多年帕金森病病史，近2年症状加重，但服用中西药未能有效控制症状，由病友介绍前来诊治。

刻诊：上肢震颤比较明显，情绪异常加重，颈肌、肘、腕、肩、膝、踝关节活动时强直，肢体沉重活动不便，大便干结，汗出较多，情绪低落，心烦急躁，倦怠乏力，手足冰凉，口苦口腻，舌质淡红、苔白腻夹黄，脉沉弱。

中医辨证：寒郁湿热，气虚风痰证。

治疗原则：益气温阳，清热燥湿，调理气机，息风化痰。

治疗方剂：小柴胡汤、半夏泻心汤、乌头汤、桂枝汤、大黄甘草汤与藜芦甘草汤合方加减。

柴胡24 g，枯芩10 g，红参10 g，生半夏12 g，黄连3 g，干姜10 g，制川乌10 g，麻黄10 g，白芍10 g，黄芪10 g，桂枝尖10 g，大黄12 g，藜芦1.5 g，生姜10 g，大枣12枚，炙甘草10 g。6剂，每日1剂，以水1 000 ~ 1 200 mL，浸泡30分钟，大火烧开，小火煎煮50分钟，去滓取药液，每日分早中晚3次服。

7月8日二诊：心烦急躁较前减轻，仍口苦口腻，以前方变黄连为10 g，6剂。

7月15日三诊：手足冰凉较前减轻，仍大便干结，以前方变大黄为15 g，6剂。

7月22日四诊：大便较前通畅，上肢震颤略有好转，仍汗出较多，以前方变白芍为30 g，变黄芪为24 g，6剂。

7月29日五诊：颈肌、肘、腕、肩、膝、踝关节活动时强直略有好转，仍口苦口腻，以前方变黄连、枯芩各为15 g，6剂。

8月5日六诊：颈肌、肘、腕、肩、膝、踝关节活动时强直略有，较前又有略微好转，仍上肢震颤，以前方变藜芦为3 g，6剂。

8月12日七诊：诸症较前减轻，以前方治疗150余剂，诸症较前明显减轻，为了巩固疗效，继续以前方巩固治疗。随访1年，一切尚好。

【按语】根据上肢震颤、手足冰凉辨为寒郁夹风；肢体沉重、苔白腻辨为寒痰；情绪低落辨为气郁；口苦口腻辨为湿热；倦怠乏力辨为气虚。以此选用小柴胡汤益气调气，平调寒热；半夏泻心汤益气温阳，清热降逆；乌头汤益气温通，补血宣散；桂枝汤调补气血营卫；大黄甘草汤清泻郁热内结；藜芦甘草汤益气息风化痰。方药相互为用，以奏其效。

9. 手指颤动（风痰阻络证）

周某某，女，39岁。

自诉：3年前手指颤动，几经检查原因不明，数经治疗但未能有效控制症状，近因病情加重前来诊治。

刻诊：手指颤动，指端麻木，握固无力，舌淡、苔厚腻略黄，脉略滑。

中医辨证：风痰阻络证。

治疗原则：化痰、息风、通络。

治疗方剂：藜芦甘草汤加减。

藜芦3 g，甘草6 g，白附子12 g，黄芪15 g，桂枝12 g，红参10 g，全蝎6 g，胆南星12 g。6剂，每日1剂，水煎2次，合并药液，分3次服。

二诊：手指颤动略有减轻，又以前方治疗20余剂，诸症悉除。

【按语】《金匮要略》第十九篇第2条云："病人常以手指臂肿动，此人身体瞤瞤者，藜芦甘草汤主之。"张仲景设藜芦甘草汤方药组成，因历代传抄等原因，导致藜芦甘草汤原方用药佚失。现根据方名用藜芦与甘草，再根据张仲景所论藜芦甘草汤主治病症，因而推测藜芦甘草汤功效是化痰息风，和畅筋脉。根据此患者病症表现有手指颤动、指端麻木、握固无力，加上苔腻、脉略滑辨为风痰；又因苔略黄辨为夹热。以藜芦甘草汤化痰息风，加白附子祛风化痰；全蝎祛风通络止痉；加红参、黄芪、桂枝温补气血而通风痹。加胆南星化痰又清郁热，方药相互为用，以建其功。

10. 手颤抖（肝阴血虚夹痰证）

陈某某，男，37岁，2009年8月6日初诊。

自诉：2年前手经常颤抖，曾在当地医院治疗未见明显好转，近因手颤抖频发前来诊治。

刻诊：手颤抖明显，不能自制，恶寒怕冷，持小物体手颤抖更加明显，喝酒或生气后加重，无其他不适，舌体小、苔腻，脉迟弱。

中医辨证：肝阴血虚夹痰证。

治疗原则：养阴扶阳，补肝舒筋，化痰息风。

治疗方剂：芍药甘草附子汤加减。

生白芍45 g，生川乌10 g，生甘草25 g，黄芪35 g，红参10 g，藜芦6 g。6剂，每日1剂，水煎2次，合并药液，分3次服。

二诊：手颤抖明显好转，又以前方治疗30余剂，诸症悉除。

【按语】《素问·至真要大论》：“诸风掉眩，皆属于肝。”肝主筋，藏血，患者手颤抖明显，舌体小，脉弱，病在厥阴肝经无疑，乃肝阴血虚，肝风内动。患者又见恶寒怕冷乃阳气不足。《伤寒杂病论》中有芍药甘草附子汤主治肝阴不足阳损筋急证；藜芦甘草汤主治风痰壅盛证。本例患者表现既有肝阴血虚如手颤抖明显、舌体小、脉弱；又有阳气不足，如恶寒怕冷、脉迟弱；又有风痰阻滞。以芍药甘草附子汤扶阳益阴，补肝舒筋；以藜芦甘草汤化痰息风，和畅筋脉；加红参、黄芪补气生血，荣养筋脉。方药相互为用，以建其功。

11. 面神经炎（卫气虚弱，痰热生风证）

郭某某，女，21岁，2010年1月20日初诊。

自诉：1年前原因不明出现口眼㖞斜，曾住院治疗20余天，症状略有好转，近由病友介绍前来就诊。

刻诊：口眼㖞斜，闭口鼓起漏气，时而口角流涎，面肌抽搐，两腮微肿，恶风汗出，口渴，面部发热，面肌至耳根部疼痛，因遇寒疼痛加重，舌质红、苔黄腻，脉浮弱。

中医辨证：卫气虚弱，痰热生风证。

治疗原则：益气固表，清热化痰，息风止痉。

治疗方剂：黄芪桂枝五物汤、白虎汤与牵正散合方加减。

黄芪15 g，桂枝10 g，白芍10 g，石膏45 g，知母18 g，全蝎（研粉冲服）3 g，白附子10 g，白僵蚕10 g，生姜10 g，大枣12枚，炙甘草10 g。12剂，水煎服，每日1剂，每剂分3次服。

二诊：病情有所好转，又以前方12剂继服。

三诊：症状改善明显，又以前方12剂继服。

四诊：基本痊愈，嘱咐患者继续服用7剂，病痊愈。

【按语】面神经麻痹又称面瘫、“吊线风”，是以面部表情肌群运动功能障碍为主要特征的一种常见病、多发病，它不受年龄的限制。临床常见症状为口眼㖞斜，口角流涎，面肌抽搐，抬眉、闭眼、鼓嘴动作无法实现等。中医辨证治疗面神经麻痹，往往从风、痰、虚等诸多方面考虑，只有准确地辨证才能合理选方用药而达到理想治疗目的。治疗面瘫，疗效与患者疾病发生的时间长短有一定关系，一般患者发生面瘫半日内给予治疗，疗效最佳，恢复最快，所以患了面瘫要尽早就医，以免留下后遗症，如果面瘫超过1个月而未能达到有效治疗，往往容易遗留后遗症。黄芪桂枝五物汤是由桂枝汤去甘草倍生姜加黄芪而成，是补气血，调营卫，调节神经的专方。牵正散是祛风、化痰、解痉，治疗口眼㖞斜的专方，方中白附子辛温燥烈，入阳明经而走头面，以祛风化痰，尤其善散头面之风；全蝎祛风通络止痉，尤善止痉；僵蚕化痰祛风止痉，尤善化痰，三药合用，力专而效著，风邪得散，痰浊得化，经络得通，则口眼㖞斜得以复正，美其名曰“牵正”。白虎汤亦是清热解痉调节神经的方剂。综上三方均具有调节神经的作用，只是调节神经的方式不同。黄芪桂枝五物汤补气血而调节神经；白虎汤清郁热而调节神经；牵正散是祛风化痰，通络解痉而调节神经。临床中面神经麻痹患者，当病变证机是虚、痰、风、郁热病邪夹杂在一起，合理应用三方合方往往起到显著的治疗作用。根据此面神经麻痹患者病症表现有恶风汗出，脉浮弱辨为卫气虚弱；根据口眼㖞斜，闭口鼓起漏气，口角流涎，面肌抽搐，面部发热，舌质红、苔黄腻，辨为痰热生风。故以黄芪桂枝五物汤益气敛营固表；以白虎汤清体内郁热；以牵正散祛风化痰。方药相互为用，以建其功。

12. 癫痫（心胆热证）

袁某某，男，49岁，2009年8月20日初诊。

自诉：12岁时发现癫痫，至今已30多年，时常发作，一直服用中西药。近1年来发作频繁，每月最少发作2次，持续时间较长，服用中西药但治疗效果不明显，脑电图检查示脑皮质弥漫性损伤。

刻诊：癫痫，口吐白沫，四肢抽搐，有时甚至咬破舌头，胸中烦满而热，胸胁不舒，容易受凉，肢体沉重，恐惧胆怯，小便不利，舌质红、苔薄白，脉数略细。

中医辨证：心胆热证。

治疗原则：清心胆之热。

治疗方剂：柴胡加龙骨牡蛎汤加减。

柴胡12 g，龙骨10 g，黄芩6 g，生姜6 g，朱砂2 g，红参6 g，桂枝6 g，茯苓6 g，清半夏6 g，大黄3 g，牡蛎12 g，大枣6枚，胆南星12 g，石菖蒲10 g。6剂，水煎服，每日1剂，每剂分3次服。

二诊：用药后自觉心胸舒畅，又以前方治疗6剂。之后，服用前方约100剂，复经脑电图检查示大脑皮质弥漫性损伤消失，后继用前方约50剂，以资巩固治疗效果。

【按语】《伤寒论》第107条：“伤寒八九日，下之，胸满烦惊，小便不利，谵语，一身尽重，不可转侧者，柴胡加龙骨牡蛎汤主之。”本方由小柴胡汤去甘草，加桂枝、茯苓、大黄、龙骨、牡蛎、铅丹而成，主治胆心热证，病变证机是少阳郁热，气火交郁，心神被扰；常见“胸满、烦惊、谵语、小便不利、一身尽重”等症状。方中柴胡清胆热，调气机；黄芩既清胆热又清心热；茯苓宁心安神，兼益心气；朱砂代铅丹泻热解毒，镇惊，使心神内守；龙骨、牡蛎潜镇以安心神；桂枝通达阳气，交通气机；半夏、生姜既降逆，又升清，并能和畅中气；人参补益心胆之气，使心主持神明内守；大枣益气，和合心胆之气，并调和诸药。

现代药理研究表明，柴胡加龙骨牡蛎汤对中枢神经系统具有双向调节作用，能使大脑皮质3,4-二羟基苯乙酸（DOPAC）、高香草酸（HVA）增加，纹状体多巴胺（DA）、3,4-二羟基苯乙酸、高香草酸、5-羟基吲哚乙酸（5-HIAA）增加，丘脑下部去甲肾上腺素（NE）减少，促进多巴胺及5-羟色胺（5-HT）代谢。另外，还具有增加下丘脑内乙酰胆碱含量，明显抑制应激负荷所致血清中肾上腺皮质甾酮含量的上升，调节微量元素，解除痉挛等作用。现代临床中柴胡加龙骨牡蛎汤能用于治疗神经、精神系统之癫痫、精神分裂症、神经症、梅尼埃病、神经性头痛等，循环、内分泌系统之高血压、冠心病、围绝经期综合征等，以及突发性耳聋、子宫内膜异位症等疾病。关于本方能用于治疗癫痫，近代名医多有论述。如著名中医元老陈亦人教授所言：柴胡加龙骨牡蛎汤既能和解达邪，又能重镇安神；既能通阳利水，又能坠痰泻实。适用于正虚邪陷证、三焦壅滞证。从“胸满烦惊，小便不利，谵语，一身尽重，不可转侧者”等临床症状来看，确实是邪弥三焦，周身为病，病机关键是少阳郁热，枢机不利，尤其是烦惊与胆热密切相关。故以小柴胡汤清解少阳，助正达邪为主，加龙骨、牡蛎重镇，铅丹坠痰以止烦惊；加桂枝佐柴胡解外而除身重；加大黄和胃泻实以止谵语；加茯苓通阳而利小便。三焦壅滞一去，则诸症随解。徐灵胎经验：“本方下肝胆之惊痰，治癫痫必效。”日本尾台氏《类聚方广义》与中神氏《全生堂治验》均谓此方能治癫痫，并附有验案。

癫痫虽是临床中比较难治的病症之一，如果能针对病变证机而合理选用经方，往往可以取得预期治疗效果。此患者病变证机既有少阳胆热，又有少阴心热，更有胆气内郁与少阴心神不得守藏，与柴胡加龙骨牡蛎汤证相符。以柴胡加龙骨牡蛎汤清心胆之热，调理心胆气机，加胆南星以清热涤痰，石菖蒲以开窍化痰醒神。方药相互为用，以建其功。

13. 癫痫（气郁痰热证）

徐某某，女，30 岁，2009 年 2 月 21 日初诊。

自诉：有多年癫痫病史，一直服用中西药控制病情，但诸症未见好转。亦曾住院 1 月余接受西医治疗，未见理想治疗效果，近因癫痫发作次数增多而前来诊治。

刻诊：每年多次发作癫痫，一旦发作则口吐白沫，四肢抽搐，有时甚至咬破舌头，平素情绪低落，抑郁，孤僻多思，失眠，时常夜间小腿抽搐，舌质暗、苔黄厚腻，脉弦。

中医辨证：气郁痰热证。

治疗原则：清热解郁，化痰通窍。

治疗方剂：四逆散与酸枣仁汤合方加减。

柴胡 12 g，枳实 12 g，白芍 12 g，酸枣仁 45 g，川芎 10 g，知母 10 g，茯苓 10 g，生天南星 15 g，冰片（另包）3 g，雄黄（另包）1 g，远志 20 g，炙甘草 15 g。30 剂，水煎服，每日 1 剂，每剂分 3 次服。

二诊：用药期间有一次发作，又以前方加减治疗 30 余剂，用药期间未见发作。

三诊：诸症好转，又以前方治疗 2 个月，未见发作。之后变汤剂为散剂治疗 5 个月，未再有发作。嘱其继续服用。

【按语】癫痫首见于《内经》，是一种短暂性反复发作性神志异常疾病，多因骤受惊恐，先天禀赋不足，脑部外伤及感受外邪，饮食所伤等，致使脏腑功能失调，风痰闭阻，痰火内盛，心脾两亏，心肾亏虚，造成清窍被蒙，神机受累，元神失控而引发癫痫。与心、肝、脾、肾相关，主要责之于心与肝，治疗原则是急则开窍醒神以治其标，控制其发作；缓则祛邪补虚以治其本。另外，日常应注意生活的调理。四逆散是疏肝解郁的祖方，像后世柴胡疏肝散、逍遥散皆是由其加减化裁而来，方中柴胡、枳实是疏达肝气，考虑到肝的生理特性，故以白芍柔肝缓急，补肝之阴血；甘草调和诸药。酸枣仁汤是《伤寒杂病论》中补心肝阴血，养心安神的基础方，临床疗效颇高，为临床所常用。方中重用酸枣仁补肝益阴，补血安神定魄；茯苓健脾益气而生血，使肝血得藏以舍魂，使神明得以内守；川芎疏达肝气而行血，兼理酸枣仁酸收太过而敛邪；知母清热除烦，滋阴而退热；甘草益气以摄魄安神，并调和诸药。酸枣仁汤具有良好的镇静、催眠、抗惊厥作用，能增强机体对强烈刺激反应的适应能力，多用于治疗精神及神经系统疾病。

根据此患者平素情绪低落，抑郁，孤僻多思，脉弦辨为肝气郁滞；根据失眠，时常夜间小腿抽搐，辨为心肝血虚，心失所养而失眠，肝血不足而见夜间小腿抽搐；再根据癫痫多年，每年都有多次发作，一旦发作则口吐白沫，四肢抽搐，有时甚至咬破舌头，舌质暗、苔黄厚腻辨为痰热。方以四逆散疏肝解郁；以酸枣仁汤滋补心肝而安神；加生天南星祛风、化痰、解痉；加冰片清热、开窍、醒神；加雄黄祛顽痰以治痫；加远志开窍、化痰、醒神；炙甘草调和诸药。方药组成简洁而疗效显著，经方治病不可不谓神奇。

14. 精神分裂症（阳明热结瘀血发狂证）

彭某某，男，21岁，2010年6月4日初诊。

自诉：有精神分裂症6年余；曾多次住院及到中西医门诊诊治，但病情反复发作，近因病友介绍前来诊治。

刻诊：烦躁不安，胡言乱语，发狂，有幻觉，总有被人杀害等妄想，无自制力，行为冲动，想打骂别人，大便干结，数日不行，舌暗红、苔黄腻，脉沉涩。

中医辨证：阳明热结瘀血发狂证。

治疗原则：通腑泄热，活血祛瘀。

治疗方剂：大承气汤与桃核承气汤合方加减。

大黄12 g，芒硝9 g，厚朴24 g，枳实5 g，桃仁12 g，桂枝10 g，朱砂3 g（分3次冲服），磁石30 g。6剂，每日1剂，水煎2次，合并药液，分3次服。

二诊：烦躁不安、胡言乱语，砸物骂人均有改善，大便通畅，又以前方治疗20余剂。

三诊：诸症均得到改善，又以前方治疗12剂。之后，将前方变汤剂为散剂，每次10 g，每日3次，治疗1个月，病情得以控制。

【按语】精神分裂症有属阳明热结发狂之实证，即《内经》所谓“阳狂”。在《伤寒论》第215条：“阳明病，谵语，有潮热，反不能食者，胃中必有燥屎五六枚也。若能食者，但硬耳，宜大承气汤下之。”又如《伤寒论》第217条：“汗出谵语者，以有燥屎在胃中，此为风也。……下之则愈，宜大承气汤。”这两条都提示大承气汤能攻下燥屎，治疗阳明热结，燥热上扰神明的“阳狂证”。其病变证机是阳明热结，腑气不通，上扰心神，故见烦躁不安，胡言乱语，砸物骂人，大便不通等阳热症状。大承气汤是涤荡实热，推陈致新的代表方，其临床应用十分广泛。

精神分裂症亦有属瘀血发狂者，如《伤寒论》第106条：“太阳病不解，热结膀胱，其人如狂，血自下，下者愈。”此明确指出“其人如狂”的病因是下焦瘀血，“血自下，下者愈”提示治疗原则要活血化瘀，瘀血得消则“狂躁”等病得以解除。可见桃核承气汤治疗精神分裂症有其特殊的治疗作用，临床应用桃核承气汤治疗精神分裂症的关键是辨明患者的病变证机是瘀热。

此患者表现有烦躁不安，胡言乱语，大便干结，数日不行，舌暗红、苔黄腻等一系列燥热症状，以大承气汤泻火坚阴，涤荡实热，推陈致新，以治谵语发狂；患者又有发狂，行为冲动，舌暗，脉沉涩等瘀热表现，以桃核承气汤活血下瘀，以治“如狂”；在大承气汤与桃核承气汤的基础之上，再加磁朱丸重镇安神以定狂。经方合用，疗效显著。

15. 抑郁症（阴血不足，心阳郁滞证）

牛某某，女，56岁。

自诉：3年前原因不明出现心情郁闷，憎恶他（她）人，当初从更年期综合征治疗，服用中西药没有明显治疗效果，两次住院按精神异常诊治，也因无效而出院，但自己认为思维清楚，且能控制自己。近半年来厌恶人生比较明显，前来诊治。

刻诊：胸中憋闷，情绪低落，急躁易怒，失眠多梦，厌恶人生，困倦乏力，手足心热，胸背恶寒，大便干结，舌红、少苔，脉细数。

中医辨证：阴血不足，心阳郁滞证。

治疗原则：养心安神，通阳滋阴。

治疗方剂：酸枣仁汤与防己地黄汤合方加减。

酸枣仁（一半吞服，一半煎服）48 g，知母 12 g，茯苓 6 g，川芎 15 g，防己 3 g，桂枝 10 g，防风 10 g，生地黄 100 g，百合 24 g，柴胡 12 g，枳实 12 g，生甘草 5 g。6 剂，每日 1 剂，第 1 次煎煮 30 分钟，第 2 次煎煮 20 分钟，合并药液，分 3 次服。

二诊：心情略有改善，大便通畅，又以前方 6 剂继服。

三诊：胸中憋闷好转，手足心热除，又以前方 6 剂继服。之后，复以前方因病情变化适当加减治疗 60 余剂，诸症悉除。随访 1 年，一切尚好。

【按语】《金匮要略》第六篇第 17 条："虚劳虚烦不得眠，酸枣仁汤主之。"酸枣仁汤主治肝阴血虚证，其病变证机是肝阴血虚而不得舍魂，阴虚内热而扰动心神。方中重用酸枣仁补肝益阴，补血安神定魄；茯苓健脾益气而生血，使肝血得藏以舍魂，使神明得以内守；川芎疏达肝气而行血，兼理酸枣仁酸收太过而敛邪；知母清热除烦，滋阴而退热；甘草益气以摄魄安神，并调和诸药。酸枣仁汤具有良好的镇静、催眠、抗惊厥作用，能增强机体对强烈刺激反应的适应能力，多用于治疗精神、神经系统疾病。《金匮要略》第五篇第 13 条："防己地黄汤：治病如狂状，妄行，独语不休，无寒热，其脉浮。"防己地黄汤主治心虚热证，其基本病理是心阴血虚于内，邪热从内而生扰动心神。方中防己寒以清热，苦以降泄，辛以通窍；生地黄重用为二斤（约 100 g）清心中之热，养阴生津凉血；桂枝、防风温阳通经，疏达气机，使心经之热向外透达。防己地黄汤是临床中治疗抑郁症、老年性痴呆、早老性痴呆等精神类疾病的专方。根据此患者有失眠多梦、手足心热、大便干结辨为阴血不足；再根据胸中憋闷、厌恶人生、胸背恶寒辨为阳气郁滞。以酸枣仁汤滋阴补血，清热定魂；以防己地黄汤养心清热，通达阳气；加百合滋阴清热；柴胡、枳实一升一降，调理气机，通达阳气；生甘草既调和诸药又清热。方药相互为用，以建其功。

16. 抑郁焦虑、双相情感障碍（寒热夹郁，气虚风痰证）

詹某，女，41 岁，2017 年 10 月 6 日初诊。

自诉：有多年抑郁焦虑病史，近 2 年来又出现双相情感障碍，但服用中西药未能有效控制症状，由病友介绍前来诊治。

刻诊：忧虑不解，恐惧不宁，烦躁不安，失眠多梦，淡漠人生，哭笑无常，周身酸困疼痛，心胸烦热，大便干结，四五日一行，口苦口干，倦怠乏力，手足冰凉，四肢抽动，舌质淡红、苔腻黄白夹杂，脉沉弱。

中医辨证：寒热夹郁，气虚风痰证。

治疗原则：清热调气，益气温阳，安神定志，息风化痰。

治疗方剂：小柴胡汤、大黄甘草汤、附子花粉汤、桂枝加龙骨牡蛎汤、甘麦大枣汤与藜芦甘草汤合方加减。

柴胡 24 g，枯芩 10 g，红参 10 g，生半夏 12 g，大黄 12 g，制附子 10 g，天花粉 12 g，桂枝尖 10 g，龙骨 24 g，白芍 10 g，牡蛎 24 g，藜芦 1.5 g，小麦 24 g，生姜 10 g，大枣 12 枚，炙甘草 10 g。6 剂，每日 1 剂，以水 1 000 ~ 1 200 mL，浸泡 30 分钟，大火烧开，小火煎煮 50 分钟，去滓取药液，每日分早中晚 3 次服。

10 月 13 日二诊：心胸烦热略有减轻，仍大便干结，以前方变大黄为 15 g，6 剂。

10 月 20 日三诊：烦躁不安较前好转，仍大便干结，以前方变大黄为 20 g，6 剂。

10 月 27 日四诊：心胸烦热基本消除，仍忧虑、恐惧，以前方变白芍、龙骨、牡蛎各为 30 g，6 剂。

11 月 3 日五诊：大便通畅，仍失眠多梦，以前方变龙骨、牡蛎各为 40 g，6 剂。

11 月 10 日六诊：失眠多梦较前明显好转，忧虑、恐惧、烦躁较前明显减轻，仍有轻微四肢抽动，以前方变藜芦为 2 g，6 剂。

11 月 17 日七诊：诸症较前又有明显减轻，以前方治疗 150 余剂，诸症基本消除，为巩固疗效，又以前方治疗 150 余剂。随访 1 年，抑郁焦虑、双相情感障碍基本稳定，一切尚好。

【按语】根据忧虑、恐惧、心胸烦热、大便干结辨为郁热内结；忧虑不解、恐惧不宁、手足冰凉、失眠多梦辨为阳虚不守；四肢抽动、苔腻辨为风痰；淡漠人生、哭笑无常辨为心肾失主。以此选用小柴胡汤益气调气，平调寒热；大黄甘草汤清泻郁热内结；甘麦大枣汤补益心脾；附子花粉汤温阳散寒，清热除烦；桂枝加龙骨牡蛎汤交通心肾，潜阳安神；藜芦甘草汤益气息风化痰。方药相互为用，以奏其效。

17. 抑郁焦虑、双相情感障碍（寒痰郁虚风痰证）

许某，女，39岁，2018年7月1日初诊。

自诉：有多年抑郁焦虑、双相情感障碍病史，但服用中西药未能有效控制症状，由病友介绍前来诊治。

刻诊：忧虑不解，恐惧不宁，烦躁不安，失眠多梦，淡漠人生，哭笑无常，周身酸困疼痛，心胸怕冷，大便溏泄，口苦口腻，倦怠乏力，手足不温，夜间小腿抽筋，舌质淡、苔白腻夹黄，脉沉弱。

中医辨证：寒痰郁虚风痰证。

治疗原则：益气温阳，安神定志，息风化痰，兼清郁热。

治疗方剂：赤丸、小柴胡汤、桂枝加龙骨牡蛎汤与藜芦甘草汤合方加减。

制川乌6 g，生半夏12 g，茯苓12 g，细辛3 g，柴胡24 g，枯芩10 g，红参10 g，桂枝尖10 g，龙骨24 g，白芍10 g，牡蛎24 g，藜芦1.5 g，生姜10 g，大枣12枚，炙甘草10 g。6剂，每日1剂，以水1 000 ~ 1 200 mL，浸泡30分钟，大火烧开，小火煎煮50分钟，去滓取药液，每日分早中晚3次服。

7月8日二诊：大便基本正常，仍失眠多梦，以前方变龙骨、牡蛎各为30 g，6剂。

7月15日三诊：失眠多梦较前好转，仍心胸怕冷，以前方变细辛为6 g，变生姜为20 g，6剂。

7月22日四诊：心胸怕冷较前又有好转，仍烦躁不安，以前方变茯苓为24 g，变龙骨、牡蛎各为40 g，加生附子5 g，6剂。

7月29日五诊：心胸怕冷基本消除，烦躁不安较前明显好转，仍夜间小腿抽筋，以前方变藜芦为3 g，6剂。

8月5日六诊：忧虑、恐惧较前好转，仍有口苦口腻，以前方变枯芩为12 g，6剂。

8月12日七诊：诸症较前又有明显减轻，以前方治疗150余剂，诸症基本消除，为了巩固疗效，又以前方治疗120余剂。随访1年，抑郁焦虑、双相情感障碍病情基本稳定，一切尚好。

【按语】根据忧虑、恐惧、心胸怕冷、大便溏泄辨为寒；手足不温、倦怠乏力辨为阳虚；夜间小腿抽筋、苔腻辨为风痰；淡漠人生、哭笑无常辨为心肾失主。以此选用赤丸温化寒痰，益气安神；小柴胡汤益气调气，平调寒热；桂枝加龙骨牡蛎汤交通心肾，潜阳安神；藜芦甘草汤益气息风化痰。方药相互为用，以奏其效。

18. 强迫症（阴虚风痰扰心证）

柴某某，男，35岁。

自诉：5年前原因不明出现强迫倾向及精神抑郁。曾在多家省市级医院住院及门诊治疗，均未取得治疗效果，自觉病症逐渐加重，现由其侄带来诊治。

刻诊：思想强迫，行为强迫，注意力分散，表情淡默，不欲言语，不欲见人，自觉吞咽困难，左半身无力，困倦嗜卧，头昏沉重，不欲活动，舌苔厚腻略黄，脉沉细。

中医辨证：阴虚风痰扰心证。

治疗原则：补养心血，化痰息风，定思安神。

治疗方剂：酸枣仁汤、黄芪桂枝五物汤与牵正散合方加减。

黄芪24 g，桂枝10 g，白芍10 g，酸枣仁（研末冲服）30 g，川芎24 g，茯苓24 g，全蝎（研末冲服）3 g，白附子12 g，白僵蚕12 g，石菖蒲12 g，知母18 g，炙甘草10 g。20剂，水煎服，每日1剂，每剂分3次服。

二诊：服药后自觉诸症有改善，又以前方20剂继服。

三诊：药后自觉精神面貌明显改善，又用药30剂，诸症基本消失，又巩固治疗2个月，一切恢复正常。之后，将前方变汤剂为散剂又治疗半年。随访1年，未再复发（在服药期间患者认为西药毒性大，自己难以忍受，拒绝服用西药）。

【按语】强迫症是一组以强迫症状（主要包括强迫观念和强迫行为）为主要临床表现的神经症。随着现代社会生活节奏的加快，社会压力的增大，强迫症患者越来越多，越来越普遍。但强迫症的治疗要比抑郁症、焦虑症的难度大一些，症状改善比较慢，西医无良好的治疗办法，主张心理疗法，如近代兴起的森田疗法。究其病因，目前尚不明确，但有大量研究表明：强迫症与遗传因素、个性特点、不良事件、应激因素等均有关系，尤其与患者的个性特点紧密相关，比如过分追求完美、做事犹豫不决、谨小慎微、固执等。具备这些不良个性特征容易患强迫症，中医把它归属于情志病及杂病，在辨证论治的前提下，往往有一定的治疗作用。

此患者症状有表情淡默，不欲言语，不欲见人，左半身无力，困倦嗜卧，不欲活动，脉沉细，辨为心阴血虚；因思想强迫，行为强迫，注意力分散，困倦嗜卧，头昏沉重，舌苔厚腻辨为风痰扰动心神；因苔黄辨为夹郁热。以酸枣仁汤补心血，养心神；以黄芪桂枝五物汤补益气血；以牵正散祛风痰，通络祛邪；加石菖蒲开窍化痰而醒神；加知母养阴而清郁热。方药相互为用，以建其功。

本例患者心血失养选用酸枣仁汤补养心血；患者久而不愈，气血虚弱选用黄芪桂枝五物汤补益气血敛营卫；牵正散一般是治疗面神经炎、口眼㖞斜的代表方，似乎与强迫症很难联系在一起。然细心考虑，牵正散是化痰息风效果非常好的方子，而强迫症这类精神类疾病在中医归属到情志病及杂病，可从“痰”从“风”论治，所以牵正散是治疗精神类疾病、病变证机属“痰”“风”的有效方，是王付老师临床中治疗精神类疾病的独到经验，值得我们效仿应用。

19. 恐惧症（阳虚痰扰证）

樊某某，女，52岁，2006年8月19日初诊。

自诉：患恐惧症18年。近因症状加重前来诊治。

刻诊：心悸，恐惧不宁，烦躁，自汗，四肢困重无力，手足不温，口腻不爽，口淡不渴，头沉重，舌淡、苔白厚腻，脉沉滑。

中医辨证：阳虚痰扰证。

治疗原则：温补阳气，醒脾化痰。

治疗方剂：桂枝去芍药加蜀漆牡蛎龙骨救逆汤与二陈汤合方加减。

桂枝10 g，红参10 g，远志10 g，茯苓10 g，生姜10 g，大枣12枚，姜半夏10 g，陈皮10 g，牡蛎15 g，龙骨12 g，蜀漆3 g，乌梅2 g，炙甘草6 g。6剂，水煎服，每日1剂，每剂分3次服。

二诊：烦躁略有减轻，自汗止，复以前方6剂继服。

三诊：头沉重减轻，手足转温，再以前方6剂继服。

四诊：恐惧不安有好转，烦躁止，续前方6剂继服。

五诊：口腻、苔腻基本消除，仍守前方6剂。之后，以前方治疗50余剂，诸症得到有效控制。为了巩固疗效，将前方改汤剂为散剂，每次6 g，每日3次，冲服，治疗半年。随访半年，一切尚好。

【按语】恐惧症是指对某种客观事物或情境产生异乎寻常的恐惧和紧张，并伴有明显的自主神经症状。根据恐惧症的临床表现，中医辨证分型有气血亏虚证、气阴亏虚证、阴虚痰热证、阳虚痰扰证、心肝血虚证、胆气不足证、肝郁痰阻证、心阳不足证、肾精亏虚证等，而桂枝去芍药加蜀漆牡蛎龙骨救逆汤与二陈汤合方辨治之恐惧症属于阳虚痰扰证。此患者手足不温、口淡不渴乃为阳虚既不能温煦，又不能气化水津所致；四肢困重、口腻、苔腻乃为痰浊既困阻经脉，又侵扰于上；自汗乃为阳虚不固；心悸、恐惧、烦躁乃为痰扰心神，神明不得守藏，以此辨为阳虚痰扰证。方中桂枝温阳散寒；生姜调理脾胃，温通阳气；龙骨镇惊安神；牡蛎敛心安神；姜半夏醒脾燥湿化痰；陈皮理气化痰；茯苓健脾益气，渗湿化痰；蜀漆化痰涤饮；乌梅兼防化痰药伤阴；大枣、炙甘草补益心气，助桂枝化阳补阳；加红参益气补虚，远志开窍醒神化痰。诸药合用，共奏其效。

桂枝去芍药加蜀漆牡蛎龙骨救逆汤在《伤寒论》中用于治疗误用火劫而导致亡（心）阳惊狂，卧起不安。因为心主神明，心能任物，如果人的心阳受损，心就不能发挥其正常的生理功能，因而可能表现出一系列精神失常的病症。桂枝去芍药加蜀漆牡蛎龙骨救逆汤方中桂枝配伍甘草为仲景的桂枝甘草汤，用于扶心阳之虚；生姜配伍大枣调和中焦；龙骨配伍牡蛎收敛心神；心阳虚弱，心的正气就不足，容易产生痰饮而扰乱心神，故以蜀漆攻逐痰饮。综观本方，补益心阳，镇惊化痰，安神，以治疗精神类疾病。本方可以视为治疗精神类疾病属心阳虚弱证的有效基础方，临床中应该给予足够重视，方能合理应用于治疗精神类疾病。

20. 神经衰弱（心肾虚热证）

焦某某，男，32岁，2010年5月21日初诊。

自诉：有3年多神经衰弱病史。在当地及郑州多家医院诊治，曾多次服用中西药，病情未能得到有效控制，近因症状加重前来诊治。

刻诊：头晕目眩，耳鸣，记忆力减退，心悸，失眠（易醒难入睡），面部潮热，盗汗，口咽干燥，腰膝酸痛，皮肤干燥，大便干结，舌红、少苔，脉细数。

中医辨证：心肾虚热证。

治疗原则：滋补心肾，生津润燥。

治疗方剂：黄连阿胶汤与百合地黄汤合方加减。

生地黄 50 g，酸枣仁 45 g，百合 14 g，五味子 12 g，黄连 12 g，黄芩 6 g，白芍 6 g，鸡子黄（待药汤稍凉时兑入服用）2 枚，阿胶（烊化冲服）10 g。12 剂，每日 1 剂，水煎 2 次，合并药液，分 3 次服。

二诊：心悸止，大便通畅，又以前方 12 剂继服。

三诊：盗汗减轻，皮肤干燥好转，减生地黄为 25 g，12 剂继服。

四诊：失眠、耳鸣好转，续以三诊方 12 剂继服。

五诊：口干咽燥、盗汗基本解除，仍以三诊方治疗 30 余剂，诸症悉除。随访 1 年，一切尚好。

【按语】失眠又称为“不寐”，病因很多，有心神不交者，有心血不足者，有心经热盛者，有痰火上扰者，有心脾气血两虚者，有营卫不调者等。黄连阿胶汤由黄连、黄芩、白芍、鸡子黄、阿胶组成，功能清热育阴，交通心肾，主治心肾虚热内烦、心肾不交证。方中黄连、黄芩清泻心中之热，使心气下交于肾；阿胶滋补阴血，使肾气上奉于心，交通心肾阴阳；白芍养心血，育肾阴；鸡子黄清热之中以益阴，育阴之中以清热。如柯韵伯论黄连阿胶鸡子黄汤：“病在少阴而心中烦不得卧者，既不得用参、甘以助阳，亦不得用大黄以伤胃矣。用芩、连直折心火，用阿胶以补肾阴，鸡子黄佐芩、连于泻心中补心血，芍药佐阿胶于补阴中敛阴气，斯则心肾交合，水升火降。是以扶阴泻阳之方，变而为滋阴和阳之剂也。”可见本方的良好治疗作用已得到充分的认可。百合地黄汤由百合、地黄 2 味药组成，是一张养阴清热的方子，在《金匮要略》中用于治疗“百合病”。百合病是一些莫能名状的症状的总称，患者表现为“意欲食复不能食，常默然，欲卧不能卧，欲行不能行，饮食或有美时，或有不闻食臭时，如寒无寒，如热无热，口苦，小便赤”等，从这些表现来看，大概等同于现代医学所说的神经官能症。

本例患者之心悸、失眠、耳鸣、腰膝酸痛为心肾虚热，心肾不交的表现。盗汗为虚热迫津外泄；皮肤干燥为阴虚不能滋养；舌红、少苔及脉细数均为阴虚内热之征，以此辨为心肾虚热，心肾不交证。方中百合滋阴清热；生地黄清热凉血；黄连、黄芩清热除烦；鸡子黄清热益阴；阿胶滋阴益心和肾；白芍补血和营，育肾阴；五味子益阴敛阴安神；酸枣仁养心益阴安神。方药相互为用，以奏其效。

21. 失眠多梦（阳虚郁热夹风痰证）

马某，女，63岁，2018年4月1日初诊。

自诉：有10年失眠多梦病史，近3年失眠多梦加重，但服用中西药未能有效控制症状，由病友介绍前来诊治。

刻诊：失眠多梦，每天睡眠不足3小时，心烦急躁，怕冷，手足冰凉，身体困重，大便溏泄，喜食温热，倦怠乏力，夜间小腿抽筋，口干不欲饮水，舌质淡红、苔白腻夹黄，脉沉弱。

中医辨证：阳虚郁热夹风痰证。

治疗原则：益气温阳，息风化痰，清热益阴。

治疗方剂：茯苓四逆汤、桂枝人参汤、附子半夏汤、桂枝加龙骨牡蛎汤、百合知母汤与藜芦甘草汤合方加减。

茯苓12 g，生附子5 g，干姜10 g，桂枝尖12 g，红参10 g，白术10 g，生半夏12 g，制附子10 g，龙骨24 g，白芍10 g，牡蛎24 g，百合15 g，知母10 g，藜芦1.5 g，生姜10 g，大枣12枚，炙甘草10 g。6剂，每日1剂，以水1 000 ~ 1 200 mL，浸泡30分钟，大火烧开，小火煎煮50分钟，去滓取药液，每日分早中晚3次服。

4月8日二诊：手足冰凉略有好转，仍大便溏泄，以前方变白术、茯苓各为15 g，6剂。

4月15日三诊：失眠多梦较前略有好转，睡眠有3个小时，大便基本正常，以前方变龙骨、牡蛎各为30 g，6剂。

4月22日四诊：失眠多梦较前又有好转，睡眠有3个多小时，仍夜间小腿抽筋，以前方变藜芦为2 g，6剂。

4月29日五诊：失眠多梦较前又有好转，睡眠近4个小时，仍手足不温，以前方变生附子为6 g，6剂。

5月6日六诊：手足不温基本消除，仍有轻微四肢抽动，以前方变藜芦为3 g，6剂。

5月13日七诊：失眠多梦较前明显好转，睡眠有4个小时，以前方治疗60余剂，睡眠5个小时。为了巩固疗效，又以前方治疗30余剂，睡眠基本正常。随访1年，睡眠尚好。

【按语】根据失眠多梦、手足冰凉辨为阳虚；心烦急躁，口干不欲饮水辨为阳虚夹热；夜间小腿抽筋、苔腻辨为风痰。以此选用茯苓四逆汤益气温阳安神；桂枝人参汤益气化生阳气；附子半夏汤温阳散寒，燥湿化痰；桂枝加龙骨牡蛎汤交通心肾，潜阳安神；百合知母汤滋阴清热；藜芦甘草汤益气息风化痰。方药相互为用，以奏其效。

22. 失眠多梦（痰热夹风，心肾不固证）

蒋某，男，43岁，2018年4月1日初诊。

自诉：有10年失眠多梦病史，近3年失眠多梦加重，但服用中西药未能有效控制症状，由病友介绍前来诊治。

刻诊：失眠多梦，每天睡眠不足3小时，头沉头昏，心胸烦热，身体烦热沉重，大便干结，自汗，倦怠乏力，遗精早泄，皮肤瘙痒，口苦口腻，舌质淡红、苔黄腻夹白，脉沉弱。

中医辨证：痰热夹风，心肾不固证。

治疗原则：清热化痰，息风化痰，益气温阳。

治疗方剂：小陷胸汤、半夏泻心汤、附子半夏汤、甘草甘遂汤、桂枝加龙骨牡蛎汤与藜芦甘草汤合方加减。

黄连6 g，枯芩10 g，干姜10 g，生半夏12 g，红参10 g，全瓜蒌30 g，制附子10 g，桂枝尖10 g，龙骨24 g，白芍10 g，牡蛎24 g，甘遂5 g，藜芦1.5 g，生姜10 g，大枣12枚，炙甘草10 g。6剂，每日1剂，以水1 000 ~ 1 200 mL，浸泡30分钟，大火烧开，小火煎煮50分钟，去滓取药液，每日分早中晚3次服。

4月8日二诊：大便通畅，仍心胸烦热，以前方变黄连、枯芩各为15 g，6剂。

4月15日三诊：心胸烦热明显减轻，失眠多梦较前略有好转，睡眠有3个小时，仍有遗精早泄，以前方变龙骨、牡蛎各为 40 g，6 剂。

4 月 22 日四诊：遗精早泄未再发生，失眠多梦较前又有好转，睡眠有 3 个多小时，仍有头沉头昏，以前方变桂枝尖为 15 g，6 剂。

4 月 29 日五诊：身体烦热沉重基本消除，仍有自汗，以前方变红参为 12 g，变白芍为 24 g，6 剂。

5 月 6 日六诊：遗精早泄未再发生，失眠多梦较前又有好转，睡眠近 4 个小时，仍有皮肤轻微瘙痒，以前方变藜芦为 2 g，6 剂。

5 月 13 日七诊：失眠多梦较前明显好转，睡眠超过 4 个小时，以前方治疗 50 余剂，睡眠达 5 个小时。为了巩固疗效，又以前方治疗 30 余剂，睡眠基本正常。随访 1 年，睡眠尚好。

【按语】根据失眠多梦、身体烦热沉重、苔腻辨为痰热；皮肤瘙痒、头沉头昏辨为风痰；遗精早泄辨为心肾不固；舌质淡红、苔黄腻夹白辨为痰热夹寒。以此选用小陷胸汤清热燥湿涤痰；半夏泻心汤益气平调寒热；附子半夏汤温阳散寒，燥湿化痰；桂枝加龙骨牡蛎汤交通心肾，潜阳安神；甘草甘遂汤益气攻逐痰饮；藜芦甘草汤益气息风化痰。方药相互为用，以奏其效。

23. 神经性头痛（气虚血亏证）

杨某某，男，61 岁。

自诉：有多年神经性头痛病史，近因发作频繁，疼痛加重，服用中西药效果不明显而前来诊治。

刻诊：头痛，不能思考问题，稍用脑力即加重头痛，头晕，面色不荣，口干不欲多饮，畏寒怕冷，手足不温，大便干结，舌质淡、苔薄白，脉沉弱。

中医辨证：气虚血亏证。

治疗原则：补益气血，温通清窍。

治疗方剂：当归芍药散加减。

当归 10 g，白芍 48 g，川芎 24 g，茯苓 12 g，白术 12 g，吴茱萸 10 g，生姜 18 g，大枣 12 枚，红参 10 g，泽泻 24 g，炙甘草 10 g。6 剂，每日 1 剂，第 1 次煎煮 30 分钟，第 2 次煎煮 20 分钟，合并药液，分 3 次服。

二诊：头痛减轻，手足转温，大便通畅，又以前方 6 剂继服，服用方法同前。

三诊：头痛解除，畏寒亦解，又以前方治疗20余剂，诸症悉除。随访1年，一切正常。

【按语】头为诸阳之会，清阳之府。凡风邪外袭，循经上犯、血虚不能滋养脑窍、肝阳上亢、肝风内动等均可引起头痛。此头痛不能思考问题，并见头晕，面色不荣，辨为气血虚弱；又因怕冷，手足不温，大便干结，舌质淡、苔薄白，脉沉弱，辨为阳气虚弱。以当归芍药散补益气血，荣养脑窍；加吴茱萸、生姜温通阳气；加红参补气生血；甘草补益中气，并调和诸药。方药相互为用，以建其功。

当归芍药散是《金匮要略》中治疗妇人肝脾血虚腹痛证的重要代表方，如《金匮要略》第二十二篇第17条："妇人腹中诸疾痛，当归芍药散主之。"其主治腹痛的病变证机是肝脾气血虚弱。合理应用当归芍药散治疗肝脾血虚证往往疗效显著，方中重用芍药补肝阴而又制肝阳，当归、川芎养血补血而调肝，白术、茯苓、泽泻健脾以渗湿，方药相互为用而达到补肝调脾的良好治疗作用。当归芍药散用于治疗气血虚弱、脑失所养的头痛亦有相关论述，如《中医诊疗要览》："此方原本用于治疗女子腹痛，但不局限于女子，亦用于男子。即不分男女老幼，有贫血倾向，腰腿易冷，头痛，头重，小便频数。有时目眩，肩疾，耳鸣，心悸等，肌肉软弱如女性，容易疲劳，腹痛，起自下腹部，有时波及腰部或心下。无腹痛者亦可用之。但恶心呕吐者不可用。"即提出当归芍药散用于治疗气血虚弱头痛、头重等证。

24. 血管神经性头痛（寒凝血瘀证）

叶某某，女，51岁。

自诉：患有血管神经性头痛10年，头痛因受凉加重，脑内冷痛，痛如针刺，痛处固定不移。经CT及核磁共振检查，也多次经脑电图、多普勒检查，均未发现异常变化，经当地医生介绍前来诊治。

刻诊：头痛因受凉加重，脑内冷痛，痛如针刺，痛处固定不移，手足不温，口干欲饮水，舌质红、苔薄白，脉浮。

中医辨证：寒凝血瘀证。

治疗原则：散寒通脉，活血止痛。

治疗方剂：乌头汤与桂枝茯苓丸合方加减。

麻黄 10 g，黄芪 10 g，生川乌 6 g，生草乌 6 g，桂枝 12 g，茯苓 12 g，白芍 12 g，桃仁 12 g，牡丹皮 12 g，大枣 12 枚，炙甘草 10 g。6 剂，以蜜煎生川乌、生草乌 30 分钟，去生川乌、生草乌，以蜜与他药合煎 30 分钟。每日 1 剂，每剂分 3 次服。

二诊：头痛大减，又以前方 6 剂继服。

三诊：诸症基本消除，又以前方治疗 6 剂继服。之后，复以前方治疗 20 余剂，头痛痊愈，随访半年，未再复发。

【**按语**】头痛是临床中常见的病症，按病因分，头痛有外感、内伤之别。外感头痛，有感风寒、风湿、风热、伤暑、火邪致痛；内伤头痛有气虚、血虚、阳虚、阴血、肝阳上亢、伤食、瘀血等致痛。从经络分，有太阳头痛、阳明头痛、少阳头痛、太阴头痛、少阴头痛、厥阴头痛等。可见头痛证型比较复杂。根据此患者有头痛因受凉加重而辨为寒，再根据痛处固定不移，痛如针刺辨为瘀，因口干欲饮水，舌质红辨为寒夹瘀热，以此选用乌头汤与桂枝茯苓丸合方加味治疗。方中生川乌、生草乌、桂枝温阳逐寒，通络止痛；桃仁活血化瘀；麻黄发汗通经，散寒止痛；白芍补血凉血，缓急止痛；牡丹皮凉血散瘀，与白芍配伍兼清郁热；黄芪益气固表；大枣、茯苓、炙甘草益气和中，固护脾胃。方药相互为用，以建其功。

25. 三叉神经痛（阳明热盛证）

宋某某，女，48 岁。

自诉：右侧面部阵发性疼痛，如针刺样疼痛，每次疼痛持续 5 ～ 10 分钟，进食与刷牙诱发，西医诊为“三叉神经痛”，多次服用中西药，效果不明显，近因疼痛加重前来诊治。

刻诊：右侧面部阵发性疼痛，如针刺样疼痛，并有灼热感，面部潮红，口干欲饮冷水，月经量多且色鲜红，小便黄赤，舌质红、苔略黄，脉浮紧。

中医辨证：阳明热盛证。

治疗原则：清泻阳明盛热。

治疗方剂：白虎汤加减。

石膏45 g，知母18 g，粳米18 g，生甘草12 g，生地黄24 g，黄连12 g，牡丹皮12 g。3剂，水煎服，每日1剂，每剂分2次服。

二诊：右侧面部如针刺样疼痛明显减轻，面部潮红消失，又以前方6剂继服。之后，累计服用前方20余剂，疼痛解除。随访1年，未再复发。

【按语】白虎汤是仲景治疗阳明热盛证的代表方，方由石膏、知母、粳米、甘草4味药组成。方中重用石膏清阳明实热，既可使里热从内消，又可使邪热从外泄；知母既清阳明胃热又生津除烦止渴；粳米、甘草固护胃气，补中益气而生津，并制约石膏、知母之苦寒，更能调和诸药。白虎汤是千古名方，除了用于治疗阳明热盛证以外，亦可用于治疗胃火消中证、热陷心包证、中暑等。现代临床多用于治疗乙型脑炎、流行性脑脊髓膜炎、脑卒中、病毒性肺炎、疱疹性口腔炎、甲状腺功能亢进症、糖尿病、青光眼、败血症等证机属阳明热盛者。根据患者面部疼痛而有灼热感，面部潮红等辨证为阳明热盛证，故以白虎汤清泻盛热，加生地黄清热凉血，黄连清热泻火，牡丹皮凉血散瘀。方药相互为用，以建其功。

26. 三叉神经痛（风寒袭表，胆热郁滞证）

谢某某，女，42岁。

自诉：有多年三叉神经痛病史，经常服用镇痛类西药控制疼痛，近因头痛加重前来诊治。

刻诊：偏头痛上午尤甚，受凉、劳累、急躁加重疼痛，口苦、口干，不思饮水，心烦，不欲饮食，纳谷无味，胃脘支结，舌质红、苔薄白夹黄，脉沉紧。

中医辨证：风寒袭表，胆热郁滞证。

治疗原则：解表散寒，清热调气。

治疗方剂：麻黄汤与小柴胡汤合方加减。

麻黄10 g，桂枝6 g，杏仁15 g，柴胡24 g，黄芩10 g，生半夏12 g，红参10 g，大枣12枚，生姜10 g，川芎15 g，薄荷12 g，炙甘草10 g。6剂，每日1剂，第1次煎煮30分钟，第2次煎煮20分钟，合并药液，分3次服。

二诊：三叉神经痛减轻，又以前方6剂继服。

三诊：口苦口干基本消除，又以前方6剂继服。之后，复以前方治疗30余剂。随访1年，未再复发。

【按语】根据三叉神经痛疼痛部位在头两侧，且头痛时间上午尤甚辨为太阳少阳合病，受凉加重辨为寒，因口苦、口干，舌质红辨为郁热，以此选用麻黄汤与小柴胡汤合方加味。方中麻黄发汗散寒；桂枝通经止痛；杏仁降泄浊逆；柴胡、黄芩清透郁热；生半夏、生姜辛开苦降、调理气机；川芎理血行气止痛；薄荷清利头目；红参、大枣、炙甘草益气和中。方中诸药相互为用，以奏其效。

麻黄汤可用于治疗风寒头痛，小柴胡汤可用于治疗少阳郁热头痛。临床辨治头痛应根据病变证机选用麻黄汤、桂枝汤、白虎汤、小柴胡汤、吴茱萸汤、茵陈蒿汤等，往往能取得理想的治疗作用。王付老师临床上常用经方治疗头痛，归纳如下。

（1）麻黄汤主治太阳风寒侵袭头痛证：如《伤寒论》第35条：“太阳病，头痛发热，身疼腰痛，骨节疼痛，恶风，无汗而喘者，麻黄汤主之。”麻黄汤是治疗头痛证的常用方剂，其所主证型是风寒侵袭头部、营卫闭滞、不汗出之头痛，患者表现为头部冷痛、怕风、恶寒、无汗，或四肢疼痛，全身疼痛，舌淡、苔白，脉紧等。

（2）桂枝汤主治太阳中风头痛证：如《伤寒论》第13条：“太阳病，头痛，发热，汗出，恶风，桂枝汤主之。”桂枝汤主治的头痛病变证机是风邪客表、营卫虚弱、经气不通而致头痛，患者常见症状为头痛，易汗出，或发热，四肢疼痛，舌淡、苔白，脉浮弱等。

（3）小柴胡汤主治少阳胆热气郁头痛证：小柴胡汤治疗头痛的病变证机是少阳胆气郁结、郁结化热、上攻脑窍而致头痛，患者常见病症表现为头痛，早上头痛加重（因为早上为少阳所主时间），表情沉默，郁郁寡欢，爱生气，或见口苦，咽干，目眩，胸胁苦满等。

（4）白虎汤主治阳明热盛头痛证：白虎汤所主头痛证的病变证机是阳明郁热内盛、郁热循经上犯脑窍而致脑络为热所伤，患者头痛常较为剧烈，因为火邪炽盛，灼伤经络而致头痛剧烈，患者常见症状为头痛，怕热，遇热加重，汗出，口渴多饮水，舌红、苔黄，脉数等。

（5）吴茱萸汤主治厥阴头痛：患者为巅顶头痛，因头顶是足厥阴肝经所循行的部位，此处又易于感受邪气，故患者常见症状为巅顶头痛，或干呕，口吐涎沫，手足厥逆，舌淡、苔白，脉迟等。

（6）茵陈蒿汤主治湿热头痛证：茵陈蒿汤主治头痛的病变证机是湿不得行，热不得散，浊气攻斥。患者常见症状为头痛，头重如裹，头晕目眩，大便黏腻不爽，或身目发黄，身热，急躁，舌红、苔黄腻，脉滑数等。

27. 肋间神经痛（膈间阳郁热饮证）

周某某，女，33岁。

自诉：有肋间神经痛2年余，近因疼痛加剧而前来诊治。

刻诊：肋间疼痛，疼痛时有灼热感，胸闷胁胀，心烦急躁，少气乏力，舌质偏红、苔薄黄，脉浮紧。

中医辨证：膈间阳郁热饮证。

治疗原则：清热通阳化饮。

治疗方剂：木防己汤加减。

木防己9 g，石膏48 g，桂枝6 g，红参12 g，川芎12 g，枳实12 g，五灵脂12 g，生蒲黄4 g。6剂，水煎服，每日1剂，分3次服。

二诊：肋间疼痛明显减轻，灼热感消失，又以前方治疗6剂。之后，累计服用前方20余剂，病告痊愈。

【按语】《金匮要略》第十二篇第24条："膈间支饮，其人喘满，心下痞坚，面色黧黑，其脉沉紧，得之数十日，医吐下之不愈，木防己汤主之。"根据用药组成，木防己汤是主治膈间阳郁热饮证。审证求机，以木防己汤清热通阳化饮，加川芎以理血行气，枳实降气，五灵脂、蒲黄活血化瘀，散结止痛，尤其是方中五灵脂与红参属配伍，未出现任何不良反应，且有明显的益气化瘀止痛之功效。

28. 肋间神经痛（胆热阳郁水气证）

洪某某，女，55岁。

自诉： 2 年前，因带状疱疹引起肋间神经痛，近因疼痛加重前来诊治。

刻诊： 肋间胀刺疼痛，痛则头汗出，心烦，口干欲饮水，手足不温，小便不利，大便干结，舌红、苔薄，脉弦。

中医辨证： 胆热阳郁水气证。

治疗原则： 清热调气，通阳化饮。

治疗方剂： 柴胡桂枝干姜汤加减。

柴胡 24 g，桂枝 10 g，干姜 6 g，天花粉 12 g，黄芩 10 g，牡蛎 10 g，炙甘草 6 g，白芍 12 g，赤芍 12 g，大黄 5 g，乳香 10 g，没药 10 g。6 剂，每日 1 剂，水煎 2 次，合并药液，分 3 次服。

二诊：疼痛减轻，大便通畅，以前方治疗 30 余剂。诸症悉除。

【按语】 柴胡桂枝干姜汤是仲景治疗胆热水气证的代表方，亦是治疗少阳胆热阳郁证的有效方。方中柴胡清胆热，调气机；黄芩清泻胆热；天花粉清热散水气，化饮利小便；牡蛎软坚散结；干姜、桂枝通阳达气，温化水饮；甘草益气，并调和诸药。根据患者手足不温辨为阳郁不达而非阳虚，再根据大便干结辨为阳郁热蕴，又因头汗出辨为郁热上蒸，更因口干辨为胆热灼津，因肋间胀刺疼痛，痛则头汗出，脉弦，辨为胸胁间有水气。以此选用柴胡桂枝干姜汤清胆通阳化饮，加白芍柔肝泻胆止痛；赤芍散瘀凉血止痛；大黄通下郁结；乳香、没药活血行气止痛。方药相互为用，以建其功。

29. 神经性耳鸣（肾阳虚失精证）

郭某某，男，22 岁，2010 年 3 月 26 日初诊。

自诉： 近 2 年来经常耳鸣，尤其是情绪变化或学习紧张时耳鸣加重。

刻诊： 耳鸣，尤其是睡眠前耳鸣更甚，手足不温，遗精，时而腰痛，全身恶寒，大便溏泄，舌质淡、苔薄白，脉沉略弱。

中医辨证： 肾阳虚失精证。

治疗原则： 温暖肾阳，固精止鸣。

治疗方剂： 天雄散加减。

生川乌 6 g，白术 12 g，桂枝 9 g，龙骨 12 g，龟板 18 g，巴戟天 12 g，山茱萸 18 g，磁石 30 g。10 剂，其中 6 剂水煎煮，每日 1 剂，每剂分 3 次服；另外4剂药研为粉状，加少许醋与酒，拌匀晾干，敷于肚脐上，用胶布固定，每日换药1次，内服药与外用药同时应用。

二诊：用药5天耳鸣即明显减轻，复以前方治疗累计30余剂，外用药连续用50天左右，耳鸣解除。

【按语】耳鸣是临床中较难治疗的病症之一，病变属性以实为主者，多从肝论治；病变属性以虚为主者，多从肾论治。肾开窍于耳，肾气虚弱，耳窍不得肾精的滋养则耳鸣。天雄散是仲景治疗肾阳虚失精证的代表方，方中天雄（生川乌代天雄）甘温而益阳，强筋骨而固肾精，使肾阳以主持、固涩肾精内守，坚固肾精而止失精；龙骨逐邪气，安心神，使神明内守以下交于肾，使肾气得心神的交合而止梦泄、梦交；桂枝温阳通经，温壮阳气；白术益气，补气以生阳，并能使脾气运化精微而滋荣肾气肾阳。此耳鸣病变证机一是肾阳虚不得上奉于耳，二是精气亏虚于下，三是寒气内盛。故以天雄散温肾阳，散寒气，固精气；加龟板以潜阳安神；巴戟天、山茱萸以温补肾阳固精；磁石以滋肾潜阳。方药相互为用，以建其功。

另，关于天雄为何物？张锡纯在《医学衷中参西录》中对天雄、附子、乌头做了详细论述："种附子于地，其当年旁生者为附子，其原种之附子则成乌头矣。乌头之热力减于附子，而宣通之力较优，故《金匮》治历节风有乌头汤；治心痛彻背、背痛彻心有乌头赤石脂丸；治寒疝有乌头煎、乌头桂枝汤等方。若种后不旁生附子，惟原中之本长大，若蒜之独头无瓣者，名谓天雄，为其力不旁溢，故其温补之力更大而独能称雄也。今药局中所鬻之乌附子，其片大而且圆者即是天雄，而其黑色较寻常附子稍重，盖因其力大而色亦稍变也。"可见天雄较乌头、附子药力更猛，王付老师临床应用天雄散以生川乌代天雄以达到最佳治疗目的。

30. 梅尼埃病（脾虚饮逆眩冒证）

李某某，女，40岁，2009年10月8日初诊。

自诉：有10余年梅尼埃病病史，几经治疗，但眩晕症状未能达到有效控制，近因病情加重前来诊治。

刻诊：头晕，头昏，头沉，目眩，天旋地转，不能独自行走，晕则恶心呕吐，时有呕吐痰涎，大便不爽，舌尖红、苔白厚腻，脉略紧。

中医辨证：脾虚饮逆眩冒证。

治疗原则：健脾，化饮，止眩。

治疗方剂：泽泻汤与葵子茯苓丸加减。

泽泻 80 g，白术 30 g，半夏 24 g，陈皮 15 g，冬葵子 48 g，茯苓 15 g，羚羊角（冲服）6 g。6 剂，每日 1 剂，水煎 2 次，合并药液，分 3 次服。

二诊：用药 3 剂，头晕目眩基本消除，又以前方治疗 6 剂。

三诊：诸症悉除，为了巩固疗效，复以前方治疗 6 剂。随访 1 年，未再复发。

【按语】眩晕一证有气虚、火邪上攻、痰饮上犯等证型，然痰证又居多，中医有“无痰不成眩”之说，可见痰饮上犯是眩晕的常见证型。泽泻汤在《金匮要略》中用于治疗“心下有支饮，其人苦冒眩”。泽泻汤方由泽泻、白术组成，功能健脾利水，益气化饮，主治脾虚饮逆冒眩证，症见头晕，目眩，甚则目眩而乍见玄黑，天地旋转，恶心呕吐，四肢沉重，或胸闷、食少，舌淡、苔滑，脉迟或紧等。本方治疗眩晕成功的关键是方中药物的用量要适当加大，即泽泻用 80 g 左右，白术 15 g 左右。只有针对病情合理选用泽泻汤用量，方可达到理想治疗效果。

葵子茯苓丸在《金匮要略》中用于治疗“妊娠有水气，身重，小便不利，洒淅恶寒，起即头眩”。此方仅冬葵子、茯苓 2 味，功能利水通阳化气，其主治“起即头眩”的病变证机是水不得阳气所化而成水邪。方中冬葵子甘寒，滑利通窍；茯苓益气而助气化，健脾而渗湿邪。本方用量根据《〈伤寒杂病论〉大辞典》换算标准并遵仲景重用冬葵子为一斤（48 g），茯苓用量三两（9 g），方可达到治疗效果。

根据此患者有头晕目眩，恶心呕吐辨为脾虚饮逆，再根据舌尖红辨为有热，又因苔白厚腻辨为痰饮，以此辨为脾虚饮逆眩冒证。方中重用泽泻、白术、冬葵子渗利痰饮，健脾渗湿化饮；加半夏醒脾燥湿；陈皮理气化痰；茯苓益气渗利痰饮；羚羊角清热止眩。方药相互为用，以治梅尼埃病。

31. 视神经脊髓炎（Devic 综合征；气阴亏虚，痰热生风证）

谢某某，男，41 岁。

自诉：2 年前因眼球刺痛，阵发性强直性痉挛，在省级某医院检查诊断为视神经脊髓炎，住院治疗 2 个月，症状未有明显改善，经医生介绍前来诊治。

刻诊：眼眶、眼球刺痛，阵发性强直性痉挛，口干咽燥，盗汗，倦怠乏力，肢体麻木不仁，活动不便，因劳加重，大便干结，舌质暗红瘀紫、苔薄黄，脉沉涩。

中医辨证：气阴亏虚，痰热生风证。

治疗原则：益气养阴，清热化痰，明目利窍。

治疗方剂：生脉散、抵当汤与清肝明目饮合方加减。

红参 10 g，麦冬 10 g，五味子 15 g，水蛭 6 g，虻虫 3 g，桃仁 6 g，大黄 9 g，青葙子 12 g，草决明 15 g，钩藤 12 g，菊花 12 g，谷精草 15 g，生甘草 3 g。6 剂，水煎服，每日 1 剂，每剂分 3 次服。

二诊：大便通畅，以前方减大黄为 6 g，6 剂继服。

三诊：眼球疼痛略有减轻，又以二诊方 6 剂继服。

四诊：口干咽燥，盗汗止，以二诊方 6 剂继服。

五诊：阵发性强直性痉挛减轻，以二诊方 6 剂继服。

六诊：诸症较前均明显好转，又以前方 6 剂继服。之后，以前方因病症变化酌情加减用药治疗 120 余剂，诸症得到有效控制。为巩固疗效，以前方变汤剂为散剂，每次 6 g，每日 3 次，随访 1 年，一切尚好。

【按语】Devic 综合征是一种主要累及视神经和脊髓的炎性脱髓鞘病，临床上以视神经和脊髓同时受累或相继受累为主要特征，呈进行性或缓解与复发病程。根据此患者倦怠乏力，因劳加重辨为气虚；口干咽燥，盗汗辨为阴虚；阵发性强直性痉挛辨为痰热生风；又因舌质暗红瘀紫，脉沉涩辨为瘀热；以此辨为气阴两虚，瘀热生风证。方以生脉散益气养阴；以抵当汤泻热逐瘀；以清肝明目饮清肝热，利目窍，和筋脉。

32. 慢性炎性脱髓鞘性多发性神经病（心肾亏虚，痰热瘀阻证）

孔某某，女，62岁。

自诉：3年前发现下肢无力，软弱不能行走，在洛阳某市级医院风湿科住院2周，病情略有好转，经治疗2周后诸症又如前，再用西药治疗则无明显效果。之后到省级某医院住院治疗3次，仍未取得明显治疗效果。近因下肢软弱不能行走而前来郑州（女儿在郑州工作）诊治。

刻诊：全身无力，腰酸腿软，不能行走，心悸，胸闷，语言低弱，神疲倦怠，头晕目眩，偶尔肢痛如针刺，肢体困重，舌质暗红瘀紫、苔黄厚腻，脉沉涩。

中医辨证：心肾亏虚，痰热瘀阻证。

治疗原则：补益心肾，清热化痰，活血化瘀。

治疗方剂：小陷胸汤、生脉散、黄芪桂枝五物汤与失笑散合方加减。

红参6 g，麦冬6 g，五味子10 g，黄芪10 g，白芍10 g，桂枝10 g，生姜18 g，大枣12枚，黄连3 g，半夏12 g，全瓜蒌30 g，五灵脂12 g，蒲黄12 g。6剂，水煎服，每日1剂，每剂分3次服。

二诊：头晕目眩减轻，以前方6剂继服。

三诊：腰酸腿软略有好转，但仍不能自主行走，以前方6剂继服。

四诊：自觉全身较前有力，以前方6剂继服。

五诊：苔黄厚腻消除，以前方6剂继服。之后，以前方并根据病情变化而酌情加减治疗120余剂，能自主行走。为了巩固疗效，将前方变汤剂为丸剂，每次6 g，分3次服，治疗1年余。随访1年，病情稳定，未再加重。

【按语】炎性脱髓鞘性多发性神经病是周围神经和神经根的脱髓鞘及小血管周围淋巴细胞及巨噬细胞炎性反应的自身免疫性疾病。根据临床表现分为急性炎症性脱髓鞘性多发性神经病和慢性炎性脱髓鞘性多发性神经病。根据患者此病症表现有心悸、胸闷辨为心气虚，再根据腰酸腿软、不能行走辨为肾气虚，因肢体困重、苔黄厚腻辨为痰热，又因肢痛如针刺、舌质暗红瘀紫辨为瘀，以此辨为心肾亏虚，痰热瘀阻证。方以生脉散益气养阴；以黄芪桂枝五物汤益气温阳，养血通脉；以小陷胸汤清热燥湿化痰；以失笑散活血化瘀止痛。方药相互为用，以奏其效。

33. 乙型脑炎（阳明热毒证）

2000年，一名大三在校生诉：其家乡流行乙型脑炎，其父亦不幸罹患此病，在当地医院接受治疗，但未见明显疗效，遂求师以救治，患者时常高热，口渴喜冷饮，汗出，因患者离郑州较远，遂开方于此。

处方：石膏48 g，知母18 g，粳米18 g，炙甘草6 g，金银花30 g，连翘30 g。

其回校后告知，其父病情逐渐好转，现已病愈，当地医院其余乙型脑炎患者亦向其求治，当地医院院长亲自接见她，要求她毕业后留在当地医院工作。诚见经方起大病、危病之功。

【按语】众所周知，白虎汤是治疗乙型脑炎的有效方。蒲辅周老先生曾用白虎汤挽救过一批批乙型脑炎等传染病患者，并编写了《流行性乙型脑炎》《蒲辅周医案》等记载治疗乙型脑炎的经验，可见白虎汤是起大病，疗大疾的要方。此乙型脑炎患者病症属阳明热毒证，以白虎汤清泻阳明邪热；加金银花、连翘清热解毒，药少而力专。经方治大病，诚如此。

王付老师临床常用石膏剂量在30～60 g，患者热邪重者药量可再加大。《神农本草经》谓："石膏味辛，微寒，主中风寒热，心下逆气，惊喘，口干舌焦，不能息，腹中坚痛，除邪鬼，产乳，金疮。"《名医别录》谓："石膏味甘，大寒，无毒。主除时气，头痛，身热，三焦大热，皮肤热，肠胃中鬲热，解肌，发汗，止消渴，烦逆，腹胀，暴气喘急，咽热，亦可作浴汤。"石膏性寒，不仅辛能解肌发汗以治外感之热，亦能清内伤杂病之热，乃千古之良药。

第五节　内分泌系统疾病

在现代医学里，内分泌系统疾病主要包括糖尿病、低血糖、脂质代谢异常、肥胖症、骨质疏松症、骨软化、佝偻病、高钙血症、甲状腺功能亢进症、甲状腺功能减退症、甲状腺炎、甲状腺结节和甲状腺肿、低钙血症、垂体功能不全、无功能性垂体瘤、催乳素瘤、生长激素分泌型垂体瘤、原发性醛固酮增多症、肾上腺皮质功能减退、先天性肾上腺皮质增生症、青春期发育异常，以及自身免疫性多内分泌腺病、遗传性激素抵抗综合征等。

中医可归纳为：消渴、瘿瘤、失眠、心悸、头晕、自汗等。

1. 糖尿病（肾虚胃热消渴证）

李某某，男，48岁，2010年10月1日初诊。

自诉：有糖尿病病史8年余，经常口服二甲双胍等降血糖药，服药后在通常情况下空腹血糖为9～10 mmol/L，停药时则在14～15 mmol/L。

刻诊：口干口渴，饮水多，腰膝酸软，手足心热，手足怕冷，舌红、少苔，脉虚弱。

中医辨证：肾虚胃热消渴证。

治疗原则：清泻胃热，滋补阴阳。

治疗方剂：白虎汤与肾气丸合方加减。

石膏45 g，知母15 g，生地黄24 g，山药12 g，吴茱萸12 g，茯苓12 g，泽泻12 g，牡丹皮12 g，桂枝3 g，附子3 g，粳米18 g，炙甘草6 g。6剂，每日1剂，每剂分3次服。

二诊：症状均有好转，血糖为11.2 mmol/L，又以前方6剂继服。

三诊：诸症均明显减轻，血糖为10.2 mmol/L。前方中变生地黄为30 g，桂枝、附子各为6 g，6剂继服。

四诊：诸症已基本消除，血糖为8.2 mmol/L。效不更方，以前方加减治疗20余剂，血糖已至正常范围。为巩固疗效，以前方汤剂变丸剂，每次6 g，每日3次。

【按语】糖尿病是以高血糖为主要特征，临床以多饮、多食、多尿以及消瘦等为主要表现。糖尿病在中医应归于消渴的范畴，消渴最早见于《内经》，“二阳结谓之消”“胃热则消谷，谷消则善饥”。后世医家以三消立论，如《医述·三消》云：“消病有三：曰消渴，曰消中，曰消肾。”病位主要在肺、胃、肾。又谓：“上消口干舌燥，饮水不能，饮水不能解渴，系心移热于肺，或肺金本体自热不能生水，当用人参白虎汤；中消多食犹饥，系脾胃蕴有实热，当用调胃承气汤下之；下消谓饮一斗溲亦一斗，系相火虚衰，肾关不固，宜用八味肾气丸。”

王付老师临床辨证消渴往往将其分为4个证型：一是胃火炽热证；二是寒热错杂证；三是阴阳两虚证；四是瘀热消渴证。在辨证论治的基础上，合理采用经方如白虎汤、白虎加人参汤、乌梅丸、肾气丸、桃核承气汤、抵当汤等，往往取效迅速，降血糖平稳，能有效控制症状及并发症。其中白虎汤主治胃火消中证；肾气丸主治肾阴阳两虚消渴证；乌梅丸主治寒热夹杂消渴证；抵当汤与桃核承气汤主治瘀热消渴证。临床中根据消渴的病变证机合理选用加减变化这些方药，往往能达到理想治疗效果。此患者症状既有胃热，如口干口渴，饮水多；又有肾阴阳两虚，如腰膝酸软，手足心热，手足怕冷，舌红、少苔，脉虚弱。故以白虎汤清泻胃热，以肾气丸滋补阴阳。经方合用，疗效确切。

2. 糖尿病（瘀血肆虐证）

余某某，男，54岁。

自诉：有糖尿病病史10余年，3年前服用西药，血糖基本维持在正常范围内。近3年虽服降糖类西药，但血糖仍高于正常值。

刻诊：形体消瘦，多食易饥，渴欲饮水，小便多，大便干结，肌肉麻木酸困，时有针刺样疼痛，身热，心烦，多汗，舌暗红边夹瘀点、少苔，脉沉涩。

中医辨证：瘀血肆虐证。

治疗原则：泻火祛瘀，益气生津。

治疗方剂：桃核承气汤与白虎加人参汤合方加减。

桃仁10 g，大黄6 g，桂枝10 g，芒硝6 g，石膏45 g，知母18 g，粳米15 g，人参9 g，生地黄18 g，黄连15 g，乌梅15 g，甘草6 g。6剂，每日1剂，每剂分3次服。

二诊：大便通畅，身热心烦好转，又以前方6剂继服。

三诊：诸症基本得以控制，又以前方6剂继服。

四诊：复查血糖恢复正常，病症缓解。之后，以汤剂变散剂，每次6 g，每日3次，巩固治疗半年。随访1年，病情稳定。

【按语】白虎加人参汤在《伤寒论》中用于治疗“大渴，舌上干燥而烦，欲饮水数升者”。病变证机是阳明热盛，津气两伤。亦能主治肺胃热盛之消渴证，症见口渴饮水多，饮水不解渴，口干舌燥，多食多尿等。桃核承气汤是用于治疗邪热与瘀血互结的方剂，方中大黄味苦，气香，性凉，能开气、破血、攻下；桃仁引大黄之力专入血分以破血；桂枝亦能破血，引诸药入血分，乃活血祛瘀之良药。临床中糖尿病病变属于瘀热证者，即可选用桃核承气汤，然则瘀热去则诸症除。

根据此糖尿病患者有肌肉麻木酸困，痛如针刺，舌暗红边夹瘀点，辨为瘀血。再根据身热心烦，渴欲饮水，大便干结辨为热，因舌红、少苔辨为虚热。选用桃核承气汤与白虎加人参汤合方加味，方中桃仁活血化瘀；大黄、芒硝泻火祛瘀；桂枝通经散瘀；石膏、知母清泻郁热，养阴生津；生地黄滋阴清热；黄连清热除烦；乌梅酸甘化阳；粳米、人参、甘草益气和中。方药相互为用，以取得预期疗效。

3. 糖尿病胃轻瘫（胃热脾寒证）

郭某，女，64岁。

自诉：患糖尿病10年余，近2年经常腹胀，饮食则腹胀明显，屡经治疗，腹胀不除。

刻诊：脘腹胀满，腹部受凉或食凉则腹胀尤甚，嗳气，乏力倦怠，大便三四日一行，口干口苦，舌淡、苔黄略腻，脉沉弱，测空腹血糖为14.5 mmol/L。

中医辨证：胃热脾寒证。

治疗原则：清胃温脾。

治疗方剂：黄连汤加减。

黄连15 g，炙甘草9 g，干姜9 g，桂枝9 g，红参6 g，清半夏12 g，大枣12枚，石膏35 g，知母18 g，白术15 g，大黄3 g。6剂，每日1剂，每剂分3次服。

二诊：饮食好转，大便一日一行，又以前方6剂继服。之后累计服20余剂，饮食趋于正常，测空腹血糖6.5 mmol/L。之后以前方断断续续服用，以巩固疗效。

【按语】黄连汤是由半夏泻心汤去黄芩加桂枝而成，功能清胃温脾，调理中焦。方中黄连清胃热；干姜散脾寒；桂枝既可散寒，又能通达上下之阳气；

人参、甘草、大枣补中气，益脾胃；半夏降逆和胃气，复中焦升降之气机。诸药合用，共奏清胃温脾之功。糖尿病在多数情况下是饮食多，多食易饥，可在有些情况下则会饮食偏少，食则脘腹胀满，对此若能辨证审病求机，以法论治，则可取得预期治疗效果。此病症既有胃热又有脾寒，以此选用黄连汤清胃热温脾寒，加石膏、知母以则强清胃热，白术以健脾益气温中，大黄以泻热通便。

4. 糖尿病胃瘫（寒热夹杂消渴证）

尹某某，女，61岁。

自诉：有糖尿病病史10余年，2年前出现饥不能食，食则脘腹胀满，近因血糖升高，不能饮食前来诊治。

刻诊：饥不能食，食则脘腹胀满，食热烧心，食凉腹泻，口干欲饮水，大便不爽，腹部怕冷，手心凉，足心热，心烦急躁，舌红、苔薄黄，脉细略数。

中医辨证：寒热夹杂消渴证。

治疗原则：清热通阳，调理阴阳。

治疗方剂：乌梅丸加减。

乌梅20 g，黄连20 g，细辛3 g，干姜6 g，当归12 g，黄柏12 g，桂枝10 g，党参20 g，附子3 g，花椒3 g，石膏50 g，知母18 g，粳米20 g，山楂10 g。6剂，每日1剂，水煎2次，合并药液，分3次服。

二诊：脘腹胀满减轻，又以前方适当加减变化治疗30余剂，血糖控制在正常范围之内。之后，为了巩固疗效，以前方变汤剂为散剂，每次10 g，每日3次。随访1年，胃瘫未再发作。

【按语】《伤寒论》第326条："厥阴之为病，消渴，气上撞心，心中疼热，饥而不欲食，食则吐蛔。下之，利不止。"根据张仲景论述既有"消渴"，又有"饥而不欲食，食则吐"，符合"糖尿病胃轻瘫"的症状。此糖尿病胃瘫患者，既有食热烧心又有食凉腹泻，既有手心凉又有足心热，以此辨为寒热夹杂证，选用乌梅丸清热温阳。加石膏、知母以清泻内热；粳米既益气和胃，又防止温热药与寒凉药伤胃气；山楂酸甘化阴，消食和胃。方药相互为用，以建其功。

乌梅丸本为治疗胆道蛔虫病的专方，本方苦辛、酸苦合用，安蛔、驱蛔以止痛，因为古人认为"蛔虫得酸则静，得辛则伏，得苦则下"，故本方是治疗胆道蛔虫病的良药，可现在用于治疗蛔虫病的机会并不多。乌梅丸由乌梅、黄连、细辛、干姜、当归、黄柏、桂枝、人参、附子、花椒共10味药组成，方中诸药苦、辛、酸同用，寒热并调、调理阴阳，气血兼顾、扶正祛邪，是一张很好的处方。张锡纯亦论：“（乌梅丸）此为厥阴证之总方，注家第谓蛔得酸则静，得辛则伏，得苦则下，犹浅乎测乌梅丸也。”根据仲景的论述，乌梅丸亦能用于治疗“消渴”“久利”“吐逆”等。现代临床中主要用于治疗寒热夹杂证，如糖尿病、慢性肠炎、女子痛经、胃炎、口腔溃疡、肝炎、癔症等。在跟王付老师门诊治病的过程中，还见到一例病症很复杂的患者，他是山西人，患病有30年，长期治疗，反复不愈，经检查，西医也未做出明确诊断，有时只诊断为神经官能症。患者具体的病症表现为自觉胸中有一团热气，然后这团热气往咽喉部上冲，冲到后脑部感觉有一团冰块冻结在那里，久久不化，异常难受，待到那股气降下来，降到胸中，胸中又感觉有一冰块堵在那里。这种感觉每天都在发作，一发作患者就非常难受。经多数中医名家治疗，包括北京、山西、广州、郑州等地很多有名气的中医专家，但病情时好时坏，有的方子里含有大剂量的附子，但亦未能让患者所说的冰块融化，其中原因大概是附子的煎煮时间较长，失去了其猛烈之性。患者到王付老师门诊治疗希望能有好的疗效，王付老师就开了乌梅丸汤，其中乌梅40 g，黄连15 g，细辛4 g，干姜4 g，当归15 g，黄柏12 g，桂枝10 g，红参10 g，附子4 g，花椒3 g，生半夏12 g，大黄6 g。7剂。结果患者服用之后，感觉胸中冰块在向外消散，吐痰后其他症状都有缓解，患者很高兴地说这次服的药是效果最好的。从这个病例我们可以确定乌梅丸确实是一个治疗杂病及怪病的名方。临床中应用乌梅丸治病的关键是要抓住病变证机是寒热夹杂，或上热下寒，或上寒下热，或左寒右热，或左热右寒。常用于治疗腹泻、慢性痢疾、口腔溃疡、痛经、糖尿病、癔症、肝炎、精神及神经系统之癫痫、精神分裂症等，疗效确切。

5. 糖尿病膀胱瘫兼胃轻瘫（湿热水气弥漫三焦证）

石某某，男，62岁。

自诉：有糖尿病病史10余年，近血糖明显升高，又因小便困难前来就诊。

刻诊：口干口渴，欲饮水，小便短少而黄，饥而不能食，食则胃感胀满，心烦，舌红、苔黄腻。

中医辨证：湿热水气弥漫三焦证。

治疗原则：清解邪热，化气行水。

治疗方剂：五苓散与白虎汤合方加减。

石膏 45 g，知母 15 g，粳米 18 g，甘草 15 g，猪苓 15 g，茯苓 15 g，白术 18 g，泽泻 15 g，桂枝 10 g，寒水石 15 g，滑石 15 g。6 剂，每日 1 剂，每剂分 3 次服。

二诊：小便已通利，续以前方 6 剂继服。

三诊：血糖明显下降，又以前方 6 剂继服。

四诊：血糖已降至正常范围内。

【按语】《金匮要略》第十二篇第 4 条："脉浮，小便不利，微热消渴者，宜利小便发汗，五苓散主之。"可见仲景率先将五苓散用于治疗消渴。其病变证机是水湿内停，膀胱气化不利，津液不得输布，故见消渴。此病症表现在上焦有口干口渴，欲饮水；在中焦有饥而不能食，食则胃感胀满；在下焦有小便困难且短少色黄；参合舌红、苔黄腻辨证为湿热水气弥漫三焦。以白虎汤清热泄浊；以五苓散利水渗湿，温阳化气；寒水石、滑石解热除湿；粳米、甘草固护胃气。方药相互为用，以建其功。

五苓散是一张应用较广泛的方，在《伤寒杂病论》中用于治疗"水逆心下痞""消渴""癫眩""水泻""霍乱"等诸多症。一般认为五苓散是专门为太阳蓄水证而设，殊不知五苓散乃仲景化气利水之总方，能主治人体一身之病症。上至头部之癫眩，头晕头眩，水逆呕吐；中至脾胃水气之痞证，心下痞满，口燥而渴；下至小便不利，大便水泻，脐下悸动等，诚为一临床常用之佳方。王付老师在临床中更是常用五苓散，有时一上午门诊的时间能用到五苓散达七八次之多，或用于消渴，或用于水泻，或用于妇科炎症，或用于膀胱炎症，或用于阴囊潮湿，或用于胃炎，或用于干燥综合征，或用于霍乱之上吐下泻等。王付老师把五苓散主治的证做了详细的归纳，具体如下：①主治脾胃水气痞证，症见心下痞满，或有悸动，或有水逆声，口燥而渴，心烦，小便不利、苔薄略黄，脉沉等。②主治太阳中风证与中焦（脾胃）水气证相兼，症见发热，恶风寒，汗出，渴欲饮水，水入则吐，苔薄，脉浮或紧。③主治太阳中风证与上焦水气证相兼，症见发热，恶风寒，汗出，心烦，口干舌燥而不欲饮水、苔薄，脉浮数。④主治太阳中风证与下焦（膀胱）水气证相兼，症见发热，恶风寒，汗出，消渴即渴欲饮水而量多，小便不利，脉沉或浮。⑤主治下焦水气证，症见脐下悸即脐下有跳动感，呕吐涎沫，头晕目眩，或不能站立、苔薄，脉沉。⑥主治湿居脾胃证，症见脘腹胀满，或水肿，或四肢肿，身重而困，小便不利、苔薄而腻，脉沉紧。⑦主治湿热霍乱轻证，症见呕吐，下利，头痛，发热，身疼痛，渴多欲饮水、苔薄，脉沉或脉浮或浮数。临床中如何应用五苓散于临床中辨治常见病？五苓散用于治疗肠胃炎的辨证关键是要根据患者大便是否为水泻，如果患者大便泄泻如水样，合理选用五苓散效果显著；如果患者除了水样泻以外，又有胃脘痞满，有水逆声，手脚怕冷，食欲减退，这时合理选用五苓散与理中丸合方，疗效颇佳。五苓散用于治疗妇科炎症与阴囊潮湿等属湿热下注者，王付老师常常选用五苓散与四妙丸合方加减；属寒湿者，王付老师常常选用五苓散与薏苡附子败酱散合方加减。五苓散用于治疗糖尿病膀胱瘫属湿热浸淫者，王付老师常常选用五苓散与白虎汤或白虎加人参汤合方加减。以上为王付老师应用五苓散的一部分经验，临床中可效仿应用。

6. 糖尿病复视（阴阳两虚证）

王某某，女，61 岁，2010 年 8 月 1 日初诊。

自诉：有糖尿病病史多年，一直服用西药控制症状，近因服用西药也不能控制病情，并且视物逐渐模糊，又诊为糖尿病并发视网膜病变，近由病友介绍前来就诊。

刻诊：口干口渴，饮水多，多食易饥，形体消瘦，视物模糊不清，眼皮干涩发紧，左侧头稍痛，苔腻且黄白相间，舌边有齿痕，脉沉弱。

中医辨证：阴阳两虚证。

治疗原则：滋阴补阳，填精养目。

治疗方剂：肾气丸加减。

生地黄 30 g，山药 15 g，山茱萸 15 g，茯苓 10 g，泽泻 10 g，牡丹皮 10 g，附子 3 g，桂枝 5 g，青葙子 20 g，木贼 20 g，生白芍 40 g，生决明子 15 g。6 剂，每日 1 剂，每剂分 3 次服。

二诊：眼皮干涩已好转，口渴也好转，空腹血糖有所下降，以前方去生决明子，加天花粉 6 g，桂枝 10 g，6 剂。

三诊：视物模糊有所改善，血糖又有所下降，效不更方，又予二诊方 12 剂继服。

四诊：视力基本恢复，血糖已降至正常范围。变前方汤剂为散剂，每次 6 g，每日 3 次，巩固治疗 3 个月，病情稳定。

【按语】糖尿病性视网膜病变是糖尿病在眼部许多并发症中最常见的病变，它的出现并不取决于糖尿病本身的严重程度，是否依赖胰岛素等，而是主要取决于病期的长短。肾气丸是《伤寒杂病论》中主治较多的方剂之一，亦是现代临床中应用范围较广，后世加减变化较多的一个方子。原方中干地黄滋补肾阴，填精益髓；附子温壮阳气，助阳化气，与干地黄同用，阴中求阳，阳中求阴，以使肾中阴阳互根互化；山药补脾益气，与干地黄相伍，使阴得气而化生，与附子相伍，温阳以补阳；桂枝温阳通阳，助附子以壮阳；山茱萸强健筋骨而固精，与干地黄相伍，以补肾阴，与附子、桂枝相伍，以补肾阳；泽泻泄干地黄之滋腻，以冀补而不壅；茯苓既助山药益气，又渗利山药之壅滞；牡丹皮既助滋阴药以养阴，又制约温燥药之伤阴。综观本方，具有滋补肾阴，助肾阳，充肾精的作用。此病变证型属肾阴阳两虚证，肾阴阳两虚则肾精不足，肾精不足则不能上济滋养于目。以肾气丸滋阴补阳，加青葙子、木贼、生决明子明目退翳。因肝藏血，肝开窍于目，肝血不足则目失所养，故重用生白芍补益肝血。方药相互为用，以建其功。

7. 糖尿病并发脚肿溃烂（湿热黄汗证）

刘某某，男，51 岁。

自诉：有多年糖尿病病史，经常服用降糖类西药，但血糖仍然略高于正常值。半年前因脚痒用手抓破后出现溃烂肿胀，入院治疗 2 周，没有达到预期治疗目的而出院，近因病症加重前来诊治。

刻诊：左脚趾、脚底、脚背红肿，溃烂处流黄色黏液，不能行走，足不温，怕冷，口渴欲饮水，舌质红、苔薄黄略腻，脉沉细。

中医辨证：湿热黄汗证。

治疗原则：通阳益气，清化湿邪。

治疗方剂：黄芪芍桂苦酒汤加减。

黄芪 15 g，白芍 9 g，桂枝 9 g，醋 60 mL，黄柏 12 g，苍术 15 g，吴茱萸 10 g，苦参 15 g，蛇床子 12 g，生甘草 6 g。12 剂，6 剂内服，每日 1 剂，水煎 2 次，合并药液，分 3 次服；6 剂外洗，水煎 2 次，分早晚洗。

二诊：红肿减轻，溃烂好转，又以前方治疗 12 剂，服用治疗方法同前。

三诊：脚肿溃烂基本痊愈，为了巩固疗效，复以前方外洗 6 剂。复查血糖也基本恢复正常。之后，根据病症表现调治糖尿病。

【按语】《金匮要略》第十四篇第 1 条：“黄汗，其脉沉迟，身发热，胸满，四肢头面肿，久不愈，必致痈脓。”黄芪芍桂苦酒汤是治疗湿热黄汗证的代表方，其病变证机是湿热蕴蒸于内，不得宣泄。原方中黄芪益气固表驱邪；桂枝通阳行气化水；芍药和阴分，与桂枝相伍，调和营卫；黄芪与桂枝相伍，振奋卫阳以行水；苦酒（醋）宣泄湿热，收敛津气。诸药合用，共奏通阳益气，清化湿邪之功。此糖尿病患者并发脚肿溃烂，因脚背红肿，溃烂处流黄色黏液，与“湿热黄汗证”类同；再根据脚背红肿，溃烂处流黄色黏液，足不温，怕冷，口渴欲饮水，舌质红、苔薄黄略腻辨为湿热下注；综合辨为“湿热黄汗证”。故以黄芪芍桂苦酒汤温阳益气，清化湿邪；加苍术、黄柏清利下焦湿热；吴茱萸温胃散饮兼防寒药伤正；苦参、蛇床子，一寒一热，除湿而疗脚肿溃烂流黄水；生甘草调和诸药，兼清热解毒。方药相互为用，以建其功。

8. 糖尿病性周围神经病变（阴虚湿热夹瘀证）

段某某，女，68 岁。

自诉：有多年糖尿病病史，2 年前又出现糖尿病性周围神经病变，近因病症加重前来诊治。

刻诊：下肢沉重，呈对称性刺痛且甚于夜间，伴有穿袜子样感觉，形体消瘦，头晕目眩，五心烦热，大便干结，口苦口腻，舌质暗红瘀紫、苔黄腻，脉沉细涩。

中医辨证：阴虚湿热夹瘀证。

治疗原则：滋补阴津，清热燥湿，活血化瘀。

治疗方剂：大补阴丸、四妙丸与桃核承气汤合方加减。

龟板 18 g，熟地黄 18 g，知母 12 g，黄柏 24 g，薏苡仁 24 g，苍术 12 g，怀牛膝 12 g，桃仁 10 g，大黄 12 g，桂枝 6 g，炙甘草 6 g，芒硝 6 g，猪脊髓 50 g，蜂蜜 10 mL。6 剂，水煎服，每日 1 剂，每剂分 3 次服。

二诊：大便通畅，以前方减大黄为 3 g，芒硝为 2 g，6 剂继服。

三诊：头晕目眩减轻，以二诊方 6 剂继服。

四诊：夜间疼痛好转，以二诊方 6 剂继服。

五诊：口苦口腻基本解除，以二诊方 6 剂继服。

六诊：五心烦热消除，以二诊方 6 剂继服。

七诊：诸症较前均有好转，以二诊方 6 剂继服。

八诊：病情稳定，以二诊方 6 剂继服。之后，以二诊方治疗 80 余剂，诸症基本解除。为了巩固治疗，以二诊方变汤剂为散剂，每次 6 g，每日 3 次，坚持服用。随访 2 年，一切尚好。

【按语】糖尿病性周围神经病是最常见的慢性并发症之一，是一组以感觉和自主神经症状为主的周围神经病变，与糖尿病肾病和糖尿病视网膜病共同构成糖尿病三联征。有关糖尿病周围神经病的基本病因，西医提出多种学说，但目前尚无统一认识。中医采用辨证论治与整体观念的精神给予或活血化瘀或滋补阴阳或清热燥湿等不同的治疗方法，往往能达到满意的治疗效果。根据此患者有五心烦热、大便干结辨为阴虚，再根据下肢沉重、口苦口腻、苔黄腻辨为湿热，因痛如针刺甚于夜间、舌质暗红瘀紫辨为瘀血，以此辨为阴虚湿热夹瘀证。方以大补阴丸滋阴清热，以四妙丸清热燥湿，以桃核承气汤泻热祛瘀。方药相互为用，以奏其效。

9. 糖尿病酮症酸中毒（肺肾气虚夹水气证）

朱某某，女，65 岁。

自诉：有 15 年糖尿病病史，1 年前又出现糖尿病酮症酸中毒，虽多次服用中西药，但病情未能得到有效控制，近因病症加重前来诊治。

刻诊：呼吸深快，呼气中夹有烂苹果味，腰酸，倦怠乏力，头晕目眩，眼眶下陷，动则气喘，肢体水肿，下肢沉重，小便少且不利，口淡不渴，舌质淡、苔白腻，脉沉弱。

西医诊断：糖尿病酮症酸中毒。

中医辨证：肺肾气虚夹水气证。

治疗原则：补益肺肾，温阳利水。

治疗方剂：真武汤、四君子汤与海蛤汤合方加减。

红参 15 g，白术 15 g，茯苓 15 g，炙甘草 15 g，海马 10 g，蛤蚧 1 对，白芍 10 g，生姜 10 g，附子 5 g，山药 15 g，杜仲 12 g，牛膝 24 g。6 剂，水煎服，每日 1 剂，每剂分 3 次服。

二诊：呼吸深快好转，以前方减海马为 5 g，6 剂继服。

三诊：腰酸减轻，以前方 6 剂继服。

四诊：肢体水肿较前消退，以前方 6 剂继服。

五诊：头晕目眩止，以前方 6 剂继服。

六诊：呼气中夹有烂苹果味明显减轻，以前方 6 剂继服。

七诊：诸症均有好转，以前方 6 剂继服。之后，以前方治疗 20 余剂，诸症悉除。为了巩固治疗糖尿病，以原方变汤剂为散剂，每次 6 g，每日 3 次，坚持服用。随访 1 年，一切正常。

【按语】糖尿病酮症酸中毒是糖尿病并发症中比较严重的疾病之一，治疗有一定难度，但在中医辨证论治的前提下，亦有较有效的治疗手段。真武汤是治疗阳虚（肾阳或心阳）水泛证的基础方，原方中附子辛热以壮肾阳，使水有所主；白术健脾燥湿，使水有所致；生姜宣散，辅佐附子以助阳，是于主水之中有散水；茯苓淡渗，辅佐白术以健脾，是于制水之中以利水；芍药既可敛阴和营，又可引阳药入阴以利水气，更可制约附子刚燥之性，使温药不燥阴津。常见症状为四肢水肿沉重，小便不利，腰痛或腹痛，心悸，头晕目眩，舌淡、苔白腻，脉沉弱等。此是一张温阳利水消肿的良方。四君子汤是补益脾肺之气的基础方，亦是很常用的有效方，是补气诸方之宗。原方中人参大补脾肺之气兼补元气；白术补气健脾，强壮中焦，使气血生化有源；茯苓补益脾肺，渗利湿邪，又兼制诸药壅滞气机；炙甘草补益肺脾之气，又调和诸药。四君子汤主治证候为肺脾气虚证，常见症状有气短乏力，动则气喘，头晕目眩，倦怠嗜卧，舌淡、苔白，脉虚弱等。海蛤汤是大补肺气之方，其中海马、蛤蚧乃血肉有形之品，补益肺气，纳肾气，是补肺肾，行呼吸的有效配伍。海蛤汤补益肺肾之气，是后世佳方，为临床所常用，疗效亦为广大中医所肯定。根据此患者呼吸深快、倦怠乏力辨为肺气虚，再根据腰酸、脉沉弱辨为肾气虚，因肢体水肿、小便少辨为水气内停，又因口淡不渴辨为寒，以此辨为肺肾气虚，水气内停证。方以四君子汤补益中气；以海蛤汤摄纳肺肾之气；以真武汤温阳利水；加山药补益肺肾，杜仲、牛膝补肾强健筋骨。方药相互为用，以奏其效。

10. 糖尿病多发性周围神经病变（瘀热夹虚，风痰夹寒证）

许某，女，56岁，2018年2月25日初诊。

自诉：有糖尿病病史10年，2年来又有糖尿病多发周围神经病变，但服用中西药未能有效控制症状，血糖为13.2 mmol/L，近由病友介绍前来诊治。

刻诊：口舌干燥，夜间小便4 ~ 6次，下肢肌肉烧灼样刺痛，甚于夜间，下肢无力，步态不稳，肌肤麻木不仁，倦怠乏力，大便干结，手足冰凉，舌质淡红、苔黄厚腻夹白，脉沉弱。

中医辨证：瘀热夹虚，风痰夹寒证。

治疗原则：化瘀清热，益气散寒，息风化痰。

治疗方剂：抵当汤、半夏泻心汤、附子花粉汤、黄连粉方与藜芦芍药汤合方加减。

水蛭5 g，虻虫5 g，大黄6 g，桃仁5 g，红参10 g，黄连24 g，枯芩10 g，生半夏12 g，干姜10 g，制附子10 g，天花粉12 g，藜芦1.5 g，白芍10 g，生姜15 g，大枣1枚，炙甘草10 g。6剂，每日1剂，以水1 000 ~ 1 200 mL，浸泡30分钟，大火烧开，小火煎煮50分钟，去滓取药液，每日分早中晚3次服。

3月4日二诊：大便较前通畅，仍下肢肌肉灼热，以前方变枯芩为24 g，6剂。

3月11日三诊：下肢肌肉灼热略有减轻，仍口舌干燥，以前方变天花粉为24 g，6剂。

3月18日四诊：下肢肌肉灼热较前又有减轻，血糖为9.6 mmol/L，夜间小便3次，仍下肢无力，以前方变红参为12 g，6剂。

3月25日五诊：下肢无力较前好转，手足冰凉基本消除，仍肌肤麻木不仁，以前方变藜芦为 3 g，变白芍为 24 g，6 剂。

4 月 1 日六诊：下肢肌肉灼热较前又有明显减轻，血糖为 8.4 mmol/L，口舌干燥明显减轻，仍有大便不畅，以前方变大黄为 10 g，6 剂。

4 月 8 日七诊：诸症较前好转，又以前方治疗 60 余剂，诸症基本消除。之后，又以前方断断续续巩固治疗。随访 1 年，血糖在 6 ~ 7 mmol/L，一切尚好。

【按语】根据下肢肌肉烧灼样刺痛辨为瘀热，倦怠乏力、脉沉弱辨为气虚；肌肤麻木不仁、苔腻辨为风痰；手足冰凉辨为寒。以此选用抵当汤泻热化瘀；半夏泻心汤益气平调寒热；黄连粉方清热燥湿；附子花粉汤温阳化瘀，益阴清热；藜芦芍药汤息风化痰，益血缓急。方药相互为用，以奏其效。

11. 糖尿病肾病（阴阳俱虚，湿热夹寒证）

郑某，女，54 岁，2018 年 5 月 4 日初诊。

自诉：有多年糖尿病病史，2 年来又有糖尿病多发周围神经病变，但服用中西药未能有效控制症状，近由病友介绍前来诊治。

刻诊：腰酸腰困，头晕目眩，下肢水肿，夜间小便 5 ~ 6 次，泡沫尿，面色不荣，倦怠乏力，怕冷，手足冰凉，口燥渴欲饮热水，舌质红、苔黄腻夹白，脉沉弱。

中医辨证：阴阳俱虚，湿热夹寒证。

治疗原则：滋补阴阳，清热燥湿。

治疗方剂：肾气丸、半夏泻心汤、附子花粉汤与黄连粉方合方加减。

生地黄 24 g，山药 12 g，山茱萸 12 g，茯苓 10 g，泽泻 10 g，牡丹皮 10 g，桂枝尖 3 g，制附子 10 g，黄连 24 g，枯芩 10 g，生半夏 12 g，干姜 10 g，红参 10g，天花粉 12g，生姜 15g，大枣 1 枚，炙甘草 10g。6 剂，每日 1 剂，以水 1 000 ~ 1 200 mL，浸泡 30 分钟，大火烧开，小火煎煮 50 分钟，去滓取药液，每日分早中晚 3 次服。

5 月 11 日二诊：手足冰凉好转，仍头晕目眩，以前方变桂枝尖为 10 g，6 剂。

5 月 18 日三诊：头晕目眩减轻，仍泡沫尿比较多，以前方变山药为 24 g，6 剂。

5月25日四诊：泡沫尿较前减轻，仍口燥渴，以前方变天花粉为24 g，6剂。

6月1日五诊：口燥渴减轻，仍泡沫尿，以前方变茯苓、泽泻各为30 g，6剂。

6月8日六诊：泡沫尿明显减少，头晕目眩消除，仍倦怠乏力，以前方变红参为12 g，6剂。

6月15日七诊：经复查各项指标基本正常，又以前方治疗100余剂，各项指标基本正常，之后，又以前方断断续续巩固治疗。随访1年，病情稳定，一切尚好。

【按语】根据腰酸腰困、手足冰凉辨为阳虚；口燥渴、舌质红辨为阴虚；苔黄腻、苔腻辨为湿热；倦怠乏力辨为气虚；口燥渴欲饮热水辨为寒热夹杂。以此选用肾气丸调补阴阳，渗利水气；半夏泻心汤益气平调寒热；黄连粉方清热燥湿；附子花粉汤温阳化瘀，益阴清热。方药相互为用，以奏其效。

12. 糖尿病视网膜病变（阴阳俱虚，气郁风痰证）

徐某，男，59岁，2018年5月4日初诊。

自诉：有多年糖尿病病史，1年前又有糖尿病视网膜病变，但服用中西药未能有效控制症状，近由病友介绍前来诊治。

刻诊：头痛，头晕，视力模糊，飞蚊症，眼困眼胀，眼球压痛，心胸烦热，盗汗，倦怠乏力，情绪低落，手足不温，口渴不欲饮水，舌质红、苔腻黄白夹杂，脉沉弱。

中医辨证：阴阳俱虚，气郁风痰证。

治疗原则：滋补阴阳，行气解郁，息风化痰。

治疗方剂：肾气丸、小柴胡汤、附子花粉汤、藜芦甘草汤与黄连粉方合方加减。

生地黄24 g，山药12 g，山茱萸12 g，茯苓10 g，泽泻10 g，牡丹皮10 g，桂枝尖3 g，制附子10 g，黄连24 g，枯芩10 g，生半夏12 g，柴胡24 g，红参10 g，天花粉12 g，藜芦1.5 g，生姜15 g，大枣1枚，炙甘草10 g。6剂，每日1剂，以水1 000 ~ 1 200 mL，浸泡30分钟，大火烧开，小火煎煮50分钟，去滓取药液，每日分早中晚 3 次服。

5 月 11 日二诊：盗汗减少，仍心胸烦热，以前方变枯芩为 24 g，6 剂。

5 月 18 日三诊：心胸烦热减轻，仍有飞蚊症，以前方变藜芦为 2 g，6 剂。

5 月 25 日四诊：盗汗、心胸烦热基本消除，仍有飞蚊症，以前方变藜芦为 3 g，变桂枝尖为 10 g，6 剂。

6 月 1 日五诊：飞蚊症略有减轻，仍眼困眼胀，以前方变牡丹皮、天花粉各为 24 g，6 剂。

6 月 8 日六诊：视力模糊较前减轻，仍有眼球压痛，以前方变牡丹皮、天花粉各为 30 g，6 剂。

6 月 15 日七诊：视力模糊基本恢复正常，仍有轻微飞蚊症，血糖正常，又以前方治疗 100 余剂，飞蚊症基本消除。之后，又以前方断断续续巩固治疗。随访 1 年，一切尚好。

【按语】根据视力模糊、手足不温辨为阳虚；心胸烦热、盗汗辨为阴虚；情绪低落辨为气郁；倦怠乏力辨为气虚；飞蚊症、苔腻辨为风痰。以此选用肾气丸调补阴阳，渗利水气；小柴胡汤益气调气，平调寒热；黄连粉方清热燥湿；附子花粉汤温阳化瘀，益阴清热；藜芦甘草汤益气息风化痰。方药相互为用，以奏其效。

13. 高脂血症（痰湿夹瘀证）

杨某某，女，60 岁，2010 年 5 月 23 日初诊。

自诉：有高脂血症多年，平素头昏头沉，多次做脑部 CT 未见明显异常，做颈椎 CT，见颈椎增生，生理曲度稍变直。近因头晕头沉加重前来就诊。

刻诊：头昏头晕，头沉，头顶拘紧不舒，颈椎活动不利，形体肥胖，舌胖大、苔腻，脉弦。

中医辨证：痰湿夹瘀证。

治疗原则：除湿化痰，化瘀通络。

治疗方剂：桂枝茯苓丸与泽泻汤合方加减。

桂枝 12 g，茯苓 12 g，桃仁 12 g，生白芍 12 g，牡丹皮 12 g，白术 15 g，泽泻 40 g，猪苓 12 g，升麻 15 g，葛根 30 g，生山楂 30 g，生草决明 30 g，炙

甘草6 g。6剂，每日1剂，每剂分3次服。

二诊：诸症均有所减轻，又予前方治疗6剂。之后，以前方治疗2个月，诸症解除。

【按语】高脂血症是以甘油三酯和胆固醇超过正常值为主要诊断依据的脂质代谢异常疾病，部分患者可无任何症状，有的患者有头晕、头沉、乏力、头痛、失眠等症状。中医多从痰湿、气虚、七情所伤等因素论治，此病多因老年体弱、过食肥甘、缺乏运动、先天禀赋等导致气虚阳衰痰瘀阻滞所形成。桂枝茯苓丸乃是祛瘀血的祖方，在《金匮要略》中用于治疗妇人妊娠杂病，方由桂枝、茯苓、牡丹皮、桃仁、芍药5味药物组成，功能化瘀消癥，仲景用于治疗妊娠腹中癥积而见经血漏下不止。方中桂枝温通经脉而运行气血，化瘀行滞而消癥块；茯苓利水消痰，渗湿降泄，以消水结；桃仁破血化瘀，消癥攻坚；牡丹皮凉血散血，清退郁热；芍药养血活血，通络行瘀。王付老师治病善用经方，常用桂枝茯苓丸。王付老师用桂枝茯苓丸主要治疗疾病有：①妇科类疾病。如子宫肌瘤、乳腺增生、卵巢囊肿、子宫内膜异位症、子宫腺肌病、痛经等。②高血压、高脂血症。加减变化桂枝茯苓丸是王付老师治疗高血压、高脂血症的有效经验方，然考虑到肝的生理特性，桂枝茯苓丸治疗高血压时要加大芍药的用量，因为芍药既能养肝血以缓肝之急，又能泻肝热。桂枝茯苓丸用于治疗高脂血症时常要合理加渗利痰湿的药，如重用泽泻。③肿瘤、增生类疾病，如肝硬化、肝癌、脂肪瘤、乳腺增生、前列腺增生、甲状腺肿大增生等。王付老师治疗肝硬化时常将小柴胡汤与桂枝茯苓丸合方治疗，疗效理想；在治疗甲状腺肿大时常将桂枝茯苓丸与十枣汤合方，疗效显著。另外，桂枝茯苓丸亦是王付老师临床治疗青春痘的常用方，只要患者青春痘稍发暗，舌质偏暗，即可以选用桂枝茯苓丸。

仲景设泽泻汤主治“心下有支饮，其人苦冒眩”，其病变证机是脾虚饮逆。应用泽泻汤主治眩晕时要合理加大泽泻的用量，因为泽泻是治疗痰湿眩晕的有效经验药。此病变属性为痰湿夹瘀证，以桂枝茯苓丸化痰湿，行瘀滞；以泽泻汤健脾利水，益气化饮；加猪苓渗利湿浊；加升麻、葛根生津升阳，生津而疗颈椎拘急；加生山楂、生草决明以泄浊降脂。方中诸药相互为用，以建其功。

14. 肥胖病（痰水胶结证）

刘某，女，44 岁。

自诉：4 年前出现形体肥胖，近 1 年来体重增加 22 kg（身高 159 cm，体重 86 kg）。

刻诊：形体肥胖，行走气喘，四肢沉重，大便干结，舌苔厚腻，脉沉实。

中医辨证：痰水胶结证。

治疗原则：涤痰逐阴，驱秽化浊。

治疗方剂：十枣汤原方。

大戟 10 g，甘遂 10 g，芫花 10 g。

用药方法：将上药研为细粉，每次 0.4 g，每日早服，用大枣 10 枚煎汤送服。用药 10 天后，每次 0.3 g；又用药 10 天后，每次 0.2 g，服用方法同前。治疗 45 天，体重减 3 kg，又以前方治疗 4 个月，体重减轻基本接近正常。并嘱患者再服用 3 个月，每次 0.1 g，每日早服，服用方法同前，以巩固治疗效果。

【按语】肥胖是由于多种原因导致体内膏脂堆积过多，体重异常增加，并伴有头晕乏力、身疲懒言、少动气短等症状。肥胖症可引发多种疾病，如冠心病、高血压、脑血管疾病、高脂血症等。肥胖对人体的危害极大，一旦形成本病，治疗一般不易，因此对本病积极预防非常必要，应积极主动，持之以恒，坚持治疗。本病患者宜饮食清淡，忌肥甘醇酒厚味，多食蔬菜、水果等富含纤维、维生素的食物，适当补充蛋白质，宜低糖、低脂、低盐饮食，养成良好的饮食习惯，必要时有针对性地配合药膳疗法，适当参加体育活动。预防与治疗相结合，贵在持之以恒。在中医方面，古代医家认识到肥胖的病机与气虚、痰湿、七情、地理环境等因素有关，如《景岳全书·杂证谟·非风》认为肥人多气虚；《丹溪心法》《医门法律》认为肥人多痰湿，还认识到肥胖与其他多种病症有关；《内经》认识到肥胖可转化为消渴，还与仆击、偏枯、痿厥、气满发逆等多种疾病有关；《女科切要》中指出：“肥白妇人，经闭而不通者，必是痰湿与脂膜壅塞之故也。”诸多记载都把肥胖与痰湿联系在一起，说明肥胖病的病机多为痰湿阻滞。

十枣汤是张仲景治疗水气内结证的重要方剂。方中大戟善泻脏腑水邪，主十二水；甘遂善行经隧脉络水湿；芫花善消胸胁脘腹四肢水邪。大枣煎汤调服，既固护胃气又缓和峻下，更缓解毒性。对于本方，大部分医生畏惧其峻烈之性，不敢轻易使用，更有医生甚至行医一辈子未尝能用1次十枣汤。曹颖甫曾言："十枣汤一方，医家多畏其猛峻，然余用之屡效，今存此案，非惟表经方之功，亦以启后世之蔽也。"他认为十枣汤是一张千古名方，屡用屡显神效，后世医家不用十枣汤是埋没了千古名方，其用此方一生，屡立奇功。王付老师临床中亦善用十枣汤，门诊上常开十枣汤，这似乎让我们感受到十枣汤只是一张疗效显著但没有那么可怕的方子，并不像医书中所言，其性猛烈，不宜轻用。

王付老师常将十枣汤用于治疗脑囊虫、甲状腺结节、甲状腺肿大、乳腺增生、顽固性头痛、头痛如劈、肠梗阻、结肠黑变病等属痰水互结者。据此肥胖症患者病变表现而辨证为痰水胶结证，故以十枣汤逐痰化饮，以治其肥胖。

15. 骨质疏松症（阴阳俱虚夹瘀证）

闫某某，女，60岁，2009年6月4日初诊。

自诉：近年来经常感觉多处骨关节疼痛，肌肉酸痛，近因症状加重前来就诊。

刻诊：全身多处骨关节疼痛，肌肉酸痛，嗜卧，纳差，夜间盗汗，全身时有发热，但又素体怕冷，有时心悸，头晕目眩，舌红、苔薄腻，脉沉弱涩。

中医辨证：阴阳俱虚夹瘀证。

治疗原则：滋阴补阳，活血祛瘀。

治疗方剂：肾气丸加减。

干地黄24 g，山药12 g，山茱萸12 g，茯苓10 g，泽泻10 g，牡丹皮10 g，附子3 g，桂枝3 g，当归15 g，丹参15 g，乳香12 g，没药12 g，生麦芽15 g，炙甘草6 g。12剂，水煎服，每日1剂，每剂分3次服。

二诊：诸症明显好转，继前方治疗2个月，诸症消失。复以前方变汤剂为丸剂，每次6 g，以资巩固疗效。

【按语】骨质疏松是一种系统性骨病，其特征是骨量下降和骨的微细结构破坏，其病因尚未完全明确。一般认为与内分泌因素的关系最为密切。女性患者由于雌激素缺乏造成骨质疏松，在绝经后的妇女中特别多见。男性则为性功能减退所致睾酮水平下降引起。西医治疗骨质疏松症常用的疗法有：激素替代疗法，补充降钙素、钙剂和维生素、骨肽制剂等。中医认为本病的主要成因是肾虚、脾弱，正气不足等，绝经期妇女因肾气虚弱，失去天癸的滋养则更易罹患此病。肾气丸正是仲景滋阴补阳，大补肾气，滋养天癸的妙方。方中干地黄滋补肾阴，填精益髓；附子温壮阳气，助阳化气，与干地黄同用，阴中求阳，阳中求阴，以使肾中阴阳互根互化；山药补脾益气，与干地黄相伍，使阴得气而化生，与附子相伍，温阳以补阳；桂枝温阳通阳，助附子以壮阳；山茱萸强健筋骨而固精，与干地黄相伍，以补肾阴，与附子、桂枝相伍，以补肾阳；泽泻泄干地黄之滋腻，以冀补而不壅；茯苓既助山药益气，又渗利山药之壅滞；牡丹皮既助滋阴药以养阴，又制约温燥药之伤阴。全方共奏补益肾气，滋阴补阳的作用。根据此患者平素怕冷，又有多处关节疼痛，肌肉痛，脉弱辨为阳虚；又因时有发热，夜间盗汗，心悸，舌红脉弱辨为阴虚；因脉涩辨为夹瘀。故以肾气丸滋阴补阳；加活血效灵丹活血化瘀止痛；加生麦芽开胃消食；炙甘草调和诸药。方药相互为用，以建其功。

16. 骨质疏松症（气虚寒湿夹瘀证）

柴某某，男，56岁，2009年7月9日初诊。

自诉：颈腰增生，骨质疏松多年，经西医多次治疗，未能达到治疗目的，近因病情加重前来诊治。

刻诊：全身怕冷，颈椎发紧、疼痛，腰部冷痛，大便无力，夜尿频繁，舌淡、苔白，脉沉涩。

中医辨证：气虚寒湿夹瘀证。

治疗原则：益气蠲邪，温阳化湿，活血化瘀，通利关节。

治疗方剂：乌头汤合小活络丹合方加减。

麻黄12 g，黄芪35 g，白术20 g，生川乌6 g，生草乌6 g，生天南星12 g，地龙12 g，乳香12 g，没药12 g，生白芍30 g，生甘草10 g。12剂，水煎服，每日1剂，每剂分3次服。

二诊：颈腰冷痛有所减轻，又以前方6剂继服。

三诊：大便已改善，夜尿减少，又以前方6剂继服。之后复以前方根据病情加减治疗2个月，诸症基本解除。又以前方汤剂变散剂，每次6 g，每日3次，以巩固治疗。

【按语】《金匮要略》论述：“病历节，不可屈伸，疼痛，乌头汤主之。”根据条文论述及其药物组成，乌头汤主治气虚寒湿骨节痹证。尤在泾言：“乌头汤治寒湿历节之正法也，寒湿之邪，非麻黄、乌头不能去，而病在筋骨，又非如皮毛之邪，可一汗而散者。故以黄芪之补，白芍之收，甘草之缓，牵制二物，俾得深入而去留邪。”本方是治疗寒湿痹的卓越良方，历代医家多为推崇。寒湿痹证，病程日久，则耗伤气血，故本方重用黄芪补气，白芍补血；病久邪气留滞在关节，加麻黄助邪外散，并能温阳，生川乌攻逐寒湿之邪气。药少而兼顾全面，故疗效显著。现代药理研究亦表明此方具有镇痛、抗炎、抗风湿等作用。

小活络丹是《太平惠民和剂局方》治疗风寒湿痹的代表方，方由川乌、草乌、天南星、地龙、乳香、没药组成。方中川乌、草乌逐寒除湿，为止痹痛至上之良药；天南星通络化痰；地龙通行经络，引药入经以祛邪；乳香、没药宣通脏腑，流通经络，通气又能活血，乃治疗风寒湿痹之要药。王付老师应用小活络丹往往用生川乌、生草乌、生天南星，而不用制川乌、制草乌、制天南星；小活络丹的煎煮时间要在50分钟以上，不能低于50分钟，但亦不能煎煮时间偏长；在用量方面主张生川乌、生草乌各3～6 g，生天南星、地龙、乳香、没药10 g左右，根据患者病情变化用量。王付老师主张小活络丹与经方乌头汤合方，这样更能达到显著的治疗目的。应用乌头汤与小活络丹治寒湿痹证的辨证关键是患者关节疼痛因天气变化而加重，遇寒湿加重，遇劳累加重。

根据此患者病症表现有全身怕冷，颈椎发紧、疼痛，腰部冷痛，舌淡苔白，辨为寒湿痹证；因大便无力辨为气虚；因脉沉涩辨为瘀。以乌头汤益气蠲邪，通利关节；以小活络丹祛风除湿，化痰通络活血止痛。经方与时方合用，疗效倍增。

17. 男性更年期综合征（阴阳俱虚，气郁血瘀证）

苏某某，男，48岁，2009年10月21日初诊。

自诉：近2年全身感觉不适，两侧乳房慢慢胀大，不痛，阴天稍痒，曾住院治疗但未取得预期治疗效果，经本地医院医生介绍前来诊治。

刻诊：心烦急躁，表情沉默，一脸忧愁，头晕耳鸣，腰酸腰痛，膝盖及股骨头处怕冷，遇凉加重，手心发热，面部发热，双侧乳房胀大如女子乳房，不痛，按之软，阴天乳房痒，患者自我感觉全身均不适，舌暗红、苔薄，脉沉弱。

中医辨证：阴阳俱虚，气郁血瘀证。

治疗原则：滋阴补阳，活血疏肝。

治疗方剂：四逆散与肾气丸合方加减。

柴胡 12 g，枳实 12 g，白芍 12 g，干地黄 24 g，山药 12 g，山茱萸 12 g，茯苓 10 g，牡丹皮 10 g，泽泻 10 g，附子 3 g，桂枝 3 g，桃仁 10 g，海藻 30 g，炙甘草 6 g。12 剂，水煎服，每日 1 剂，每剂分 3 次服。

二诊：自觉全身痛苦有所减轻，又以前方 12 剂继服。

三诊：诸症又有好转，自觉乳房稍微变小，又以前方加减治疗 1 月余，诸症得到控制。

【按语】更年期综合征多见于女性，亦可见于男性，其病因是内分泌失调，激素分泌异常。四逆散是疏肝解郁之祖方，后世逍遥散、柴胡疏肝散等疏肝解郁方子皆从四逆散化裁而来。方中柴胡既疏肝解郁又升达阳气；芍药敛阴柔肝，泻肝缓急，和血通脉，固藏肝血；枳实行气破滞，解郁降逆，降泄浊气；甘草益气，与柴胡相用，疏肝之中以益气，与芍药同用，益气之中以柔肝，与枳实同用，降泄之中不伤气，并能调和诸药。只要患者有肝气郁结的表现，如心情郁闷，烦躁易怒，表情沉默，或四肢发凉，或咳嗽，或心下悸，或小便不利等均可以选用四逆散。肾气丸是滋肾阴补肾阳的祖方，后世地黄丸八兄弟（如六味地黄丸、知柏地黄丸、杞菊地黄丸、麦味地黄丸、桂附地黄丸、都气丸、济生肾气丸等）皆从肾气丸化裁而来，可见其是临床中疗效显著、医家常用的名方。方中干地黄滋补肾阴，填精益髓；附子温壮阳气，助阳化气，与干地黄同用，阴中求阳，阳中求阴，以使肾中阴阳互根互化；山药补脾益气，与干地黄相伍，使阴得气而化生，与附子相伍，温阳以补阳；桂枝温阳通阳，助附子以壮阳；山茱萸强健筋骨而固精，与干地黄相伍，以补肾阴，与附子、桂枝相伍，以补肾阳；泽泻泄干地黄之滋腻，以冀补而不壅；茯苓既助山药益气，又渗利山药之壅滞；牡丹皮既助滋阴药以养阴，又制约温燥药之伤阴。

根据此男性更年期综合征的病症表现有心烦急躁，乳胀辨为肝气郁滞；根据头晕耳鸣，腰酸腰痛，膝盖及股骨头处怕冷，遇凉加重辨为肾阳虚；再根据腰酸腰痛，手心发热，面部发热，辨为肾阴虚。故以四逆散疏肝解郁；以肾气丸滋阴补阳。经方合用，以显其功。

18. 围绝经期综合征（热入血室证）

赵某某，女，46岁，2009年7月23日初诊。

自诉：1年前出现围绝经期综合征，近因病症加重前来诊治。

刻诊：心烦急躁甚于晚上，白天略有好转，月经无定期，量少色暗，不欲饮食，胸胁胀痛，咽干口苦，大便干结，四肢乏力，舌红、苔薄黄，脉细弦。

中医辨证：热入血室证。

治疗原则：清血室郁热，调肝胆气机。

治疗方剂：小柴胡汤加减。

柴胡24 g，黄芩10 g，半夏12 g，红参10 g，大枣12枚，生姜10 g，炙甘草10 g，枳实10 g，白芍10 g，朱砂（分次冲服）3 g，酸枣仁40 g。6剂，每日1剂，水煎2次，合并药液，分3次服。

二诊：诸症略有好转，又以前方治疗12剂，心烦急躁明显好转。之后，复以前方因病症变化而适当加减治疗30余剂，诸症悉除。

【按语】小柴胡汤是治疗少阳病之总方，亦是历代医家最常用的经典方剂，主治病症众多，疗效奇特，功能清胆热、调气机，主治少阳胆热气郁证。方中柴胡既清少阳之胆热又疏少阳气机；黄芩善清少阳之热，彻热于内；半夏宣畅中焦升降之气机，和调于胆；生姜宣郁散邪，升降脾胃气机，并制约黄芩之苦寒；人参补益正气以祛邪气，使腠理固密，邪气无法入侵；甘草、大枣益气和中，以助柴胡、黄芩清泄而不伤中气，并能调和诸药。多用于治疗肝胆类疾病如肝炎、肝硬化、胆囊炎，以及胃炎、精神类疾病、围绝经期综合征、内分泌失调、妇科疾病等。

关于小柴胡汤主治热入血室证，《金匮要略》第二十二篇第1条："妇人中风，七八日续来寒热，发作有时，经水适断，此为热入血室，其血必结，故使如疟状，发作有时，小柴胡汤主之。"与《伤寒论》第145条："妇人伤寒，发热，经水适来，昼日明了，暮则谵语，如见鬼状者，此为热入血室，无犯胃气及上二焦，必自愈。”从《伤寒杂病论》中以上两条的论述中我们可以知道仲景设小柴胡汤主治热入血室证，症见经期乳房胀痛，经期心情急躁易怒，痛经，发热，经水适来或适断，少腹急结，经水有血块，胸胁苦满，或昼日明了，夜则谵语，舌红苔黄，脉弦等。临床中围绝经期综合征、内分泌失调等患者症状往往符合小柴胡汤主治的热入血室证。

王付老师根据仲景的论述将热入血室证的病症表现归纳为三句话，即“如结胸状”“如疟状”“如见鬼状”。其中“如结胸状”之意为女子经期出现乳房胀痛，或月经期出现痛经、少腹急结等，此处“如结胸状”不是指结胸病，而是指类似结胸证的症状，病变部位涉及胸部或腹部或少腹。“如疟状”之意为经期发热，或寒热往来，这种症状具有明显的周期性。“如见鬼状”是指患者经期常常表现为一些精神不正常现象，如经期夜间会见到鬼神，或昼日明了，夜则谵语等。可见小柴胡汤主治情志类疾病，如围绝经期综合征、经前期综合征、神经症、产褥期精神障碍症等的绝佳良方。此患者心烦急躁甚于晚上，符合张仲景论小柴胡汤主治暮则谵语，如见鬼状，根据咽干口苦辨为热，再根据月经无定期，经量少色暗，综合辨证为“热入血室证”。故选用小柴胡汤清热调气益正，加枳实行气降气；白芍柔肝缓急；朱砂重镇安神；酸枣仁补血舍魂，养心安神。方药相互为用，以奏其效。

19. 围绝经期综合征（痰气阻结证）

李某某，女，48岁，2009年11月18日初诊。

自诉： 最近几年常常郁郁寡欢，心情郁闷不舒、急躁，遇到事情总是忧愁不解，经多方检查，均诊断为围绝经期综合征，多次用药治疗但未见明显疗效。

刻诊： 精神抑郁，不欲多言，时有心烦急躁，食欲减退，咽中憋气不畅，如有物阻，深深叹息则胸咽憋气稍有缓解，肌肉有困重感，舌质淡、苔白腻，脉沉弦。

中医辨证： 痰气阻结证。

治疗原则： 解郁化痰。

治疗方剂： 半夏厚朴汤与四逆散合方加减。

清半夏24 g，厚朴10 g，茯苓15 g，生姜15 g，干苏叶12 g，柴胡12 g，枳实12 g，白芍9 g，甘草9 g。6剂，每日1剂，水煎2次，分2次服，并嘱其在煎药时加10 ~ 15 mL醋。

二诊：心情好转，咽中舒服，又以前方6剂继服。之后，服用前方累计有30余剂，诸症悉除。

【按语】围绝经期综合征是内分泌失常常见病症之一，西医大多采用调节内分泌或营养神经，但治疗效果常常不理想。从中医诊治，必须辨清病变证机，采取合理治疗措施。半夏厚朴汤见于《金匮要略》第二十二篇第5条："妇人咽中如有炙脔，半夏厚朴汤主之。"张仲景提出"妇人咽中如有炙脔"目的在于突出半夏厚朴汤病变证机是气郁痰阻，病变部位在咽喉，但又不能局限在咽喉这一个方面。方中半夏燥湿化痰，解郁散结，降逆顺气，健脾和胃，杜绝痰饮变生之源；厚朴下气开郁，行气化痰化瘀，芳香醒脾，使脾运化水湿；茯苓健脾和胃，渗湿利痰；生姜降逆化湿，和胃化痰；干苏叶疏利气机，畅利咽喉，开达郁结，共奏解郁散结，降逆化痰的治疗作用。常用于治疗梅核气、慢性咽炎、精神及神经系统之焦虑性神经症、抑郁性神经症、癔症等。王付老师成功应用半夏厚朴汤于临床的关键是合理选用方药的用量，其中张仲景设半夏厚朴汤中半夏的用量为一升（约为24 g），半夏用量是整个方取得最佳疗效的关键，同时更要注意生姜的用量，因为生姜既能增强半夏利咽化痰作用，又能制约半夏毒性，茯苓、厚朴、干苏叶的用量根据病情酌情加减。应用半夏厚朴汤的辨证关键是患者症状出现在咽喉，咽喉不适，如有物阻，病情与患者的心情有密切关系，如心情不好时，咽喉部症状加重，另外患者可能表现有喉中有痰，胸闷，胸痛，或咳或呕等。此患者既有气郁如心情不畅，又有痰阻即舌苔白腻，以此用半夏厚朴汤下气行气，燥湿化痰，加柴胡以疏肝理气；枳实以降气行气，解郁降逆；白芍敛阴柔肝，泻肝缓急；甘草益气并调和诸药。方中相互为用，以奏其功。

20. 围绝经期综合征（心虚热发狂证）

尚某，女，55岁。

自诉：6年前患围绝经期综合征，经中西医治疗后，诸多症状有所好转，唯有心烦、精神萎靡不振仍在，屡经中西医治疗，但症状始终未能得到有效控制。

刻诊：心烦，急躁，精神萎靡不振，常有幻视幻听，困倦乏力，气短气喘，舌质偏红、苔少，脉细弱。

中医辨证：心虚热发狂证。

治疗原则：滋心阴、清心热，定惊狂。

治疗方剂：防己地黄汤加减。

防己 3 g，桂枝 10 g，防风 10 g，生甘草 6 g，生地黄 50 g，红参 6 g，牡丹皮 12 g，麦冬 18 g，五味子 12 g，远志 12 g。6 剂，每日 1 剂，水煎 2 次，分 2 次服。

二诊：自觉心烦有所好转，又以前方 6 剂继服。

三诊：心烦急躁基本解除，复以前方 6 剂继服。之后，累计服用前方 30 余剂，病症悉除。

【按语】《金匮要略》第五篇第 13 条：“防己地黄汤：治病如狂状，妄行，独语不休，无寒热，其脉浮。”根据仲景所论，防己地黄汤可用于治疗狂躁，又可治疗独自言语（或见人即止），行动不能自主控制等，其病变证机是心阴血虚于内，邪热从内而生扰动心神。此围绝经期综合征的主要症状是既有心烦急躁，又有精神萎靡不振，更有少气气喘，以此诊为心虚热发狂证。治以防己地黄汤清虚热，加红参以益气安精神；牡丹皮以清心热；麦冬、五味子以益阴清心安神；远志开窍醒神安神。方中诸药相用，以建其功。

21. 甲状腺功能亢进症（阳明热盛，气阴两伤证）

华某某，男，42 岁，2009 年 5 月 14 日初诊。

自诉：有 3 年甲状腺功能亢进症病史，经西药及中药治疗，FT_3、FT_4 仍高于正常，但诸多症状仍未解除，近因病症加重前来诊治。

刻诊：心烦急躁，失眠，身热，倦怠乏力，饮水多，自汗，盗汗，眼球突出，舌红、苔薄黄略腻，脉数。

中医辨证：阳明热盛，气阴两伤证。

治疗原则：清泻盛热，益气生津。

治疗方剂：白虎加人参汤加减。

石膏48 g，知母18 g，红参12 g，粳米12 g，半夏12 g，麦冬24 g，炙甘草6 g，牡蛎24 g，玄参15 g，贝母10 g，桃仁12 g，黄连10 g。6剂，每日1剂，水煎2次，合并药液，分3次服。

二诊：自汗、盗汗明显减轻，又以前方治疗12剂。

三诊：FT_3、FT_4基本恢复正常，诸症状均有好转，复以前方因病症变化而适当加减用药治疗30余剂，诸症悉除。随访1年，未再复发。

【按语】白虎加人参汤在《伤寒杂病论》中能主治诸多病症，如主治阳明热盛、津气两伤之烦渴证。《伤寒论》第222条："若渴欲饮水，口干舌燥者，白虎加人参汤主之。"第168条："伤寒若吐若下后，七八日不解，热结在里，表里俱热，时时恶风，大渴，舌上干燥而烦，欲饮水数升者，白虎加人参汤主之。"这两条都说明白虎加人参汤能主治热邪炽盛、津气两伤，症见干燥、身热、口渴、多饮、烦躁等，相当于现在临床中所说的糖尿病、甲状腺功能亢进症等消耗性疾病。

本方还可治疗太阳中暍证，如《金匮要略》第二篇第26条："太阳中热者，暍是也。汗出恶寒，身热而渴，白虎加人参汤主之。"本条所描绘的病症相当于现在临床中所谓的中暑等疾病。其主治里热炽盛，症见表里俱热，而时有恶寒，并见口干舌燥，心烦等，如《伤寒论》第169条云："伤寒无大热，口燥渴，心烦，背微恶寒者，白虎加人参汤主之。"

甲状腺功能亢进症是多种原因引起的甲状腺激素分泌过多所致的一种常见内分泌病，其主要症状有多食、消瘦、怕热、多汗、易激动、眼突、手颤、甲状腺呈对称性肿大（少数不对称）等。其病因尚不清楚，一般认为与自身免疫有关，甲状腺功能亢进症是一种较难治愈的疑难杂病，但只要辨清病变证机往往能取得预期治疗目的。根据此患者有心烦急躁、身热辨为阳明热扰心胸；再根据倦怠乏力辨为热伤气；又因饮水多辨为热伤阴津；苔黄略腻辨为热证夹湿。以此选用白虎加人参汤清泻盛热，益气生津，加牡蛎益阴养阴敛阴；玄参清热益阴散结；桃仁活血散瘀；贝母清热化痰软坚；黄连清热燥湿；麦冬滋补阴津，兼以清热；半夏既燥湿又制约养阴助湿。方药相互为用，以治甲状腺功能亢进症。

22. 甲状腺功能亢进症（阴虚夹风，气郁阳虚证）

程某，女，47岁，2018年7月2日初诊。

自诉：有多年甲状腺功能亢进症病史，1年来症状加重，但服用中西药未能有效控制症状，近由病友介绍前来诊治。

刻诊：心悸，心烦，失眠，多梦，身体烦热，自汗，盗汗，倦怠乏力，情绪低落，急躁易怒，多食易饥，肌肉蠕动，口渴不欲饮水，舌质淡、苔腻黄白夹杂，脉沉弱。

中医辨证：阴虚夹风，气郁阳虚证。

治疗原则：清热散寒，行气解郁，息风化痰。

治疗方剂：小柴胡汤、百合地黄汤、黄连阿胶汤、附子花粉汤与藜芦甘草汤合方加减。

柴胡24 g，枯芩10 g，生半夏12 g，红参10 g，生地黄50 g，百合15 g，黄连12 g，阿胶珠（烊化冲服）6 g，白芍10 g，鸡子黄（烊化冲服）2枚，制附子10 g，天花粉12 g，藜芦1.5 g，生姜10 g，大枣12枚，炙甘草10 g。6剂，每日1剂，以水1000～1200 mL，浸泡30分钟，大火烧开，小火煎煮50分钟，去滓取药液，每日分早中晚3次服。

7月9日二诊：失眠多梦好转，仍心悸，以前方变白芍为24 g，6剂。

7月16日三诊：失眠多梦较前又有好转，仍心烦，以前方变黄连、枯芩各为15 g，6剂。

7月23日四诊：心悸、心烦基本消除，仍倦怠乏力，以前方变红参为12 g，6剂。

7月30日五诊：失眠多梦基本正常，仍肌肉蠕动，以前方变藜芦为2 g，6剂。

8月6日六诊：心悸、心烦基本消除，仍口渴不欲饮水，以前方变天花粉为24 g，6剂。

8月13日七诊：诸症基本消除，经复查各项指标基本正常，又以前方治疗80余剂，经复查各项指标正常。之后，又以前方断断续续巩固治疗。随访1年，一切尚好。

【按语】根据心悸、心烦、身体烦热、盗汗辨为阴虚；自汗、倦怠乏力、舌质淡辨为阳虚；情绪低落辨为气郁；肌肉蠕动、苔腻辨为风痰。以此选用小柴胡汤益气调气，平调寒热；百合地黄汤滋阴凉血；黄连阿胶汤清热益气；附子花粉汤温阳化气，益阴清热；藜芦甘草汤益气息风化痰。方药相互为用，以奏其效。

23. 甲状腺功能减退症（阳虚夹风，郁热夹痰证）

程某，女，47岁，2018年5月1日初诊。

自诉：有多年甲状腺功能减退症病史，2年来症状加重，但服用中西药未能有效控制症状，近由病友介绍前来诊治。

刻诊：记忆力减退，注意力不集中，倦怠乏力，手足不温，怕冷，嗜卧，肢体困重麻木，肌肉蠕动，情绪低落，大便干结，耳鸣，听力下降，口渴不欲多饮，舌质淡红、苔白腻夹黄，脉沉弱。

中医辨证：阳虚夹风，郁热夹痰证。

治疗原则：温阳散寒，行气清热，息风化痰。

治疗方剂：茯苓四逆汤、小柴胡汤、桂枝加龙骨牡蛎汤与藜芦甘草汤合方加减。

茯苓12 g，生附子5 g，干姜5 g，柴胡24 g，枯芩10 g，生半夏12 g，红参10 g，桂枝尖10 g，白芍10 g，龙骨24 g，牡蛎24 g，藜芦1.5 g，生姜10 g，大枣12枚，炙甘草10 g。6剂，每日1剂，以水1 000 ~ 1 200 mL，浸泡30分钟，大火烧开，小火煎煮50分钟，去滓取药液，每日分早中晚3次服。

5月8日二诊：大便较前通畅，仍怕冷，以前方变生附子、干姜各为9 g，6剂。

5月15日三诊：怕冷、手足不温较前明显好转，仍肢体困重，以前方变桂枝尖为15 g，6剂。

5月22日四诊：肢体困重好转，仍耳鸣、听力下降，以前方变龙骨、牡蛎各为30 g，6剂。

5月29日五诊：大便正常，仍情绪低落，以前方变白芍为15 g，加枳实15 g，6剂。

6月4日六诊：情绪低落好转，仍倦怠乏力，以前方变红参为12 g，6剂。

6月11日七诊：诸症基本趋于缓解，经复查各项指标基本正常，又以前方治疗100余剂，经复查各项指标正常。之后，又以前方断断续续巩固治疗。随访1年，一切尚好。

【按语】根据记忆力减退、怕冷、手足不温辨为阳虚；肢体麻木、肌肉蠕动、苔腻辨为风痰；情绪低落辨为气郁；舌质淡红、苔白腻夹黄辨为热。以此选用茯苓四逆汤益气壮阳安神；小柴胡汤益气调气，平调寒热；桂枝加龙骨牡蛎汤温阳益阴，潜阳安神；藜芦甘草汤益气息风化痰。方药相互为用，以奏其效。

24. 甲状腺功能减退症（肾阳虚衰证）

李某某，女，55岁，2010年5月29日初诊。

自诉：3年前经西医检查诊断为甲状腺功能减退症，屡经住院治疗，疗效不够理想，由病友介绍前来诊治。

刻诊：神疲乏力，头晕目眩，每当下蹲时间稍长，在站起时会感到天旋地转，后背怕凉，平素畏寒，记忆力下降，腰痛，心慌，舌淡、苔薄白，脉沉弱。

中医辨证：肾阳虚衰证。

治疗原则：温补肾阳。

治疗方剂：肾气丸加减。

生地黄30 g，山药15 g，山茱萸15 g，茯苓15 g，泽泻10 g，牡丹皮10 g，附子5 g，桂枝5 g，鹿角胶10 g，巴戟天18 g，枸杞子18 g，菟丝子18 g。12剂，水煎服，每日1剂，每剂分3次服。

二诊：腰冷痛，后背冷明显好转，又以前方山茱萸加为20 g，去巴戟天、菟丝子，12剂。

三诊：心悸，乏力，食欲均明显好转，但眩晕仍在，以前方加白术20 g，泽泻35 g，生半夏8 g，12剂，服用方法同前。

四诊：头晕目眩明显好转，又予前方12剂继服。

五诊：诸症基本解除，又以前方6剂继服，以资巩固治疗效果。

【按语】甲状腺功能减退症简称甲减，是由于甲状腺激素缺乏或分泌不足或对其不反应致机体代谢活动下降而引起的一种内分泌病。其临床常见症状有畏寒，怕冷，乏力，懒动，动作缓慢，水肿，声音嘶哑等。此案病症表现有后背怕凉，平素畏寒，腰痛，脉沉弱，而辨证为肾阳虚证，故以肾气丸温补肾阳，兼补肾阴，于阴中求阳。因“善补阳者，必于阴中求阳”，故加枸杞子滋补肝肾之阴，助阳气化生；加菟丝子平补肾阴肾阳；以巴戟天补肾壮阳；以鹿角胶补肾阳、益精血。方药相互为用，以奏其效。

另，治疗肾阳虚衰证，不可一味使用温肾壮阳之药，应稍加补肾阴药。因肾中寓有元阴、元阳，阴阳相互滋生又相互转化。“孤阴不生”“独阳不长”。

25. 甲状腺囊肿（痰血胶结证）

张某某，女，40岁，2010年2月17日初诊。

自诉：患有甲状腺囊肿1年余，经中西医治疗但未见任何治疗效果，由病友介绍前来诊治。

刻诊：甲状腺肿大，自我感觉体内发热，余无他症，舌脉无变化，经X线检查：甲状腺左侧体积正常，左侧叶多发混合性低回声结节，右侧叶有囊性回声。

中医辨证：痰血胶结证。

治疗原则：活血祛瘀，化痰散结。

治疗方剂：十枣汤与桂枝茯苓丸合方加减。

甘遂1 g，大戟1 g，芫花1 g，海藻20 g，炙甘草10 g，桂枝15 g，茯苓15 g，白芍15 g，桃仁15 g，牡丹皮15 g，皂角刺5 g，牡蛎35 g。12剂，甘遂、芫花、大戟研为粉末状，以余药煎汤送服粉末，每日1剂，每剂分3次服。

二诊：体内发热感觉消失，又以前方12剂继服。

三诊：甲状腺肿大改善不明显，又以前方12剂继服。之后，以前方加减治疗3个月，甲状腺囊肿基本消除。

【按语】十枣汤是《伤寒杂病论》中治疗水结悬饮证的代表方，但不可局限于治疗水结悬饮证。方中大戟善泻脏腑水邪，主十二水；甘遂善行经隧脉络水湿；芫花善消胸胁脘腹四肢水邪；大枣煎汤调服，既固护胃气又缓和峻下，更缓解毒性。王付老师在临床中将此方扩大治疗范围，用于治疗实邪水饮、痰结证，如用于治疗肥胖症、渗出性胸膜炎、渗出性腹膜炎、甲状腺囊肿、甲状腺结节、晚期血吸虫病、肠梗阻、肠粘连、结肠黑变病、脑囊虫、脑囊肿、脑积水、肾小球肾炎、心源性水肿等属痰饮结聚者。而桂枝茯苓丸又是仲景活血化瘀最安全、最常用、疗效显著的方子，使用范围极广。只要辨清病变属性有瘀血或痰瘀，即可合理选用桂枝茯苓丸。根据甲状腺囊肿患者症状而辨证为痰血胶结证，以十枣汤攻逐痰饮，以桂枝茯苓丸活血化瘀，加皂角刺化痰散结，加海藻、牡蛎软坚散结。方药相互为用，以建其功。另，海藻与甘草在《中药学》课本中属于"十八反"配伍禁忌，王付老师将两药配伍应用，以增强软坚散结之功。

除了此例，在门诊跟师的过程中多次见到王付老师用十枣汤治疗桥本甲状腺炎患者。例如：某女，42 岁，西医大夫，患有"桥本甲状腺炎"，甲状腺呈弥漫性肿大，按之稍硬，不痛，可随吞咽动作活动，心情急躁，夜间发热盗汗，平素怕冷，手心发热，舌淡苔腻，脉沉弱。中医辨证为阴阳两虚，痰水胶结证。遂给予十枣汤与肾气丸合方加味：生地黄 30 g，山药 15 g，山茱萸 15 g，茯苓 15 g，泽泻 10 g，牡丹皮 10 g，附子 3 g，桂枝 3 g，甘遂 1 g，大戟 1 g，芫花 1 g，海藻 20 g，炙甘草 10 g。12 剂，甘遂、芫花、大戟研为粉末状，以余药煎汤送服粉末，每日 1 剂，每剂分 3 次服，治疗 3 个月，患者恢复正常。此甲状腺炎患者亦用到了十枣汤，并且取得了良好的治疗效果，可见十枣汤是治疗顽固性甲状腺炎的有效良方。

26. 低血钾（风湿痹阻，阴阳两虚证）

王某某，男，46 岁，2010 年 11 月 5 日初诊。

自诉：因关节活动受限而到医院检查，被确诊为低钾血症，住院治疗 1 个月，但症状未见明显好转，由病友介绍前来诊治。

刻诊：肌肉关节疼痛，身重，汗出，恶风，怕冷，手腿活动受限，全身转侧不利，张嘴说话受限，心悸，倦怠乏力，精神不振，食欲减退，夜间尿多、苔腻，脉沉弱。

中医辨证：风湿痹阻，阴阳两虚证。

治疗原则：祛风除湿，滋阴补阳。

治疗方剂：防己黄芪汤与肾气丸合方加减。

防己3 g，白术15 g，黄芪18 g，生地黄30 g，山药15 g，山茱萸15 g，茯苓15 g，泽泻10 g，牡丹皮10 g，附子3 g，桂枝3 g，炙甘草6 g。12剂，水煎服，每日1剂，每剂分3次服。

二诊：倦怠乏力，精神不振，怕冷均有明显好转，又以前方12剂继服。

三诊：夜尿多明显改善，又予前方12剂继服。

四诊：关节疼痛减轻，诸症均有明显减轻，又以前方治疗12剂。之后，以前方治疗3个月，诸症基本恢复正常。以前方变汤剂为散剂，每次6 g，每日3次，以资巩固治疗效果。

【按语】防己黄芪汤是治疗太阳风湿表虚证的代表方，亦能主治太阳风水表虚证与脾虚水泛轻证相兼。方中防己祛风除湿，能泻肌肤营卫之水，为治风湿、风水要药；黄芪益气固表行水；白术补气健脾，并能健脾燥湿以绝水气变生之源；生姜和中，走里化水湿，走表散水气，以祛肌肤营卫水湿；甘草、大枣补中益气，扶正以祛邪，并能调和诸药。太阳风湿表虚证常见症状有肌肉关节疼痛，身重，汗出，恶风寒，舌淡苔白，脉浮或沉或缓等，相当于现代西医所谓的风湿性关节炎、类风湿性关节炎；太阳风水表虚证常见症状有眼睑水肿，身重，四肢苦重，汗出，恶风寒，小便不利或少，舌淡苔白，脉浮等，相当于现代西医所谓的慢性肾小球肾炎、肾源性水肿等肾脏疾病。防己黄芪汤治疗太阳风湿表虚痹证，抓住其辨证要点，患者不仅表现有风湿阻滞经络见肌肉关节疼痛、身重等，亦兼有表虚的症状，如恶风、汗出、怕冷、自汗等。只要抓住这些辨证要点，应用防己黄芪汤治疗关节痹痛就能收到良好的治疗效果。

低钾血症是指人体血浆中钾离子浓度低于3.5 mmol/L，常见原因为钾摄取减少或流失过多，低血钾会影响人体的心脏血管、中枢神经、消化系统、泌尿系统及肌肉系统。此患者病症表现有肌肉关节疼痛，身重，怕冷，手腿活动受限，辨为风湿痹阻；因汗出，恶风辨为表虚；因汗出，夜间尿多，脉沉弱辨为阴阳两虚。以防己黄芪汤健脾散水，祛湿通痹；以肾气丸滋阴补阳。经方合用，其效确切。

27. 原发性醛固酮增多症（阳虚夹热，气郁风痰证）

赵某，女，50岁，2018年8月29日初诊。

自诉：有多年原发性醛固酮增多症、高血压病史，近1年症状加重，但服用中西药未能有效控制症状，近由病友介绍前来诊治。

刻诊：阵发性四肢无力，手足麻木抽搐，心悸，头痛，头晕，倦怠乏力，手足不温，怕冷，夜间小便多，情绪低落，大便溏泄，渴欲饮水，舌质淡红、苔腻黄白夹杂，脉沉弱。

中医辨证：阳虚夹热，气郁风痰证。

治疗原则：温补阳气，行气清热，息风化痰。

治疗方剂：小柴胡汤、乌头汤、桂枝加龙骨牡蛎汤、泽泻汤与藜芦甘草汤合方加减。

柴胡24 g，枯芩10 g，生半夏12 g，红参10 g，生附子5 g，干姜5 g，桂枝尖10 g，白芍10 g，龙骨24 g，牡蛎24 g，藜芦1.5 g，泽泻50 g，白术20 g，生姜10 g，大枣12枚，炙甘草10 g。6剂，每日1剂，以水1 000 ~ 1 200 mL，浸泡30分钟，大火烧开，小火煎煮50分钟，去滓取药液，每日分早中晚3次服。

9月5日二诊：大便溏泄好转，仍头痛、头晕，以前方变龙骨、牡蛎各为30 g，6剂。

9月12日三诊：头痛、头晕较前好转，仍怕冷，以前方变生附子为6 g，6剂。

9月19日四诊：怕冷好转，仍手足麻木抽搐，以前方变白芍为30 g，6剂。

9月26日五诊：阵发性四肢无力较前好转，心悸基本消除，仍怕冷，以前方变生附子为7 g，6剂。

10月2日六诊：阵发性四肢无力较前又有好转，仍倦怠乏力，以前方变红参为12 g，6剂。

10月9日七诊：诸症基本趋于缓解，血压较前基本正常，经复查各项指标较前明显好转，又以前方治疗150余剂，经复查各项指标基本正常。之后，又以前方断断续续巩固治疗。随访1年，一切尚好。

【按语】根据阵发性四肢无力、手足不温、脉沉弱辨为阳虚；渴欲饮水辨为阳虚夹热；情绪低落辨为气郁；手足麻木抽搐、苔腻辨为风痰。以此选用小柴胡汤益气调气，平调寒热；乌头汤益气补血，温通散寒；桂枝加龙骨牡蛎汤温阳益阴，潜阳安神；泽泻汤益气清利降逆；藜芦甘草汤益气息风化痰。方药相互为用，以奏其效。

第六节　运动系统疾病

运动系统（含风湿、结缔组织）疾病，在现代医学里包括皮肤病、多发性肌炎和皮肌炎、系统性红斑狼疮、风湿性关节炎、类风湿关节炎、进行性系统性硬化症、系统性血管病、骨关节病、大骨节病等。

中医辨证归纳为痹证、痿证、脚气、痈证、疽证、风疹、湿疹、疮疡、疔、丹毒等。

1. 肩关节炎（阳虚寒凝经脉痹证）

于某，女，36岁，2007年3月10日初诊。

自诉：有多年肩关节炎病史，每因天气变化加重疼痛，经常服用止痛类西药控制症状，因长期服用西药又有胃中胀痛，近因病症加重前来诊治。

刻诊：右肩关节疼痛，不能活动，活动加重，因天气变化加剧，肩关节怕冷，小便偏多，气短乏力，口淡不渴，恶寒，手足不温，舌质红，脉沉细。西医诊断为肩关节炎。

中医辨证：阳虚寒凝经脉痹证。

治疗原则：温壮阳气，散寒解凝。

治疗方剂：麻黄附子细辛汤加减。

麻黄10 g，细辛9 g，附子10 g，黄芪24 g，白术15 g，生南星6 g，地龙12 g，乳香10 g，没药10 g，生地黄30 g，粳米25 g。6剂，每日1剂，水煎2次，分2次服。

二诊：关节疼痛减轻，以前方6剂继服。之后，以前方适当加减变化治疗30余剂，关节活动自如，疼痛解除。随访1年，一切尚好。

【按语】《伤寒论》第301条：“少阴病，始得之，反发热，脉沉者，麻黄细辛附子汤主之。”麻黄细辛附子汤是治疗少阴病兼太阳表证的方子，方中麻黄解太阳伤寒卫闭营郁证；附子温壮少阴阳气，温少阴散寒气；细辛解表温阳，通达经气，温壮阳气，共奏温壮阳气，解表散寒的治疗作用。清·尤在泾《伤寒贯珠集》曰：“少阴始得本无热，而外连太阳则反发热，阳病脉当浮而仍紧，少阴则脉不浮而沉，故与附子、细辛专温少阴之经，麻黄兼发太阳之表，乃少阴经温经散寒，表里兼治之法也。”清·张秉成《成方便读》谓：“夫太阳与少阴为表里，少阴之阳虚，则里不固，里不固则表益虚，故寒邪由太阳之经，不传于腑，竟入于脏。然虽入脏，而邪仍未离乎经，故仍发热。若全入于脏，则但恶寒而不发热矣。但虽发热，不得为太阳之表证，以太阳之表，必有头项强痛、脉浮等证。此不但不头项强痛，脉亦不浮而反沉，则便知太阳之邪离经入腑之枢纽。急乘此时用附子以助少阴之阳，细辛以散少阴之邪，麻黄以达太阳之表，邪自表而及里者，仍由里而还表，此亦表里相通之一理耳。”麻黄附子细辛汤用于治疗少阴兼表的证治，麻黄既解表又能温里；附子温壮少阴之阳气；细辛散寒温阳又能解表。王付老师指出麻黄附子细辛汤不仅能用于治疗太少两感证，亦可扩大其临床应用，用于治疗单纯的里阳虚寒证，如阳虚寒凝之关节疼痛，呼吸系统之慢性支气管哮喘、阻塞性肺气肿等属肺寒者。方中麻黄开腠理，温阳气；附子、细辛温壮少阴之元阳。对于寒湿痹阻经脉的关节疼痛、头痛、三叉神经痛等，王付老师常常选用麻黄、生川乌、生草乌、细辛等散寒温经祛湿药；兼有瘀血时，加桃仁、赤芍、乳香、没药、地龙、水蛭、虻虫、桂枝、大黄等；兼有热象，加石膏、知母、黄柏、薏苡仁、牛膝等。临床加减运用，灵活自如，疗效显著。

肩关节炎可归属于中医痹证，本病系正虚不固而复感外邪引发。根据此患者肩关节疼痛与天气变化有关辨为寒，再根据气短乏力辨为气虚。方以麻黄、细辛温阳散寒，通络止痛；附子温壮阳气，散寒止痛；加黄芪、白术益气健脾，生化气血；生南星通络散寒，化痰止痛；地龙通络舒筋止痛；乳香、没药活血行气，化瘀止痛；生地黄制约温热药之燥；粳米固护胃气，兼防辛散药伤胃。方药相互为用，以奏其效。

2. 腰背恶寒（肾阳虚寒湿证）

牛某某，男，49岁。

自诉：5年前偶尔感到腰背恶寒，约半年后病症加重，即到医院检查腰椎、胸椎及化验血常规等，其检查结果均无异常，多次服药，但腰背恶寒不能缓解，由病友介绍前来门诊治疗。

刻诊：腰背恶寒沉重，似有寒气直入腰背，大便溏，小便尚可，手足欠温，舌质淡、口淡不渴、苔薄白略腻，脉沉弱。

中医辨证：肾阳虚寒湿证。

治疗原则：温阳散寒除湿。

治疗方剂：附子汤加减。

附子15 g，茯苓12 g，红参9 g，白术15 g，白芍12 g，桂枝12 g，干姜12 g，炙甘草6 g。6剂，水煎服，每日1剂，每剂分3次服。

二诊：腰背恶寒沉重明显减轻，又以前方6剂继服，之后，以前方累计治疗20余剂，病症悉除。

【按语】《伤寒论》第304条："少阴病，得之一二日，口中和，其背恶寒者，当灸之，附子汤主之。"第305条："少阴病，身体痛，手足寒，骨节痛，脉沉者，附子汤主之。"仲景设附子汤主治阳虚寒湿证，方中附子温肾阳，散寒湿，通筋脉，走骨节，和经气，壮阳气，暖宫寒，止疼痛；人参大补元气，温阳之中以补阳，振奋阳气，驱逐内外寒湿，调荣养卫，以调畅肌肤营卫；白术燥寒湿，益中气，温补阳气，驱散寒湿；茯苓健脾益气渗湿，使湿得以下行；芍药和营血，通血痹，并制附子之燥性。方中诸药共奏温暖肾阳，驱逐寒湿的功效。附子汤与真武汤仅有一味药之差，附子汤是由真武汤去生姜之散加人参之补而成，减一味药加一味药，由以温阳利水为主（真武汤）变为以温阳散寒为主（附子汤），主治病症亦发生了很大变化，真武汤证以四肢沉重，肢体水肿，小便不利，心悸，头晕目眩为主；而附子汤证则以身体疼痛，骨节疼痛，手足寒冷，腰背恶寒为主。真武汤与附子汤一利水为主，一散寒为主，可见仲景经方加减变化之妙，审证之细密，非后世医家所能及也。另外，根据《金匮要略》第二十篇第3条的论述："妇人怀娠六七月，脉弦发热，其胎愈胀，腹痛恶寒者，少腹如扇，所以然者，子脏开故也，当以附子汤温其脏。”可知附子汤亦能主治妊娠宫寒证，症见腹中冷，遇寒则甚，少腹作冷如风寒吹样，似有胎儿欲动欲胀感，或腰痛或腰酸，或发热、苔白，脉弦等。可见附子汤亦是临床中较常用的经方，疗效突出，治疗面广泛。

腰背为肾与督脉所主，肾与督脉阳气虚弱而不能温煦腰背则恶寒，肾不得主水而为湿，湿气留着则沉重，故病腰背恶寒。参合条文与患者病症表现，则知此病变证机是肾阳虚寒湿证，其治当以附子汤温阳散寒除湿，加桂枝、干姜以温阳通经散寒，炙甘草以益气助阳化阳。方药相互为用，以奏其效。

3. 坐骨神经痛（太阳寒湿表实痹证）

杨某，男，56岁。

自诉：有5年坐骨神经痛病史，经多方治疗，或按摩或牵引，或服镇痛类西药，或服营养神经类西药，或服用中药调理，均未能控制症状，近因病症加重前来诊治。

刻诊：左髋肌肉疼痛，牵引腿后侧至膝关节，遇寒湿加重，无汗，口淡不渴，舌淡、苔薄白略腻，脉略浮。

中医辨证：太阳寒湿表实痹证。

治疗原则：解表散寒，除湿止痛。

治疗方剂：麻黄加术汤加减。

麻黄10 g，桂枝12 g，杏仁15 g，白术12 g，生川乌10 g，细辛10 g，生姜20 g，炙甘草10 g。6剂，每日1剂，水煎2次，合并药液，分3次服。

二诊：疼痛减轻，又以前方治疗20余剂，疼痛解除。随访1年，未再复发。

【按语】《金匮要略》第二篇第20条：“湿家身烦疼，可与麻黄加术汤发其汗为宜，慎不可以火攻之。”此论太阳寒湿证以湿为主，寒湿留滞肌表，而见身体烦疼，或肌肉疼痛，或关节疼痛，强调治疗发汗、祛湿、散寒，而谨慎使用“火疗”，因用“火疗”不当，反而损伤正气，不利于正气抗邪，最好选用方药治疗。麻黄加术汤是张仲景治疗太阳寒湿痹证“身烦痛”的代表方，其病变证机是寒湿浸淫太阳营卫筋脉，经气经脉阻滞不通。方中麻黄、桂枝发汗散寒，温经通脉，利关节，散寒止痛，助阳通经；白术祛风燥湿健脾，益气除风寒湿,《神农本草经》亦谓白术“除风寒湿痹”，可见白术是治疗痹证的常用药物；杏仁宣畅气机，散寒泻利湿邪；甘草补益汗源，调和诸药。王付老师治疗风寒湿痹证，常常选用麻黄加术汤、当归四逆汤、乌头汤等经方，或根据病情合方，或加减运用，疗效确切。根据此病症有左髋肌肉疼痛，疼痛因寒湿加重辨为寒湿，因无汗，脉略浮辨为太阳表实证，以此辨为太阳寒湿痹证。方中用麻黄加术汤散寒除湿止痛，加生川乌逐寒除湿止痛，细辛温阳通经止痛，生姜既助川乌细辛散寒止痛，又制约生川乌、细辛毒性。方药相互为用，以奏散寒除湿，通阳止痛功效。

4. 膝、肘关节痛（寒湿夹热痹证）

花某某，男，34岁，2009年4月23日初诊。

自诉：2年前因居住地比较潮湿，下肢肌肉有轻微疼痛，不久又出现两膝关节疼痛。自此，几经检查治疗，未见异常，检查风湿因子为阴性，曾多次经中西医治疗，可病症时轻时重，近因病情加重前来诊治。

刻诊：两膝关节、肘及腕关节疼痛，全身肌肉关节略有疼痛，遇风、寒、湿加重。夏天不能在空调房间，喜热怕凉，手心发热，舌红、苔薄黄，脉沉细。

中医辨证：寒湿夹热痹证。

治疗原则：祛风散寒，通经活络，除湿通痹，兼清郁热。

治疗方剂：乌头汤与小活络丹合方加减。

生川乌6g，生草乌6g，麻黄10g，黄芪10g，白芍10g，生天南星12g，地龙12g，乳香12g，没药12g，知母15g，石膏10g，生甘草10g。12剂，每日1剂，水煎煮，第1次煎煮50分钟，第2次煎煮30分钟，合并药液，每剂分3次服。

二诊：药后诸症消失，又以前方治疗12剂，以资巩固治疗效果。病愈，随访1年，未再出现疼痛。

【按语】中医古代文献中有关痹证的论述相当丰富。如《素问·痹证》指出：“风寒湿三气杂至，合而为痹也。其风气胜者为行痹，寒气胜者为痛痹，湿气胜者为着痹也。”《素问·四时刺逆从论》云：“厥阴有余病阴痹，不足病生热痹。”患者久居潮湿之地、严寒冻伤、贪凉露宿、睡卧当风、暴雨浇淋、水中作业、汗出入水等，外邪注于肌腠经络，留滞于关节筋骨，导致气血痹阻而发为风寒湿痹。由于感受风寒湿邪各有所偏盛，而有行痹、痛痹、着痹之另别。若素体阳气偏盛，内有蓄热，复感风寒湿邪，可从阳化热；或风寒湿痹经久不愈，亦可郁而化热。《金匮要略》论述：“病历节，不可屈伸，疼痛，乌头汤主之。”乌头汤主治气虚寒湿骨节痹证，尤在泾言：“乌头汤治寒湿历节之正法也，寒湿之邪，非麻黄、乌头不能去，而病在筋骨，又非如皮毛之邪，可一汗而散者。故以黄芪之补，白芍之收，甘草之缓，牵制二物，俾得深入而去留邪。”本方是治疗寒湿痹痛的卓越良方，历代医家多为推崇。寒湿痹证，病程日久，耗伤气血，故本方用黄芪补气，白芍补血；病久邪气留滞在关节，加麻黄助邪外散，并能温阳，生川乌攻逐寒湿之邪气。药少而兼顾全面，故疗效显著。现代药理研究亦表明此方具有镇痛、抗炎、抗风湿等作用。小活络丹是《太平惠民和剂局方》治疗风寒湿痹的代表方，方由川乌、草乌、天南星、地龙、乳香、没药组成。方中川乌、草乌逐寒除湿，为止痹痛无上之良药；天南星通络化痰；地龙通行经络，引药入经以祛邪；乳香、没药宣通脏腑，流通经络，通气又能活血，乃治疗风寒湿痹之要药。王付老师用小活络丹的煎煮时间为50分钟左右，不能低于50分钟，但亦不能煎煮时间过长，根据患者病情可加减变化。

王付老师用小活络丹与乌头汤合方，常常取得显著疗效。此病症表现既有寒湿，如两膝关节、肘及腕关节疼痛，全身肌肉关节略有疼痛，遇风、寒、湿加重，喜热怕凉；又有郁热，如手心发热，舌红、苔薄黄。以乌头汤散寒除湿，益气蠲邪，通利关节；以小活络丹活血化瘀，通经活络；加石膏、知母清郁热，止痹痛；加生甘草既调和诸药，又能清热。方药相互为用，以建其功。

5. 踝关节疼痛（热痹证）

梁某某，男，51岁。

自诉： 2年前因走路不慎而扭伤踝关节，服用活血药如跌打丸，外用红花油等，效果不佳，后又服用镇痛类西药，病情仍不见好转。

刻诊： 踝关节疼痛，痛处略有热感，遇冷则无明显变化，午后轻微发热，口干，舌质红、苔略薄黄，脉细略数。

中医辨证： 热痹证。

治疗原则：清热蠲痹。

治疗方剂：白虎加桂枝汤加减。

石膏48 g，知母18 g，粳米18 g，炙甘草9 g，桂枝12 g，秦艽10 g，牛膝24 g，牡丹皮12 g。6剂，水煎服，每日1剂，水煎2次，合并药液，分3次服。

二诊：踝关节疼痛有所减轻、苔黄已去，又以前方6剂继服。

三诊：踝关节疼痛基本消失，舌及苔基本正常，复以前方6剂继服，以资巩固疗效。

【按语】临床中风寒湿痹证是常见证，而热痹相对较少。《金匮要略》第四篇第4条："温疟者，其脉如平，身无寒但热，骨节疼烦，时呕，白虎加桂枝汤主之。"白虎加桂枝汤是张仲景治疗热痹证的著名代表方。热痹郁于肌肉关节之间，在皮肤则为发热，在骨节则为烦疼，以白虎加桂枝汤甘寒除热，解肌调荣，清热通络，桂枝辛散之力，驱邪出表，立方之妙，正在桂枝一味。王付老师临床中治疗热痹证，常以白虎加桂枝汤为基础方加减治疗，如果痹证患者湿热比较重，常常选用麻黄杏仁薏苡甘草汤或四妙散加减治疗，疗效颇佳。

此踝关节疼痛而有热感，与天气寒冷没有明显关系，因此辨证为热痹证。治以白虎加桂枝汤清热通痹，通达经气经脉，加秦艽以清热通络；牛膝以活血行血；牡丹皮以清热散瘀。方中诸药相互为用，以建其功。

6. 足跟疼痛（肾虚骨弱证）

杨某某，男，73岁。

自诉：多年来经常足跟痛，久立后加重，1年前又出现膝关节疼痛，因近20天来足跟疼痛加重而不能行走前来诊治。

刻诊：足跟疼痛，耳鸣，膝关节疼痛，畏寒，小便频数，舌淡、苔白，脉虚弱。

中医辨证：肾虚骨弱证。

治疗原则：补肾健骨。

治疗方剂：肾气丸加减。

生地黄24 g，山药12 g，山茱萸12 g，茯苓9 g，泽泻9 g，牡丹皮9 g，附子3 g，桂枝3 g，牛膝24 g，杜仲15 g，川芎18 g。12剂，水煎服，每日1剂，每剂分 3 次服。

二诊：药后疼痛明显好转，又以前方治疗 1 个月，诸症悉除。病告痊愈。

【按语】肝主筋，肾主骨。肝肾素亏，筋无所养，骨无所充，从而出现骨关节病变，如骨关节疼痛、足跟疼痛，遇劳加重。“足少阴肾经起于足小趾之下，斜走足心，经舟骨粗隆下、内踝后侧，沿小腿、腘窝、大腿的内后侧上行，穿过脊柱，属于肾，络膀胱。”可见足跟疼痛与肾经的关系最为密切，一旦肾经虚弱或肾经受邪，传至足跟，即可出现足跟疼痛，所以临床治疗足跟痛，应考虑从肾论治。肾气丸正是补益肾气之良方。方中生地黄滋补肾阴，填精益髓；附子温壮阳气，助阳化气，与生地黄同用，阴中求阳，阳中求阴，以使肾中阴阳互根互化；山药补脾益气，与生地黄相伍，使阴得气而化生，与附子相伍，温阳以补阳；桂枝温阳通阳，助附子以壮阳；山茱萸强健筋骨而固精，与生地黄相伍，以补肾阴，与附子、桂枝相伍，以补肾阳；泽泻泄生地黄之滋腻，以冀补而不壅；茯苓既助山药益气，又渗利山药之壅滞；牡丹皮既助滋阴药以养阴，又制约温燥药之伤阴。诸药共奏补益肾气，滋阴补阳的作用。此患者足跟疼痛，耳鸣，膝关节疼痛，畏寒，小便频数，舌淡，脉虚弱，辨为肾虚骨弱证。以肾气丸补肾健骨；加杜仲、牛膝补肾强骨止痛；川芎既活血止痛又行血补血，使骨有所充养。方药相互为用，以建其功。

7. 风湿性关节炎（血虚寒凝关节证）

白某某，女，20 岁，学生，2010 年 7 月 1 日初诊。

自诉：上初中时家离学校比较远，骑自行车上学，下雨天会经常淋雨，导致经常双膝关节疼痛，曾在郑州、北京等多家医院检查，均检查到类风湿因子，但未能取得理想治疗效果，经同学介绍前来就诊。

刻诊：双膝关节疼痛，每遇阴雨天加重关节疼痛加重，手脚易冰凉，平素怕冷，舌淡、苔薄白，脉细弱。

中医辨证：血虚寒凝关节证。

治疗原则：温通血脉，养血散寒。

治疗方剂：乌头汤、麻黄加术汤与当归四逆汤合方加减。

当归 10 g，桂枝 10 g，白芍 10 g，细辛 10 g，通草 6 g，生川乌 10 g，黄芪

30 g，麻黄 12 g，白术 15 g，炙甘草 10 g。6 剂，每日 1 剂，水煎煮，第 1 次煎煮 50 分钟，第 2 次煎煮 30 分钟，合并药液，分 3 次服。

二诊：仅一侧关节疼痛，又以前方 6 剂继服。

三诊：疼痛较前大为减轻，但遇阴雨天仍感膝关节疼痛，又以前方 6 剂继服。之后，复以前方治疗 20 余剂，病症悉除。

【按语】《伤寒杂病论》对风寒湿痹证的症状、治法、治则、用方都有比较详细的论述。其中如乌头汤主治“历节，不可屈伸，疼痛”；麻黄加术汤主治“湿家，身烦疼”；当归四逆汤主治“手足厥寒，脉细欲绝”。其中乌头汤主治气虚寒湿痛痹证；当归四逆汤主治血虚寒厥痹证；麻黄加术汤主治寒湿痹证，三方主治病症相近，又各有侧重。乌头汤偏于散寒止痛；当归四逆汤偏于养血散寒；麻黄加术汤偏于祛湿止痛，三方合用治疗风寒湿痹痛兼有血虚者，疗效显著，乃经方合用之功。

根据此病症表现有双膝关节疼痛，每遇阴雨天则加重，辨为寒湿；再根据手足厥凉，脉细弱辨为血虚。故以乌头汤散寒除湿，益气通痹；以麻黄加术汤散寒除湿止痛；以当归四逆汤温通血脉，养血散寒。经方合用，疗效显著。

8. 风湿性关节炎（筋脉寒瘀证）

安某某，女，43 岁。

自诉：有多年风湿性关节炎病史，近因疼痛加重前来诊治。

刻诊：两膝关节疼痛，固定不移，按压及受凉疼痛加重，下肢麻木，平素怕冷，月经不调，有时经血夹有瘀块，有时经前腹痛，偶尔饮食不适，舌淡边略暗、苔薄白，脉沉弱。

中医辨证：筋脉寒瘀证。

治疗原则：温阳散寒，祛瘀通络。

治疗方剂：温经汤加减。

吴茱萸 9 g，当归 6 g，川芎 6 g，白芍 6 g，红参 10 g，桂枝 6 g，阿胶（烊化冲服）6 g，生姜 6 g，牡丹皮 6 g，炙甘草 6 g，生川乌 6 g，生草乌 6 g，麦冬 24 g。6 剂，每日 1 剂，水煎煮，第 1 次煎煮 50 分钟，第 2 次煎煮 30 分钟，合并药液，分 3 次服。

二诊：膝关节疼痛减轻，饮食不适改善，又以前方治疗6剂。

三诊：怕冷好转，膝关节疼痛又见好转，又以前方治疗6剂。之后，又以前方治疗30余剂，诸症悉除。随访1年，疼痛未再发作。

【按语】张仲景设温经汤本是主治妇科（血）虚（血）瘀（血）寒证，方中吴茱萸温暖胞宫，疏达气机，降泄瘀浊；桂枝温达阳气，通行血脉，温经散寒，化瘀行血；当归、芍药补血活血，通经活络；人参益气而生血，使气血下行于胞宫，调和冲任；川芎理血中之气，行气散郁；生姜温里散寒；阿胶养血生血，补益肝肾，调和冲任；半夏之辛宣畅气机，热以温阳散寒，并降泄浊气；牡丹皮活血祛瘀，行散血瘀之郁热，并能调达经血；麦冬养阴清热，益阴血而荣胞胎，育阴而润燥；甘草益气使胞中之血得气而化生，并调和诸药。而应用温经汤不能局限于妇科，根据其方药组成及功效，只要辨明病变证机有寒瘀虚，即可合理选用温经汤。如用于治疗胃炎，风湿性关节炎，坐骨神经痛，冠心病，男性之阳痿、前列腺炎、附睾炎、精液不液化症等。合理应用温经汤治疗风湿性关节炎或类风湿关节炎属寒瘀虚证者，亦能取得显著的治疗效果。根据此患者疼痛固定不移辨为瘀，因受凉加重辨为寒，又因下肢麻木，脉沉弱辨为虚，以此辨为虚瘀寒证。以温经汤温经散寒，活血化瘀，益血荣筋，加生川乌、生草乌温阳逐寒止痛。方药相互为用，以建其功。

9. 风湿性关节炎（太阳湿热痹证）

李某某，女，21岁，学生，2010年12月19日初诊。

自诉：2年前因关节疼痛到医院检查，发现类风湿因子阳性，几经中西药治疗，但类风湿因子仍然阳性，近因低热不退前来诊治。

刻诊：肌肉关节轻微疼痛，膝关节红肿疼痛，肿处发热，下午低热，面色略红，口干欲饮水，饮食尚可，舌质红、苔黄腻，脉略浮。

中医辨证：太阳湿热痹证。

治疗原则：发表祛风，利湿清热。

治疗方剂：麻杏薏甘汤加减。

（1）麻黄15 g，杏仁18 g，薏苡仁15 g，炙甘草30 g，生川乌10 g，知母24 g。5剂，将药共研为细末，每次6 g，每日3次，煎煮连汤带药一并服用。

（2）麻黄12 g，杏仁15 g，薏苡仁15 g，炙甘草10 g，将药共研为细末，每次冲服粉末3 g，每日3次。

两方并用，用药20天，下午低热消除，又以前方治疗3个月余，复查类风湿因子转为阴性。

【按语】《金匮要略》第二篇第21条：“病者一身尽疼，发热，日晡所剧者，名风湿。此病伤于汗出当风，或久伤取冷所致也，可与麻黄杏仁薏苡甘草汤。”风湿热关节疼痛多因感受寒湿之邪，而寒湿随体质演变为湿热。湿热浸淫肌肉关节，壅滞脉络，阻塞不通，则出现一身尽疼痛，发热，甚于下午，四肢沉重，或肿，头昏，疼痛游走不定等症状。方中麻黄发汗解表，祛湿，受薏苡仁所制辛散而不助热；薏苡仁舒筋脉，缓挛急，善主风湿热痹证；杏仁通利水道而祛湿；甘草益脾胃而使脾运化水湿，并调和诸药。麻杏薏甘汤主要用于治疗风湿性关节炎、类风湿关节炎、骨质增生、坐骨神经痛、荨麻疹、过敏性皮肤病等。现代药理研究亦表明，麻杏薏甘汤具有抗风湿、改善微循环、抗过敏、抗菌等作用。此患者有肌肉关节轻微疼痛，膝关节红肿疼痛，肿处发热，下午低热，结合张仲景论麻杏薏甘汤主治“病者一身尽疼，发热，日晡所剧者”，再根据口干欲饮水而综合辨证为太阳湿热痹证。方以麻杏薏甘汤利湿清热，通络止痛；加生川乌通利关节，温通筋脉；知母清退郁热，兼以养阴，制约温热药而不伤津。方药相互为用，以奏利湿清热，通络养阴，温阳通脉之效。

重点提示：治疗肌肉关节疼痛，若病变证机是湿热，其治当利湿清热，但尽用清热药则会寒凝气机，所以治疗必配温热药以温通，加味用药既用川乌温通止痛，又用知母清透郁热，以此才能取得治疗效果。

10. 风湿性关节炎、肌肉风湿（寒凝风痰，虚瘀夹热证）

董某，男，29岁，2018年2月25日初诊。

自诉：有多年风湿性关节炎、肌肉风湿病史，近1年来症状加重，但服用中西药未能有效控制症状，近由病友介绍前来诊治。

刻诊：全身关节疼痛僵硬，全身肌肉酸困沉重，夜间小腿肌肉沉重麻木，手足不温，怕冷，头晕目眩，面色不荣，倦怠乏力，口渴喜饮热水，舌质淡红夹瘀紫、苔腻黄白夹杂，脉沉弱。

中医辨证：寒凝风痰，虚瘀夹热证。

治疗原则：温补散寒，化瘀清热，息风化痰。

治疗方剂：乌头汤、当归四逆汤、附子半夏汤、附子花粉汤与藜芦人参汤合方加减。

制川乌 10 g，麻黄 10 g，白芍 10 g，黄芪 10 g，当归 10 g，细辛 10 g，生半夏 12 g，红参 10 g，桂枝尖 10 g，制附子 10 g，天花粉 12 g，通草 6 g，藜芦 1.5 g，生姜 10 g，大枣 25 枚，炙甘草 10 g。6 剂，每日 1 剂，以水 1 000 ~ 1 200 mL，浸泡 30 分钟，大火烧开，小火煎煮 50 分钟，去滓取药液，每日分早中晚 3 次服。

3 月 4 日二诊：疼痛略有减轻，仍僵硬，以前方变天花粉为 24 g，6 剂。

3 月 11 日三诊：僵硬较前减轻，仍怕冷，以前方变桂枝尖为 20 g，6 剂。

3 月 18 日四诊：怕冷、手足不温较前减轻，仍头晕目眩，以前方变当归、白芍各为 24 g，6 剂。

3 月 25 日五诊：头晕目眩较前好转，仍肢体麻木，以前方变藜芦为 2 g，6 剂。

4 月 1 日六诊：倦怠乏力明显好转，仍肢体沉重，以前方变通草为 9 g，6 剂。

4 月 8 日七诊：诸症较前明显好转，以前方治疗 100 余剂，诸症基本消除。之后，又以前方断断续续巩固治疗。随访 1 年，一切尚好。

【按语】根据疼痛、怕冷、手足不温辨为寒凝。肢体麻木辨为风；肢体沉重、苔腻辨为痰湿；面色不荣、头晕目眩辨为气血虚；口渴喜饮热水辨为寒热夹杂。舌质淡红夹瘀紫辨为瘀。以此选用乌头汤益气化瘀，散寒止痛；当归四逆汤补血活血，益气通经；附子花粉汤温通化瘀，益阴清热；附子半夏汤温阳化瘀，燥湿化痰；藜芦人参汤益气息风化痰。方药相互为用，以奏其效。

11. 风湿性关节炎、肌肉风湿（郁热风痰，虚瘀夹寒证）

董某，男，38 岁，2018 年 4 月 30 日初诊。

自诉：有多年风湿性关节炎、肌肉风湿病史，近 2 年来症状加重，但服用中西药未能有效控制症状，近由病友介绍前来诊治。

刻诊： 全身关节疼痛僵硬，全身肌肉酸困沉重，小腿肌肉沉重麻木，手足烦热，盗汗，大便干结，倦怠乏力，口渴欲饮热水，舌质红夹瘀紫、苔黄腻夹白，脉沉弱。

中医辨证： 郁热风痰，虚瘀夹寒证。

治疗原则： 温补散寒，化瘀清热，息风化痰。

治疗方剂： 麻杏薏甘汤、白虎加桂枝汤、土瓜根散、乌头花粉汤与藜芦人参汤合方加减。

麻黄 10 g，杏仁 15 g，薏苡仁 10 g，石膏 50 g，知母 20 g，粳米 15 g，桂枝尖 10 g，土瓜根 3 g，白芍 10 g，土鳖虫 10 g，制川乌 10 g，天花粉 12 g，红参 10 g，藜芦 1.5 g，生姜 10 g，大枣 25 枚，炙甘草 10 g。6 剂，每日 1 剂，以水 1 000 ~ 1 200 mL，浸泡 30 分钟，大火烧开，小火煎煮 50 分钟，去滓取药液，每日分早中晚 3 次服。

5 月 7 日二诊：盗汗减少，仍大便干结，以前方变土瓜根为 5 g，6 剂。

5 月 14 日三诊：大便正常，仍手足烦热，以前方变天花粉为 24 g，6 剂。

5 月 21 日四诊：手足烦热减轻，仍肢体沉重，以前方变薏苡仁为 30 g，6 剂。

5 月 28 日五诊：肢体沉重较前减轻，仍倦怠乏力，以前方变红参为 12 g，6 剂。

6 月 4 日六诊：倦怠乏力明显好转，仍肢体麻木，以前方变藜芦为 2 g，6 剂。

6 月 11 日七诊：诸症较前明显好转，以前方治疗 120 余剂，诸症基本消除。之后，又以前方断断续续巩固治疗。随访 1 年，一切尚好。

【按语】 根据疼痛、手足烦热辨为郁热；肢体麻木辨为风；肢体沉重、苔腻辨为痰湿；倦怠乏力辨为虚；口渴欲饮热水、苔黄白夹杂辨为寒热夹杂；舌质红夹瘀紫辨为瘀；以此选用麻杏薏甘汤益气清热，宣通降逆，白虎加桂枝汤清热益气通经；土瓜根散清热化瘀，通经缓急；乌头花粉汤温通化瘀，益阴清热；藜芦人参汤补益中气，息风化痰。方药相互为用，以奏其效。

12. 痛风性关节炎（血瘀气郁证）

朱某某，男，33 岁，2001 年 1 月 4 日初诊。

自诉：2年前右足前内侧肿胀，疼痛，发热，经用镇痛类西药及抗生素治疗，疼痛未能完全控制，近日病症加重前来诊治。

刻诊：右足第1趾关节处肿胀，疼痛固定不移且有热感，遇冷加重，皮肤略暗红，压痛明显，舌质偏红、苔薄略黄，脉沉略紧，查血尿酸825 μmol/L，诊断为“痛风性关节炎”。

中医辨证：血瘀气郁证。

治疗原则：活血理气，通阳消瘀。

治疗方剂：王不留行散加减。

王不留行30 g，接骨草30 g，桑白皮30 g，炙甘草12 g，川椒9 g，黄芩9 g，干姜6 g，白芍6 g，当归12 g，川芎12 g，知母12 g。6剂，每日1剂，水煎2次，合并药液，分3次服。

二诊：疼痛明显减轻，又以前方6剂继服。之后，以前方并根据病症变化而适当加减变化治疗，累计服用30余剂，复查血尿酸、红细胞沉降率等，均已恢复正常。

【按语】“痛风”病名在中医文献早有记载，属痹证范畴，又称白虎历节。《外台秘要》述其症状痛如虎咬，昼轻夜重，而称“白虎病”。痛风性关节炎是临床中比较难治的病症之一，西药主要用秋水仙碱等方法治疗，虽有一定疗效，但对有些患者则治疗效果不够理想，对此若能辨证治疗则有很大的治疗优势。

王不留行散是仲景治疗“病金疮”的代表方剂，其基本病理病机是瘀血阻滞、气机不利、阳气郁结。临床中常用于治疗伤科、疡科、妇科血瘀气郁证。原方中王不留行苦泄宣通，能走血中，通血脉，活血化瘀，通达经气，消除肿痛，通畅脉络，善疗血瘀气郁；接骨草活血化瘀消肿痛，通经理血疗瘀伤，散瘀散结下恶血，善疗产后损伤瘀血；桑白皮主伤中脉绝，主金伤；黄芩凉血和阴，清郁热止血；干姜温通经脉，使血运行于脉中；芍药通络养血，善祛络中之瘀；川椒温运血脉，通阳化瘀；厚朴下气理气，使气行则血行，以治血瘀；甘草益气，并调和诸药。诸药相互作用则活血理气，通阳消瘀。适用于治疗西医所谓的肌肉损伤、肌肉疼痛、痛风性关节炎、肋间神经痛、肋软骨炎、产后胎盘滞留、子宫内膜炎、附件炎、月经不调等。根据此患者胀痛及痛处固定不移而辨证为血瘀气郁证，患者既有局部发热又有怕冷，其治疗当全面兼顾，故以王不留行散活血行气，散瘀消肿，兼顾寒热，加当归、川芎以活血行血止痛，知母以清热养阴。方药相互为用，以建其功。

13. 多发性肌炎（阳虚瘀阻痿证）

许某，女，36岁。

自诉：在4年前发现多发性肌炎，曾在多家省、市级医院诊治，均未取得明显治疗效果，近因病症加重前来诊治。

刻诊：四肢近端肌无力，肌肉压痛，夜间痛甚，腹胀，腰酸，倦怠乏力，畏寒怕冷，手足不温，气短，耳鸣，头晕目眩，舌质暗淡瘀紫、苔薄白，脉沉涩。

中医辨证：阳虚瘀阻痿证。

治疗原则：健脾益气，活血化瘀。

治疗方剂：桂枝人参汤、四逆汤与活络效灵丹合方加减。

桂枝12 g，人参10 g，白术10 g，干姜10 g，炙甘草12 g，生川乌6 g，生草乌6 g，当归15 g，丹参15 g，乳香15 g，没药15 g，杜仲12 g，山楂24 g。6剂，每日1剂，因用生川乌、生草乌，第1次煎煮50分钟，第2次煎煮20分钟，合并药液，分3次服。

二诊：畏寒怕冷减轻，腰酸好转，以前方6剂继服。

三诊：肌肉压痛略有减轻，以前方6剂继服。

四诊：腹胀、腰酸基本解除，去山楂，以前方6剂继服。

五诊：手足活动自觉有力，以前方6剂继服。之后，以前方治疗70余剂，病情趋于稳定。为了巩固疗效，将前方变汤剂为丸剂，每次6 g，每日3次，治疗半年。随访1年，一切正常。

【按语】多发性肌炎在临床中多见四肢近端肌无力，可将此病归于中医“痿证”范畴。《素问·痿论》提出“治痿者独取阳明”的基本原则，主要是指采用补益脾胃的方法治疗痿证。因脾主肌肉，肾主骨，肌肉的张弛有力靠脾胃化生的气血以充养，肾精亦需要脾胃的化生来补充。治疗痿证要高度重视补养脾胃。桂枝人参汤是补脾阳的有效良方，方中桂枝汤温脾暖胃，加人参补益脾气。而四逆汤是温补肾阳的专方，四逆汤方中附子温壮少阴阳气，通达十二经脉；干姜温中散寒，并能温暖脾胃而生化气血，姜、附同用，为温脾暖肾的常用配伍；甘草补益中气，与附子、干姜相伍，以补气化阳补阳，并调和诸药。活络效灵丹是《医学衷中参西录》中经典有效的良方，方由当归、丹参、乳香、没药4味药组成，用于治疗气血凝滞，痃癖癥瘕，心腹疼痛，腿疼臂疼，内外疮疡，一切脏腑积聚，经络郁瘀。并且提供了加减运用，腿疼者加牛膝；臂疼者加连翘；妇女瘀血腹痛加生桃仁、五灵脂；疮红肿属阳者加金银花、知母、连翘；白硬属阴者加肉桂、鹿角胶；疮破后生肌不速者加黄芪、知母、甘草；脏腑内痈者加三七、牛蒡子。张锡纯深赞活络效灵丹之功效，谓治愈诸痛证，不可胜计。根据此患者腹胀、腰酸、畏寒怕冷辨为脾肾虚寒；再根据肌肉压痛，甚于夜间，舌质暗淡瘀紫、脉沉涩辨为瘀血；因倦怠乏力、头晕目眩辨为气虚，以此辨为脾肾阳虚、瘀血阻滞证。方以桂枝人参汤温暖脾肾，生化气血；以四逆汤（因药房无生附子，用生川乌、生草乌代替）温壮阳气散寒；以活络效灵丹活血化瘀止痛；加杜仲强健筋骨治腰酸，山楂消食和胃。方药相互为用，以奏其效。

14. 末梢神经炎（气虚湿热痿证）

梁某，男，54岁，2009年2月21日初诊。

自诉：有7年多末梢神经炎病史，虽多次服用中西药，但没有取得预期治疗效果，近因病症加重前来诊治。

刻诊：下肢疼痛，麻木不仁，对称性肌无力，肌肉轻微萎缩，时如蚁行感觉，因劳加重，口苦，心胸烦热，汗出，舌质红、苔黄腻，脉虚弱。

中医辨证：气虚湿热痿证。

治疗原则：益气通脉，清热燥湿。

治疗方剂：黄芪桂枝五物汤与四妙丸合方加减。

黄芪24 g，白芍10 g，桂枝10 g，生姜18 g，大枣12枚，黄柏24 g，薏苡仁24 g，苍术12 g，怀牛膝12 g，秦艽12 g。6剂，水煎服，每日1剂，每剂分3次服。

二诊：下肢疼痛略有减轻，以前方6剂继服。

三诊：麻木较前好转，以前方6剂继服。

四诊：口苦、心胸烦热除，下肢疼痛明显减轻，以前方6剂继服。

五诊：疼痛基本得到控制，以前方6剂继服。为了巩固疗效，以前方治疗20余剂，之后将前方变汤剂为丸剂，每次6 g，每日3次，治疗3个月。随访1年，一切尚好。

【按语】末梢神经炎可归于中医痿证范畴，其病因有感受温毒，有湿热浸淫者，有久病房劳致者，有瘀血阻滞致者。《素问·逆调论》："营气虚则不仁，卫气虚则不用，营卫俱虚，则不仁且不用。"《素问·痿论》又指出"热伤五脏""有渐于湿"等，突出湿热在痿证发病中亦起着关键作用。黄芪桂枝五物汤是张仲景治疗气血营卫虚痹证的有效代表方，在《金匮要略》中用于治疗"血痹，阴阳俱微，寸口关上微，尺中小紧，外证身体不仁，如风痹状"。本方是由桂枝汤去甘草倍生姜加黄芪而成，清·陈元犀谓此即桂枝汤去甘草之缓，加黄芪之强有力者，于气分中调其血，更妙在于倍用生姜以宣发其气，气行则血不滞痹除。中医有"气虚则麻，血虚则木"之说，黄芪桂枝五物汤正是补气生血通络之剂，用于治疗气血营卫俱虚，脉络阻滞之证，临床常见症状有四肢麻木不仁或疼痛，运动有障碍，身体疲倦无力，或肌肉抽搐，头目昏沉等。而四妙丸是《成方便读》中治疗湿热下注痹证的有效代表方，方由黄柏、苍术、薏苡仁、牛膝4味药组成。方中黄柏清下焦相火；苍术燥湿邪兼能醒脾；薏苡仁甘淡，清利下焦湿热，通经止痹痛，是治疗湿热痹证之要药，具有良好的清湿热利关节的作用；牛膝补下焦肝肾，强筋健骨，并能引血下行，引方中药力下行入下焦。可见四妙丸是治疗下焦湿热痹证的常用有效方。根据此患者有疼痛、麻木因劳加重、脉虚弱等辨为气虚；再根据口苦、心胸烦热辨为气虚夹热；因舌质红、苔黄腻辨为湿热，以此辨为气虚湿热证。方以黄芪补益中气，固护营卫；白芍补血柔筋缓急；桂枝、生姜温阳通经止痛；黄柏清热燥湿；薏苡仁健脾清热利湿；苍术醒脾燥湿；怀牛膝活血强筋止痛；秦艽清热通络止痛；大枣健脾益气，缓急止痛。方药相互为用，以奏其效。

15. 颈椎骨质增生（太阳刚痉证）

齐某某，女，58岁，2010年9月17日初诊。

自诉：颈椎增生多年，头晕头沉，颈项部活动不利，曾多次经多方治疗，可病症还是反反复复，症状未能得到有效控制，近因病情加重前来诊治。患者要求再次做检查，检查结果：颈椎骨质增生，突出，生理曲度变形。

刻诊：头晕头沉，颈项部活动不利，颈部感到僵直，无汗，时有头痛，恶风寒，舌淡，脉沉紧。

中医辨证：太阳刚痉证。

治疗原则：解表散邪，生津舒筋。

治疗方剂：葛根汤加减。

葛根 30 g，麻黄 12 g，桂枝 12 g，生白芍 40 g，黄芪 40 g，生川乌 3 g，生草乌 3 g，生姜 9 g，大枣 12 g，炙甘草 10 g。6 剂，每日 1 剂，水煎煮，第 1 次煎煮 50 分钟，第 2 次煎煮 25 分钟，合并药液，分 3 次服。

二诊：头晕、头沉、颈项活动不利、颈部感僵直均有明显好转，又予前方 6 剂继服。

三诊：未再出现头痛，诸症又有好转，又予前方 6 剂继服。之后，根据病情加减治疗 30 余剂，诸症基本消失，又以前方变汤剂为散剂，每次 10 g，每日 2 次，以资巩固治疗效果。

【按语】《金匮要略》第二篇第 1 条：“太阳病，发热无汗，反恶寒者，名曰刚痉。”指出太阳刚痉证的临床定义及典型症状。《伤寒论》第 31 条：“太阳病，项背强几几，无汗恶风，葛根汤主之。”张仲景指出太阳刚痉证的脉证，其病变证机是太阳受邪，卫闭营郁，筋脉为邪气所阻遏而拘急不利，症见发热，恶风寒，头痛，项背拘急不利，无汗，舌淡、苔薄白，脉浮紧等。方中麻黄、桂枝解表散邪，宣发营卫，通达经气；葛根解表舒筋，升阴津，起胃气，和阴营；生姜解表散寒，柔和筋脉，调和肠胃；甘草、大枣益气，调燮营卫，兼调和药性。葛根汤主要用于治疗呼吸系统之感冒、支气管炎等，消化系统之细菌性痢疾、慢性腹泻等，运动系统之骨质增生等，五官科之慢性鼻窦炎、睑腺炎、睑板腺囊肿等，以及眩晕症、面神经炎等疾病属葛根汤证者。审此案病症表现颇似张仲景所论太阳刚痉证“项背强几几，无汗恶风”。故以葛根汤解表散邪，升津舒筋，加生川乌、生草乌散寒通络，以黄芪补气通络。方药相互为用，以奏其效。

葛根汤除了能用于治疗太阳刚痉证之外，亦能用于治疗多种疾病，如《伤寒论》第32条："太阳与阳明合病，必自下利，葛根汤主之。"说明葛根汤是治疗下利证的有效方剂。《金匮要略》第二篇第12条："太阳病，无汗而小便反少，气上冲胸，口噤不得语，欲作刚痉，葛根汤主之。"说明葛根汤亦能用于治疗欲作刚痉证。《类聚方广义》："葛根汤治麻疹初起，恶寒发热，头项强痛，无汗脉浮数，或干呕下利者。"《眼科锦囊》："葛根汤治上冲眼、疫眼及翳膜，若大便秘结者，加大黄；生翳者，加石膏。"

16. 颈椎骨质增生（太阳津亏痉证）

黄某，女，39岁，2009年5月7日初诊。

自诉：5年前因头晕头痛、手指麻木等检查，诊断为颈椎骨质增生，近因病症加重前来诊治。

刻诊：头晕头痛，手指麻木，颈项活动不利，头汗出，口干欲饮热水，大便干结，舌质略暗、苔薄而干，脉沉略弱。

中医辨证：太阳津亏痉证。

治疗原则：解肌散邪，育阴生津。

治疗方剂：瓜蒌桂枝汤加减。

瓜蒌根24 g，桂枝9 g，白芍9 g，甘草6 g，生姜9 g，大枣12枚，葛根24 g，川芎12 g，当归15 g，牡丹皮15 g。6剂，每日1剂，水煎2次，合并药液，分3次服。

二诊：头晕头痛减轻，头汗出止，又以前方治疗30余剂。

三诊：诸症好转明显，复以前方适当加减变化治疗20余剂，诸症悉除。之后，又以前方改汤剂为散剂，每次10 g，每日3次，以资巩固治疗效果。

【按语】《金匮要略》第二篇第11条："太阳病，其证备，身体强，几几然，脉反沉迟，此为痉，栝楼桂枝汤主之。"指出太阳津亏痉证的临床定义及瓜蒌桂枝汤的脉证，其病变证机为津液不足，外感风邪化燥而成痉。尤在泾论述本方与《伤寒论》所载桂枝加葛根汤相类："伤寒项背强，汗出恶风者，脉必浮数，为邪风盛于表。此证身体强，几几然，脉反沉迟者，为风淫于外，而津伤于内，故用桂枝则同，而一加葛根以助其散，一加瓜蒌根兼滋其内，则不同也。"根据此患者颈项活动不利辨为筋急，再根据汗出、口干欲饮热水辨为津亏，又因舌质略暗辨为夹瘀。以此选用瓜蒌桂枝汤育阴生津、滋荣筋脉；加葛根生津、舒达筋脉；川芎、当归行气理血、通经活血；牡丹皮凉血散瘀。方药相互为用，以治津亏夹瘀筋急证。

17. 习惯性落枕（太阳柔痉证）

周某某，女，34岁，公务员，2001年12月4日初诊。

自诉： 近2年经常落枕，痛苦异常，经口服中西药及针灸、推拿等方法治疗，未能达到有效控制，近日落枕加重前来诊治。

刻诊： 颈部拘急且时有牵引及背，常有汗出，时有怕冷，口干且不欲饮水，舌淡、苔薄白，脉沉。

中医辨证： 太阳柔痉证。

治疗原则： 解肌散邪，生津舒筋。

治疗方剂： 桂枝加葛根汤加减。

桂枝12 g，葛根24 g，芍药18 g，生姜9 g，炙甘草12 g，大枣12枚，羌活10 g，地龙12 g，川芎12 g。6剂，每日1剂，水煎2次，合并药液，分2次服。

二诊：药用4剂，症状即消失，之后又以前方治疗7剂，以资巩固治疗效果。随访1年，未再复发。

【按语】《金匮要略》第二篇第2条：“太阳病，发热汗出，而不恶寒，名曰柔痉。”指出太阳柔痉证的临床定义及常见临床典型症状，与太阳刚痉证的区别在于“汗出而不恶寒”。《伤寒论》第14条：“太阳病，项背强几几，反汗出恶风者，桂枝加葛根汤主之。”指出桂枝加葛根汤的脉证，其病变证机是太阳受邪，卫强营弱，筋脉拘急不利，症见发热，汗出，项背强，头痛，舌淡、苔薄白，脉浮等。方中桂枝解肌和营卫，发表散风寒；葛根起阴气，鼓胃气，使津液升腾以濡筋；芍药敛阴和营，生津柔筋；生姜发汗散风寒，通畅筋脉；甘草、大枣益气，补益脾胃而化津液，并能调和诸药。桂枝加葛根汤主要用于治疗习惯性落枕、流行性肌张力障碍综合征、风湿性关节炎、自发性寰椎半脱位、闭塞性动脉硬化、紧张性头痛、颈椎病、关节疼痛、肌肉劳损、跌打损伤、荨麻疹、风疹等病症属桂枝加葛根汤证者，临证时可加川芎、丹参、乳香、没药等，以增强疗效。

此病症表现颇似张仲景所论太阳柔痉证“项背强，反汗出”，再结合舌脉，而选用桂枝加葛根汤解肌散邪，舒畅筋脉，加羌活以畅达经气，地龙以通络活脉畅筋，川芎理血行气。方药相互为用，以建其功。另，临床应用经方治病，不可生搬硬套，但只要能抓住病症要点，领略仲景经典条文的含义，便可大胆用之，往往收到显著的治疗效果。

18. 腰椎间盘突出症（阳虚热郁痹证）

郝某某，女，39岁。

自诉：5年前突然感到腰部疼痛，大约1个月之后，疼痛逐渐加重，即在当地医院诊治，经检查确诊为“腰椎间盘突出症”，多次更医，均未取得明显治疗效果。

刻诊：腰部沉重疼痛，行走困难，遇寒冷天气则加重，心烦急躁，口干欲饮水，时有汗出及手心发热，舌质红、苔薄略黄，脉沉略紧。

中医辨证：阳虚热郁痹证。

治疗原则：温阳通经，散寒除痹，兼清郁热。

治疗方剂：桂枝芍药知母汤加减。

桂枝12 g，白芍9 g，炙甘草6 g，麻黄6 g，生姜15 g，白术15 g，知母12 g，防风12 g，附子10 g，乳香9 g，没药9 g，当归12 g，生地黄12 g。6剂，水煎2次，合并药液，分2次服。

二诊：诸症均有明显减轻，又以前方6剂继服。

三诊：疼痛等症基本消失，以前方加杜仲12 g，6剂继服。之后复以前方随病症加减治疗累计服用50余剂，诸症悉除。后又改汤剂为丸剂，每次9 g，每日2次，以巩固治疗效果。

【按语】《金匮要略》第五篇第8条：“诸肢节疼痛，身体魁羸，脚肿如脱，头眩短气，温温欲吐，桂枝芍药知母汤主之。”本方是仲景治疗阳虚热郁痹证的主方，方中麻黄、附子相配散寒湿，附子亦能温肾，而麻黄为引经发散药，借发散引药入关节；桂枝、附子温阳气，通经络；防风佐白术治湿；知母、芍药清热养阴；生姜、芍药、桂枝、甘草相配调和营卫。诸药共奏温阳通经，清热益阴的治疗作用。桂枝芍药知母汤辨治常见临床症状有：肢节疼痛，遇寒则剧，或身体关节肿大，两脚肿胀，麻木不仁，似有身体关节欲脱散感，头晕，目眩，短气，心中郁闷不舒，心烦，急躁，或呕吐，舌红、苔薄白或薄黄，脉沉等。现代临床中常用于治疗类风湿关节炎、风湿性关节炎、坐骨神经痛、腰椎间盘突出症、骨质增生等。

桂枝芍药知母汤是仲景治疗风湿历节伴有化热，久病不愈，反复发作之良方。只要审明病变证机是有寒夹热的关节疼痛即可临证选用。此病变证机有三：一是阳气虚弱即汗出；一是寒湿浸淫即遇寒冷加剧；一是郁热在经脉如心烦口干欲饮水。参合而验之，以用桂枝芍药知母汤温阳清热，通络止痛，加乳香、没药、当归活血行气止痛，生地黄清热凉血。方中诸药相互为用，以奏其效。

19. 腰椎间盘突出（气虚寒湿痹证）

马某某，男，30岁。

自诉：2年前突然感到腰痛，诊为腰椎间盘突出症，经治疗腰痛有所好转。约半年后发现大腿外侧肌肉萎缩，服用中西药，未见好转。

刻诊：腰椎（第3、第4腰椎）间疼痛而沉重，左大腿肌肉萎缩，左大腿温度明显低于右大腿，恶寒，疲劳困倦、失眠，大小便正常，舌质淡、苔薄白，脉沉弱。

中医辨证：气虚寒湿痹证。

治疗原则：益气散寒益痹。

治疗方剂：乌头汤加减。

麻黄9 g，白芍9 g，炙甘草9 g，生川乌（另包）10 g，当归12 g，地龙12 g，乳香12 g，没药12 g。12剂，每日1剂，水煎2次，合并药液，分2次服（以蜜30 g加水300 mL，将生川乌置于蜜中微火熬煮，至水尽去川乌，再煮他药时将蜜汁加入药中煎煮）。

二诊：疼痛明显好转，左大腿温度也明显好转，又以前方治疗12剂。之后，在电话中告知，累计服用前方90余剂，左大腿肌肉萎缩基本恢复正常，腰椎疼痛也得到有效控制。随访1年，未复发。

【按语】仲景设乌头汤主治气虚寒湿骨节痹证，《金匮要略》曰：“病历节，不可屈伸，疼痛。”尤在泾言：“乌头汤治寒湿历节之正法也，寒湿之邪，非麻黄、乌头不能去，而病在筋骨，又非如皮毛之邪，可一汗而散者。故以黄芪之补，白芍之收，甘草之缓，牵制二物，俾得深入而去留邪。”本方是治疗寒湿痛痹的卓越良方，历代医家多为推崇，寒湿痹证，病程日久，耗伤气血，故本方重用黄芪补气，白芍补血；病久邪气留滞在关节，加麻黄助邪外散，并能温阳，生川乌攻逐寒湿之邪气。药少而兼顾全面，故疗效显著。现代药理研究亦表明，此方具有镇痛、抗炎、抗风湿等作用。王付老师应用乌头汤与小活络丹合方治疗风寒湿痹证是其多年治疗痹证的经验配伍，是难得的临床经验，我们应该更好继承，更好地服务于临床。此患者腰椎间盘突出，左大腿肌肉萎缩，从中医辨证，以恶寒与沉重则辨证为寒湿，审疲劳困倦则为气虚，参合其他病症表现而辨为乌头汤主治病症。以乌头汤温阳散寒止痛，加当归以行气活血益血；乳香、没药以活血止痛；地龙以通络止痛。方药相互为用，以收其效。

此外，应特别注意生川乌的煎煮方法（因生川乌用量偏大，为10 g），以防患者服药后出现不良反应。

20. 腰椎间盘突出、膨出、增生、椎间管狭窄（寒瘀风痰夹阴虚证）

赵某，女，62岁，2018年5月27日初诊。

自诉：有多年股骨头坏死病史，近2年来症状加重，但服用中西药未能有效控制症状，近由病友介绍前来诊治。

刻诊：腰痛引下肢疼痛，受凉加剧疼痛，腹股及大腿内侧疼痛，下肢肌肉麻木沉重，手足不温，怕冷，大便干结，倦怠乏力，盗汗，口渴，舌质红夹瘀紫、无苔，脉沉弱。

中医辨证：寒瘀风痰夹阴虚证。

治疗原则：温补化瘀，息风化痰，滋阴凉血。

治疗方剂：乌头汤、桂枝汤、麻黄汤、附子花粉汤、附子半夏汤、百合地黄汤与藜芦人参汤合方加减。

制川乌10 g，麻黄10 g，白芍10 g，黄芪10 g，百合15 g，生地黄50 g，生半夏12 g，红参10 g，桂枝尖10 g，制附子10 g，天花粉12 g，杏仁15 g，藜芦1.5 g，生姜10 g，大枣12枚，炙甘草10 g。6剂，每日1剂，以水1 000 ~ 1 200 mL，浸泡30分钟，大火烧开，小火煎煮50分钟，去滓取药液，每日分早中晚3次服。

6月3日二诊：大便通畅，仍盗汗，以前方变白芍为24 g，变百合为20 g，6剂。

6月10日三诊：盗汗减少，仍疼痛，以前方变白芍为30 g，变天花粉为24 g，6剂。

6月17日四诊：盗汗基本消除，仍肌肉沉重，以前方变生半夏为22 g，6剂。

6月24日五诊：疼痛较前明显减轻，口渴基本消除，仍怕冷，以前方变制附子为9 g，6剂。

7月1日六诊：怕冷、手足不温较前明显好转，大便略溏泄，以前方变生地黄为40 g，6剂。

7月8日七诊：诸症基本趋于缓解，以前方治疗120余剂，诸症基本消除。之后，又以前方断断续续巩固治疗。随访1年，一切尚好。

【按语】根据疼痛受凉加剧辨为寒凝；肢体麻木辨为风；肢体麻木、苔腻辨为痰湿；焦虑烦躁辨为气郁；盗汗、舌红无苔辨为阴虚；舌质夹瘀紫辨为瘀。以此选用乌头汤益气散寒止痛；桂枝汤补益气血，温通散寒；麻黄汤宣散寒凝；附子花粉汤温通化瘀，清热益阴；附子半夏汤温通化瘀，燥湿化痰；百合地黄汤滋阴凉血；藜芦人参汤益气息风化痰。方药相互为用，以奏其效。

21. 血管闭塞性脉管炎（阳郁寒饮证）

郑某，男，32岁。

自诉：在3年前出现间歇性跛行，夜间足部疼痛加重，经检查诊断为血管闭塞性脉管炎，先经西医治疗，效果不明显，又经中医及中西医结合治疗，仍未达到治疗目的，近因病情加重前来诊治。

刻诊：间歇性跛行，夜间卧床时疼痛加重，两足冰冷，因冷加重，伴有麻木，时有刺痛，舌质淡、苔白腻，脉沉。

中医辨证：阳郁寒饮证。

治疗原则：逐寒散饮，通阳和中。

治疗方剂：赤丸加减。

茯苓 12 g，制川乌 6 g，姜半夏 12 g，细辛 3 g，干姜 10 g，红参 10 g，炙甘草 10 g。6 剂，水煎服，煎煮 35 分钟左右，每日 1 剂，每剂分 3 次服。

二诊：两足怕冷略有好转，夜间疼痛未有减轻，以前方制川乌改为生川乌 6 g，加生草乌 6 g，6 剂，煎药由 30 分钟改为 50 分钟。

三诊：疼痛较前减轻，麻木基本解除，以前方 6 剂继服。

四诊：病情稳定，以前方治疗 60 余剂，诸症悉除。之后，以前方变汤剂为散剂，每次 3 g，每日 3 次，治疗 3 个月，经复查，病已基本痊愈。随访 1 年，一切正常。

【按语】血管闭塞性脉管炎，从中医辨证有寒证、热证之分，热证当用清热解毒药，而寒证则当用温阳散寒药。同样是治疗“炎症”，中医则有清热与散寒的不同，可见中医辨证论治的优越性。《金匮要略》第十篇第 16 条：“寒气厥逆，赤丸主之。”可知仲景设赤丸主治寒邪肆虐、厥逆身冷，是一个疗效卓著的经典方剂，但现代临床中大部分医生囿于“十八反”的禁忌而不敢应用其治病，造成此方得不到临床医生的重视而几近埋没。此患者的病症表现有两足冰冷，因冷加重，颇似“寒气，厥逆”，以此而选用赤丸。方中以川乌、草乌逐寒通阳；细辛温阳化饮；茯苓健脾益气，渗湿利浊；姜半夏醒脾燥湿化痰；加干姜助川乌、草乌、细辛温阳散寒；红参益气祛邪；炙甘草助人参益气，并缓和生川乌、生草乌之峻性。方药相互为用，以增强治疗作用。

此外，赤丸中用乌头与半夏配伍属中药教材中所列“十八反”配伍禁忌，然仲景在《伤寒杂病论》的多个方中都有配伍应用，如赤丸、附子粳米汤、小青龙汤加味。此配伍亦是王付老师临床常见配伍，有温阳逐寒，通达心阳之功效。

22. 股骨头坏死（肾虚骨弱，寒邪肆虐证）

任某某，男，44 岁，2010 年 3 月 16 日初诊。

自诉：患有股骨头坏死 1 年余，不能行走，多次住院治疗，治疗则症状减轻，出院一段时间又加重，近因疼痛加重，由病友介绍前来诊治。

刻诊：下肢无力，下肢畏寒怕冷，膝部、腰部、髋部、骶部疼痛而怕冷，四肢乏力，不能行走，小便频数，舌质淡、苔薄白，脉虚弱。

中医辨证：肾虚骨弱，寒邪肆虐证。

治疗原则：散寒除湿，补肾化气，填精壮骨。

治疗方剂：乌头汤与肾气丸合方加减。

麻黄 9 g，白芍 9 g，炙甘草 9 g，生川乌 10 g，生地黄 24 g，山药 12 g，山茱萸 12 g，茯苓 9 g，泽泻 9 g，牡丹皮 9 g，桂枝 10 g。12 剂，每日 1 剂，水煎煮，第 1 次煎煮 50 分钟，第 2 次煎煮 30 分钟，合并药液，分 3 次服。

二诊：膝部、腰部疼痛有所好转，又以前方 12 剂继服。

三诊：骶部、髓部怕冷疼痛有所好转，又以前方 12 剂继服。之后，以前方随病症变化加减治疗 3 个月，诸症基本消失，患者已行走如常，又以前方变汤剂为散剂，每次 10 g，每日 3 次，以资巩固疗效。

【按语】股骨头坏死，又称股骨头缺血性坏死，为常见的骨关节病之一。大多因风湿病、血液病、潜水病、烧伤等引起，先破坏邻近关节面组织的血液供应，进而造成坏死。其主要症状从间断性疼痛逐渐发展到持续性疼痛，再由疼痛引发肌肉痉挛、关节活动受到限制，最后造成严重致残跛行。激素药亦会导致本病的发生，股骨头坏死可归于中医“骨痹骨痿”范畴。中医认为此病发生乃患者素体正气虚弱，而又感受外邪所致。肾气丸补肾化气，滋阴补阳，是培补正气，治病求本的良方；乌头汤药专力强，是祛寒除湿，攻逐邪气的佳方。根据此病症表现有膝部、腰部、髓部、骶部疼痛而怕冷，辨为寒邪肆虐关节；再根据下肢无力，下肢畏寒怕冷，四肢乏力，小便频数，舌质淡、苔薄白，脉虚弱，辨为肾虚骨弱。以乌头汤温阳蠲邪，通利关节，攻逐邪气；以肾气丸补肾强骨，调和阴阳，以固正气。经方合用，以奏其效。

23. 股骨头坏死（寒凝风痰夹郁证）

董某，男，29 岁，2018 年 5 月 1 日初诊。

自诉：有多年股骨头坏死病史，近 2 年来症状加重，但服用中西药未能有效控制症状，近由病友介绍前来诊治。

刻诊：腹股沟区深部压痛引臀部、膝部疼痛，受凉加剧病情，左腿缩短影响行走，左腿肌肉沉重麻木，手足不温，怕冷，大便干结，倦怠乏力，焦虑烦躁，情绪低落，口苦口干，舌质淡红、苔腻黄白夹杂，脉沉弱。

中医辨证：寒凝风痰夹郁证。

治疗原则：温补散寒，行气清热，息风化痰。

治疗方剂：乌头汤、桂枝汤、麻黄汤、附子花粉汤、小柴胡汤与藜芦甘草汤合方加减。

制川乌 10 g，麻黄 10 g，白芍 10 g，黄芪 10 g，柴胡 24 g，枯芩 10 g，生半夏 12 g，红参 10 g，桂枝尖 10 g，制附子 6 g，天花粉 12 g，杏仁 15 g，藜芦 1.5 g，生姜 10 g，大枣 12 枚，炙甘草 10 g。6 剂，每日 1 剂，以水 1 000 ~ 1 200 mL，浸泡 30 分钟，大火烧开，小火煎煮 50 分钟，去滓取药液，每日分早中晚 3 次服。

5 月 8 日二诊：倦怠乏力略有好转，仍怕冷，以前方变制附子为 9 g，变桂枝尖为 15 g，6 剂。

5 月 15 日三诊：怕冷略有好转，仍疼痛，以前方变白芍为 24 g，6 剂。

5 月 22 日四诊：疼痛较前略有减轻，仍大便干结，以前方变杏仁为 20 g，6 剂。

5 月 29 日五诊：大便较前通畅，仍口苦口干，以前方变天花粉为 24 g，6 剂。

6 月 4 日六诊：口苦口干明显好转，焦虑烦躁较前明显好转，仍肢体麻木，以前方变藜芦为 3 g，6 剂。

6 月 11 日七诊：诸症较前明显好转，以前方治疗 150 余剂，诸症基本消除。之后，又以前方断断续续巩固治疗。随访 1 年，一切尚好。

【按语】根据疼痛受凉加剧辨为寒凝；肢体麻木辨为风；肢体沉重、苔腻辨为痰湿；焦虑烦躁辨为气郁；口苦口干辨为郁热；舌质淡红、苔腻黄白夹杂辨为寒热夹杂；以此选用乌头汤益气散寒止痛；桂枝汤补益气血，温通散寒；麻黄汤宣散寒凝；附子花粉汤温通清热；小柴胡汤益气调气，平调寒热；藜芦甘草汤益气息风化痰。方药相互为用，以奏其效。

24. 强直性脊柱炎（寒湿阳虚痹证）

刘某某，女，22 岁，学生，2010 年 12 月 16 日初诊。

自诉：因 3 年前腰背疼痛而到当地医院检查，经检查诊断为强直性脊柱炎，虽几经住院及门诊治疗，多次服用中西药，但未能有效控制疼痛。1 年来因胸背腰经常疼痛而前来诊治，据诉其弟弟、母亲亦有关节疼痛病史。

刻诊：背部、胸部、腰部、胯部疼痛沉重，恶风寒，口淡不欲饮水，时有大便溏，月经量少、质地清稀，舌质淡、苔薄稍腻，脉沉。

中医辨证：寒湿阳虚痹证。

治疗原则：温阳通经，益气补虚，逐寒止痛。

治疗方剂：桂枝附子汤与乌头汤合方加减。

桂枝 12 g，制附子 15 g，生姜 10 g，大枣 12 枚，炙甘草 10 g，麻黄 10 g，黄芪 10 g，生川乌 6 g，生草乌 6 g，生天南星 12 g，白芍 24 g，地龙 12 g，蜂蜜 20 mL。12 剂，每日 1 剂，第 1 次煎 50 分钟，第 2 次煎煮 30 分钟，合并药液，分 3 次服。

二诊：疼痛略有减轻，又以前方 12 剂继服。

三诊：疼痛较前又有好转，以前方治疗 12 剂。之后，又以前方治疗 50 余剂，疼痛解除。复以前方变汤剂为散剂，每次 6 g，每日 2 次服，以巩固治疗 3 个月。随访 1 年，疼痛未再复发。

【按语】仲景设桂枝附子汤主治阳虚肌痹证，乌头汤主治气虚寒湿骨节痹证，此两方均是治疗痛痹的临床常用经方。其中桂枝附子汤由桂枝、附子、生姜、大枣、甘草 5 味药组成，方中重用附子（3 枚，15 g 左右）温通阳气，驱逐寒邪，通达一身之阳气；桂枝温阳气，畅达经气，祛风散寒逐湿，走皮肤和营卫，入关节温津血；生姜温阳散寒，振奋阳气，驱散寒湿；大枣、甘草益气补中，并调和诸药。桂枝附子汤的煎煮时间较短，如仲景所言：“上五味，以水六升，煮取二升，去滓。”即现代为煎煮 20 分钟左右，本方附子用量偏大，而煎煮时间又偏短，由此可见仲景制方之意在于用附子之猛烈之性以攻逐患者体内顽固之病邪。而桂枝附子汤中其他药物则是为了宣通营卫，振奋中焦，以便于附子驱邪从表而出。乌头汤亦是仲景附子类代表方剂，方中用蜜制生川乌攻逐寒湿之邪气，重用黄芪补气，白芍补血；病久邪气留滞在骨节，加麻黄助邪外散，并能温阳。药少而兼顾全面，故疗效显著。此患者有背部、胸部、腰部、胯部疼痛沉重，恶风寒，口淡，便溏，脉沉，辨为阳虚寒湿痹证。以乌头汤与桂枝附子汤合方治疗，方中生川乌、生草乌、附子、桂枝温阳逐寒，通络止痛；生天南星化痰、通络、止痛；麻黄、生姜宣散发汗，散寒止痛；白芍活血补血，缓急止痛；地龙通络止痛，引药入经；黄芪益气固表补虚；大枣、甘草益气和中，顾护脾胃。方药相互为用，以建其功。另外还要注意的是：因本方含有生川乌、生草乌、附子，并且用量较大，煎煮时间要偏长，如大火煮沸之后再以小火煎煮50分钟。

王付老师还诊治1例强直性脊柱炎患者误用附子剂量的案例，此患者是一名学生，患有强直性脊柱炎多年，生活异常痛苦，在王付老师讲课的教室里，他都是站在后面的墙根处听课，因为他的后背已变成了弓形，坐在座位上不舒服。患者平素后背及腰骶部异常疼痛，穿衣服困难，后背怕冷。因为听课就找到了王付老师诊治，王付老师就开了乌头汤加味6剂，方中生川乌10 g，嘱咐其煎煮50分钟。患者连续服用3剂后感到没有什么明显的改变，家人又不是特别关心他，导致患者情绪很悲观，于是就把剩余的3剂药放在一起煎煮服用，服用完就上床睡觉了，这样患者1剂药服用了几十克的川乌，结果患者一直睡到第二天下午才醒来（考虑是川乌中毒的原因），患者醒来之后感到自己穿衣服很顺利，不像以前那么困难，后背疼痛似乎消失了，感觉从未有过的轻松。从此例患者倍量服用生川乌出现中毒反应的案例中，我们可以看到生川乌的确是治疗强直性脊柱炎的无上良药，是值得临床中医师高度重视的，应该将此药的优势广泛服务于患者。特记于此，以勉同道。

25. 强直性脊柱炎、慢性胃炎（寒凝风痰夹热证）

董某，男，29岁，2018年5月1日初诊。

自诉：有多年强直性脊柱炎病史，近1年来症状加重，但服用中西药未能有效控制症状，近由病友介绍前来诊治。

刻诊：腰痛，背痛，骶骨痛，髋膝踝关节疼痛，夜间疼痛加重，手足不温，怕冷，肢体困重麻木，大便溏泄，胃脘嘈杂烧心，不喜冷食，倦怠乏力，口淡不渴，舌质淡红、苔腻黄白夹杂，脉沉弱。

中医辨证：寒凝风痰夹热证。

治疗原则：温阳散寒，益气清热，息风化痰。

治疗方剂：乌头汤、桂枝汤、附子花粉汤、半夏泻心汤与藜芦甘草汤合方加减。

制川乌10 g，麻黄10 g，白芍10 g，黄芪10 g，黄连3 g，枯芩10 g，生半夏12 g，红参10 g，桂枝尖10 g，制附子6 g，天花粉12 g，干姜10 g，藜芦1.5 g，生姜10 g，大枣12枚，炙甘草10 g。6剂，每日1剂，以水1 000 ~ 1 200 mL，浸泡30分钟，大火烧开，小火煎煮50分钟，去滓取药液，每日分早中晚3次服。

5月8日二诊：怕冷好转，仍疼痛，以前方变制附子为9 g，变天花粉为24 g，6剂。

5月15日三诊：疼痛较前略有减轻，仍倦怠乏力，以前方变红参为12 g，6剂。

5月22日四诊：疼痛较前又有减轻，仍大便溏泄，以前方变干姜为12 g，6剂。

5月29日五诊：大便基本正常，仍肢体困重，以前方变桂枝尖为15 g，6剂。

6月4日六诊：肢体困重好转，仍肢体麻木，以前方变藜芦为2 g，6剂。

6月11日七诊：诸症基本趋于缓解，以前方治疗120余剂，诸症基本消除。之后，又以前方断断续续巩固治疗。随访1年，一切尚好。

【按语】根据疼痛夜间加重辨为寒凝；肢体麻木辨为风；肢体沉重、苔腻辨为痰湿；胃脘嘈杂烧心辨为郁热；舌质淡红、苔腻黄白夹杂辨为寒热夹杂。以此选用乌头汤益气散寒止痛；桂枝汤补益气血，温通散寒；附子花粉汤温通清热；半夏泻心汤益气平调寒热；藜芦甘草汤益气息风化痰。方药相互为用，以奏其效。

26. 系统性红斑狼疮、关节疼痛（寒热夹虚，风痰夹瘀证）

董某，女，39岁，2018年4月30日初诊。

自诉：有多年系统性红斑狼疮、关节疼痛病史，近1年来症状加重，但服用中西药未能有效控制症状，近由病友介绍前来诊治。

刻诊：身体发热，面部蝶形红斑，腹痛，大便溏泄，心烦，胸痛，恶心呕吐，手足麻木烦热，自汗，盗汗，头晕目眩，倦怠乏力，口苦口腻，舌质淡红夹瘀紫、苔黄腻夹白，脉沉弱。

中医辨证：寒热夹虚，风痰夹瘀证。

治疗原则：清热燥湿，温通筋脉，活血化瘀，息风化痰。

治疗方剂：半夏泻心汤、乌头汤、附子花粉汤、甘草海藻汤与藜芦芍药汤合方加减。

黄连3 g，枯芩10 g，生半夏12 g，干姜10 g，红参10 g，制川乌10 g，麻黄10 g，黄芪10 g，白芍10 g，制附子10 g，天花粉12 g，海藻24 g，藜芦1.5 g，生姜10 g，大枣25枚，炙甘草10 g。6剂，每日1剂，以水1 000 ~ 1 200 mL，浸泡30分钟，大火烧开，小火煎煮50分钟，去滓取药液，每日分早中晚3次服。

5月7日二诊：自汗减少，仍盗汗，以前方变白芍为24 g，6剂。

5月14日三诊：自汗、盗汗减少，仍有面部蝶形红斑，以前方变黄连、天花粉为24 g，6剂。

5月21日四诊：口苦口腻减轻，仍恶心呕吐，以前方变生半夏为15 g，6剂。

5月28日五诊：关节疼痛明显减轻，仍胸痛，以前方变白芍为30 g，6剂。

6月4日六诊：关节疼痛较前又有减轻，仍倦怠乏力，以前方变红参为12 g，6剂。

6月11日七诊：诸症较前明显好转，以前方治疗150余剂，经复查各项指标基本正常。之后，又以前方治疗80剂，经复查各项指标正常，仍以前方断断续续巩固治疗。随访1年，一切尚好。

【按语】根据身体发热、手足烦热辨为郁热；受凉加重大便溏泄辨为寒；面部红斑、舌质夹瘀紫辨为瘀；倦怠乏力辨为虚；手足麻木、苔腻辨为痰；以此选用半夏泻心汤益气平调寒热；乌头汤益气补血，温通宣散，活血化瘀；附子花粉汤温通化瘀，益阴清热；甘草海藻汤益气软坚散结；藜芦芍药汤益气补血，息风化痰。方药相互为用，以奏其效。

第七节　泌尿系统疾病

在现代医学里，泌尿系统疾病主要包括尿道炎、膀胱炎、肾小球疾病、肾小管疾病、间质性肾炎、肾盂肾炎、肾动脉硬化、急慢性肾功能不全等。

中医辨为腰痛、腹痛、尿血、淋证、遗尿等。

1. 遗尿（肾阳虚不固证）

田某某，女，14岁，2011年2月26日初诊。

自诉：自幼就有尿床，甚为痛苦，几经中西医诊治，均没有取得预期治疗效果。

刻诊：尿床，形寒怕冷，小便清长，手足不温，多梦，舌淡、苔薄白，脉无变化。

中医辨证：肾阳虚不固证。

治疗原则：温肾益阳，固精止遗。

治疗方剂：天雄散加减。

生川乌（因药房无天雄而以川乌代）10 g，白术24 g，桂枝18 g，龙骨9 g，牡蛎9 g，益智仁15 g，乌药12 g。6剂，每日1剂，水煎2次，合并药液，分3次服。

二诊：服药1周内有两个晚上没有尿床，又以前方治疗12剂。

三诊：仅有2晚尿床，为了巩固疗效，复以前方治疗40余剂，尿床痊愈。

【按语】中医学早在《灵枢·本输》对本病就有论述：“三焦者……入络膀胱，约下焦，实则闭癃，虚则遗溺。遗溺则补之，闭癃则泻之。”《诸病源候论·小儿杂病诸候论·遗尿候》曰：“遗尿者，此由膀胱有冷，不能约于水故也……肾主水，肾气下通于阴，小便者，水液之余也，膀胱为津液之府，既冷气衰弱，不能约水，故遗尿也。”之后，历代医家均认为遗尿多系虚寒所致，常用温补之法。仲景设天雄散主治阳虚不固失精证，方中天雄甘温而益阳，强筋骨而固肾精，使肾阳以主持、固涩肾精内守，坚固肾精而止失精；龙骨逐邪气，安心神，使神明内守以下交于肾，使肾气得心神的交合而止梦泄、梦交及遗尿；桂枝温阳通经，温壮阳气；白术益气，补气以生阳，并能使脾气运化精微而滋荣肾气肾阳。天雄散是治疗阳虚失精疗效卓著的方子，临床若能合理用之，常常见效较快。揆度尿床病变证机属于阳虚不固，以此用天雄散温阳逐寒固遗，加牡蛎、龙骨以交通心肾固涩，益智仁温肾止遗，乌药温阳散寒。方药相互为用，以取其效。

此外，同为治疗肾阳虚弱之证，当选用肾气丸疗效不佳时，亦可选用天雄散治疗，往往能收到意想不到的良好疗效。

天雄与附子、乌头同属一科，药房所鬻之乌附子，其片大且圆者即是天雄，而其黑色较寻常附子稍重，其疗效亦较附子、乌头为好。张锡纯谓："种附子于地，其当年旁生者为附子，其原中之附子则成乌头矣，乌头之热力减于附子，而宣通之力较优，若种后不旁生附子，惟原中之本长大，若蒜之独头无瓣者，名谓天雄，为其力不旁溢，故其温补之力更大而独能称雄也。"

2. 遗尿（气虚气郁，湿热风痰，心肾不固证）

詹某，女，49岁，2018年10月1日初诊。

自诉：有10年遗尿病史，但服用中西药均未能有效控制症状，由病友介绍前来诊治。

刻诊：因劳累、行走快、咳嗽、大笑、说话声音粗大、持重物、情绪激动等引起遗尿（即尿裤），情绪低落，急躁易怒，手足颤抖烦热，失眠多梦，倦怠乏力，口苦口腻，舌质淡红、苔腻黄白夹杂，脉沉弱。

中医辨证：气虚气郁，湿热风痰，心肾不固证。

治疗原则：益气行气，固摄心肾。

治疗方剂：小柴胡汤、半夏泻心汤、桂枝加龙骨牡蛎汤、附子半夏汤与藜芦人参汤合方加减。

柴胡24 g，枯芩10 g，生半夏12 g，红参10 g，干姜10 g，黄连3 g，桂枝尖10 g，白芍10 g，龙骨24 g，牡蛎24 g，制附子10 g，藜芦1.5 g，生姜10 g，大枣12枚，炙甘草10 g。6剂，每日1剂，以水1 000 ~ 1 200 mL，浸泡30分钟，大火烧开，小火煎煮50分钟，去滓取药液，每日分早中晚3次服。

10月8日二诊：失眠多梦略有减轻，仍口苦口腻，以前方变黄连为10 g，6剂。

10月15日三诊：口苦口腻减轻，仍手足颤抖，以前方变藜芦为2 g，6剂。

10月22日四诊：遗尿较前略有减轻，仍失眠多梦，以前方变白芍、龙骨、牡蛎各为30 g，6剂。

10月29日五诊：失眠多梦基本恢复正常，仍有遗尿，以前方变红参为12 g，变桂枝尖为15 g，6剂。

11月5日六诊：遗尿较前又有减轻，仍手足烦热，以前方变黄连、枯芩各为12 g，6剂。

11月12日七诊：遗尿较前又有明显减轻，复以前方治疗60余剂，遗尿基本消除，又以前方巩固治疗30剂。随访1年，一切尚好。

【按语】根据遗尿、倦怠乏力辨为气虚；遗尿、因情绪异常加重辨为气郁；遗尿、失眠多梦辨为心肾；口苦口腻辨为湿热；手足颤抖、苔腻辨为风痰。以此选用小柴胡汤益气调气，平调寒热；半夏泻心汤益气温通，清热燥湿；桂枝加龙骨牡蛎汤温通潜阳，固涩安神；附子半夏汤温阳化痰；藜芦人参汤益气息风化痰。方药相互为用，以奏其效。

3. 夜尿频繁（肺寒不固证）

茹某某，男，76岁。

自诉：每天夜间小便最少6 ~ 7次，多次服用补肾药、固涩药及西药等，均未取得预期治疗效果，由病友介绍前来诊治。

刻诊：夜间尿频，每次尿量并不多，尿色清白，易感冒，受凉后即气喘，咽中有痰且色白，手足不温，舌质淡、苔薄白，脉沉紧。

中医辨证：肺寒不固证。

治疗原则：温肺化饮。

治疗方剂：小青龙汤加减。

麻黄9 g，白芍9 g，细辛9 g，干姜9 g，炙甘草9 g，桂枝9 g，五味子12 g，清半夏12 g，益智仁12 g，乌药12 g，桑螵蛸10 g。6剂，每日1剂，水煎2次，合并药液，分3次服。

二诊：药仅用3剂，夜间小便为4次，又以前方治疗6剂。之后，复以前方治疗累计服用30余剂，夜间小便2次。

【按语】夜间小便频数，其辨治大多认为肾气不固，治以补肾益气。但在临床中未必尽是如此，《内经》谓“肾主水”“肺主行水”，肺能通调水道，肺有寒而不得行水，水不得所主而下趋，尤其是夜间阴寒之气偏盛，故其小便次数多。小青龙汤是温肺化饮的代表方子，既能温肺寒，又能化水邪。方中麻黄开宣肺气，宣发营卫；桂枝通经解表，温肺散寒化饮；半夏温肺化饮降逆，并燥湿健脾；干姜温肺散寒化饮；细辛温散肺寒，化饮邪，并能助麻黄、桂枝发汗，又助半夏、干姜温化肺中寒饮；五味子收敛肺气，兼防化饮伤津；白芍益阴，既补益营气，又能利饮利水，更能制麻黄、半夏、干姜散邪化饮不伤阴津；甘草益气，既补脾胃荣汗源，又培土生金和肺气，更能调和诸药。审证要点是此患者夜尿频繁，易于感冒及受凉即气喘，参合手足不温，咽中有白痰，以此辨证为肺寒不固证，以小青龙汤温肺散寒化饮，加乌药以温下散寒固涩，益智仁、桑螵蛸以温肾益气固涩。方药相互为用，以建其功。

4. 慢性尿道炎（阴虚水气热证）

孙某某，女，53岁，2010年9月30日初诊。

自诉：患有尿道炎多年，每次排尿后总感觉仍有尿意，尿排不净，排尿后总有尿淋漓沾湿内裤，多次经中西医治疗，但治疗效果不够明显，近半年来不能服用抗生素，只要服用则口舌生疮。

刻诊：尿频，尿急，尿淋漓不尽，排尿有灼热感，小腹拘急，口舌干燥，舌质偏红、苔薄略黄，脉细。

中医辨证：阴虚水气热证。

治疗原则：滋阴清热利水。

治疗方剂：猪苓汤加减。

猪苓12 g，茯苓12 g，泽泻12 g，阿胶珠（烊化冲服）12 g，滑石12 g，当归15 g，黄芪15 g，白术15 g，通草6 g，桂枝10 g。6剂，每日1剂，水煎2次，合并药液，分3次服。

二诊：尿频、尿急略有好转，其他症状也有所减轻，又以前方6剂继服。之后，为巩固疗效，复以前方累计治疗20余剂，病告痊愈。

【按语】《伤寒论》第223条："若脉浮发热，渴欲饮水，小便不利者，猪苓汤主之。"结合仲景的论述及猪苓汤的方药组成，得知猪苓汤用于治疗阴虚水气热证，方中阿胶甘咸，养血而滋阴，育阴而润燥；猪苓、泽泻泻热利水，使水气从小便而去；茯苓健脾益气，利水渗湿，使水有所制而不得泛滥；滑石甘寒，利水而清热，善治水气有热证。诸药合用，共奏育阴清热利水的治疗作用。现代临床中常用于治疗泌尿系感染、肝硬化、流行性出血热伴有少尿期、慢性肾小球肾炎、肾病综合征、慢性肾盂肾炎、肾衰竭、肾积水、心源性水肿、慢性胃炎、慢性腹泻、继发性干燥综合征等疾病属猪苓汤证者。王付老师临床应用猪苓汤的经验如下：猪苓汤用于治疗泌尿系感染时常根据病情与四妙散、薏苡附子败酱散、五苓散等合方加减变化治疗，兼见气虚者合四君子汤，阴血虚重者加重阿胶用量，或酌加当归、川芎、熟地黄等；猪苓汤用于治疗肾病综合征时常根据患者病情与越婢汤、防己黄芪汤、真武汤、胶艾汤等方联合加减应用。

慢性尿道炎，从西医治疗多用消炎类西药如抗生素等；从中医辨治尿道炎大多认为是湿热下注，多用清热利湿药。在临床中无论是用西药还是中药，都要切中病机，若用之太过则有苦寒伤阴及寒凝气机，导致阳气郁滞而不行，故呈现用药后寒未必能清，阳反被郁，郁热上灼即口舌生疮。此病症表现既有阴虚又有水气，更有邪热，以猪苓汤清热利水益阴，加当归以益血助阴活血；黄芪益气固摄；通草通利血脉；白术健脾制水；桂枝通阳化气，兼防寒药伤阳。方药相互为用，以建其功。

5. 慢性膀胱炎（气虚血淋证）

王某，女，25 岁，学生，2010 年 9 月 24 日初诊。

自诉：患有慢性膀胱炎 3 年，曾多次经中西医门诊治疗，可病症总是反复发作，时好时坏，迁延不愈，近因病症加重前来诊治。

刻诊：小便不畅，排尿无力，点滴不尽，总有小便感，但又感觉排不完，月经量多色淡，小便后头晕，舌淡、苔薄，脉虚弱。

中医辨证：气虚血淋证。

治疗原则：补气健脾，利尿通淋。

治疗方剂：五苓散与四君子汤合方加减。

茯苓 15 g，白术 15 g，泽泻 12 g，猪苓 18 g，桂枝 12 g，红参 12 g，炙甘草 10 g。12 剂，水煎服，每日 1 剂，分 2 次服用。

二诊：药后排尿通畅，小腹疼痛减轻，又以前方治疗 30 剂，诸症悉除，经尿常规检查，一切恢复正常。

【按语】《金匮要略》第十三篇第 4 条：“脉浮，小便不利，微热消渴者，宜利小便发汗，五苓散主之。”仲景论五苓散为化气行水，利小便的专方，其病变证机是水湿内停，膀胱气化不利。方中茯苓健脾渗湿，旨在断绝水湿变生之源；猪苓清热利水渗湿，使水湿之邪从下而泄；泽泻泻热利水湿，使上、中、下三焦水热之邪尽从下去；白术健脾燥湿，使水有所化、所行、所制；桂枝辛温，宣发阳气。诸药合用，共奏化气行水的治疗作用。临床中治疗范围较大，能用于治疗泌尿系统疾病之膀胱炎、肾小球肾炎、肾盂肾炎、泌尿系结石；消化系统之急性肠胃炎、慢性肝炎、脂肪肝；呼吸系统之肺水肿、百日咳；妇科之慢性盆腔炎、经前期紧张综合征；儿科之小儿吐乳症、婴儿腹泻、遗尿；以及糖尿病、干燥综合征、癔症等属五苓散证者。根据此慢性膀胱炎患者之病症表现有排尿无力，小便后头晕，排尿不尽者辨为中气虚弱，气不摄血；再根据小便不畅辨为水气内停，膀胱不化。故以四君子汤补益中气；以五苓散化气行水。方药相互为用，以建其功。

另外，五苓散是应用较广泛的方，在《伤寒杂病论》中用于治疗“水逆”“心下痞”“消渴”“癫眩”“水泻”“霍乱”等诸多病症，自成无己提出五苓散主治太阳蓄水证之后，传统观点认为五苓散是专门为太阳蓄水证而设，殊不知五苓散乃仲景化气利水之总方，能主治人体一身之病症，上至头部之癫眩，头晕头眩，水逆呕吐；中至脾胃水气之痞证，心下痞满，口燥而渴；下至小便不利，大便水泻，脐下悸动等，诚为临床常用之佳方。王付老师在临床中更是常用五苓散，或用于消渴，或用于水泻，或用于妇科炎症，或用于膀胱炎症，或用于阴囊潮湿，或用于胃炎，或用于干燥综合征，或用于霍乱之上吐下泻等。

王付老师把五苓散主治证做了详细的归纳，具体如下：

（1）主治脾胃水气痞证，症见心下痞满，或有悸动，或有水逆声，口燥而渴，心烦，小便不利、苔薄略黄，脉沉等。

（2）主治太阳中风证与中焦（脾胃）水气证相兼，症见发热，恶风寒，汗出，渴欲饮水，水入则吐、苔薄，脉浮或紧。

（3）主治太阳中风证与上焦水气证相兼，症见发热，恶风寒，汗出，心烦，口干舌燥而不欲饮水、苔薄，脉浮数。

（4）主治太阳中风证与下焦（膀胱）水气证相兼，症见发热，恶风寒，汗出，消渴即渴欲饮水而量多，小便不利，脉沉或浮。

（5）主治下焦水气证，症见脐下悸即脐下有跳动感，呕吐涎沫，头晕目眩，或不能站立、苔薄，脉沉。

（6）主治湿居脾胃证，症见脘腹胀满，或水肿，或四肢肿，身重而困，小便不利、苔薄而腻，脉沉紧。

（7）主治湿热霍乱轻证，症见呕吐，下利，头痛，发热，身疼痛，渴多欲饮水、苔薄，脉沉或浮或浮数。

临床中应用五苓散治疗肠胃炎的辨证关键是要看患者大便的质量是否为水泻，如果患者大便泄泻如水样，合理选用五苓散效果显著；如果患者除了水样泻以外，又有胃脘痞满，有水逆声，手脚怕冷，食欲减退，这时合理选用五苓散与理中丸合方，疗效颇佳。五苓散用于治疗妇科炎症与阴囊潮湿等属湿热下注者，常选用五苓散与四妙丸合方加减；属寒湿者，常选用五苓散与薏苡附子败酱散合方加减。五苓散用于治疗糖尿病膀胱瘫属湿热浸淫者，常选用五苓散与白虎汤或白虎加人参汤合方加减。以上为王付老师应用五苓散的一部分经验，临床中可效仿应用。

6. 急性肾炎（太阳风水夹热证）

杜某某，男，工人，58岁。

自诉：10天前发热恶寒，全身不适，即到某诊所治疗，确诊为感冒，经用感冒药治疗后，出现全身水肿，尤其眼睑为甚，用西药静脉点滴，但肿势不减，又因住院及西药价格偏高，欲服中药治疗。

刻诊：全身水肿，眼睑水肿甚于早晨，下肢水肿甚于下午，小便不利而少，大便尚可，饮食如故，低热，微恶寒，口微渴，舌略红、苔薄黄，脉浮略数。尿液检查：蛋白（++++），有红细胞、白细胞。

中医辨证：太阳风水夹热证。

治疗原则：发表通阳，清热利水。

治疗方剂：越婢汤加减。

麻黄12 g，石膏18 g，生姜6 g，甘草3 g，大枣10枚，大黄5 g，栀子12 g，木通3 g，连翘30 g，蒲公英30 g，车前子15 g。5剂，每日1剂，水煎2次，合并药液，分3次服。

二诊：尿量大增，水肿明显减退，其他病症均有好转，又以前方5剂。之后，以前方加减5剂以巩固疗效，病症悉除。又经尿液检查：蛋白（+），红细胞、白细胞无。随访5个月，病症未复发。

【按语】《灵枢·论疾诊尺》："视人之目窠上微痈，如新卧起状，其颈脉动，时咳，按其手足上，窅而不起者，风水肤胀也。"详细论述风水水肿的病症表现。《医宗金鉴》："肢体水肿，皆因水停于肺脾二经。"论述了水肿的发病病机。《素问·汤液醪醴论》的"开鬼门，洁净府"法，即发汗、利小便，记载了水肿常见的治疗方法。根据此患者症状有眼睑浮肿，小便不利，辨为风水相搏。《金匮要略》第十四篇第23条："风水恶风，一身悉肿，脉浮不渴，续自汗出，无大热，越婢汤主之。"仲景用越婢汤主治太阳风水夹热证，亦可称太阳风水相搏证，方中麻黄发汗解表，使肌肤营卫中水湿从汗而解；生姜解表发汗以散水，善疗水湿郁于营卫肌肤证；石膏量大而力专，清泻邪热，既使麻黄、生姜之性走窜散邪而不助热，又可直清肌肤营卫中邪热；甘草、大枣相用，以补益中气，生化气血而营津液，使水湿之邪从汗出，汗出而不伤阴津，并调和诸药。方中诸药相互为用，以达到发表通阳、清热利水的治疗作用。越婢汤所主治太阳风水夹热证，其症状以全身水肿或眼睑水肿为主，相当于现代西医所说的急性肾炎。急性肾炎的一般症状为水肿（全身或眼睑）、尿量减少及血压升高（多为一过性），重症则为全身严重水肿，持续尿少、尿闭，并可在短期内出现邪陷心肝、水凌心肺、水毒内闭等危重证候。本病起病急，多属正盛邪实，为阳水范畴，治疗当以祛邪为主，所以麻黄为必用之药，麻黄辛温发汗，开宣肺卫，得汗则风寒去，水道通，小便利，水肿退。审太阳风水夹热证的主要病理特征是眼睑水肿，其治当发表清热。在选药时一方面要考虑用发汗解表药尽可能辛温，因温有利于气机畅通，而另一方面则要考虑最好用具有散水行水作用的药物，如麻黄、生姜、石膏等，以此来增强疗效。此患者症状有全身水肿，早晨甚于眼睑，下午甚于下肢，小便不利而少，低热，微恶寒，口微渴，舌略红、苔薄黄，脉浮略数而辨为太阳风水夹热证。以越婢汤发表通阳，清热散水；加大黄、栀子清郁热；加木通、车前子利尿通淋，驱逐湿邪；加蒲公英清热解毒，利湿通淋；加连翘清热解毒，疏散风热，患者得尿而愈。

辨证提示：临床中急慢性肾炎的患者症状一般都有太阳表证，如发热恶寒、眼睑水肿、脉浮等，所以在选用方药的同时要合理运用解表药（如麻黄）

以增强治疗效果。麻黄之性，不但善于发汗，徐灵胎谓能深入积痰凝血之中，凡药力所不到之处，此能无微不至，是以服之外透肌表，内利小便，水病可由汗便而解矣。唯其性偏于热，可佐用生石膏以解其热。可见麻黄在"水病"的治疗中发挥着至关重要的作用。

7. 慢性肾小球肾炎（脾肾虚弱，水气寒郁证）

池某某，女，29岁，2009年8月13日初诊。

自诉：于2年前发现尿中有蛋白，并时常下肢水肿，经检查诊断为急性肾小球肾炎，即住院治疗，病情得以控制，但出院后又反复发作。之后，多次服用中西药，可病情反反复复，未能得到有效控制，近因病情加重前来诊治。

刻诊：眼睑及下肢水肿，神疲乏力，手足不温，腹部胀满，腰酸，腰痛，肢体困重，口淡，舌质淡、苔白厚腻，脉沉。尿常规检查：尿蛋白（+++）。

中医辨证：脾肾虚弱，水气寒郁证。

治疗原则：温阳化湿，利水消肿。

治疗方剂：真武汤、四君子汤与苓桂术甘汤合方加减。

附子10 g，白术12 g，生姜10 g，白芍10 g，茯苓12 g，桂枝10 g，红参12 g，炙甘草12 g，黄芪18 g，厚朴15 g，杜仲15 g，牛膝25 g。4剂，每日1剂，第1次煎煮50分钟，第2次煎煮25分钟，合并药液，分3次服。

二诊：下肢水肿基本消退，又以前方6剂继服。

三诊：腹胀好转，又以前方6剂继服。

四诊：苔白厚腻基本消除，下肢水肿消除，又以前方6剂继服。

五诊：经检查尿蛋白（+），复以前方5剂继服。之后，以前方随病症变化而适当加减治疗60余剂，经复查尿蛋白（–），为巩固治疗效果，以前方变汤剂为散剂，每次6 g，每日3次，治疗3个月。随访1年，一切尚好。

【按语】肾主水，脾主制水，脾肾主调节人体水液输布，若其功能发生异常，则会引起肢体水肿。又《素问·水热穴论》指出："勇而劳甚，则肾汗出，肾汗出逢于风，内不得入于脏腑，外不得越于皮肤，客于玄府，行于皮里，传为胕肿，……故其本在肾。"说明肾阳虚弱，无以主水，则会引起肢体水肿。又如《素问·至真大要论》言："诸湿肿满，皆属于脾。"则提示脾阳虚弱，无以制水，亦会导致肢体水肿。又《诸病源候论·水病诸候·水通身肿候》："水病者，由肾脾俱虚故也。肾虚不能宣通水气，脾虚又不能制水，故水气盈溢，渗液皮肤，流遍四肢，所以通身肿也。"故治疗水肿之病，当重视从调理脾肾入手。真武汤乃温阳利水的代表方剂，能温心、脾、肾之阳气，散一身之水气；四君子汤是补气健脾的代表方剂，温补脾气，强壮中焦；苓桂术甘汤温化脾胃之水气，温脾阳，散水气，与真武汤有异曲同工之妙，故临床中苓桂术甘汤与真武汤常常合方应用，以增强治疗效果。

根据此患者症状有神疲乏力、手足不温、腹部胀满，辨为脾阳虚弱；根据腰酸、腰痛、肢体困重、口淡、舌质淡、脉沉辨为肾阳虚衰；再根据眼睑及下肢水肿、苔白厚腻辨为寒饮郁结。故以真武汤温脾肾之阳气，散寒化阴邪；以苓桂术甘汤温阳健脾，利水散饮；以四君子汤健脾益气，顾护中焦，断绝饮生之源。诸方合用，以奏其效。

8. 慢性肾小球肾炎（太阳表虚风水证）

何某某，女，16岁，2010年9月24日初诊。

自诉：患有慢性肾小球肾炎1年余，其父亲、爷爷均有肾小球肾炎，近日因病症加剧前来诊治。尿常规检查（低倍）：尿蛋白（+++），红细胞（++）。

刻诊：面部水肿，眼睑水肿，汗出，恶风，肢体困重，乏力少气，口淡不渴，小便偏少，舌淡、苔薄腻，脉浮略弱。

中医辨证：太阳表虚风水证。

治疗原则：益气解表散水。

治疗方剂：防己黄芪汤加减。

防己3 g，黄芪9 g，炙甘草3 g，白术15 g，山药15 g，茯苓15 g。6剂，每日1剂，水煎2次，合并药液，分3次服。

二诊：汗出，恶风及眼睑水肿均明显改善，又以前方治疗6剂。

三诊：面部水肿稍有减轻，又以前方治疗6剂。之后，累计服用前方30剂，经尿化验已趋正常，复以前方改制为丸剂，每次9 g，每日3次，以资巩固治疗效果。

【按语】《金匮要略》第十四篇第22条："风湿，浮脉，身重，汗出，恶风者，防己黄芪汤主之。”根据仲景论“风水”的病症表现有脉浮，汗出，身重，可判断此证是太阳表虚风水证，病症表现即眼睑水肿，面部水肿，肢体水肿等（如肾小球肾炎、内分泌失调符合太阳表虚风水证者）。此方主治太阳表虚风水证的基本病理是风水与营卫相搏且充斥于营卫肌肤，或太阳营卫之气虚弱而受邪抗邪。方中防己祛风除湿，能泻肌肤营卫之水，为治风水、风湿要药；黄芪益气固表行水；白术补气健脾，并能健脾燥湿以绝水气变生之源；生姜和中，走里化水湿，走表散水气，以祛肌肤营卫水湿；甘草、大枣补中益气，扶正以祛邪，并能调和诸药。诸药合用，以达到发表益气，散水健脾的治疗作用。慢性肾小球肾炎的症状诸多，其治疗方法也不尽相同，根据眼睑水肿，又有汗出恶寒，辨为太阳表虚风水证。故用防己黄芪汤以益气解表散水；加山药益气健脾制水；茯苓渗利水气。方药相互为用，以建其功。

王付老师指出应用防己黄芪汤治疗太阳风水表虚证要注意以下几个要点：①应用防己黄芪汤治疗太阳表虚风水证要合理选用方中诸药的用量，仲景选用防己的用量为一两（即现代用量的3 g），在应用防己黄芪汤治疗慢性肾炎时要遵从仲景的用量，防己用量不能超过3 g，因为现代药理研究表明大剂量的防己对肾功能有损害，但治疗慢性肾炎时，合理应用防己的用量（不超过3 g），往往能起到迅速消除蛋白尿的良好治疗作用。另外，黄芪的用量要恰到好处，因为黄芪益气固表行水，用量偏大时又容易敛邪而使邪气不得外散，或加重病情。曾有个慢性肾炎的患者，眼睑水肿，尿中有蛋白，有个中医给他开了防己黄芪汤，其中黄芪开了25 g，结果患者服药之后，不仅没有达到治疗目的，反而眼睑水肿加重，蛋白尿增多，然后找到王付老师治疗，王付老师把防己黄芪汤中黄芪的用量减为9 g，患者服用了一段时间，水肿消失，蛋白尿消失，患者恢复了正常。由此可见应用防己黄芪汤治疗慢性肾病要高度重视方中防己与黄芪的用量，只有合理把握用量才能达到理想治疗目的，如果用量不能恰到好处反而会加重病情。②应用防己黄芪汤治疗太阳表虚风水证（如慢性肾炎）要抓住辨证的要点，如患者眼睑水肿，然而仅凭这一条症状是远远不够的，因为一些内分泌失调的患者也容易发生眼睑水肿，特别是处于经期的女性，另外一些过度劳累、过度熬夜的正常人有时也会发生眼睑水肿的情况。所以更关键的是要看患者有没有汗出、恶风等表虚的症状，以及少气乏力、四肢倦怠等气虚表现。

如果上面的三种情况：眼睑水肿，汗出、恶风，乏力都具备了，合理选用防己黄芪汤就会收到良好的治疗作用。

另外，防己黄芪汤除了能主治太阳风水表虚证外，亦能主治太阳风湿表虚证，诸如风湿性关节炎、类风湿关节炎、风湿性肌病等。应用防己黄芪汤主治太阳风湿表虚证时，其用量可根据患者的病情适当加减，防己的用量不再局限在3g，可以用到10g或更多，黄芪的用量亦可偏大或偏小，可酌情用到几克或几十克。应用防己黄芪汤主治太阳风湿表虚证（如风湿性关节炎、类风湿关节炎）的辨证关键也是要抓住三个关键方面：①肌肉、关节疼痛或肢体水肿，四肢沉重等属风湿证的表现。②患者有汗出、恶风等表证。③有四肢乏力，倦怠等气虚表现。抓住这三个辨证要点即可合理选用防己黄芪汤用于治疗风湿性关节炎、类风湿关节炎。

9. 紫癜性肾炎（血虚出血证）

高某某，男，22岁，学生。

自诉：因半年前不明原因出现下肢皮肤紫癜，小便不利而到某省级医院检查，经尿常规检查：尿蛋白（++++），尿中有红细胞，经服用西药治疗后，不仅没有治疗作用，反而出现面部水肿，由病友介绍前来诊治。

刻诊：下肢皮肤紫癜，头晕目眩，心悸，面色无华，两目干涩，小便不畅，指甲凹陷，舌淡、苔薄，脉弱。

中医辨证：血虚出血证。

治疗原则：补血止血。

治疗方剂：胶艾汤加减。

阿胶（烊化冲服）8g，艾叶10g，当归10g，白芍12g，川芎9g，生地黄18g，黄芪30g。6剂，每日1剂，水煎2次，合并药液，分3次服。

二诊：仅服药6剂后，复查尿蛋白（++），之后，以前方加减治疗5个月，复查尿蛋白（-），症状稳定。随访1年，未再复发。

【按语】紫癜在中医属于“衄”的范畴，或因气血虚而不能统摄血液而溢于脉外；或因血热妄行而溢于脉外；或因瘀血阻滞不通，损伤脉络而致血溢于外。综观诸病因，只要辨清病变证机，合理选用药物及用量，就可以收到满意的治疗效果。胶艾汤是仲景治疗妇人冲任虚弱，久不受孕的专方，全方以补血养血止血为主，亦是一张补血止血的良方。方中阿胶补血养血又养阴，润燥止血，善疗阴血亏虚；生地黄、当归、白芍滋阴养血，调经理血；艾叶温经止血，为止血良药；川芎活血行气，和畅气血，通畅经脉；甘草益气生血，摄血止血，并调和诸药。由此可见胶艾汤以补血止血见长。

肾病的辨证要重视本证与标证，要权衡轻重，以及是否兼夹，然后根据患者的具体症状特征再合理选用方药，本以正虚为主，标以邪实为患，治疗原则是新病以祛邪为主，久病以扶正为主。此患者症状有头晕目眩，心悸，面色无华，两目干涩，指甲凹陷，为一派血虚之象，又气能生血，血能化气，故血虚日久会形成气虚，气虚而不能发挥摄血的功能，故见血溢于脉外，而形成皮肤紫癜。治疗此病以大补阴血为重任，以胶艾汤补血养血，加黄芪大补脾气，以生化血液。患者坚持服药治疗，故而取得满意治疗效果。

10. 紫癜性肾炎（阴虚水气证）

杨某，女，12岁。

其母代诉： 2个月前因感冒出现下肢皮肤紫癜，关节痛，经检查：红细胞（++），蛋白尿（+++），诊断为紫癜性肾炎。经抗生素静脉治疗10天，但效果不明显，现欲服用中药治疗。

刻诊： 腹痛，小便不畅，皮肤紫癜，关节疼痛，低热，口渴欲饮水，下肢轻微水肿，心烦，乏力，舌红、苔薄，脉细数。

中医辨证： 阴虚水气证。

治疗原则： 滋阴清热利水。

治疗方剂： 猪苓汤加减。

猪苓15 g，泽泻15 g，茯苓15 g，阿胶（烊化冲服）10 g，滑石15 g，黄芪15 g，牡丹皮12 g，赤芍12 g，白茅根24 g，蒲公英30 g，金银花24 g。6剂，每日1剂，水煎2次，合并药液，分3次服。

二诊：诸症均有好转，又以前方随病症变化而适当加减治疗30余剂。复查尿常规、血细胞分析，已恢复正常。

【按语】《伤寒论》第223条及《金匮要略》第十三篇第13条：“若脉浮发

热，渴欲饮水，小便不利者，猪苓汤主之。”《伤寒论》第319条：“少阴病，下利六七日，咳而呕渴，心烦不得眠者，猪苓汤主之。”猪苓汤在《伤寒论》见于阳明病与少阴病两篇，一治脉浮发热，渴而小便不利；一治下利而呕渴，心烦不得寐。可知猪苓汤主证既有阴虚有热，又有水气内停。方中阿胶甘咸，养血滋阴，育阴润燥；猪苓、泽泻泻热利水，使水气从小便而去；茯苓健脾益气，利水渗湿，使水有所制而不得泛滥；滑石甘寒，利水而清热，善治水气有热证。诸药合用，共奏育阴清热利水的治疗作用。本方是治疗尿路感染如膀胱炎、肾盂肾炎及尿路结石、肾积水等泌尿系疾病的专方，临床中医师应该给予本方高度的重视，才能使本方的效果得到充分的发挥。此病症既有小便不畅，下肢轻微水肿等水气内停表现，又有低热，口渴，心烦，乏力，舌红，脉细数等阴虚表现。以猪苓汤育阴清热利水；加黄芪补益中气以治乏力；加牡丹皮、赤芍清热凉血；加白茅根清热利尿，凉血止血；加蒲公英利湿通淋；加金银花凉血解毒。方药相互为用，以建其功。

11. 过敏性紫癜肾炎（血虚夹瘀，寒热水气证）

别某，男，35岁，2018年7月29日初诊。

自诉：有3年过敏性紫癜肾炎病史，但服用中西药均未能有效控制病情，由病友介绍前来诊治。

刻诊：腰腹困痛，小便不利（尿蛋白++、隐血+++），颜面及下肢水肿，时时四肢关节疼痛，下肢对称性出血性斑点，夜间小腿抽筋，大便干结，手足烦热，盗汗，面色不荣，倦怠乏力，口干欲饮热水，舌质淡红、苔黄白夹杂，脉沉弱。

中医辨证：血虚夹瘀，寒热水气证。

治疗原则：补血化瘀，清滋化水。

治疗方剂：胶艾汤、猪苓汤、附子白及汤与藜芦人参汤合方加减。

猪苓10 g，泽泻10 g，滑石10 g，阿胶珠（烊化冲服）10 g，茯苓10 g，制附子10 g，白及10 g，白芍10 g，生地黄24 g，当归10 g，川芎6 g，艾叶12 g，红参10 g，藜芦1.5 g，生姜10 g，大枣12枚，炙甘草10 g。6剂，每日1剂，以水1 000 ~ 1 200 mL，浸泡30分钟，大火烧开，小火煎煮50分钟，去滓取药液，每日分早中晚3次服。

8 月 5 日二诊：颜面水肿略有减轻，仍大便干结，以前方变生地黄为 30 g，6 剂。

8 月 12 日三诊：大便通畅，仍下肢水肿，以前方变茯苓、猪苓、泽泻、滑石各为 24 g，6 剂。

8 月 19 日四诊：下肢水肿明显减退，仍盗汗，以前方变白芍为 24 g，6 剂。

8 月 26 日五诊：盗汗基本消除，仍有下肢对称性出血性斑点，以前方变生地黄为 30 g，变白及为 12 g，6 剂。

9 月 2 日六诊：出血性斑点明显减轻，仍面色不荣，以前方变当归为 24 g、变川芎为 12 g，6 剂。

9 月 9 日七诊：出血性斑点基本消除，经复查各项指标基本恢复正常，复以前方治疗 50 余剂，经复查各项指标正常，又以前方巩固治疗 30 剂。随访 1 年，一切尚好。

【按语】 根据腰腹困痛、面色不荣辨为血虚，出血性斑点辨为瘀；手足烦热、盗汗辨为热；颜面及下肢水肿辨为水气；口干欲热水、苔黄白夹杂辨为寒夹热。以此选用胶艾汤补血凉血，化瘀止血；猪苓汤利水清热育阴；附子白及汤温阳化瘀，生肌止血；藜芦人参汤益气息风化痰。方药相互为用，以奏其效。

12. 肾病综合征（寒湿肆虐证）

管某，女，38 岁。

自诉： 患有肾病综合征多年，虽屡经治疗，但尿蛋白仍没有得到有效控制，经常服用激素类以及中药等，虽有治疗效果，但病症常常反复发作。近因病症加重前来诊治，尿常规检查：尿蛋白（++++）。

刻诊： 周身水肿，满月脸，手足不温，舌淡、苔薄白，脉沉弱。

中医辨证： 寒湿肆虐证。

治疗原则： 温化寒湿，利水消肿。

治疗方剂： 真武汤与萆薢分清饮合方加减。

附子 5 g，茯苓 9 g，白术 6 g，芍药 9 g，生姜 9 g，川萆薢 12 g，益智仁 12 g，石菖蒲 12 g，乌药 12 g，炙甘草 6 g。12 剂，每日 1 剂，水煎 2 次，合并药液，分 3 次服。

二诊：水肿较前有所减轻，之后，又以前方治疗 30 余剂，尿常规检查：

尿蛋白减少（+），复以前方治疗1个月，尿蛋白消失。为了巩固疗效，以前方改汤剂为丸剂继续治疗半年。随访1年，一切尚好。

【按语】肾病综合征是由于肾小球滤过膜通透性改变，蛋白质增加，形成大量蛋白尿、低蛋白血症、明显水肿和高脂血症的一组症状与体征，并非一种独立疾病。其病理分型主要有微小病变型肾病、系膜增生性肾小球肾炎、膜性肾病、系膜毛细血管性肾炎、局灶节段性肾小球硬化等。肾病综合征是临床中比较难治病症之一，西药治疗虽有明显效果，但远期疗效尚不够理想，中药治疗虽然没有西药见效快，但远期治疗效果优于西药。真武汤乃是温阳利水的代表方剂，而萆薢分清饮是分清化浊方，是临床中治疗肾病综合征出现蛋白尿、乳糜尿的常用方。方中川萆薢利湿分清化浊，为治白浊之要药；石菖蒲辛香苦温，化湿浊以助萆薢之力；益智仁补肾助阳，温暖脾肾；乌药温肾散寒，除冷气，止小便频数，诸药共用以温肾利湿，分清化浊。临床中只要审证求机，辨清病变证机属于寒湿肆虐，就可大胆选用真武汤与萆薢分清饮合方，疗效显著。此患者病症表现有周身水肿、手足不温、舌淡等，以此辨证为寒湿肆虐证，以真武汤与萆薢分清饮合方治疗。方中附子温阳壮阳主水；白术健脾益气制水；茯苓益气健脾利水；生姜温阳散水；益智仁温肾固精；川萆薢利湿下湿；石菖蒲分清湿浊；乌药温阳散寒行水；芍药益阴敛阴，兼防利水伤阴；炙甘草调和诸药。方药相互为用，以建其功。

13. 肾病综合征、慢性肾衰（寒热夹虚，津伤水气证）

谢某，男，53岁，2018年12月1日初诊。

自诉：有20年肾病综合征病史，1年前经检查又诊断为慢性肾衰，但服用中西药均未能有效控制病情，由病友介绍前来诊治。

刻诊：腰背沉重酸痛，小便不利（尿蛋白+++），下肢水肿，心烦失眠，记忆力减退，怕冷，夜间小腿抽筋，手足不温，恶心呕吐，不思饮食，大便溏泄，倦怠乏力，口苦口干，渴欲饮热水，舌质红、苔黄白夹杂，脉沉弱。

中医辨证：寒热夹虚，津伤水气证。

治疗原则：调理寒热，清热降逆，渗利水气。

治疗方剂：真武汤、猪苓汤、瓜蒌瞿麦丸、橘皮汤与藜芦人参汤合方加减。

制附子 10 g，茯苓 30 g，白术 6 g，白芍 10 g，猪苓 10 g，泽泻 10 g，滑石 10 g，阿胶珠（烊化冲服）10 g，天花粉 6 g，山药 12 g，瞿麦 3 g，红参 10 g，陈皮 24 g，藜芦 1.5 g，生姜 10 g，大枣 12 枚，炙甘草 10 g。6 剂，每日 1 剂，以水 1 000 ~ 1 200 mL，浸泡 30 分钟，大火烧开，小火煎煮 50 分钟，去滓取药液，每日分早中晚 3 次服。

12 月 8 日二诊：心烦失眠减轻，仍小腿抽筋，以前方变藜芦为 2 g，变白芍为 24 g，6 剂。

12 月 15 日三诊：小腿抽筋减轻，仍大便溏泄，以前方变白术为 24 g，6 剂。

12 月 22 日四诊：大便基本正常，仍恶心呕吐，以前方变陈皮、生姜各为 30 g，6 剂。

12 月 29 日五诊：下肢水肿减轻，仍腰背沉重酸痛，以前方变山药为 24 g，变瞿麦为 12 g，6 剂。

2019 年 1 月 4 日六诊：腰背沉重酸痛减轻，仍倦怠乏力，以前方变红参为 12 g，6 剂。

1 月 11 日七诊：诸症基本趋于缓解，又以前方治疗 150 余剂，经复查各项指标基本接近正常，目前仍在继续巩固治疗之中，患者病情稳定，一切尚好。

【按语】根据腰背酸困、自汗、手足不温辨为阳虚；腰背酸困、盗汗、舌质红辨为阴虚；口苦口腻辨为湿热；下肢水肿辨为水气；恶心呕吐辨为水气逆胃。以此选用真武汤温阳化水；猪苓汤利水清热育阴；瓜蒌瞿麦丸温阳化水，益气化阴；橘皮汤行气降逆；藜芦人参汤益气息风化痰。方药相互为用，以奏其效。

14. 肾病综合征、膜性肾病（寒热夹虚，水气夹瘀证）

马某，男，61 岁，2019 年 2 月 24 日初诊。

自诉：有 20 年肾病综合征病史，1 年前经检查又诊断为膜性肾病，但服用中西药均未能有效控制病情，由病友介绍前来诊治。

刻诊：腰背沉重酸痛，小便不利（尿蛋白 ++++、隐血 +++），下肢水肿，胸腔积液，腹水，头晕（高血压），大便干结，手足不温，怕冷，夜间小腿抽筋，倦怠乏力，口干，渴欲饮热水，舌质红夹瘀紫、苔黄白夹杂，脉沉弱。

中医辨证：寒热夹虚，水气夹瘀证。

治疗原则：平调寒热，益气化水。

治疗方剂：真武汤、猪苓汤、蒲灰散、大黄甘遂汤与藜芦人参汤合方加减。

制附子5 g，茯苓20 g，白术6 g，白芍10 g，猪苓10 g，泽泻10 g，滑石20 g，阿胶珠（烊化冲服）10 g，蒲黄20 g，大黄12 g，甘遂6 g，红参10 g，藜芦1.5 g，生姜10 g，大枣12枚，炙甘草10 g。6剂，每日1剂，以水1 000 ~ 1 200 mL，浸泡30分钟，大火烧开，小火煎煮50分钟，去滓取药液，每日分早中晚3次服。

3月3日二诊：大便通畅，仍有下肢水肿、胸腔积液、腹水，以前方变茯苓、泽泻、滑石各为30 g，变白术为12 g，6剂。

3月10日三诊：下肢水肿、胸腔积液、腹水较前减轻，仍手足不温，以前方变制附子为10 g，6剂。

3月17日四诊：大便略溏泄，仍小腿抽筋，以前方变藜芦为2 g，变大黄为10 g，6剂。

3月24日五诊：下肢水肿、胸腔积液、腹水较前又有减轻，仍头晕，以前方变泽泻为60 g，变白术为20 g，6剂。

3月31日六诊：头晕明显减轻，仍有倦怠乏力，以前方变红参为12 g，6剂。

4月7日七诊：诸症基本趋于缓解，经复查尿蛋白（+），隐血（+），血压基本正常，又以前方治疗150余剂。经复查各项指标基本正常，胸腔积液、腹水基本消除，目前仍在继续巩固治疗之中，患者病情稳定，一切尚好。

【按语】根据腰背沉重酸痛、手足不温辨为寒；腰背沉重酸痛、口干、舌质红辨为热；倦怠乏力辨为气虚；下肢水肿、胸水腹水辨为水气；舌质红夹瘀紫辨为瘀。以此选用真武汤温阳化水；猪苓汤利水清热育阴；蒲灰散利水化瘀消肿；大黄甘遂汤补血攻逐水气；藜芦人参汤益气息风化痰。方药相互为用，以奏其效。

15. 肾萎缩、慢性肾衰（阴阳俱虚，湿热水气证）

詹某，男，62岁，2018年12月1日初诊。

自诉：有30年慢性肾病病史，1年前经检查又诊断为肾萎缩（右肾长度86 mm，左肾长度85 mm）、慢性肾衰竭，但服用中西药均未能有效控制病情，由病友介绍前来诊治。

刻诊：腰背酸困胀痛，小便不利（尿蛋白 +++），下肢水肿，头晕（高血压），怕冷，手足不温，自汗，盗汗，恶心呕吐，不思饮食，倦怠乏力，口苦口腻，舌质红、苔黄白夹杂，脉沉弱。

中医辨证：阴阳俱虚，湿热水气证。

治疗原则：滋补阴阳，清热燥湿，渗利水气。

治疗方剂：肾气丸、半夏泻心汤、附子半夏汤、胶姜汤与橘皮汤合方加减。

柴胡 24 g，枯芩 10 g，生半夏 12 g，红参 10 g，生地黄 24 g，桂枝尖 3 g，山药 12 g，山茱萸 12 g，制附子 10 g，茯苓 10 g，泽泻 10 g，牡丹皮 10 g，干姜 10 g，阿胶珠（烊化冲服）10 g，生姜 10 g，大枣 12 枚，炙甘草 10 g。6 剂，每日 1 剂，以水 1 000 ~ 1 200 mL，浸泡 30 分钟，大火烧开，小火煎煮 50 分钟，去滓取药液，每日分早中晚 3 次服。

12 月 8 日二诊：恶心呕吐减轻，仍下肢水肿，以前方变茯苓、泽泻各为 30 g，6 剂。

12 月 15 日三诊：下肢水肿减轻，仍怕冷、手足不温，以前方变桂枝尖为 10 g，6 剂。

12 月 22 日四诊：怕冷、手足不温较前减轻，仍自汗、盗汗，以前方变生地黄为 30 g，变山药、山茱萸各为 15 g，6 剂。

12 月 29 日五诊：自汗盗汗较前减少，仍有下肢水肿，以前方变茯苓为 30 g，变泽泻为 60 g，6 剂。

2019 年 1 月 4 日六诊：下肢水肿明显消退，仍恶心呕吐，以前方变陈皮为 40 g，6 剂。

1 月 11 日七诊：诸症基本趋于缓解，经复查尿蛋白（+），又以前方治疗 150 余剂。经复查右肾长度 95 mm，左肾长度 97 mm，又以前方治疗 150 余剂。经复查右肾长度 100 mm，左肾长度 103 mm，目前仍在继续巩固治疗，患者病情稳定，一切尚好。

【按语】根据腰背酸困、自汗、手足不温辨为阳虚；腰背酸困、盗汗、舌质红辨为阴虚；口苦口腻辨为湿热；下肢水肿辨为水气；恶心呕吐辨为水气逆胃。以此选用肾气丸滋补阴阳，渗利水气；半夏泻心汤益气平调寒热；附子半夏汤温通化水，燥湿降逆；胶姜汤温阳补血止血；橘皮汤行气降逆。方药相互为用，以奏其效。

16. 多发性沙粒样肾结石（寒热郁瘀夹虚证）

詹某，女，49岁，2018年10月30日初诊。

自诉：1年前经检查诊断为多发性沙粒样肾结石，但服用中西药均未能有效控制症状，由病友介绍前来诊治。

刻诊：腰困腰沉，腰痛如针刺，小便不利，尿频，尿急，尿痛，手足不温，性格内向，倦怠乏力，口苦口干，舌质淡红、苔腻黄白夹杂，脉沉弱。

中医辨证：寒热郁瘀夹虚证。

治疗原则：温阳清热，益气化瘀。

治疗方剂：真武汤、猪苓汤、蒲灰散、四逆散、甘草海藻汤与藜芦人参汤合方加减。

制附子10 g，茯苓20 g，白芍15 g，白术6 g，猪苓10 g，泽泻10 g，滑石20 g，阿胶珠（烊化冲服）10 g，蒲黄20 g，红参10 g，柴胡15 g，枳实15 g，海藻24 g，藜芦1.5 g，生姜10 g，大枣12枚，炙甘草10 g。6剂，每日1剂，以水1 000 ~ 1 200 mL，浸泡30分钟，大火烧开，小火煎煮50分钟，去滓取药液，每日分早中晚3次服。

11月6日二诊：腰困略有减轻，仍小便不利，以前方变泽泻为50 g，6剂。

11月13日三诊：小便较前通利，仍尿痛，以前方变白芍为20 g，6剂。

11月20日四诊：尿痛较前略有减轻，仍腰沉，以前方变猪苓、滑石各为20 g，6剂。

11月27日五诊：口苦口干基本消除，仍尿痛，以前方变白芍、海藻各为30 g，6剂。

12月4日六诊：尿痛较前明显减轻，仍手足不温，以前方变制附子为12 g，6剂。

12月12日七诊：诸症较前明显减轻，又以前方治疗160余剂，诸症消除，经复查多发性肾结石排出。随访1年，一切尚好。

【按语】根据腰痛如针刺辨为瘀；小便不利、手足不温辨为寒；口苦口干辨为热；倦怠乏力辨为虚；舌质淡红、苔腻黄白夹杂辨为寒热夹痰；性格内向辨为郁。以此选用真武汤温阳利水；猪苓汤育阴清热利水；蒲灰散活血化瘀利水；四逆散疏理气机；甘草海藻汤益气软坚散结；藜芦人参汤益气化痰。方药相互为用，以奏其效。

第八节 男科疾病

男性生殖系统疾病，在现代医学里包括急慢性前列腺炎、前列腺增生、前列腺肿瘤、急慢性睾丸炎、睾丸结核、睾丸结节、急慢性附睾炎、精索静脉炎、精索静脉曲张、阴茎溃疡，以及性功能低下、不育症等。

中医辨证归纳为阳痿、遗精、早泄、淋证、疝气、遗尿等。

1. 阳痿（肝郁血瘀，宗筋阻塞证）

周某某，38 岁，工人，1990 年 11 月 23 日初诊。

自诉：自己于半年前在工地施工，不小心被砖块碰及阴部及阴茎，住院一周后出院，始觉行房事时宗筋举而无力，伴有少腹抽搐，时发时止，阴囊时有坠胀，欲行房事则觉阴茎疼痛，几经治疗均未见效，近因阴茎痛加重前来诊治。

刻诊：阳事举而无力，胸胁不适，喜深吸气，长呼气，阴茎不热不肿，略有青紫疼痛，按之则痛加，舌淡、苔无变化，脉沉涩。

中医辨证：肝郁血瘀，宗筋阻塞证。

治疗原则：疏肝解郁，活血通筋。

治疗方剂：四逆散与桂枝茯苓丸合方加减。

柴胡 18 g，枳实 6 g，赤芍 15 g，炙甘草 6 g，当归 12 g，桂枝 12 g，茯苓 15 g，蜈蚣 1 条，地龙 10 g，桃仁 10 g，牡丹皮 10 g，黄芪 10 g。5 剂，每日 1 剂，分 3 次服完，并嘱咐其服药期间禁房事。

二诊：药用 5 剂后，患者自觉痛减气畅，守上方略有变动，加淫羊藿 12 g，蛇床子 10 g，12 剂，药后诸症解除，房事恢复正常。

【按语】阳痿一证，有虚有实，实证者多因肝气郁滞或瘀血阻络而致宗筋弛纵，不能用事。《灵枢·经脉》曰：“肝足厥阴之脉，循股阴、入毛中，过阴器。”又曰：“肝者，筋之合也，筋者，聚于阴器。”这说明肝与宗筋关系密切。清代《杂病源流犀烛·前阴后阴源流》中称：“有失志之人，抑郁伤肝，肝木不能疏达，亦致阴痿不起。”故实证阳痿者应注重疏肝解郁，可用四逆散、柴胡疏肝散、逍遥散等；久病入络者应注重活血化瘀，可用蜈蚣、露蜂房、丹参、川芎通络化瘀。根据此患者有胸胁不适，喜深吸气，长呼气辨为肝气郁滞；根据施工碰伤阴茎，阴茎不热不肿，略有青紫疼痛，按之则痛加，脉沉涩辨为瘀血阻滞。以四逆散疏肝解郁；以桂枝茯苓丸活血化瘀。经方合用以治疗阳痿，其效显著。

2. 阳痿（阳虚夹热证）

陈某，男，31岁。

自诉：有阳痿病史4年余，曾在当地医院诊治，后又到北京等地诊治，但治疗效果不明显。1个月前看到《阳痿证治》一书，读后觉得症状与书中所举病例相似，遂即服用书中记载病例方药1周，取得一定治疗效果，第2次服用后效果没有第1次明显，即从网上搜索信息，故特来郑州诊治。

刻诊：阳痿，轻微腰酸，口干不欲饮水，舌边淡舌尖鲜红、苔薄白略腻，脉沉弱。

中医辨证：阳虚夹热证。

治疗原则：温补肾阳，兼清下焦虚热。

治疗方剂：茯苓四逆汤加减。

生川乌6 g，生草乌6 g，茯苓10 g，红参10 g，罂粟壳10 g，山茱萸15 g，黄柏6 g，炙甘草10 g。6剂，每日1剂，第1次熬药待水沸腾后以小火煮50分钟，第2次以水煮药约25分钟，合并药液，分3次服。

二诊：自觉阳痿明显好转，复以前方6剂继服。

三诊：患者已回武汉，电话告知，病情基本恢复正常，欲巩固治疗效果，嘱其可继续用药2周，之后电话告知阳痿痊愈。

【按语】阳痿病症首载于《内经》,《灵枢·邪气脏腑病形》篇称为“阴痿”，《素问·痿论》中又称“宗筋弛纵”和“筋痿”。其病因主要有劳伤久病、七情所伤、外邪侵袭，基本病机为肝、肾、心、脾受损，经脉空虚或经络阻滞，导致宗筋失养而发阳痿。此患者症状有阳痿，轻微腰酸，舌边淡，脉沉弱辨为肾阳虚；根据苔腻辨为痰湿；又因舌尖红辨为夹有郁热。以茯苓四逆汤壮阳补阳，其中茯苓渗利痰湿；加红参、罂粟壳大补元气以生化阳气；加山茱萸补肾益精；加黄柏清郁热。方药相互为用，以建其功。

3. 阳痿（心肾不交证）

杜某某，32岁，干部，1990年2月27日初诊。

自诉：曾多次诊断为神经官能症，近2年来阳事举而无力，曾多次服用补肾壮阳类药物，症状不减反而逐渐加重，亦多次服用激素类药物，疗效不显，后又用血管活性药物罂粟碱注射阴茎检查，阴茎无异常。

刻诊：阳痿，早泄，遗精，记忆力减退，心烦，急躁，腰困膝软而无力，舌质红、苔少乏津，脉细数。

中医辨证：心肾不交证。

治疗原则：清心滋肾，共济宗筋。

治疗方剂：黄连阿胶汤加减。

黄连10 g，黄芩12 g，白芍12 g，阿胶（烊化冲服）10 g，鸡子黄3枚（药汤煎成之后稍凉放入鸡子黄），枸杞子12 g，女贞子12 g，麦冬12 g，五味子10 g，山萸肉10 g，阳起石15 g，黄柏10 g。5剂，水煎服，每日1剂，分3次服。

二诊：腰困腿软已除，心烦、急躁基本解除，又以前方治疗5剂。其后，又继续服用本方14剂，阳痿告愈。

【按语】心为君主之官而主火，肾为作强之官而主水。心火下交于肾则肾阴有化，肾水上奉于心则心火有济，以此则心肾相交，上下相协，水火相济，共同作用于宗筋以用事。若心火亢于上，肾阴亏于下，则宗筋失心肾的相互协调作用而痿弱不举。此阳痿乃是（心）火旺缺水，水受烈火煎熬则无法滋润宗筋，犹禾苗临干旱则萎，故治疗当泻火保水，滋阴充筋。如以阳药疗之，犹残水遇烈火，更致宗筋失养而痿废。此以黄连阿胶汤清心滋肾，共济宗筋，其中黄连、黄芩清泻心火，以保肾水；枸杞子、女贞子、麦冬、五味子共滋肾水，以充养宗筋；白芍、鸡子黄、阿胶补血养筋；山萸肉既补肾阳又补肾阴；黄柏泻肾中虚火；阳起石壮阳起痿。方药相互为用，以建其功。

4. 阳痿（肺肾虚寒，失主宗筋证）

全某某，男，34岁，1993年6月13日初诊。

自诉：患阳痿两年余，别无他症。经服多种中成药、中药、西药激素及能量剂等，均未见明显好转。诊其舌苔、脉无变化，细问之，其曰：夜间三更左右常轻微咳嗽2～3声，若有着凉则咳十余声即止，已有十多年，未加注意。又问其性欲如何，其曰：性欲甚强，但举而无力，若欲举之，即觉全身发冷，尤其腰部最显，很快性欲减退。

刻诊：阳痿，性欲强但举之无力，夜间咳嗽，腰膝酸软，耳鸣，舌质淡、苔薄白，脉沉弱。

中医辨证：肺肾虚寒，失主宗筋证。

治疗原则：温肺暖肾，燮和宗筋。

治疗方剂：麻黄附子细辛汤加减。

麻黄10 g，附子10 g，细辛8 g，淫羊藿12 g，菟丝子10 g，蜈蚣1条，海狗肾12 g，桂枝12 g。26剂，每日1剂，水煎分3次服。

二诊：夜间不咳，欲宗筋用事，腰部发凉减轻，遂之只继服3剂，阳痿告罢，诸症解除。

【按语】《素问·厥论》："前阴者，宗筋之所聚，太阴、阳明之所合也。"又如《类经》："阴器者，合太阴、阳明、少阴之筋，以及冲、任、督之脉皆聚于此，故曰宗筋。"言太阴者，不只言太阴脾，更言太阴肺。因肺为五脏之华盖，其位最高，主治节，治理调节全身之气，使之抵聚于宗筋，以使宗筋用事；肺主一身之气，维持和推动宗筋阳事活动的正常效率；朝会百脉，筋者，脉之会也，肺佐心脏调节血运以朝会于宗筋用事；肺主呼吸，协助肾主纳气以作用于宗筋。可见，宗筋受肺气的治节而刚悍强劲有力，受肺气的朝会而充盈和谐，受肺气的肃降而持续充盈有度。因此，太阴肺与宗筋阳气用事有着至为密切的关系。根据此患者夜晚微咳，着凉加重，辨为肺有寒邪；宗筋用事则觉全身发冷，尤其腰部最显，很快性欲减退，辨为肾阳虚弱。即辨为肺肾有寒，失主宗筋。故以麻黄附子细辛汤温肺散寒，壮阳起痿；加淫羊藿、海狗肾、桂枝壮阳起痿；加蜈蚣通络壮阳起痿；加菟丝子既补肾阴又补肾阳。方药相互为用，以建其功。

5. 阳痿（脾胃阳虚，宗筋失温证）

胡某某，男，39 岁，服务员。

自诉：患有胃及十二指肠溃疡，暴饮暴食后致吐血、便血，住院治疗之后，大症解除，小症仍在，又生阳痿一症，曾服用一些补肾壮阳之剂，效果不够明显，近因胃部不适前来就诊。

刻诊：阳痿，性欲减退，肢体困倦，胃脘不适，时有疼痛，遇冷加剧，大便溏，食欲减退，手足不温，怕冷，舌淡而胖、苔薄白，脉沉弱。

中医辨证：脾胃阳虚，宗筋失温证。

治疗原则：温中散寒，温达宗筋。

治疗方剂：理中丸加减。

红参 10 g，白术 12 g，干姜 10 g，山药 10 g，陈皮 10 g，黄芪 20 g，桂枝 12 g，炒白芍 12 g，露蜂房 10 g。每日 1 剂，水煎服，前后共服 16 剂，阳事能兴，行房事如常，复查胃及十二指肠溃疡痊愈。

【按语】《素问·痿论》：“阳明者，五脏六腑之海，主润宗筋。”人之有生，以食为本，人之有性，男子以宗筋为大欲，宗筋之动，以气血精津为用，而气血精津生于水谷，化源于脾胃，又脾主运化，运精微于宗筋。脾胃同居中焦，共化气血，在生理上相互为用，在病理上相互影响，故认为脾胃主宗筋用事。此患者曾多次服用壮阳补肾剂，服则有效，停药则罢，而更用温补脾胃药后，服药则阳事能举，停药后未再复发。因治肾者，仅治病之标，乃火上浇油，仅燃一时；治脾胃者，乃治病求本，是火中加薪，有其后源，故阳痿未再复发。

综观以上 5 例阳痿患者，有肝气郁者，有肾阳虚者，有瘀血者，有中焦脾胃虚弱者，有心肾不交者，有肺肾虚寒者。可见阳痿一症，病因相对较复杂，并不能一见阳痿的患者就考虑是肾阳不足，要根据患者的具体症状，审证求机，找到患者最根本的病因所在，然后选择合适的治疗原则与治疗方法，才能达到令人满意的治疗效果。

6. 阳痿、早泄（阴阳俱虚夹气郁证）

党某，男，41 岁，2018 年 4 月 1 日初诊。

自诉：有阳痿、早泄病史5年，近1年来症状加重，但服用中西药均未能有效控制症状，由病友介绍前来诊治。

刻诊：阳痿，早泄，失眠多梦，情绪低落，心烦意乱，自汗，盗汗，手足不温，倦怠乏力，口苦咽干，舌红少苔，脉沉弱。

中医辨证：阴阳俱虚夹气郁证。

治疗原则：滋补阴阳，行气解郁。

治疗方剂：天雄散、百合地黄汤、小柴胡汤与附子花粉汤合方加减。

炮天雄10 g，白术24 g，桂枝尖20 g，龙骨10 g，百合15 g，生地黄50 g，红参10 g，柴胡24 g，枯芩10 g，生半夏12 g，制附子10 g，天花粉12 g，生姜10 g，大枣12枚，炙甘草10 g。6剂，每日1剂，以水1 000 ~ 1 200 mL，浸泡30分钟，大火烧开，小火煎煮50分钟，去滓取药液，每日分早中晚3次服。

4月8日二诊：口苦减轻，仍失眠多梦，以前方变龙骨为30 g，6剂。

4月15日三诊：失眠多梦较前又有减轻，仍手足不温，以前方变制附子为12 g，6剂。

4月22日四诊：阳痿、早泄虽有改善但不明显，以前方变炮天雄、红参各为12 g，6剂。

4月29日五诊：阳痿、早泄较前又有改善，仍倦怠乏力，以前方变红参为15 g，6剂。

5月6日六诊：阳痿、早泄较前又有改善，自汗、盗汗基本消除，仍口干，以前方变天花粉为24 g，6剂。

5月13日七诊：阳痿、早泄较前又有明显改善，又以前方治疗50余剂，阳痿、早泄基本恢复正常。随访1年，一切尚好。

【按语】根据阳痿、早泄、手足不温辨为阳虚；盗汗、舌红少苔辨为阴虚；情绪低落、心烦意乱辨为气郁；口苦咽干辨为郁热。以此选用天雄散温壮阳气，固涩安神；百合地黄汤滋补阴血；小柴胡汤益气调气，平调寒热；附子花粉汤温壮阳气，益阴清热。方药相互为用，以奏其效。

7. 阳强（心肝火旺夹湿证）

刘某某，男，62岁。

自诉： 近1年来原因不明出现阳强，经西医检查未见任何异常，给予药物治疗亦未见明显治疗作用，近因病症加重前来就诊。

刻诊： 阳强，同时伴有心烦急躁，经常口舌生疮，口苦，面色潮红，胸胁不舒，舌质红、苔薄黄腻，脉数而有力。

中医辨证： 心肝火旺夹湿证。

治疗原则： 清泻心火，清热利湿，和畅宗筋。

治疗方剂： 泻心汤与茵陈蒿汤合方加减。

黄连10 g，黄芩10 g，大黄6 g，茵陈18 g，栀子15 g，炙甘草10 g。6剂，水煎服，每日1剂，分3次服。

二诊：阳强症状好转，又以前方治疗4周，阳强痊愈。

【按语】《素问·宝命全形论》：“人生有形，不离阴阳。”人体的正常生命活动，是阴阳两个方面保持着对立统一的协调关系，处于动态平衡的结果。阴阳任何一方高于正常水平，则会破坏阴阳平衡的状态，导致病理的变化。当人体体内阳气偏盛时，阴无以制阳，则表现为一系列阳亢的病理状态，如阳强不倒、性欲过旺、口舌生疮、心烦急躁等。泻心汤是清热泻火的典型代表方剂，方中黄连清三焦之热，泻火除烦，又偏清中焦；黄芩清热泻火，尤善清少阳及肝经之实热；大黄清热泻火，泻心除烦。三药合用，清热泻火之力专。茵陈蒿汤是清利肝胆湿热的代表方，方中茵陈清肝利胆，清湿热，调气机；栀子清热除烦，使湿热从小便而去；大黄泻热燥湿，推陈致新，导瘀热下行，使肝胆湿热之邪从大便而去。本方亦共三味药，但药少而力宏。根据此病症表现有心烦急躁，口舌生疮，辨为心火旺盛；根据阳强，口苦，胸胁不舒，舌质红、苔薄黄腻，脉数，辨为肝经湿热。以泻心汤与茵陈蒿汤合方治疗，方中黄连、黄芩、大黄清心泻火；茵陈清利肝经湿热而不伤胃气；栀子既泻肝火又清心热；炙甘草调和诸药。方药相互为用，以建其功。

8. 精囊炎（寒凝血虚证）

魏某，男，29岁。

自诉： 3年前出现射精疼痛、血精，经检查诊断为急性精囊炎，静脉用药1周，并服用抗炎类西药2周，症状消除。2个月后病情复发，再用西药治疗但疗效不明显，改用中药并结合西药治疗30余天，症状解除。又2个月后病情复发，虽服用中西药，可病症总是反复发作，近因病症加重前来诊治。

刻诊：射精疼痛，时有血精，面色萎黄，偶尔心悸，会阴、少腹、睾丸及尿道不适，早泄，尿急，口淡不渴，舌质淡、苔薄白，脉沉弱。

中医辨证：寒凝血虚证。

治疗原则：温阳散寒，补血养血。

治疗方剂：当归四逆汤与四物汤合方加减。

当归12 g，桂枝10 g，白芍12 g，细辛10 g，通草6 g，大枣25枚，熟地黄12 g，川芎12 g，茯苓15 g，薏苡仁24 g，瞿麦12 g，炙甘草6 g。6剂，水煎服，每日1剂，每剂分3次服。

二诊：尿急减轻，以前方6剂继服。

三诊：射精疼痛好转，以前方6剂继服。

四诊：诸症明显好转，以前方6剂继服。

五诊：诸症基本消除，以前方6剂继服。

六诊：诸症悉除，以前方6剂继服。之后，为了巩固疗效，以前方治疗20余剂。随访1年，一切正常。

【按语】精与血都由水谷精微化生与充养，化源相同，两者之间又互相滋生，相互转化，并都具有濡养和化神等作用。生殖之精亦赖于血液的化生，以不断补充和滋养肾之所藏，使肾精充实。当人体受邪，寒凝血虚，血不受统，溢于精道，而致血精。当归四逆汤是治疗血虚寒凝的代表方，由当归、芍药、桂枝、细辛、通草、甘草、大枣7味药组成。方中当归养血补血；桂枝温经通脉而助阳；芍药益血通络，缓急止痛；细辛温阳助阳，散寒通脉；通草通利血脉，和畅经气，滑利关节；大枣益气，使气以生血，气以行血；甘草补益中气，生化气血，并调和诸药。诸药合用，温通经脉，养血散寒。应用当归四逆汤要注意方中诸药的用量问题，特别是细辛的用量，传统观点认为细辛的用量一般在3 g左右，然而王付老师认为，现代临床中细辛用3 g，远远达不到理想的治疗作用，其在临床中应用当归四逆汤时细辛一般用量在10 g左右，其中当归、白芍、桂枝亦在10 g左右，通草一般在6 g左右。当归四逆汤临床中可以治疗多种疾病，诸如风湿性关节炎、类风湿关节炎、肩周炎，妇科之痛经、闭经、月经不调，男科之前列腺肥大、精索静脉曲张等。但应用当归四逆汤欲取得理想治疗作用，必须严格按照用量使用，不然很难达到理想治疗目的。四物汤是补血活血的基础方，方由熟地黄、当归、白芍、川芎4味药组成，本方既能补血又能活血，使补血而不壅滞，是临床中常用的妙方。审此案，根据患者有口淡不渴、舌质淡辨为寒，再根据面色萎黄、偶尔心悸辨为血虚，因射精疼痛辨为寒凝，以此辨为寒凝血虚证。方以当归四逆汤温通经脉，散寒养血；以四物汤滋补阴血；加茯苓、薏苡仁、瞿麦健脾益气，渗利水湿，通利水道。方药相互为用，以奏其效。

9. 睾丸结节（脉络瘀阻证）

李某，男，56岁，1990年5月23日初诊。

自诉：患睾丸疼痛已5年余，每日疼痛3～5次，每次持续约20分钟，多发作于夜间，几经住院治疗，均未达到治疗目的。

刻诊：睾丸左侧疼痛明显，常放射到少腹，睾丸不红不肿，但可摸到结节状硬物，按压疼痛明显，小便不利且常带黄浊，舌下静脉怒张而紫黑，舌边有瘀点，脉沉迟。

中医辨证：脉络瘀阻证。

治疗原则：活血化瘀，通络止痛。

治疗方剂：桂枝茯苓丸加减。

桂枝15 g，茯苓15 g，桃仁12 g，牡丹皮12 g，赤芍12 g，地龙10 g，土鳖虫10 g，姜黄10 g，乳香8 g，没药8 g，丹参20 g。5剂，每日1剂，水煎2次，合并药液，分3次服。

二诊：用药5剂后，睾丸疼痛次数每日减少1～2次，疼痛持续时间减少至10分钟左右，又以前方5剂继服。之后，服用前方治疗40余剂，睾丸疼痛消失，已摸不到结节。2年后随访，一切正常。

【按语】睾丸结节一症，乃有形之痰结阻塞于睾丸部，影响血液的正常流动而形成瘀血，脉络受阻，不通则痛，故见睾丸疼痛明显，常放射到少腹。又参合患者舌下静脉怒张而紫黑，舌边有瘀点，可进一步确认为瘀血病理。故以桂枝茯苓丸活血化瘀，缓缓图之。方中桂枝温通经脉；桃仁、牡丹皮破瘀血，攻癥积；茯苓利导；赤芍祛瘀血，又能和营补血；加乳香、没药活血化瘀；加地龙、土鳖虫通络祛瘀止痛；加丹参、姜黄活血行气，通经止痛。方药相互为用，以建其功。

10. 前阴潮湿（湿热下注证）

刘某，男，23岁，学生，2010年10月1日初诊。

自诉：经常前阴出汗，肛门处亦常汗出，活动后加重，经中西药治疗后，疗效不够理想，经同学介绍前来诊治。

刻诊：阴囊经常出汗，肛门处亦常汗出，形体肥胖，舌红、苔薄黄而腻，脉沉数。

中医辨证：湿热下注证。

治疗原则：清利下焦湿热。

治疗方剂：五苓散与四妙丸合方加减。

桂枝12 g，茯苓15 g，泽泻15 g，猪苓15 g，白术15 g，车前子30 g，黄柏24 g，苍术24 g，薏苡仁30 g，怀牛膝30 g，炙甘草10 g。6剂，每日1剂，水煎服。

二诊：阴囊汗出明显减少，又与前方6剂继服，诸症悉除。

【按语】五苓散与四妙丸合用是王付老师临床治疗湿热下注证的经验组合。其中五苓散温阳化水，泻下焦水气；四妙丸清下焦湿热。两方合用，既能增强驱逐湿邪的功效，又能温阳健脾，断绝湿邪生化之源。

随师门诊，常见王付老师将此二方合方用于治疗下焦湿热诸症，往往能收到良好的治疗效果，如男科之阴囊潮湿、阴囊瘙痒，妇科之盆腔炎症、膀胱炎症、外阴瘙痒、白带异常等。现将王付老师将此两方合用治疗湿热下注证的病案加以总结，观其疗效，确实可靠，经方与时方合用之道理，由此可见一斑。

11. 前阴潮湿（膀胱湿热证）

钟某某，男，19岁，学生，2010年10月1日初诊。

自诉：有2年阴囊潮湿病史，多次就医诊治，但未能有效控制症状表现，近因病友介绍前来就诊。

刻诊： 阴囊潮湿，汗多，腹股沟处痒，小便不利，尿不尽，尿等待，尿淋漓，小腹胀满，小便黄，身热，早上痰多，舌红、苔黄腻，脉数。自诉患有前列腺炎。

中医辨证： 膀胱湿热证。

治疗原则： 清热利尿，除湿止痒。

治疗方剂： 牡蛎泽泻散加减。

牡蛎 15 g，泽泻 15 g，商陆根 15 g，天花粉 15 g，海藻 15 g，常山 3 g（药市无售蜀漆，以常山代之），葶苈子 15 g，桂枝 12 g，茯苓 10 g，白术 10 g，猪苓 10 g，泽漆 6 g。6 剂，每日 1 剂，水煎 2 次，合并药液，分 3 次服。

二诊：阴囊潮湿明显好转，腹股沟痒止，小便通畅，又以前方 6 剂继服。

三诊：早上有痰消失，阴囊潮湿基本解除、苔黄腻好转，又以前方 6 剂继服。

四诊：诸症基本解除，又以前方 6 剂继服，诸症悉除，病痊愈。

【按语】《伤寒论》第 395 条：“大病瘥后，从腰以下有水气者，牡蛎泽泻散主之。”王付老师将牡蛎泽泻散用于治疗膀胱湿热证，其病变证机是湿热浸淫于下焦，水气充斥于内外，患者常见小便不利，甚则不通，欲尿不得，小腹疼痛或拒按，身热，小便黄，舌红、苔黄腻，脉滑或数等症状。原方中牡蛎软坚散结，祛湿热结聚；泽泻利水气，通小便，渗利湿热；海藻咸能润下，寒能清热利水，使湿热之邪从小便而去；葶苈子破坚逐邪，通利水道；蜀漆辛以行散，寒以清热，苦以泄湿，善于涤荡湿热胶结及水气相搏；商陆根通利大小便而祛水湿，善疗小便不利之肿胀；瓜蒌根生津育阴，并制约商陆根、葶苈子等利水太过而伤阴。全方清热而不寒，利水而不伤阴，面面俱到，共奏清热利湿，通利膀胱的治疗作用。现代临床中，本方主要用于治疗前列腺炎、慢性膀胱炎、肾盂肾炎、肾小球肾炎、肝硬化腹水（值得一提的是本方具有良好的消除肝硬化腹水的治疗作用）等。

此阴囊潮湿患者小便不利、尿不尽等症状较突出，故以牡蛎泽泻散清热利水，散结通便；加桂枝通阳行水；加猪苓渗湿利尿；加茯苓、白术健脾渗湿，以断绝饮生之源；加泽漆一味，逐水除满。方药相互为用，以建其功。

12. 阴囊湿疹（湿热疹证）

郝某，男，18 岁。

自诉：近2年来经常出现阴囊湿疹，用药治疗后疹痒虽有减轻，可停药后瘙痒又复发，近因病症加重而前来诊治。

刻诊：阴囊潮湿，疹色鲜红，小疹如点状，大疹如黄豆，瘙痒，小便黄浊，小便不利，舌红、苔黄腻，脉细弱。

中医辨证：湿热疹证。

治疗原则：清热利湿，活血消疹。

治疗方剂：茵陈蒿汤与猪苓汤合方加减。

茵陈18 g，栀子15 g，大黄6 g，茯苓15 g，猪苓15 g，泽泻15 g，滑石15 g，阿胶（烊化冲服）10 g，桂枝10 g，当归15 g。12剂，每日1剂，水煎2次，合并药液，分3次服。

二诊：药后湿疹基本消除，又以前方治疗7剂，湿疹消除，一切恢复正常。

【按语】阴囊湿疹是湿疹中比较常见而又易于复发且难治的一种皮肤病，病情严重者可浸淫肛门周围或波及前阴等。中医将阴囊湿疹称为“绣球风”“胞漏疮”等。引起阴囊湿疹的原因比较复杂，目前尚不十分清楚，通常认为包括过敏体质、长期精神紧张，以及慢性消化系统疾病、胃肠功能紊乱、内分泌紊乱、免疫功能低下等；或如生活、工作环境潮湿，空气湿度大，或寒冷或炎热等。审此案患者阴囊湿疹，疹色红，小便黄、苔黄腻，系肝经湿热，湿热之邪浸淫肌肤所致，故以茵陈蒿汤清肝经湿热；因脉细弱，故加猪苓汤清热利湿以治“小便不利”，兼养其阴血；又因湿热浸淫肌肤发为疹证，邪气已侵入血分，故加桂枝温通经脉，当归活血以祛邪，寓“治风先治血，血行风自灭”之义，故取得显著治疗作用。

预防湿疹复发，必须重视避免食用辛辣刺激性食物如葱、姜、蒜等，忌饮浓茶、咖啡、酒类，忌食容易引起过敏食物如鱼、虾等海味品。

13. 阴囊湿疹（寒湿疹证）

卫某，男，47岁。

自诉：近半年来阴囊湿疹比较明显，几经中西医治疗，未能达到预期治疗目的，近几天因瘙痒前来诊治。

刻诊：阴囊潮湿，疹色黄白，疹形大小不等，瘙痒、苔白腻，脉沉。

中医辨证：寒湿疹证。

治疗原则：温阳化湿，活血消疹。

治疗方剂：蛇床子散与四逆汤合方加减。

附子 12 g，干姜 15 g，炙甘草 15 g，蛇床子 15 g，苍术 15 g，花椒 6 g，苦参 12 g。12 剂，每日 1 剂，水煎 2 次，合并药液，分 3 次服。

二诊：湿疹消除，又以前方巩固治疗 3 周，病愈。随访 2 年未复发。

【按语】阴囊湿疹系下焦疾病，其发生多因肝经湿热，或膀胱清冷不化，或痰瘀阻滞所致。蛇床子散是仲景治疗妇人寒湿下注阴痒的有效方。虽仅有蛇床子与白粉 2 味药，但治疗此类病症疗效却相当显著，蛇床子性味辛苦温，温肾壮阳，散寒燥湿，杀虫止痒，善主妇人阴中瘙痒，男子阴囊湿痒，疗皮肤恶疮及湿癣。临床中常用于治疗湿疹、湿疮、湿痒等属寒湿证者，即用于治疗西医所谓的滴虫性阴道炎、盆腔炎、附件炎、宫颈糜烂、尖锐湿疣、阳痿等。四逆汤温补阳气，祛寒湿的功效较著，方中附子大辛大热，逐寒燥湿，可谓功效卓著；干姜温中散寒，协助附子以逐寒，令人体阳气回升，阳气足，则湿邪可去；甘草补益中气，故与附子、干姜相伍，以补气化阳补阳，并调和诸药。此阴囊湿疹见疹色黄白，舌苔白腻，属下焦寒湿，膀胱清冷不化，以四逆汤温壮阳气，散寒除湿；以蛇床子散，散寒除湿止痒；加苍术燥湿健脾，又祛风散寒；加花椒散寒除湿止痒；苦参味苦性寒，与蛇床子相伍相成相制，更好地发挥祛湿止痒之功效。

14. 慢性前列腺炎（湿热瘀结证）

张某某，男，25 岁，2010 年 10 月 22 日初诊。

自诉：有多年慢性前列腺炎病史，近几年排尿不畅，时有小便频急而痛，小腹及睾丸坠痛，近又有阳痿早泄，诊断为慢性前列腺炎。肛门指诊：前列腺稍大，光滑有压痛，中央沟变浅，后叶质地偏硬，虽经中西药治疗但病情总是反复发作，近因病症加重前来诊治。

刻诊：少腹拘急，阴部时有痛如针刺，小便不畅，阴囊潮湿，遗精早泄，阳痿，舌质红、苔薄黄腻，脉沉涩。

中医辨证：湿热瘀结证。

治疗原则：活血化瘀，利湿泻热。

治疗方剂：牡蛎泽泻散与桃核承气汤合方加减。

桃仁10 g，大黄6 g，桂枝10 g，芒硝6 g，牡蛎15 g，泽泻15 g，商陆15 g，海藻15 g，天花粉15 g，葶苈子15 g，通草10 g，大枣10枚。6剂，每日1剂，水煎煮，第1次煎煮30分钟，第2次煎煮20分钟，合并药液，分3次服。

二诊：阴囊潮湿减轻，小便通常，又以前方6剂继服。

三诊：少腹拘急好转，又以前方6剂继服，诸症悉除。之后，以前方变汤剂为散剂，每次6 g，每日3次，巩固治疗4个月。随访1年，未再复发。

【按语】慢性前列腺炎可归属于中医淋证，其症状有小便频数、排尿不畅、淋漓不尽、小腹拘急引痛等。汉代张仲景在《金匮要略·五脏风寒积聚病脉证并治》中称其为“淋秘”，将病机归为热在下焦，并在《金匮要略·消渴小便不利淋病脉证并治》对本病的症状做了描述：“淋之为病，小便如粟状，小腹弦急，痛引脐中。”巢元方在《诸病源候论·诸淋病候》中对淋证病机做了高度概括，他指出：“诸淋者，由肾虚而膀胱热故也。”提出膀胱湿热为淋证的主要病机。仲景设桃核承气汤主治膀胱瘀热证；牡蛎泽泻散主治膀胱湿热证。其中牡蛎泽泻散是王付老师常用于治疗前列腺炎的专方、高效方，但临床中却很少被广大中医师应用，此方的良好治疗作用没有得到应有的重视。王付老师认为桃核承气汤是一个较著名的高效方，被广大中医师推崇，特别是用于治疗下焦瘀热而见少腹急结或疼痛或胀满，或见尿急、尿痛、尿频、尿中带血等有特效，亦可用于治疗一些精神方面的疾病，如精神错乱、狂躁、心烦等。

根据此患者少腹拘急，痛如针刺辨为瘀，再根据小便不畅，阴囊潮湿辨为湿热，又因舌质红、苔薄黄腻，脉沉涩辨为瘀热，以此选用桃核承气汤与牡蛎泽泻散合方加减。方中桃仁活血化瘀；大黄、芒硝泻热软坚祛瘀；桂枝通经散瘀；牡蛎、海藻软坚散结行水；泽泻、商陆、葶苈子、通草清热渗湿利浊；天花粉益阴又祛湿兼防利湿伤阴；大枣益气和中。方药相互为用，以建其功。

15. 前列腺增生（气郁水气，瘀夹风痰证）

许某，男，52岁，2018年10月1日初诊。

自诉：有多年前列腺增生病史，近1年来症状加重，但服用中西药均未能有效控制症状，由病友介绍前来诊治。

刻诊：小便次数增多，夜间小便5次以上，时有小便痛如针刺，小便无力，小便等待因情绪异常加重，情绪低落，急躁易怒，夜间小腿抽筋，手足不温，倦怠乏力，口苦口干，舌质淡红夹瘀紫、苔腻黄白夹杂，脉沉弱。

中医辨证：气郁水气，瘀夹风痰证。

治疗原则：行气固摄，活血化瘀。

治疗方剂：小柴胡汤、桂枝茯苓丸、蒲灰散、附子半夏汤与藜芦甘草汤合方加减。

柴胡24 g，枯芩10 g，生半夏12 g，红参10 g，桂枝尖20 g，茯苓20 g，桃仁20 g，白芍20 g，牡丹皮20 g，蒲黄20 g，滑石10 g，制附子10 g，藜芦1.5 g，生姜10 g，大枣12枚，炙甘草10 g。6剂，每日1剂，以水1 000 ~ 1 200 mL，浸泡30分钟，大火烧开，小火煎煮50分钟，去滓取药液，每日分早中晚3次服。

10月8日二诊：手足不温较前明显好转，仍小便疼痛，以前方变桂枝尖、茯苓、桃仁、牡丹皮、白芍各为24 g，6剂。

10月15日三诊：小便疼痛较前减轻，夜间小便仍多，以前方变滑石为20 g，变制附子为12 g，6剂。

10月22日四诊：夜间小便减少1次，仍小便无力，以前方变红参为12 g，6剂。

10月29日五诊：小便无力略有好转，仍口苦，以前方变枯芩为15 g，6剂。

11月5日六诊：小便无力、小便等待较前好转，夜间仍小腿抽筋，以前方变藜芦为2 g，6剂。

11月12日七诊：诸症较前均有好转，又以前方治疗90余剂，经复查前列腺增生基本恢复正常，复以前方巩固治疗40剂。随访1年，一切尚好。

【按语】根据小便等待因情绪异常加重辨为气郁；夜间小便多辨为气不固摄；小便痛如针刺辨为瘀；小便等待辨为水气内结；小腿抽筋、苔腻辨为风痰。以此选用小柴胡汤益气调气，平调寒热；桂枝茯苓丸活血化瘀消癥；蒲灰散利水化瘀；附子半夏汤温阳化瘀，燥湿化痰；藜芦甘草汤益气息风化痰。方药相互为用，以奏其效。

16. 慢性非细菌性前列腺炎（湿热气郁夹阳虚证）

蒋某，男，46岁，2018年7月2日初诊。

自诉：有多年慢性非细菌性前列腺炎病史，近2年来症状加重，但服用中西药均未能有效控制症状，由病友介绍前来诊治。

刻诊：夜间小便4～5次，小便拘急不利引会阴阴茎疼痛，性功能减退，情绪低落，心烦急躁，时有会阴瘙痒，手足不温，倦怠乏力，口苦口干，舌质淡红、苔黄腻夹白，脉沉弱。

中医辨证：湿热气郁夹阳虚证。

治疗原则：清热燥湿，行气解郁，温补阳气。

治疗方剂：小柴胡汤、栀子柏皮汤、蒲灰散、薏苡附子败酱散、附子半夏汤与藜芦甘草汤合方加减。

柴胡24 g，枯芩10 g，生半夏12 g，红参10 g，栀子15 g，黄柏6 g，蒲黄20 g，滑石10 g，薏苡仁30 g，败酱草30 g，制附子10 g，藜芦1.5 g，生姜10 g，大枣12枚，炙甘草10 g。6剂，每日1剂，以水1 000～1 200 mL，浸泡30分钟，大火烧开，小火煎煮50分钟，去滓取药液，每日分早中晚3次服。

7月9日二诊：心烦急躁略有好转，夜间小便仍多，以前方变滑石为30 g，变制附子为12 g，6剂。

7月16日三诊：心烦急躁较前又有减轻，仍口苦口干，以前方变枯芩、黄柏各为15 g，6剂。

7月23日四诊：夜间小便3次，仍有性功能减退，以前方变红参为12 g，6剂。

7月30日五诊：手足温和，仍会阴瘙痒，以前方变藜芦为2.5 g，6剂。

8月6日六诊：夜间小便2次，小便拘急引会阴阴茎疼痛基本消除，仍有口苦，以前方变栀子为24 g，6剂。

8月13日七诊：诸症较前均有好转，又以前方治疗60余剂，诸症消除，复以前方巩固治疗20剂。随访1年，一切尚好。

【按语】根据小便拘急引会阴阴茎疼痛、口苦、苔黄腻辨为湿热；夜间小便多、手足不温、性功能减退、脉沉弱辨为阳虚；情绪低落辨为气郁；小便拘急不利辨为水气内结；会阴瘙痒、苔腻辨为风痰。以此选用小柴胡汤益气调气，平调寒热；栀子柏皮汤清热燥湿；蒲灰散通利小便；薏苡附子败酱散温化利湿清热；附子半夏汤温阳散寒，燥湿化痰；藜芦甘草汤益气息风化痰。方药相互为用，以奏其效。

17. 不育症（精索静脉曲张，肾阴阳俱虚证）

张某某，男，26岁，2009年10月8日初诊。

自诉：婚后5年不育，未曾采用过避孕措施，其妻子一直未能怀孕，经西医检查，诊断为精索静脉曲张，曾多次在各大医院求治，均没有达到其妻怀孕之目的。近因其妻在此处诊治，其亦前来调治身体。

刻诊：婚后5年不育，小便不利，短少，平常怕冷，手心发热，多梦，舌淡红、苔腻，脉沉弱。

中医辨证：肾阴阳俱虚证。

治疗原则：滋阴补阳，填精育嗣。

治疗方剂：肾气丸加减。

生地黄30 g，山药15 g，山茱萸15 g，茯苓10 g，泽泻10 g，附子3 g，桂枝3 g，淫羊藿15 g，仙茅15 g，女贞子20 g，菟丝子20 g。12剂，水煎服，每日1剂，分3次服。

二诊：小便通利，怕冷好转，又以前方12剂继服。

三诊：手心发热好转，失眠好转，又以前方12剂继服。之后，复以前方加减治疗5个月，电话告知，其妻已怀孕。

【按语】不育症是临床中比较常见的病症之一，肾精、肾气主持人体的生殖功能，人体生殖器官的发育、性功能的成熟与维持及生殖能力等都与肾精及肾气盛衰密切相关。根据肾主生殖的理论，不育症的形成大都与肾精的亏虚密切相关，其病变证机大都为阳气不足，精气清冷。人体阴阳失调后，往往会导致阳损及阴或阴损及阳的病理，此患者平素怕冷，小便不利为肾阳虚弱，然患者长期处于肾阳虚弱的状态就会形成“独阳不生”“阳损及阴”的情况，见手心发热等阴虚生热。针对此患者既有阳虚又有阴虚的病理特征，采用“虚则补之”之治疗原则，以肾气丸滋阴补阳，方中生地黄滋补肾阴，填精益髓；附子温壮阳气，助阳化气，与生地黄同用，阴中求阳，阳中求阴，以使肾中阴阳互根互化；山药补脾益气，与生地黄相伍，使阴得气而化生，与附子相伍，温阳以补阳；桂枝温阳通阳，助附子以壮阳；山茱萸强健筋骨而固精，与生地黄相伍，以补肾阴，与附子、桂枝相伍，以补肾阳；泽泻泄生地黄之滋腻，以冀补而不壅；茯苓既助山药益气，又渗利山药之壅滞。加淫羊藿、仙茅补肾壮阳；加女贞子、菟丝子滋补肾阴。方药相互为用，共奏补益肾气，滋阴补阳的作用。

18. 精索静脉曲张术后复发（寒热夹瘀，气郁风痰证）

马某，男，32岁，2018年8月3日初诊。

自诉：右侧精索静脉曲张术后5个月后复发，术前症状比较轻，术后症状明显加重，但服用中西药均未能有效控制症状，由病友介绍前来诊治。

刻诊：站立时右侧阴囊胀大下坠引腹股沟、下腹部、腰部及会阴刺痛，可摸到蚯蚓状团块，活动后加重，情绪低落，手足烦热，阴部潮湿瘙痒，倦怠乏力，口淡不渴，舌质淡红夹瘀紫、苔腻黄白夹杂，脉沉弱。

中医辨证：寒热夹瘀，气郁风痰证。

治疗原则：清热散寒，行气化瘀，息风化痰。

治疗方剂：小柴胡汤、桂枝茯苓丸、薏苡附子败酱散与藜芦甘草汤合方加减。

柴胡24 g，枯芩10 g，生半夏12 g，红参10 g，桂枝尖20 g，茯苓20 g，桃仁20 g，牡丹皮20 g，白芍20 g，薏苡仁30 g，制附子6 g，败酱草30 g，藜芦1.5 g，生姜10 g，大枣12枚，炙甘草10 g。6剂，每日1剂，以水1 000 ~ 1 200 mL，浸泡30分钟，大火烧开，小火煎煮50分钟，去滓取药液，每日分早中晚3次服。

8月10日二诊：疼痛较前减轻，仍手足烦热，以前方变枯芩为15 g，6剂。

8月17日三诊：手足烦热减轻，疼痛虽减轻但仍然疼痛，以前方变桂枝尖、茯苓、桃仁、白芍、牡丹皮各为24 g，6剂。

8月24日四诊：疼痛较前又有减轻，仍阴部潮湿，以前方变薏苡仁为40 g，6剂。

8月31日五诊：阴部潮湿减轻但仍然瘙痒，以前方变藜芦为3 g，6剂。

9月7日六诊：阴囊瘙痒减轻，站立时仍有阴囊下坠感，以前方变红参为12 g，6剂。

9 月 14 日七诊：阴囊下坠明显好转，又以前方治疗 60 余剂，诸症基本消除。之后，为了巩固疗效，又以前方治疗 30 余剂。随访 1 年，一切尚好。

【按语】根据阴囊下坠、手足烦热辨为郁热；阴囊下坠、口淡不渴辨为寒郁；针刺样疼痛、舌质夹瘀紫辨为瘀；情绪低落辨为郁；阴囊瘙痒、苔腻辨为风痰。以此选用小柴胡汤益气调气，平调寒热；桂枝茯苓丸活血化瘀消癥；薏苡附子败酱散温阳清热消肿；藜芦甘草汤益气息风化痰。方药相互为用，以奏其效。

19. 精子活力低下（寒热气郁证）

郑某，男，33 岁，2018 年 9 月 1 日初诊。

自诉：经检查精子“A+B+C”=6.3%，但服用中西药均未能取得预期治疗效果，由病友介绍前来诊治。

刻诊：手足不温，性格内向，口渴喜饮热水，舌质淡红、苔薄黄白夹杂，脉沉略弱。

中医辨证：寒热气郁证。

治疗原则：温阳清热，行气解郁。

治疗方剂：天雄散、百合地黄汤与小柴胡汤合方加减。

炮天雄 10 g，白术 24 g，桂枝尖 20 g，龙骨 10 g，百合 15 g，生地黄 50 g，柴胡 24 g，枯芩 10 g，生半夏 12 g，红参 10 g，蜂房 6 g，菟丝子 24 g，生姜 10 g，大枣 12 枚，炙甘草 10 g。6 剂，每日 1 剂，以水 1 000 ~ 1 200 mL，浸泡 30 分钟，大火烧开，小火煎煮 50 分钟，去滓取药液，每日分早中晚 3 次服。

9 月 8 日二诊：手足较前温和，仍口渴，以前方变百合为 20 g，6 剂。

9 月 15 日三诊：口渴基本缓解，手足仍欠温和，以前方变炮天雄为 12 g，6 剂。

9 月 22 日四诊：手足温和，口渴基本消除，各方面未有明显不适，又以前方治疗 60 余剂，经复查精子“A+B+C”=36.7%。之后，又以前方治疗 40 余剂，再次复查精子“A+B+C”=64.8%，其中精子“A+B”=45.2%，又以前方巩固治疗 30 余剂。随访 1 年，其妻顺产一男婴。

【按语】患者没有明显的特殊症状，仅仅是因结婚 5 年其妻未怀孕，经检查发现精子活力低下，对此结合患者手足不温、性格内向和口渴作为辨证依据。

在通常情况下手足不温、性格内向和口渴等正常人的特有表现，只有在就诊时才能作为辨证依据。根据手足不温辨为寒；口渴辨为热；性格内向辨为郁。以此选用天雄散温阳生精；百合地黄汤益阴生精；小柴胡汤益气调气，平调寒热，加蜂房平调阴阳而生精；菟丝子补阳和阴而生精。方药相互为用，以奏其效。

20. 高泌乳素血症不育症（阳虚湿热证）

郑某，男，35岁，2018年3月3日初诊。

自诉： 经检查诊断为高泌素血症不育症，经检查精子“A+B+C”=3.2%，但服用中西药均未能取得预期治疗效果，由病友介绍前来诊治。

刻诊： 不育症，胡须稀少，阴毛稀疏，睾丸偏软，性欲减退，肌肉松软，面部背部痤疮比较多，手足不温，怕冷，面色不荣，倦怠乏力，口渴喜饮热水，舌质淡红、苔腻黄白夹杂，脉沉弱。

中医辨证： 阳虚湿热证。

治疗原则： 温补阳气，清热燥湿，补益中气。

治疗方剂： 天雄散、栀子柏皮汤、附子花粉汤与半夏泻心汤合方加减。

炮天雄10 g，白术24 g，桂枝尖20 g，龙骨10 g，栀子15 g，黄柏6 g，制附子10 g，天花粉12 g，黄连3 g，枯芩10 g，生半夏12 g，红参10 g，干姜10 g，蜂房6 g，菟丝子24 g，生姜10 g，大枣12枚，炙甘草10 g。6剂，每日1剂，以水1 000 ~ 1 200 mL，浸泡30分钟，大火烧开，小火煎煮50分钟，去滓取药液，每日分早中晚3次服。

3月10日二诊：手足不温好转，面部、背部痤疮仍比较明显，以前方变黄柏、黄连各为15 g，6剂。

3月17日三诊：面部背部痤疮略有减轻，手足仍有不温，以前方变制附子为12 g，6剂。

3月24日四诊：手足温和，仍怕冷，以前方变制附子为15 g，6剂。

3月31日五诊：面部背部痤疮较前减少，仍倦怠乏力，以前方变红参为12 g，6剂。

4月7日六诊：性欲略有好转，以前方治疗150余剂，胡须、阴毛略有增多，又以前方治疗150余剂，睾丸偏软、肌肉松软较前明显恢复，经复查精子

“A+B+C” =49.1%，之后，复以前方治疗 80 余剂。随访 1 年，其妻顺产一男婴。

【按语】根据胡须稀少、手足不温辨为阳虚；口渴喜饮热水辨为阳虚夹热；倦怠乏力、脉沉弱辨为气虚；面部背部痤疮、苔腻辨为湿热。以此选用天雄散温阳生精；栀子柏皮汤清热燥湿；附子花粉汤温阳益阴；半夏泻心汤益气平调寒热；加蜂房平调阴阳而生精；菟丝子补阳和阴而生精。方药相互为用，以奏其效。

21. 不育症（精子减少症，心脾肾阳气不足证）

夏某，男，31 岁。

自诉：结婚 4 年，在 2 年前经男科检查：精子计数 1 800 万 /mL，诊断为精子减少症，服用中西药已 1 年多，精子减少未能达到有效改善，近由其表弟介绍前来诊治。

刻诊：婚久不育（即精子计数低于 1 800 万 /mL），面色萎黄，失眠多梦，不思饮食，性欲淡漠，射精无力，时有腹胀，大便溏泄，手足不温，口淡不渴，舌质淡、苔薄白，脉沉弱。

中医辨证：心脾肾阳气不足证。

治疗原则：健脾养心，温补阳气。

治疗方剂：桂枝人参汤与海蛤汤合方加减。

桂枝 12 g，干姜 12 g，人参 10 g，白术 10 g，海马 10 g，蛤蚧 1 对，巴戟天 20 g，细辛 10 g，黄芪 15 g，山楂 24 g，炙甘草 12 g。6 剂，水煎服，每日 1 剂，每剂分 3 次服。

二诊：手足转温，减细辛为 6 g，以前方 6 剂继服。

三诊：手足温和，饮食转佳，以前方减细辛为 3 g、山楂为 15 g，6 剂继服。

四诊：性欲淡漠好转，腹胀消除，以前方 6 剂继服。

五诊：诸症明显好转，以前方 6 剂继服。

六诊：经检查精子计数为 4 000 万 /mL，以前方 6 剂继服。之后，为了巩固治疗效果，以前方变汤剂为散剂，每次 6 g，每日 3 次，治疗 4 个月。随访 2 年，其男婴已出生。

【按语】肾为先天之本，脾胃为后天之本。先天与后天相互资生，相互促进，先天温阳激发后天，后天补充培育先天，病理上脾精不充与肾精不足可相互影响。根据面色萎黄、倦怠乏力，时有腹胀，大便溏泄辨为脾气虚；根据失眠多梦，舌质淡、苔薄白，脉沉弱辨为心阳虚；再根据性欲淡漠，射精无力，手足不温、口淡不渴、舌质淡辨为肾阳虚，以此辨为心脾肾阳气不足证。方以桂枝人参汤温补心脾，生化阳气；以海蛤汤温阳补阳，摄纳元阳；加巴戟天壮阳补肾；细辛通络兴阳；黄芪补益中气；山楂消食和胃。方药相互为用，以奏其效。

第九节　妇科疾病

妇科生殖系统疾病，在现代医学里包括急慢性盆腔炎、宫颈炎、外阴及前庭大腺炎、阴道炎、生殖器结核、淋病、梅毒、生殖道病毒性感染、获得性免疫缺陷综合征，以及女性生殖器各种肿瘤如外阴肿瘤、子宫肌瘤、子宫肉瘤、子宫颈瘤、子宫内膜癌、卵巢肿瘤、输卵管肿瘤，还包括妊娠期疾病如流产、早产、妊娠异位、妊娠高血压综合征、前置胎盘、胎盘早剥、羊水过多、羊水过少、死胎、母儿血型不合等。另外还包括妊娠滋养细胞疾病如葡萄胎、绒毛膜癌、月经失调及功能失调性子宫出血、闭经、多囊卵巢综合征、痛经、经前期紧张综合征、围绝经期综合征和外阴瘙痒、外阴白色病变及不孕症。

中医辨证归纳为月经不调、闭经、痛经、带下诸疾、产前产后诸症、妇科杂病、妊娠诸病等。

1. 痛经（气郁血虚夹寒证）

李某某，女，19岁，学生，2010年4月9日初诊。

自诉：每次月经来潮之时均有小腹疼痛，2～4日，屡经中西医治疗，但均未收到远期治疗效果。

刻诊：经期小腹疼痛，不能食凉，食凉加重，经量少色深红，经期延后，喜温怕冷，素体瘦弱，语音低微，手足心热，情绪易波动，心情抑郁，舌红、苔黄，脉沉细。

中医辨证：气郁血虚夹寒证。

治疗原则： 疏肝清热，散寒温经，补益气血。

治疗方剂： 四逆散与当归四逆汤合方加减。

柴胡 12 g，枳实 12 g，白芍 12 g，当归 12 g，桂枝 9 g，细辛 6 g，通草 6 g，吴茱萸 6 g，大枣 25 枚，甘草 6 g。6 剂，每日 1 剂，水煎服，分早中晚 3 次服。

二诊：痛经已基本缓解，其他诸症均有好转，又以前方 6 剂继服。

三诊：诸症已除，又以前方 6 剂继服，以资巩固治疗效果。

【按语】 当归四逆汤养血散寒，是治疗厥阴血虚、寒凝致厥的主方，方由当归、白芍、桂枝、细辛、通草、甘草、大枣 7 味药组成。方中当归养血补血，善疗肝血虚；桂枝温经通脉而助阳，善疗经脉中之寒邪，并能通达阳气；白芍益血通络，缓急止痛，补血益肝；细辛温阳助阳，散寒通脉，为散血分虚寒之要药；通草通利血脉，和畅经气，滑利关节；大枣益气，使气以生血，气以行血；甘草补益中气，生化气血，并调和诸药。诸药合用，温通经脉，养血散寒。

2. 痛经（瘀血阻胞，寒气内凝，血虚失养证）

李某某，女，35 岁，2009 年 10 月 23 日初诊。

自诉： 近几年来，每次月经来潮都有小腹疼痛并难以忍受，只有服用镇痛类药才能缓解，否则经行疼痛不能忍受，也多次治疗，大多是服药则疼痛得止，若经至未服药则疼痛又作，近由病友介绍前来诊治。

刻诊： 月经不调，经期时有错后，经期前少腹、小腹疼痛，痛则周身冷汗出，小腹恶寒明显，时有经行间亦疼痛，经行血块若得下，则疼痛减轻或缓解，面色不荣，两目干涩，心烦，唇干，口燥但不欲饮水，舌边略有瘀点，脉迟。

中医辨证： 瘀血阻胞，寒气内凝，血虚失养证。

治疗原则： 活血化瘀，温养经脉，散寒通经。

治疗方剂： 温经汤。

吴茱萸 9 g，桂枝 9 g，川芎 9 g，生姜 12 g，半夏 12 g，牡丹皮 9 g，麦冬 12 g，人参 6 g，炙甘草 6 g，阿胶（烊化冲服）10 g，当归 15 g，白芍 9 g。6 剂，每日 1 剂，水煎 2 次，合并药液，分 3 次服。并嘱患者在每次月经来之前 7 日左右服药，连续 3 个月，每次 6 剂。2 年随访，数年痛经消除。

【按语】温经汤是《金匮要略》中妇科调经要方。本病病变证机是冲任虚寒，瘀血阻滞。冲脉为血海，任脉主胞胎，二经皆起于胞中，与月经关系甚为紧密。温经汤主治妇科诸病的病变证机可以高度概括为:（血）虚（血）瘀（血）寒，只要病变证机符合虚瘀寒，不管是女子类疾病，抑或是其他类疾病，均可以选用温经汤治疗。方中吴茱萸温暖胞宫，疏达气机，降泄瘀浊；桂枝温达阳气，通行血脉，温经散寒，化瘀行血；当归、芍药补血活血，通经活络；人参益气而生血，使气血下行于胞宫，调和冲任；川芎理血中之气，行气散郁；生姜温里散寒；阿胶养血生血，补益肝肾，调和冲任；半夏之辛宣畅气机，热以温阳散寒，并降泄浊气；牡丹皮活血祛瘀，行散血瘀之郁热，并能调达经血；麦冬养阴清热，益阴血而荣胞胎，育阴而润燥；甘草益气，使胞中之血得气而化生，并调和诸药。根据此患者有小腹恶寒疼痛辨为有寒；根据经行有血块，血块得下则疼痛缓解，舌边有瘀点辨为瘀血阻滞；再根据面色不荣，两目干涩辨为血虚，以此辨为冲任虚寒，瘀血阻滞。至于口唇干燥，不欲饮水乃体内瘀血阻滞经脉所致，正如《金匮要略》中所指“其证口唇干燥”，乃“瘀血在少腹不去”。故本方以温经汤温经散寒，养血祛瘀。方中诸药寒热消补并用，以温养冲任为主，为临床治疗妇科病的常用经方。

另外，温经汤亦是治疗不孕症与多囊卵巢综合征及血管神经性头痛、风湿性关节炎等疾病的良方。王付老师常将温经汤用于治疗以下几类疾病：

（1）用于治疗妇科类月经病、带下病及不孕症等。仲景言温经汤能主治“带下病”即带脉以下的疾病，相当于现在的月经病与带下病两个疾病。其中月经病相当于西医所说的内分泌失调，患者见月经不调，月经时而提前时而延后，或月经有血块，经期前小腹胀痛，或痛经等。而带下病相当于西医所说的妇科炎症，如盆腔炎、宫颈糜烂，患者见带下色黄，或带下色赤，夹有血丝，带下有异味，或见阴道炎症等。在实际临床中，王付老师将带下病归为白带、黄带、赤带三个方面，而每个方面又各有其主治。如患者带下色白，或带下色黄而质地清稀，合理选用桂枝人参汤或完带汤；若患者带下色黄，质地黏稠，异味较重，合理选用茵陈蒿汤、白头翁汤、易黄汤、龙胆泻肝汤等；若患者带下色赤，有血丝，舌质暗，脉沉迟或涩，病变属性偏寒，要合理选用温经汤；若患者带下色赤，有血丝，舌红、苔黄，病变属性偏热，要合理选用桃核承气汤。

（2）温经汤亦是临床中治疗不孕症的良方，其病变证机是寒瘀，本方具有良好的温补冲任，养血祛瘀的治疗作用。王付老师在临床中常将此方用于治疗不孕症，疗效卓著。其中有一女患者，结婚5年，未能怀孕，其丈夫身体健康，其诉经多家医院治疗，未能取得理想治疗作用，期间服用西药“妈富隆”后月经正常，但没有怀孕，服很多中药也未能达到怀孕的目的。王付老师开温经汤治疗，并嘱咐患者要服用半年。于是患者就坚持服药，结果服用3个月就达到了怀孕的目的，可见患者减少思想压力及心情放松亦有助于不孕症的治疗。

（3）用于治疗血管神经性头痛证属寒瘀者。临床中只要见到血管神经性头痛，患者头痛如针刺，畏寒怕冷，证型属寒瘀者可以用温经汤而取效。其中在门诊有一个头痛患者，经常服用西药，诸如扩张血管药、调节神经药、镇痛药，头痛时只要服用这些药就很见效，但一不服用，马上又头痛如针刺，患者素体怕冷，于是嘱其服用温经汤，患者服用2周，病情基本得到了控制。

（4）用于治疗风湿性关节炎。只要辨明病变证机有寒、瘀、虚三个方面，即可合理选用温经汤用于治疗风湿性关节炎、坐骨神经痛等关节疼痛类疾病。应用温经汤主要是要辨清病变证机及病变证型，而不局限于哪一类疾病。

3. 痛经（瘀热阻络证）

周某，女，30岁。

自诉：月经每次欲来，少腹疼痛难忍，卧起不安，甚则周身汗出，屡经中西医治疗，服药则症减，若下次经至未服药则痛经又作，缠绵不止。

刻诊：少腹胀痛，按之如有结块阻塞，经来量少，色红夹血块，心胸郁热，心烦，急躁，形体消瘦，肌肤甲错，舌暗红、苔薄黄，脉细涩略数。

中医辨证：瘀热阻络证。

治疗原则：活血化瘀清热。

治疗方剂：桃核承气汤加减。

桃仁8 g，桂枝12 g，大黄5 g，芒硝3 g，炙甘草6 g，通草6 g，鸡血藤30 g。每日1剂，水煎2次，合并药液，分早中晚3次服。在月经来前7日服药，连服3个月，共计15剂。3年后随访，经行正常，未有不适。

【按语】桃核承气汤在《伤寒论》中是治疗瘀热的重要首选方剂，具有活血化瘀与通下瘀热的作用。尤在泾说："此即调胃承气汤加桃仁、桂枝，为破血逐瘀之剂。"临床应用桃核承气汤，只要辨明病变证机是瘀热，即可合理选用，并不限于治疗下焦瘀血证，并可治疗瘀热引起的头痛、牙痛、心痛、胃痛，以及痛经、闭经、崩漏、经行鼻衄、难产、产后发狂、子宫肌瘤等。此病症表现有月经夹血块，心胸郁热，心烦，急躁，肌肤甲错，舌暗红、苔薄黄，脉细涩略数，辨证为瘀热阻于胞中。以桃核承气汤泻热祛瘀，加通草通利血脉，鸡血藤补血调经，活络通脉，以建其功。另，桃核承气汤用于治疗精神分裂症、糖尿病、脑外伤后遗症、脑震荡等确有良好疗效。

4. 痛经（上热下寒证）

仝某某，女，24岁，学生，2011年1月12日初诊。

自诉：痛经已多年，每次月经来临则疼痛难忍，经常靠服镇痛类西药止痛，不服用西药则疼痛难忍，多次经中西医诊治，但未能达到有效治疗目的。

刻诊：小腹恶寒，疼痛剧烈，经前小腹坠胀，手足不温，口舌生疮，舌尖总有火灼感，舌红、苔薄略黄，脉弱。

中医辨证：上热下寒证。

治疗原则：清上温下。

治疗方剂：乌梅丸改汤剂。

乌梅20 g，黄连12 g，细辛8 g，干姜6 g，当归12 g，黄柏10 g，桂枝12 g，人参10 g，附子8 g，蜀椒6 g。7剂，每日1剂，水煎分2次服。并嘱其在每次月经来之前约7日服药，最好连续用药3～5次。之后，其说仅用药3次，痛经悉除。

【按语】初涉《伤寒论》《金匮要略》者，莫有不知乌梅丸乃仲景专门为治疗脏寒蛔厥证所设方，然此方除了治疗蛔厥证之外，王付老师常常用乌梅丸治疗痛经、慢性肠炎、糖尿病、顽固性口腔溃疡及一些病因不明的疑难杂病等。临床中女子痛经属寒热并见者以乌梅丸为主方加减治疗，往往疗效显著。根据此病症表现有少腹恶寒疼痛，手足不温辨为下焦有寒；因口舌生疮，舌尖总有火灼感，舌红、苔薄略黄辨为上焦有热。以乌梅丸清上温下以治痛经。

根据仲景的论述，乌梅丸亦可以用于治疗消渴，正如《伤寒论》第326条：“厥阴之为病，消渴，气上撞心，心中疼热，饥而不欲食，食则吐蛔。下之，利不止。”王付老师在临床中用本方治疗糖尿病属寒热并见证型者，往往取效迅速，能很快将患者血糖降至正常范围。在门诊见到多例糖尿病证型属乌梅丸证者，王付老师用乌梅丸变丸剂为汤剂而取得理想的治疗效果。乌梅丸亦可用于治疗慢性腹泻属寒热错杂者，如《伤寒论》第338条：“蛔厥者，乌梅丸主之，又主久利。”仲景言乌梅丸能治疗“久利”，即对慢性肠炎具有较好的治疗作用。

5. 崩漏（冲脉不固，血虚出血证）

周某，女，23岁，学生，2010年5月7日初诊。

自诉：3年来经血从未间断，量少色淡，经常头晕目眩，曾多次服用中西药，未取得预期治疗效果。近又服用中西药，也未能取得治疗效果，近因症状加重前来诊治。

刻诊：经血漏下不止，量少色淡，经色淡红、质地稀，面色不容，头晕目眩，时有腰酸，手心发热，手指不温，气短乏力，舌淡、苔薄白，脉沉弱。

中医辨证：冲脉不固，血虚出血证。

治疗原则：补养冲任，补血止血。

治疗方剂：胶艾汤加减。

阿胶（烊化冲服）10 g，川芎9 g，炙甘草6 g，艾叶12 g，当归12 g，白芍12 g，生地黄18 g，棕榈15 g，五倍子10 g，山茱萸12 g，黄芪15 g。12剂，每日1剂，水煎服。

二诊：月经于第9日已止，又以前方12剂继服。

三诊：月经已基本恢复正常，又以前方治疗6剂。之后，复以前方治疗1个月，诸症悉除。随访1年，一切尚好。

【按语】《金匮要略》第二十篇第4条：“师曰：妇人有漏下者，有半产后因续下血都不绝者，有妊娠下血者，假令妊娠腹中痛，为胞阻，胶艾汤主之。”胶艾汤补血养血、补养冲任、调经安胎，方由阿胶、生地黄、当归、芍药、艾叶、川芎、甘草7味药组成，主治诸多病症：①妇人冲任不摄，经水过多。症见经水过多，色淡而清稀，或点滴不止，或延续十余日，面色萎黄，腹胀而头痛，头晕，舌淡、苔白，脉虚。②妇人冲任不固，胎动不安（即胞阻）。症见腰痛，或腹空痛，头晕目眩，肌肤枯燥，指甲无华，舌淡、苔薄，脉弱。③妇人漏下证。时有腹痛或空痛，月水时下，色淡而质稀，或多日点滴不止，脉虚。④妇人半产下血不绝证。腹空痛，恶露不尽或点滴不止，血色淡，面色无华，舌淡，脉虚。⑤男子肝血虚证。头晕头痛，目视昏黑，或眼前发黑，两肋疼痛，面色不荣，爪不泽，舌淡，脉虚。

现代临床中胶艾汤主要用于治疗功能性子宫出血、先兆流产、不全流产、半产后子宫复原不全、黄体功能不全、月经不调诸疾，以及缺铁性贫血、再生障碍性贫血、过敏性紫癜、继发性血小板减少性紫癜、习惯性流产、不孕症等疾病。女子经血漏下不止，多见于子宫内膜病变、卵巢病变、血液病变、炎症病变及子宫功能性病变。本病既是妇科常见病又是难治病。此患者经血漏下不止，伴有经量少色淡、质稀，又有面色不容，头晕目眩，其证机当为冲脉不固，气血虚弱。患者表现有手足心热，似虚热但手指不温，复验患者舌质、舌苔则知其非热，手心发热乃是血虚不得滋养所致。以胶艾汤滋补阴血，加黄芪益气补血止血；棕榈、五倍子收敛止血；山茱萸以益肾固精止血。方中诸药补血之中有益气，止血之中有行血，达到补而不留瘀，行而不伤血，相互为用，以奏其效。

6. 月经延期（血虚痰瘀证）

田某某，女，30岁，2011年8月6日初诊。

自诉：月经常常延期不至，短则2个月，长则半年余，屡经治疗，效果不佳，由病友介绍前来诊治。

刻诊：月经延期，月经不调，时有头昏头沉，目眩，舌边暗淡、苔腻，脉细弱涩。

中医辨证：血虚痰瘀证。

治疗原则：补血养血，化痰化瘀。

治疗方剂：桂枝茯苓丸与四物汤合方加减。

桂枝 12 g，茯苓 12 g，白芍 12 g，桃仁 12 g，牡丹皮 12 g，当归 15 g，川芎 18 g，熟地黄 10 g，红花 15 g，炙甘草 6 g。6 剂，每日 1 剂，水煎服。

二诊：自觉症状明显改善，又以前方加减治疗 2 个月，月经恢复正常。

【按语】 月经延期是月经病的一种，其病因大都有瘀血内停，或痰湿阻滞，或阴血不足，或阳气虚弱等。治疗月经病应注意用药周期，即于患者月经来临前 1 周开始用药，服药 1 周为 1 个疗程。此患者既有血虚的症状如头晕目眩、脉细弱；又有血瘀的症状如月经延期、舌边暗淡、脉涩；更有痰湿阻滞的症状如头沉头晕、苔腻。根据以上症状辨为血虚、血瘀、痰湿 3 个方面，以四物汤补血活血，以桂枝茯苓丸既活血化瘀又祛痰湿。以此二方合用达到治疗血虚痰瘀证的目的。

桂枝茯苓丸是仲景活血化瘀，缓下癥积的代表方，临床应用范围极广，只要患者病变证机有瘀，就可以灵活选用。现举子宫性闭经的病案，用桂枝茯苓丸合方治疗不同的疾病。例如夏某，女，36 岁。自诉患有 6 年闭经病史，月经因肌内注射西药而至，月经因停药而止，曾在郑州、北京、西安等地检查，均未发现器质性病变，确诊为子宫性闭经。刻诊：闭经，少腹轻微疼痛拒按，心胸烦热，失眠多梦，大便干结，手足心热，舌质暗红夹瘀紫、苔薄黄，脉沉涩。辨证为瘀热阻滞证，治当清热活血，通达经脉，给予桂枝茯苓丸与蛭虻归草汤合方加味：桂枝 12 g，茯苓 12 g，桃仁 12 g，牡丹皮 12 g，白芍 12 g，水蛭 6 g，虻虫 3 g，当归 12 g，丹参 15 g，赤芍 15 g，大黄 5 g，炙甘草 6 g。6 剂，水煎服，每日 1 剂，分 3 次服。通过服用本方治疗 3 个月，诸症悉除。根据此患者少腹疼痛拒按，舌质暗红瘀紫辨为瘀血；再根据手足心热、苔薄黄辨为郁热，以此辨为瘀热阻滞证。方以桂枝茯苓丸活血化瘀，通经止痛；以蛭虻归草汤破血逐瘀；加丹参清热活血安神；赤芍凉血散瘀；大黄通下瘀热。方药相互为用，以奏其效。

以上两案都用到了桂枝茯苓丸，虽然病症表现都有瘀血，但病变证机不完全相同，但通过桂枝茯苓丸与其他方剂相加减之后，却能主治不同的病变证型，可见桂枝茯苓丸的临床应用范围极广。

7. 经前期紧张综合征、抑郁焦虑症（心肝血虚，心肾不交，气郁湿热，风痰浸淫证）

刘某，女，31岁，2019年5月3日初诊。

自诉：有5年经前期紧张综合征病史，但服用中西药未能有效控制症状，由病友介绍前来诊治。

刻诊：月经来临前1周耳鸣加重，失眠，梦多险恶，恐惧不解，情绪低落，心烦，急躁易怒，哭笑无常，全身酸困，肢体抽搐，恶心呕吐，手足不温，怕冷，倦怠乏力，口苦口腻，舌质淡红、苔薄黄白夹杂，脉沉弱。

中医辨证：心肝血虚，心肾不交，气郁湿热，风痰浸淫证。

治疗原则：滋补心肝，交通心肾，调气清热。

治疗方剂：酸枣仁汤、桂枝加龙骨牡蛎汤、小柴胡汤、附子半夏汤与藜芦甘草汤合方加减。

酸枣仁45 g，知母6 g，川芎6 g，茯苓6 g，桂枝尖10 g，白芍10 g，龙骨24 g，牡蛎24 g，柴胡24 g，枯芩10 g，红参10 g，生半夏12 g，制附子10 g，藜芦1.5 g，生姜10 g，大枣12枚，炙甘草10 g。6剂，每日1剂，以水1 000 ~ 1 200 mL，浸泡30分钟，大火烧开，小火煎煮50分钟，去滓取药液，每日分早中晚3次服。

5月10日二诊：全身酸困减轻，仍失眠，以前方变龙骨、牡蛎各为30 g，6剂。

5月17日三诊：失眠略有好转，仍梦多险恶，以前方变白芍为30 g，6剂。

5月24日四诊：哭笑无常较前好转，仍恶心呕吐，以前方变生半夏为24 g，6剂。

5月31日五诊：恶心呕吐基本消除，仍口苦，以前方变枯芩为15 g，6剂。

6月7日六诊：情绪低落较前明显好转，仍怕冷，以前方变桂枝尖为15 g，6剂。

6月17日七诊：诸症趋于平稳，又以前方治疗60余剂，诸症基本消除。复以前方巩固治疗50余剂，诸症悉除。随访1年，一切尚好。

【按语】根据失眠、梦多险恶辨为心肝血虚；耳鸣、心烦辨为心肾不交；情绪低落辨为气郁；口苦口腻辨为湿热；肢体抽搐、苔腻辨为风痰。以此选用酸枣仁汤调补心肝；桂枝加龙骨牡蛎汤交通心肾，潜阳安神；小柴胡汤益气调气，平调寒热；附子半夏汤温阳散寒，燥湿化痰；藜芦甘草汤益气息风化痰。方药相互为用，以奏其效。

8. 慢性盆腔炎（湿热下注证）

潘某某，女，45岁，2009年2月26日初诊。

自诉：患有慢性盆腔炎多年，曾在多家医院治疗，服用中西药但治疗效果不佳，近日病情加重前来诊治。妇科检查：一侧附件增粗，并有压痛，可扪及囊性包块，带下色黄。

刻诊：下腹坠胀疼痛而拒按，带下色黄量多有异味，口苦咽干，腰部酸困，时有腰痛，时有发热，大便干，小便黄，时有尿频、尿急，舌红、苔黄，脉数。

中医辨证：湿热下注证。

治疗原则：清热燥湿，凉血解毒。

治疗方剂：白头翁汤加减。

白头翁15 g，黄连12 g，黄柏9 g，秦皮9 g，大黄6 g，芒硝3 g，桃仁9 g，牡丹皮10 g，薏苡仁24 g。6剂，每日1剂，水煎2次，合并药液，分3次服。

二诊：下腹坠胀疼痛拒按明显减轻，余症均有好转，又以前方5剂继服。之后，累计服药30余剂，诸恙悉罢。随访1年，一切正常。

【按语】《伤寒论》第373条：“下利，欲饮水者，以有热故也，白头翁汤主之。”《金匮要略》第十七篇第43条及《伤寒论》第371条：“热利下重者，白头翁汤主之。”仲景论白头翁汤症状离不开“下利”二字，因此方能清理肠腑湿热，以疗下利日重，热伤血络，脓血而下。然妇科血证之中，属湿热损伤胞络者最多，其机制与“下利”之便脓血相同，且同居下焦，故可变化用白头翁汤治疗。根据此患者下腹坠胀疼痛，大便干，小便黄，带下色黄量多有异味，舌红、苔黄，脉数，辨为湿热下注，腐灼脉络。以白头翁汤清热燥湿，凉血解毒；加大黄、芒硝泻热通便；加桃仁、牡丹皮清瘀热；加薏苡仁清利下焦湿热。方中诸药相互为用，以建其功。白头翁汤由白头翁、黄连、黄柏、秦皮4味药组成，功能清热燥湿，凉血解毒，是针对性强、疗效突出的经方，现代药理研究亦表明此方具有良好的抗炎、解热、抗菌等作用，特别是对痢疾杆菌、大肠杆菌具有很强的杀灭作用。临床中常用于治疗细菌性痢疾、阿米巴痢疾、急性肠炎、慢性腹泻、慢性盆腔炎、泌尿系感染、淋菌性尿道炎、阿米巴性肝脓肿等疾病。

9. 慢性盆腔炎、子宫内膜炎（气虚寒湿夹瘀热证）

闫某某，女，32岁，2011年3月19日初诊。

自诉：有多年慢性盆腔炎、子宫内膜炎病史，曾多次行B超检查及妇科检查均诊断为子宫内膜炎、慢性盆腔炎，虽多次经中西医治疗，但病情总是反反复复，近因病症加重前来诊治。

刻诊：带下色白，量特别多，时夹黄浊，小腹疼痛、拘急，手足不温，劳累或遇冷或食凉均加重小腹疼痛，经下夹血块，大便稍困难，舌质红边略紫、苔薄略黄，脉沉。

中医辨证：气虚寒湿夹瘀热证。

治疗原则：温补益气，散寒除湿，化瘀清热。

治疗方剂：薏苡附子败酱散与理中丸合方加减。

红参10 g，白术10 g，干姜10 g，薏苡仁30 g，附子6 g，败酱草15 g，当归15 g，牡丹皮10 g，通草6 g，小茴香10 g，炙甘草10 g。6剂，每日1剂，第1次煎煮30分钟，第2次煎煮20分钟，合并药液，分3次服。

二诊：小腹疼痛减轻，手足转温，又以前方6剂继服。

三诊：小腹仍有轻微拘急疼痛，复以前方加桂枝12 g，治疗20剂，经B超检查及妇科检查，诸症基本恢复正常。随访1年，病症未再复发。

【按语】薏苡附子败酱散本是仲景治疗肠痈的代表方剂，方中薏苡仁破肿排脓，败酱草清热排脓，附子温阳散结。方药组成决定其能温阳通经，化瘀消肿，其不仅能用于治疗大肠寒湿痈证，亦可用于治疗其他疾病属寒湿下注者，如妇科之盆腔炎症、子宫内膜炎、泌尿系统感染、慢性膀胱炎等。王付老师善用薏苡附子败酱散治疗妇科炎症，如治疗带下病病变证机属寒湿为主而兼郁热者，常将薏苡附子败酱散、五苓散与四妙散合用，这样寒热并用，清利兼施，能够很好地达到治疗目的。而理中丸方由人参、白术、甘草、干姜4味药组成，总的来说是温补脾胃之气，振奋脾阳的方子，脾主运化水湿，脾阳充盛则能断绝湿邪再生之源。根据此患者小腹疼痛，遇冷加重，舌质淡红边略紫、苔薄黄辨为寒夹瘀热，又因劳累加重辨为气虚。以薏苡附子败酱散与理中丸合方加味，方中红参、白术补益中气；薏苡仁、败酱草利湿兼清热；附子、干姜、小茴香温中散寒止痛；当归、牡丹皮活血补血凉血，通经止痛；通草通利血脉；炙甘草益气和中。

另，此辨证治疗的关键是要准确抓住病变证机是寒遏而化热，治疗以温阳为主，兼以清热，又血因寒凝而瘀，出现经下夹血块，舌质紫，适当配伍活血化瘀药，以此组方方能达到预期治疗效果。

10. 子宫内膜炎、附件炎（湿热带下证）

李某某，女，25岁，2010年11月11日初诊。

自诉：患有慢性附件炎、子宫内膜炎，虽多次治疗但病情反复发作，近因症状加重前来诊治。

刻诊：少腹疼痛，带下色黄且量多，带下偶夹有血丝，臭秽难闻，时有阴痒，经期前后有少腹坠胀感，舌红、苔黄腻，脉滑。

中医辨证：湿热带下证。

治疗原则：清热泻火，除湿止带。

治疗方剂：茵陈蒿汤与泻心汤合方加减。

茵陈24 g，栀子15 g，大黄6 g，黄芩12 g，黄连12 g，薏苡仁35 g，苍术12 g，车前子12 g，柴胡12 g，白果12 g，苦参15 g。6剂，水煎服，每日1剂。

二诊：带下色黄明显好转，阴痒好转，又以前方6剂继服。之后，用前方加减治疗30余剂，诸症悉除。为巩固治疗效果，复以前方变汤剂为丸剂，每次10 g，每日3次，治疗3个月。经妇科检查一切正常。

【按语】茵陈蒿汤是仲景治疗湿热黄疸的主方，其临床中主治范围甚广，只要病变属性是湿热，均可以合理选用茵陈蒿汤治疗，而不必局限于黄疸及肝炎这一狭小的治疗范围，亦可用于治疗带下病及妇科血证。此方功能清热利湿，疏肝利胆。方中茵陈味微苦，微辛，性微寒，清热而不会苦寒伤胃，安全而效捷；栀子清热止血；大黄清热止血。泻心汤是一张清热泻火的良方，方中仅黄连、黄芩、大黄3味药，有广泛的临床主治范围，如胃脘热痞证、血热出血证、外科火热疮疡证、胃火消中证等。根据仲景《伤寒杂病论》中原文所论“心下即痞”和“心气不足，吐血衄血”，可知泻心汤不仅治疗痞证，亦治疗血热出血证。根据此患者病症表现可辨为湿热带下证，方以茵陈蒿汤清利下焦湿热而止带；以泻心汤凉血止血；加苍术燥湿行气；薏苡仁清利湿热；车前子利湿渗浊；柴胡疏肝行气；白果缩尿止带；苦参清热燥湿止带。方药相互为用，以建其功。

11. 子宫内膜炎、附件炎（瘀热气郁证）

杨某某，女，34岁。

自诉：经妇科检查诊断为子宫内膜炎、附件炎，多次经中西医治疗，但病情总是反反复复，时重时轻，有时也结合电疗，均未达到治疗目的，近因病症加重前来诊治。

刻诊：小腹拘急灼热，胀痛固定不移，时有前阴下坠，经期先后不定且夹血块，带下色赤，亦有黄带，且量多，经期乳房胀痛，急躁易怒，大便不调，舌红、苔黄，脉弦紧。

中医辨证：瘀热气郁证。

治疗原则：泻热祛瘀，疏肝理气。

治疗方剂：桃核承气汤与四逆散合方加减。

桃仁10 g，大黄6 g，桂枝10 g，芒硝6 g，柴胡15 g，枳实15 g，当归15 g，白芍15 g，川芎15 g，薤白15 g，生甘草6 g。12剂，每日1剂，水煎2次，分2次服。

二诊：小腹拘急减轻，又以前方6剂继服。

三诊：经期乳房略有胀痛，又以前方6剂继服。之后，以前方治疗50余剂，诸症悉除。随访1年，一切尚好。

【按语】中医辨带下病主要包括三个方面，有白带、黄带、赤带，相当于现代西医所说的妇科炎症，如盆腔炎、宫颈糜烂、子宫内膜炎、附件炎等。王付老师临床治疗带下病，分型清晰，辨证明确，故临床疗效较高。根据此患者小腹拘急灼热，胀痛且固定不移辨为瘀；再根据带下色黄且量多，大便不调辨为热；因舌红、苔黄，脉弦紧辨为瘀热内结。以此选用桃核承气汤与四逆散合方加味。方中桃仁活血化瘀；大黄、芒硝泻热祛瘀；桂枝通经散寒；柴胡、枳实疏肝行气、降逆下气；白芍柔肝补肝，缓急止痛；当归、川芎活血补血、行气止痛；薤白通阳行气宽胸；生甘草清热益气。方中诸药相互为用，取得较好治疗效果。

12. 习惯性流产（肝脾气血虚证）

马某，女，31岁。

自诉：曾流产6次，多次服用中西药，但未能取得预期治疗效果，经检查有轻度宫颈糜烂。

刻诊：妊娠已月余，轻微腹部不舒，食欲减退，大便溏，面色不荣，指甲无泽，时有小腿抽筋，偶有头晕目眩，心烦，口干但饮水不多，舌质偏红、苔薄白，脉虚弱。

中医辨证：肝脾气血虚证。

治疗原则：养肝调脾，调理气血。

治疗方剂：当归芍药散加减。

当归12 g，白芍24 g，川芎9 g，茯苓12 g，白术12 g，泽泻6 g，黄芩12 g，砂仁12 g，熟地黄18 g，红参3 g。6剂，每日1剂，水煎2次，分2次服。

二诊：腹部不舒解除，其余症状有好转，又以前方6剂继服。之后，诸症悉除，又断断续续服用70余剂，如期顺产一男婴。

【按语】习惯性流产是指连续3次以上的自然流产。西医认为引起习惯性流产的原因主要有子宫发育异常、宫腔粘连、子宫肌瘤、染色体异常、孕妇黄体功能不足、甲状腺功能低下、先天性子宫畸形、自身免疫、感染及外伤等。而中医认为引起习惯性流产的主要原因有气血虚弱、肾气亏虚、痰湿阻滞、瘀血凝滞、肝气逆乱及外伤等。辨治习惯性流产必须辨清致病原因、病变证机与病症表现，做到针对致病原因与病变证机而采取最佳治疗方药，切不能盲目治疗。

当归芍药散是仲景治疗肝脾气血虚证的代表方，方中当归、白芍生血；川芎行血；茯苓、泽泻渗湿利便；白术补气健脾。方中以大剂量的白芍和小剂量的当归、川芎配伍，既可养血止痛，又可防当归、川芎动血。当归芍药散非但可以安胎，亦可合理配伍用于治疗痛经、闭经、肝炎、冠心病、心绞痛等疾病。此病症表现既有肝血虚如面色不容，又有脾气虚如大便溏，以此而辨为肝脾气血虚证。以当归芍药散补益气血；加黄芩以清热安胎；红参以益气固摄；熟地黄以补血益胎；砂仁以醒脾安胎。方药相互为用，以奏其效。

13. 妊娠呕吐（中虚湿热烦逆证）

彭某某，女，27岁。

自诉：怀孕50余日，近20日来恶心呕吐剧烈，在当地经中西药治疗，但未能有效控制病情，近因亲戚介绍前来诊治。

刻诊：妊娠恶心呕吐，口苦，心胸烦热，倦怠乏力，舌质红、苔黄腻，脉虚弱。

中医辨证：中虚湿热烦逆证。

治疗原则：补益中气，清热燥湿，透郁止逆。

治疗方剂：半夏泻心汤与栀子豉汤合方加减。

栀子15 g，豆豉10 g，姜半夏12 g，黄芩10 g，红参10 g，干姜10 g，黄连3 g，大枣12枚，白术15 g，炙甘草10 g。6剂，每日1剂，水煎2次，合并药液，分3次服。

二诊：恶心呕吐减轻，以前方6剂继服。

三诊：恶心呕吐解除，以前方5剂继服。

四诊：诸症悉除。

【按语】《金匮要略》第十七篇第10条："呕而肠鸣，心下痞者，半夏泻心汤主之。"《伤寒论》第149条论："（心下）但满而不痛者，此为痞，柴胡不中与之，宜半夏泻心汤。"《伤寒论》第77条："发汗若下之，而烦热胸中窒者，栀子豉汤主之。"仲景设栀子豉汤主治热扰胸膈证，方中栀子清心除烦，豆豉辛散透达，宣发郁热，两药合用，共奏清宣郁热之效。本方是治疗心胸烦躁的良方。此妊娠呕吐患者有恶心呕吐、倦怠乏力、脉虚弱辨为中气虚弱；根据口苦，舌质红、苔黄腻辨为湿热；再根据心胸烦热，辨为热扰胸膈证。以半夏泻心汤补中泻热，除湿消痞；以栀子豉汤清宣郁热。经方合用，其效显著。

14. 妊娠高血压（肝郁血瘀证）

石某，女，28 岁。

自诉：怀孕 6 个月，血压 145/110 mmHg（在怀孕之前无高血压病史），下肢轻度水肿，服用中西药，未能取得预期治疗效果，近因头晕目眩加重前来诊治。

刻诊：妊娠头晕目眩，头胀，头痛如针刺，因情绪异常加重，下肢轻度水肿，舌质暗红瘀紫、苔薄黄，脉沉涩。

中医辨证：肝郁血瘀证。

治疗原则：疏肝解郁，活血化瘀。

治疗方剂：四逆散与桂枝茯苓丸合方加减。

柴胡 12 g，枳实 12 g，白芍 12 g，桂枝 12 g，茯苓 12 g，桃仁 12 g，牡丹皮 12 g，川芎 12 g，葛根 24 g，钩藤 24 g，泽泻 30 g，炙甘草 12 g。6 剂，水煎服，每日 1 剂，每剂分 3 次服。

二诊：头晕目眩减轻，以前方 6 剂继服。

三诊：头胀解除，以前方 6 剂继服。

四诊：血压 130/95 mmHg，以前方 6 剂继服。

五诊：头痛止，以前方 6 剂继服。

六诊：血压 125/85 mmHg，诸症基本解除，以前方 6 剂继服。随访 2 个月，一切正常。

【按语】四逆散仅由 4 味药组成，为调气开郁之祖方，通过加味可治疗诸多疾病。如气郁血瘀者以四逆散合桂枝茯苓丸治疗；气郁脾虚者以四逆散合四君子汤治疗等。此患者血压因情绪异常加重辨为肝郁；再根据舌质暗红瘀紫、脉沉涩辨为瘀血、苔薄黄辨为夹热，以此辨为肝郁血瘀证。方以四逆散疏肝解郁，调理气机；以桂枝茯苓丸活血化瘀；加川芎理血行气；葛根清热升阳止痛；钩藤清热降逆止眩；泽泻渗湿利浊。方药相互为用，以奏其效。

15. 产后不能食（产后脾胃虚热烦逆证）

王某某，女，26 岁。

自诉：自生产之后，已10日没有进食，食则呕吐，靠静脉输注葡萄糖供养，特来中医专家门诊求诊。

刻诊：产后不能食，食则呕吐，四肢无力，口干，大便干，舌红而少津，脉虚弱偏数。

中医辨证：产后脾胃虚热烦逆证。

治疗原则：清热和胃，补虚通阳。

治疗方剂：竹皮大丸。

生竹茹6 g，石膏6 g，桂枝3 g，白薇3 g，甘草21 g。6剂，水煎服，每日1剂。

二诊：已能稍微进食，呕吐减轻，又以前方6剂继服。

三诊：乏力好转，口干、大便干均明显好转，又以前方6剂继服。之后，以前方根据病症变化加减治疗20余剂，诸症悉除。

【按语】《金匮要略》第二十一篇第10条："妇人乳中虚，烦乱呕逆，安中益气，竹皮大丸主之。"根据张仲景论竹皮大丸可辨治妇人产后脾胃虚热烦逆证。方中生竹茹清阳明胃热，降胃中浊气；石膏清透胃中之热；桂枝宣畅胃气，兼制竹茹、石膏之寒凉伤胃；白薇清胃热而降浊气；甘草益气健脾。

16. 产后腹痛（肝脾血虚兼痰湿证）

耿某，女，31岁。

自诉：自从产后已年余，经常腹痛，数次经B超等检查，未发现异常病理变化，但小腹疼痛不除，服用中西药效果不明显，近因小腹疼痛专程前来诊治。

刻诊：小腹拘急疼痛，时而隐隐作痛，时而剧烈疼痛，面色不荣，头晕目眩，饮食无味，手足不温，带下黏稠、量多色白，大便溏泄，舌淡、苔薄白腻，脉虚弱。

中医辨证：肝脾血虚兼痰湿证。

治疗原则：补血养肝，健脾祛痰。

治疗方剂：苓桂术甘汤与当归芍药散合方加减。

茯苓24 g，桂枝10 g，白术12 g，当归10 g，白芍48 g，川芎24 g，泽泻24 g，桃仁10 g，干姜10 g，炙甘草10 g。6剂，每日1剂，第1次煎煮30分钟，第2次煎煮20分钟，合并药液，分3次服。

二诊：腹痛缓解，头晕目眩好转，又以前方6剂继服。

三诊：带下止，又以前方6剂继服。之后，又以前方治疗20余剂，诸症悉除。随访1年，一切正常。

【按语】《金匮要略》第二十篇第5条：“妇人怀妊，腹中㽲痛，当归芍药散主之。”根据张仲景论此方可辨治肝脾气血虚腹痛证。方中当归、芍药养血补肝，疏肝柔肝，缓急止痛；川芎血中之气药，理血则肝血得行而行于经脉之中；白术健脾益气，使脾气不为肝气所乘；茯苓健脾渗湿，并使浊气得以下行；泽泻渗利水湿兼防诸补药壅滞。苓桂术甘汤是健脾祛湿的名方，善于治疗脾虚饮逆的头眩证。方中茯苓渗湿健脾，断绝饮邪化生之源；桂枝温阳化气，行水散饮；白术温补脾阳，燥湿邪；甘草补脾气，兼能调和诸药。四药共用，温阳而健脾，利水而降逆，是治疗水气眩晕证的佳方。此病症表现有小腹拘急疼痛、面色不荣辨为气血虚；再根据带下黏稠、量多色白、头晕目眩、大便溏泄辨为虚夹痰湿，以此选用苓桂术甘汤与当归芍药散合方加味。方中当归、白芍补血养血，通经缓急；茯苓、泽泻益气渗湿止带；桂枝温阳醒脾化湿；白术健脾益气，燥湿止带；川芎、桃仁通经活血止痛；干姜温中散寒；炙甘草益气和中。方中诸药相互为用，以取得预期治疗效果。

17. 慢性乳腺炎（气郁不畅，瘀毒热结证）

闫某某，女，45岁。

自诉：患有慢性乳腺炎，经常复发，常常是用药即有治疗效果，停药后诸症又发作，近因慢性乳腺炎急性发作前来诊治。

刻诊：乳房红肿热痛，疼痛拒按，心情不畅，急躁易怒，心情不舒则加重乳房胀痛，口苦，口渴，舌暗红、苔黄，脉数。

中医辨证：气郁不畅，瘀毒热结证。

治疗原则：疏肝解郁，清热解毒，消肿散结。

治疗方剂：四逆散加减。

柴胡15 g，枳实15 g，白芍15 g，金银花30 g，连翘30 g，栀子18 g，没药12 g，乳香12 g，炙甘草12 g。6剂，水煎服，每日1剂。

二诊：药后红肿热痛明显减轻，又以前方治疗12剂，诸病悉除。为了巩固疗效，复以前方变汤剂为丸剂治疗2个月。至今已2年余，未再复发。

【按语】慢性乳腺炎从中医辨证论治，多考虑患者为气郁、瘀毒热结所致。因为女子多气郁，长期心情不舒畅而致气血运行不畅，气血运行不畅又致瘀血病理的形成，气郁、瘀血得不到改善，形成瘀毒热结的病理特征，故慢性乳腺炎的患者多是气郁瘀毒热结的中医证型。根据此患者有乳房红肿热痛，疼痛拒按，口苦，舌暗红、苔黄辨为瘀毒热结；心情不畅，急躁易怒，心情不舒则加重乳房胀痛辨为肝气郁结。以此选用四逆散加上清热解毒、活血化瘀的药物。方中柴胡、枳实疏肝降气，行气散结；白芍柔肝敛肝；重用金银花、连翘以清热解毒散结；栀子清热泻火；乳香、没药活血行气止痛；炙甘草清热解毒，缓急止痛。方中诸药相互为用，以奏其效。慢性乳腺炎因病程比较长，治疗比较慢，所以只有坚持治疗，才能取得预期治疗效果。分析慢性乳腺炎的病因，一是因急性乳腺炎未能及时治疗而引起；二是因使用抗生素未能针对病因而引起；三是因乳汁排泄不畅，导致乳房疼痛，出现乳腺炎。

中医治疗乳腺炎具有明显的优势，中医不仅仅是着眼于炎症这一表面现象，而是采用辨证论治的方法，并根据具体的患者而采用不同的治疗方案。

18. 乳腺增生（少阳郁热夹瘀证）

罗某，女，45岁，2010年10月15日初诊。

自诉：几年前发现乳房胀痛，于是到医院诊治，经B超检查，诊断为双侧乳腺增生，右侧甚于左侧，数经中西药治疗，诸症未除，近因乳房疼痛明显前来诊治。

刻诊：乳房胀痛，因情绪不佳加重，经期刺痛窜痛，表情沉默，心烦，经期夹血块，口苦咽干，舌质红、苔薄黄，脉沉细略涩。

中医辨证：少阳郁热夹瘀证。

治疗原则：清少阳，活血脉，调气机。

治疗方剂：小柴胡汤与桂枝茯苓丸合方加减。

柴胡24 g，黄芩10 g，半夏12 g，红参10 g，生姜10 g，桂枝12 g，茯苓12 g，桃仁12 g，牡丹皮12 g，白芍12 g，大枣12枚，薤白24 g，炙甘草10 g。

6剂，每日1剂，第1次煎煮50分钟，第2次煎煮20分钟，合并药液，分3次服。

二诊：乳房胀痛有好转，又以前方6剂继服，服用方法同前。

三诊：经期乳房略有轻微刺痛，经行未夹血块，又以前方治疗30余剂。诸症消除之后，复以前方研为粉状，每次10 g，每日3次，以巩固治疗3个月，经复查，乳腺增生痊愈。随访1年，一切正常。

【按语】中医认为乳腺病可从肝论治和从胃论治。现代医学之乳腺增生，患者除有乳房部结块外，常伴有月经来前两乳房胀痛，或肿块变大，月经过后症状减轻，情绪不佳则加重，有些患者并有月经不调病史与婚后不孕等病史，可见乳腺增生与冲任不调和肝气不舒有关。小柴胡汤是治疗少阳病的万方之宗，其病变证机是少阳胆热气郁，患者的典型症状有胸胁苦满、嘿嘿（表情沉默、不欲言语）、不欲饮食、心烦、口苦、咽干、目眩等。临床中只要抓住一两个少阳病的典型症状就可以选用小柴胡汤，正如仲景所言：“有柴胡证，但见一证便是，不必悉具。”可见应用小柴胡汤，不是要同时具备往来寒热、胸胁苦满、口苦、咽干、目眩等典型少阳症状。桂枝茯苓丸是仲景活血化瘀、缓下癥积的代表方，然其临床主治范围甚广，通过加减运用，可广泛用于治疗乳腺增生、子宫肌瘤、卵巢囊肿、慢性肝炎、肝硬化、晚期原发性肝癌、冠心病、心肌梗死、高血压、室性早搏、前列腺炎、前列腺肥大、地方甲状腺肿及各种癌变。

根据此患者有乳房胀痛，表情沉默，心烦辨为少阳气郁；再根据经期刺痛辨为瘀；因口苦咽干，舌红、苔黄辨为郁热。以此选用小柴胡汤与桂枝茯苓丸合方加味。方中柴胡、黄芩清郁热，理气机；半夏、生姜辛开苦降，调理气机；桂枝通经化瘀；桃仁、牡丹皮活血化瘀；茯苓渗利瘀浊消肿；白芍益血兼防化瘀伤血；薤白通阳宽胸行气；红参、大枣、炙甘草益气和中，帅血而行。方药相互为用，以取得预期治疗效果。

19. 乳腺增生、双侧乳腺结节3级（气郁血瘀，寒热夹痰证）

夏某，女，41岁，2019年10月30日初诊。

自诉：有多年乳腺增生病史，1年前又发现双侧乳腺结节3级，但服用中西药未能有效控制病情，由病友介绍前来诊治。

刻诊：乳房疼痛，月经期或情绪异常加重疼痛，按之疼痛加剧，情绪低落，心烦急躁，手足烦热，大便干结，倦怠乏力，口渴，舌质暗淡夹瘀紫、苔白腻夹黄，脉沉弱。

中医辨证：气郁血瘀，寒热夹痰证。

治疗原则：行气活血，温阳清热，燥湿化痰。

治疗方剂：四逆散、桂枝茯苓丸、附子半夏汤、大黄甘草汤、甘草海藻汤与藜芦人参汤合方加减。

柴胡 15 g，枳实 15 g，白芍 20 g，茯苓 20 g，桂枝尖 20 g，桃仁 20 g，牡丹皮 20 g，制附子 10 g，生半夏 12 g，海藻 24 g，大黄 12 g，红参 10 g，藜芦 1.5 g，生姜 10 g，大枣 12 枚，炙甘草 15 g。6 剂，每日 1 剂，以水 1 000 ～ 1 200 mL，浸泡 30 分钟，大火烧开，小火煎煮 50 分钟，去滓取药液，每日分早中晚 3 次服。

11 月 6 日二诊：大便通畅，仍情绪低落，以前方变柴胡、枳实、炙甘草各为 18 g，6 剂。

11 月 13 日三诊：情绪低落较前好转，大便略溏，以前方变大黄为 10 g，6 剂。

11 月 20 日四诊：大便正常，仍乳房疼痛，以前方变桂枝尖、茯苓、牡丹皮、桃仁、白芍各为 24 g，6 剂。

11 月 27 日五诊：疼痛较前减轻，按之仍痛，以前方变海藻为 30 g，6 剂。

12 月 4 日六诊：按之痛减轻，仍倦怠乏力，以前方变红参为 12 g，6 剂。

12 月 11 日七诊：诸症基本消除，又以前方治疗 120 余剂，经复查乳腺增生基本消除，双侧乳腺结节为 1 级，复以前方巩固治疗 100 余剂，再次复查乳腺增生、乳腺结节痊愈。随访 1 年，一切尚好。

【按语】根据疼痛、因情绪异常加重辨为郁；疼痛、舌质夹瘀紫辨为瘀；情绪低落辨为气郁；手足烦热、口渴辨为热；舌质暗淡、苔白腻夹黄辨为寒痰夹热。以此选用四逆散疏理气郁；桂枝茯苓丸活血化瘀消癥；附子半夏汤温阳化瘀，燥湿化痰；甘草海藻汤益气软坚散结；大黄甘草汤益气泻热；藜芦人参汤益气息风化痰。方药相互为用，以奏其效。

20. 乳腺小叶增生（瘀血痰结证）

童某某，女，32岁，1999年3月18日初诊。

自诉：患乳腺小叶增生5年余，经常服用中西药，效果不够理想。1年前曾手术治疗，但半年后增生复发，近因乳腺疼痛较明显前来诊治。检查：右侧乳房上方可触及直径3.3 ~ 4 cm肿块，左侧乳房上方可触及直径3.5 ~ 3.7 cm肿块，触压疼痛，按之不移。

刻诊：两侧乳腺均有增生，按之较硬，尤其右侧乳腺增生较左侧大，月经期则疼痛加重，舌质较暗、苔薄黄且腻，脉沉。

中医辨证：瘀血痰结证。

治疗原则：活血化瘀祛痰。

治疗方剂：鳖甲煎丸加减。

鳖甲18 g，射干9 g，黄芩9 g，柴胡18 g，水蛭6 g，干姜9 g，大黄4 g，白芍15 g，桂枝9 g，葶苈子9 g，石韦9 g，厚朴9 g，牡丹皮15 g，瞿麦6 g，紫葳9 g，清半夏6 g，红参6 g，土鳖虫12 g，阿胶（烊化冲服）9 g，蜂房12 g，芒硝3 g，蜣螂3 g，桃仁6 g，枳实9 g。6剂，每日1剂，水煎2次，分2次服。

二诊：自觉病症表现均有所好转，又以前方6剂继服。之后，复以前方累计服用80余剂，乳腺小叶增生基本消失，后又服用丸药，以资巩固疗效。

【按语】乳腺小叶增生是妇科常见病、多发病，亦是难治性病症之一，此病易于复发，但临床只要审明病变证机而恰当用药往往收效良好。根据病症表现特点而辨证为瘀血痰结证，以此选用鳖甲煎丸加减化瘀消癥，化痰散结，收到满意的预期治疗效果。鳖甲煎丸是仲景治疗疾病的一个大方，方中有些药物在药市中亦不容易找到，可以用其他药代替，或者省略不用，或让患者自己寻找。现代临床中鳖甲煎丸多用于治疗乳腺增生、风湿结节、肝硬化、肝脾大，以及各个脏腑癌变等疾病。

21. 女子前阴矢气（肠燥津亏，瘀血阴吹证）

吴某某，女，34岁，营业员，2002年8月13日初诊。

自诉：4年前有时前阴有气如同肛门矢气，久而久之，前阴矢气日趋明显，曾到妇科门诊检查没有发现明显异常，经治疗效果不佳。

刻诊：面色不荣，肌肤失泽，前阴矢气，少腹时时拘急不舒，白带量较多且偶有夹红赤，大便三四日一行且干结不畅，月经量少常多有血块，舌淡、苔薄略燥，脉细兼涩。

中医辨证：肠燥津亏，瘀血阴吹证。

治疗原则：清胃润肠，化瘀通便。

治疗方剂：猪膏发煎。

猪脂油150 g，乱发20 g。制法：先将猪脂油置于锅内加热，然后将乱发纳于猪脂油中，煎炸至乱发消溶即可，再将药离火，放凉，每次服用5 g左右，每日3次。1年后相遇，其曰：连用5天后，诸症悉除，余药也未再服。

【按语】《金匮要略》第二十二篇第22条："胃气下泄，阴吹而正喧，此谷气之实也，膏发煎导之。"仲景明确指出，猪膏发煎治疗女子阴吹（前阴矢气），只要审明病变证机是津亏瘀血燥结证，即可用之。对于女子前阴矢气临床中比较少见，其病变证机有因脾胃虚弱浊气下注，也有脾胃湿热下注，亦有津亏瘀血燥结者，一定要审明证机而以法治之。此患者大便数日一行，面色不荣，月经量少有血块，并参合其他病症表现而确诊为津亏瘀血燥结证，以猪脂油润燥生津养阴，乱发活血化瘀润燥，药仅2味，疗效可谓卓著，足见经方治病之奥妙无穷。

22. 女子外阴瘙痒（湿热浸淫，湿热下注证）

朱某某，女，22岁，学生，2010年4月8日初诊。

自诉：外阴及阴道瘙痒已半年，近日因病症加重前来诊治。

刻诊：外阴瘙痒严重，阴道内有黄色分泌物，瘙痒难忍，有异味，大便稍干，舌红、苔黄，脉稍数。

中医辨证：湿热浸淫，湿热下注证。

治疗原则：清热利湿，解毒止痒。

治疗方剂：苦参汤、矾石汤、蛇床子散合方加减。

苦参24 g，白矾10 g，蛇床子15 g，土茯苓15 g，地肤子30 g，芒硝10 g，花椒10 g，大黄3 g。6剂，嘱其上药煮40分钟左右，煮成后，内服

10 ~ 20 mL，其余外洗，每日洗 3 次。

二诊：瘙痒好转，又以前方去大黄，加吴茱萸 6 g，炙甘草 15 g，6 剂，服用方法同前。

三诊：诸症已基本消除，阴部有碎屑脱落，于前方加黄柏 10 g，6 剂，病告痊愈。

【按语】苦参汤是仲景方治疗狐惑“蚀于下部”的外洗方剂。苦参味苦，性寒，苦以燥湿泄浊，寒以清热解毒，更能通利小便，使湿热毒邪从小便而去。临床多用于治疗湿热下注出现的带下阴痒之证，口服、外洗均可。现代药理研究亦表明本方对多种急性渗出性炎症有明显的对抗作用，且有抗真菌、抗病毒、抗菌、抗炎、抗肿瘤、抗过敏、抗心律失常、抗心肌缺血、增强冠状动脉血流量、调血脂、利尿、平喘等作用。矾石汤是仲景解毒燥湿，蠲邪下泄的代表方，临床中常用于治疗脚气及一些皮肤科疾病，可外洗，亦可内服。《金匮要略》第二十二篇第 20 条：“蛇床子散方：温阴中坐药。”明确指出蛇床子散能温化寒湿，用法可为外洗阴部，主要用于治疗妇人寒湿下注的阴痒证。药虽仅用蛇床子与白粉 2 味药，但治疗此类病症疗效却相当显著，蛇床子性温，味辛、苦，温肾壮阳，散寒燥湿，杀虫止痒，善主妇人阴中瘙痒、男子阴囊湿痒，疗皮肤恶疮及湿癣。根据此患者一系列病症表现应辨为湿热浸淫证，以苦参汤加味治疗。方中苦参清热解毒，燥湿泄浊；白矾解毒燥湿，蠲邪下泄；蛇床子、花椒温阳散寒，杀虫止痒，兼防寒凉药伤阳气；土茯苓、地肤子解毒除湿止痒；大黄、芒硝泄浊热而通大便。诸药相互为用，以奏其效。

23. 经前期焦虑不安（肝郁痰热扰心证）

夏某，女，34 岁，2008 年 10 月 25 日初诊。

自诉：有多年经行精神障碍病史，服用镇静药、营养神经药及中药汤剂、丸剂等，仍然未能达到有效控制症状，近因病症加重前来诊治。

刻诊：经期前焦虑不安，心烦，失眠多梦，口苦口干，因情绪异常加重，肢体烦重，舌质红、苔黄腻厚，脉沉弦。

中医辨证：肝郁痰热扰心证。

治疗原则：疏肝解郁，清热化痰。

治疗方剂：四逆散、小陷胸汤与朱砂安神丸合方加减。

柴胡 12 g，枳实 12 g，白芍 12 g，黄连 18 g，姜半夏 12 g，瓜蒌 30 g，朱砂（冲服）3 g，生地黄 8 g，当归 8 g，炙甘草 12 g，远志 12 g，酸枣仁（一半生服，一半煎煮）40 g。6 剂，水煎服，每日 1 剂，每剂分 3 次服。

二诊：口苦减轻，减黄连为 15 g，以前方 6 剂继服。

三诊：苔黄腻基本消除，以前方 6 剂继服。

四诊：失眠基本恢复正常，以前方 6 剂继服。

五诊：月经来潮未再出现明显精神障碍，以前方 6 剂继服。之后，为了巩固疗效，嘱其在每次月经来临之前服药 1 周，连续治疗 3 个疗程。随访 1 年，一切正常。

【按语】四逆散为仲景疏肝解郁之主方，方中柴胡既能疏肝解郁又能升达阳气；芍药敛阴柔肝，泻肝缓急，固藏肝血，并能佐治柴胡疏散太过；枳实行气破滞，解郁降逆，降泄浊气，与柴胡相伍，一升一降，调畅肝胆气机；甘草益气与柴胡相用，疏肝之中以益气，与芍药同用，益气之中以柔肝，与枳实同用，降泄之中不伤气，并能调和诸药。小陷胸汤是治疗痰热证的基础方，可治疗胸膜炎、肋间神经痛等，方由黄连、半夏、瓜蒌实 3 味药组成，全方清热涤痰而开结，其病变证机是痰热阻滞。王付老师临床应用小陷胸汤并不局限于小结胸证，只要患者病变证机有痰热，就可以合理应用之。朱砂安神丸是镇心安神的佳方，方由朱砂、黄连、生地黄、当归、甘草 5 味药组成，方中朱砂甘寒质重，专入心经，寒能清热，重能镇怯，既能重镇安神又能清心火，治标之中兼能治本；黄连苦寒，清心泻火以除烦热；生地黄滋阴清热；当归补益阴血；炙甘草调药和中，以防诸药伤胃。全方标本兼治，清中有养，是安神定志的良方。根据此患者情绪异常加重辨为气郁；再根据口苦口干、苔黄辨为热；因肢体烦重、苔黄腻辨为痰热，以此辨为肝气郁滞，痰热扰心证。方中柴胡疏肝解郁；枳实降泄浊气；白芍柔肝缓急；黄连清热除烦；姜半夏燥湿化痰；瓜蒌清热化痰；远志开窍安神；酸枣仁养心安神；朱砂清心重镇安神；生地黄凉血清心；当归补血活血；炙甘草益气和中，并调和诸药。

24. 不孕症（血虚痼寒证）

靳某，女，29岁。

自诉：1年前经彩超等检查，诊断为输卵管粘连、盆腔积液，经中西药及输卵管通气等方法治疗，均没有取得预期治疗效果，经同事介绍前来诊治。

刻诊：少腹、小腹轻微胀痛，腹部畏寒甚，手足不温，带下较多，心烦，口干不欲饮水，面色不荣，舌淡红、苔薄，脉沉弱。

中医辨证：血虚痼寒证。

治疗原则：养血通脉，温阳祛寒。

治疗方剂：当归四逆加吴茱萸生姜汤加减。

当归10 g，桂枝10 g，白芍10 g，细辛10 g，炙甘草6 g，通草6 g，大枣25枚，吴茱萸15 g，生姜20 g，川芎12 g，生地黄15 g。6剂，每日1剂，水煎2次，合并药液，分3次服。

二诊：少腹、小腹胀痛减轻，又以前方治疗12剂，诸症悉除。之后，复以前方随病症变化而适当加减治疗30余剂，复经B超等检查，已痊愈。随访1年，已生一男婴。

【按语】《伤寒论》第352条：“若其人内有久寒者，宜当归四逆加吴茱萸生姜汤。”根据张仲景论当归四逆加吴茱萸生姜汤可治肝血虚痼寒证，当归四逆加吴茱萸生姜汤是由当归四逆汤加上吴茱萸、生姜而成，在当归四逆汤补血散寒的基础之上又增加了吴茱萸的温暖胞宫、疏达气机与生姜的温里散寒的治疗作用，可见其效较当归四逆汤更胜一筹。此方证与当归四逆汤的主治基本相同，且又比当归四逆汤的治疗作用较好，故临床中应用当归四逆汤治疗疾病时可以加吴茱萸与生姜以增强治疗作用。不孕症是临床中较难治疗的疾病之一，患者不仅心情要充分放松，亦要坚持服药方能达到理想的治疗目的，所以辨治不孕症不仅要求医生有较高的医疗水平，患者的服药态度及心情问题亦起着重要作用。临床中不孕症的病机以胞宫虚寒为主，若患者胞宫积寒日久，则寒凝胞宫，胞宫则不能孕育；患者血行不畅，血虚无以滋养胞宫亦致胞宫无以养胎。故治疗不孕症时要充分考虑血虚与寒凝这两个方面，如果患者病情比较复杂，要根据其病情灵活用药。根据此患者症状既有久寒如小腹、少腹畏寒甚，手足不温，又有血虚如面色不荣，舌淡红、苔薄，亦有郁热如心烦、口干不欲饮水，以此选用当归四逆加吴茱萸生姜汤温阳散寒补血活血，加川芎行气理血，生地黄兼清郁热。方药相互为用，以奏其效。

25. 不孕症（瘀阻胞中证）

朱某，女，32岁。

自诉：早4年前做过几次人工流产，末次人工流产至今未再怀孕。近2年来，经多方治疗，但均未取得治疗效果。

刻诊：经期先后不定，经血多伴有血块，颜色暗淡，小腹恶寒，经常口干但饮水不多，面色萎黄，四肢无力，嗜卧，舌苔无变化，脉沉。

中医辨证：瘀阻胞中证。

治疗原则：活血化瘀，温养经脉。

治疗方剂：温经汤加减。

吴茱萸9g，桂枝9g，川芎9g，生姜12g，半夏12g，牡丹皮9g，麦冬12g，人参6g，炙甘草6g，阿胶（烊化冲服）10g，当归15g，白芍9g，淫羊藿15g，蛇床子12g。6剂，每日1剂，水煎2次，合并药液，分3次服。连服80余剂。次年顺产一男婴。

【按语】温经汤是仲景为治疗胞宫虚瘀寒证而设，主治“少腹寒，久不受胎，兼取崩中去血或月水过多及至期不来”。其中以调治月经病为多，徐灵胎誉其为“调经之总方”。从温经汤组成看温经散寒的药有吴茱萸、桂枝；活血化瘀药有川芎、桂枝、当归；补血药有当归、芍药、阿胶；滋阴药有麦冬、牡丹皮；化湿和胃，调和胃气的药有半夏、生姜。组方层次分明，面面俱到，是治疗妇科疾病及不孕症的良方，其病变证机是寒瘀虚，本方具有良好的温补冲任，养血祛瘀的治疗作用。王付老师在临床中治疗不孕症经常用到此方，疗效确切。根据此患者病症表现而辨为阳虚不温，瘀阻胞宫中，故以温经汤温补冲任，养血祛瘀，加淫羊藿、蛇床子壮阳气，散寒滞。方中诸药相互为用，以建其功。

26. 子宫内膜异位症（阳虚湿热夹风痰证）

郑某，女，41岁，2018年2月26日初诊。

自诉：有多年子宫内膜异位症病史，但服用中西药均未能取得预期治疗效果，由病友介绍前来诊治。

刻诊：痛经引会阴部、肛门及大腿痛如刀割，性生活刺痛，排小便刺痛，腰痛，月经经期延长，经血淋漓不断，夜间小腿抽筋，大便干结，手足不温，怕冷，面色不荣，倦怠乏力，口苦口腻，舌质淡红夹瘀紫、苔腻黄白夹杂，脉沉弱。

中医辨证：阳虚湿热夹风痰证。

治疗原则：温阳化瘀，益气清热。

治疗方剂：桂枝茯苓丸、附子白及汤、胶姜汤、大黄甘草汤、甘草海藻汤与藜芦人参汤合方加减。

桂枝尖 20 g，白芍 20 g，茯苓 20 g，牡丹皮 20 g，桃仁 20 g，制附子 10 g，白及 3 g，干姜 10 g，阿胶珠（烊化冲服）10 g，大黄 12 g，海藻 24 g，红参 10 g，藜芦 1.5 g，生姜 10 g，大枣 12 枚，炙甘草 10 g。6 剂，每日 1 剂，1 000 ~ 1 200 mL，浸泡 30 分钟，大火烧开，小火煎煮 50 分钟，去滓取药液，每日分早中晚 3 次服。

3 月 5 日二诊：大便较前通畅，仍口苦口腻，以前方加黄连为 10 g，6 剂。

3 月 12 日三诊：口苦口腻减轻，仍疼痛，以前方变桂枝尖、茯苓、桃仁、牡丹皮、白芍各为 24 g，6 剂。

3 月 19 日四诊：疼痛略有减轻，仍经血淋漓，以前方变白及为 6 g，6 剂。

3 月 26 日五诊：疼痛较前又有减轻，经血淋漓较前减少，以前方变白及为 10 g，6 剂。

4 月 2 日六诊：经血淋漓基本消除，仍倦怠乏力，以前方变红参为 12 g，6 剂。

4 月 9 日七诊：诸症基本缓解，以前方治疗 120 余剂，经复查子宫内膜异位较前明显减轻，复以前方治疗 120 余剂，诸症消除，再次复查子宫内膜异位症基本痊愈。随访 1 年，一切尚好。

【按语】根据疼痛、手足不温辨为寒；痛如刀割、舌质夹瘀紫辨为瘀；倦怠乏力、脉沉弱辨为气虚；口苦口腻辨为湿热；夜间小腿抽筋、苔腻辨为风痰；经血淋漓辨为阳虚不固，湿热浸淫。以此选用桂枝茯苓丸活血化瘀消癥；附子白及汤温阳化瘀止血；胶姜汤温阳补血止血；大黄甘草汤益气清热止血；甘草海藻汤益气软坚散结；藜芦人参汤益气息风化痰。方药相互为用，以奏其效。

27. 子宫腺肌病（寒热夹瘀，风痰夹虚证）

郑某，女，38岁，2018年4月30日初诊。

自诉： 有多年子宫腺肌病病史，但服用中西药均未能取得预期治疗效果，由病友介绍前来诊治。

刻诊： 痛经如针刺，腰痛，腹胀坚硬，月经经期延长，经血淋漓不断，心胸烦热，情绪低落，急躁易怒，手足冰凉，怕冷，头晕目眩，倦怠乏力，口苦咽干，舌质红夹瘀紫、苔腻黄白夹杂，脉沉弱。

中医辨证： 寒热夹瘀，风痰夹虚证。

治疗原则： 温阳清热，益气化瘀，息风化痰。

治疗方剂： 小柴胡汤、附子白及汤、胶姜汤、甘草海藻汤、橘皮汤与藜芦芍药汤合方加减。

柴胡24 g，枯芩10 g，红参10 g，生半夏12 g，制附子10 g，藜芦1.5 g，白及3 g，干姜10 g，阿胶珠（烊化冲服）6 g，海藻24 g，陈皮24 g，白芍12 g，生姜10 g，大枣12枚，炙甘草10 g。6剂，每日1剂，以水1 000 ~ 1 200 mL，浸泡30分钟，大火烧开，小火煎煮50分钟，去滓取药液，每日分早中晚3次服。

5月7日二诊：心胸烦热略有好转，仍手足冰凉，以前方变制附子为12 g，6剂。

5月14日三诊：手足冰凉略有好转，仍经血淋漓，以前方变白及、阿胶珠各为10 g，变白芍为24 g，6剂。

5月21日四诊：经血减少，仍腹胀坚硬，以前方变陈皮为40 g，变海藻为30 g，6剂。

5月28日五诊：腹胀较前明显减轻，经血淋漓止，仍头晕目眩，以前方变藜芦为2.5 g，6剂。

6月4日六诊：情绪明显好转，仍口苦，以前方变枯芩为15 g，6剂。

6月11日七诊：诸症基本缓解，以前方治疗100余剂，经复查子宫腺肌病较前明显减轻，复以前方治疗120余剂，诸症消除，再次复查子宫腺肌病基本痊愈。随访1年，一切尚好。

【按语】根据痛经如针刺、手足不温辨为寒瘀；口苦咽干、舌质红辨为热；倦怠乏力、脉沉弱辨为气虚；头晕目眩、苔腻辨为风痰；心胸烦热、情绪低落辨为郁热；经血淋漓辨为阳虚不固，湿热浸淫。以此选用小柴胡汤益气调气，平调寒热；附子白及汤温阳化瘀止血；胶姜汤温阳补血止血；橘皮汤行气化痰；甘草海藻汤益气软坚散结；藜芦芍药汤息风化痰，补血止痛。方药相互为用，以奏其效。

28. 幼稚子宫（寒热瘀痰夹虚证）

马某，女，16岁，2019年5月28日初诊。

其母代诉：14岁未来月经没有引起重视，15岁仍未来月经，经检查诊断为幼稚子宫，但服用中西药未能取得预期治疗效果，由病友介绍前来诊治。

刻诊：原发性闭经，乳房发育不明显，阴毛稀少，手足不温，大便干结，倦怠乏力，心胸烦热，口渴欲饮热水，舌质红夹瘀紫、苔薄腻黄白夹杂，脉沉弱。

中医辨证：寒热瘀痰夹虚证。

治疗原则：温阳清热，益气化瘀，燥湿化痰。

治疗方剂：天雄散、百合地黄汤、下瘀血汤、附子白及汤、甘草海藻汤与藜芦人参汤合方加减。

炮天雄10 g，白术24 g，桂枝尖20 g，龙骨10 g，百合15 g，生地黄50 g，大黄6 g，桃仁5 g，土鳖虫10 g，制附子10 g，白及5 g，生半夏12 g，海藻24 g，红参10 g，藜芦1.5 g，生姜10 g，大枣12枚，炙甘草15 g。6剂，每日1剂，以水1 000~1 200 mL，浸泡30分钟，大火烧开，小火煎煮50分钟，去滓取药液，每日分早中晚3次服。

6月5日二诊：口渴减轻，仍大便干结，以前方变大黄为9 g，6剂。

6月12日三诊：大便通畅，仍手足不温，以前方制附子变生附子为5 g，6剂。

6月19日四诊：手足较前温和，仍倦怠乏力，以前方变红参为12 g，6剂。

6月26日五诊：诸症明显好转，以前方6剂继服。

7月2日六诊：诸症基本消除，又以前方治疗120余剂，经复查子宫、乳房较前明显发育，阴毛较前增多，复以前方巩固治疗60余剂。再次复查子宫发育基本正常，月经来临，月经量基本正常，又以前治疗30余剂。随访1年，月经正常，其他一切尚好。

【按语】根据闭经、手足不温辨为寒；闭经、舌质红辨为热；倦怠乏力辨为虚；苔腻辨为痰；舌质夹瘀紫辨为瘀。以此选用天雄散温壮阳气；百合地黄汤清热滋补阴血；下瘀血汤泻下瘀热；附子白及汤温阳化瘀生新；甘草海藻汤益气软坚散结；藜芦人参汤温益中气，息风化痰。方药相互为用，以奏其效。

29. 多囊卵巢综合征（胞宫瘀热证）

王某某，女，26岁，2009年10月22日初诊。

自诉：月经不调，月经延后，有时1个半月来1次月经，有时2个月来1次月经，有时甚至半年才来1次月经，多次服用西药如“妈富隆”等，但治疗效果不佳，病情反反复复。经彩超检查，诊断为多囊卵巢。

刻诊：月经延期，经下夹血块，经前腹痛如针刺，心烦，口渴欲饮水，舌质红而边略暗，脉细略涩。

中医辨证：胞宫瘀热证。

治疗原则：破血逐瘀。

治疗方剂：抵当汤与桂枝茯苓丸合方加减。

桃仁12 g，大黄9 g，水蛭6 g，虻虫6 g，茯苓15 g，牡丹皮15 g，白芍15 g，桂枝15 g，炙甘草10 g。6剂，每日1剂，水煎2次，合并药液，分3次服。连续用药4个月，经彩超复查，多囊卵巢基本消失。为了巩固疗效，以前方汤剂变散剂继续治疗半年，病痊愈。

【按语】《金匮要略》第二十二篇第14条：“妇人经水不利下，抵当汤主之。亦治男子膀胱满急，有瘀血者。”仲景论“妇人经水不利下”的病变证机是瘀热内结，阻滞经脉，经气不通。“妇人经水不利下”的病症表现有经量少夹血块，经前期腹痛，或经血当行而不行。所以抵当汤是治疗瘀热阻滞胞宫证而见月经不调的有效方剂，方中桃仁破血化瘀，通月水，利胞宫，和气血，润肠通便，使瘀血从大便而去；水蛭、虻虫破血癥，化瘀血，通血脉，利经隧，疗月水不通；大黄泻热逐瘀，通利大便，洁净肠腑，全方共奏破血逐瘀的治疗作用。临床中常用于治疗妇科之痛经、闭经、急性盆腔炎、急性附件炎、子宫肌瘤，男性之前列腺炎、前列腺肥大、睾丸结核，以及尿潴留、冠心病、心绞痛、脑梗死等疾病。

根据此病症表现有经下夹血块、心烦、口渴欲饮水、舌质红而边略暗、脉细略涩辨为胞宫瘀热证。以抵当汤破血逐瘀，清热祛瘀；加桂枝通阳祛瘀；加茯苓利导；加牡丹皮清瘀热；加白芍养阴血，而避免攻伐药力峻而伤血；炙甘草调和诸药。方药相互为用，以建其功。多囊卵巢综合征是妇科常见病，患者多表现为月经延期，或月经先后不定期，或闭经，如果得不到患者足够的重视，而不采取任何治疗措施，很有可能影响怀孕生育。所以当女子月经出现长期不正常时，应该去医院做妇科检查，若发现系多囊卵巢综合征，要积极地采取治疗措施以治愈疾病，以免日后影响怀孕。

30. 多囊卵巢综合征、不孕症（虚寒瘀夹热证）

许某，女，34岁，2018年6月2日初诊。

自诉：结婚6年未孕，经检查诊断为多囊卵巢综合征，但服用中西药已3年余仍未怀孕，由病友介绍前来诊治。

刻诊：月经不规律，月经量少夹血块，心胸烦热，情绪低落，急躁易怒，手足不温，怕冷，面色不荣，倦怠乏力，口苦咽干，舌质淡红夹瘀紫、苔薄黄白夹杂，脉沉弱。

中医辨证：虚寒瘀夹热证。

治疗原则：温补气血，活血化瘀，调气清热。

治疗方剂：温经汤、小柴胡汤与天雄半夏汤合方加减。

柴胡24 g，枯芩10 g，红参10 g，生半夏12 g，炮天雄10 g，吴茱萸10 g，桂枝尖6 g，当归6 g，阿胶珠（烊化冲服）6 g，川芎6 g，白芍6 g，牡丹皮6 g，麦冬24 g，生姜10 g，大枣12枚，炙甘草10 g。6剂，每日1剂，以水1 000 ~ 1 200 mL，浸泡30分钟，大火烧开，小火煎煮50分钟，去滓取药液，每日分早中晚3次服。

6月9日二诊：手足不温明显好转，仍心胸烦热，以前方变牡丹皮、枯芩各为12 g，6剂。

6月16日三诊：手足不温较前又有明显好转，仍经血量少，以前方变当归、白芍各为24 g，变阿胶珠为10 g，6剂。

6月23日四诊：手足温和，仍面色不荣，以前方变红参为12 g，6剂。

6月30日五诊：倦怠乏力明显好转，口苦口干基本消除，仍有轻微怕冷，以前方变桂枝尖为15 g，6剂。

7月7日六诊：急躁易怒基本消除，仍面色不荣，以前方变川芎为24 g，6剂。

7月13日七诊：月经量较前又有增多，血块消除，又以前方治疗80余剂，经复查多囊卵巢综合征痊愈，复以前方巩固治疗40余剂，已怀孕。随访1年，顺产一男婴，一切尚好。

【按语】根据经血量少、面色不荣辨为气血虚；手足不温辨为寒；经期夹血块辨为瘀；心胸烦热、情绪低落辨为气郁夹热。以此选用温经汤补益气血，温经散寒，活血化瘀；小柴胡汤益气调气，平调寒热；天雄半夏汤温壮阳气降逆和中。方药相互为用，以奏其效。

31. 老年性阴道炎（阳虚寒湿下注证）

何某，女，62岁，1998年1月26日初诊。

自诉：老年性阴道炎已3年余，多次经中西医治疗，均因症状未能得到控制而更医。经妇科检查诊断为老年性阴道炎。

刻诊：阴部瘙痒而干燥，阴部阴冷，有白色分泌物，舌苔无变化，脉弱。

中医辨证：阳虚寒湿下注证。

治疗原则：温肾散寒，燥湿止痒。

治疗方剂：蛇床子散加减。

蛇床子24 g，苍术15 g，蜀椒6 g，地肤子24 g，黄柏6 g。5剂，每日1剂，水煎2次，合并药液，分3次内服外用。每次服药150 mL左右，外用约250 mL。

二诊：病症好转，又以前方5剂继服。之后，继续服用前方20余剂，诸症悉罢。

【按语】《金匮要略》第二十二篇第20条："蛇床子散方：温阴中坐药。"蛇床子散是仲景治疗妇人寒湿下注阴痒的有效方，蛇床子味辛、苦，性温，温肾散寒，燥湿杀虫而止痒，善于治疗妇人阴中瘙痒、男子阴囊湿痒、皮肤恶疮及湿癣。蛇床子散作为一种外用药，为仲景开妇科外治法之先河。临床中主要用于治疗西医所说的滴虫性阴道炎、盆腔炎、附件炎、宫颈糜烂、尖锐湿疣、阳痿等病。此患者症状有阴部瘙痒而干燥，阴部阴冷，有白色分泌物，辨为阳虚寒湿下注证。以蛇床子散温肾散寒，燥湿止痒；加蜀椒温阳散寒、除湿止痒；加地肤子除湿止痒；加苍术、黄柏燥湿止痒。方药既内服又外用，疗效显著。

第十节　儿科常见疾病

小儿由于消化能力弱，免疫力也弱，故儿科常见疾病有小儿尿床、生长激素缺乏症、小儿矮小症、小儿多动症、小儿惊厥症、消化不良、发热、腹泻、湿疹、咳嗽、小儿肾炎等。

1. 小儿食积（小儿食积化热证）

魏某某，女，3岁半，2010年10月8日初诊。

其母代诉：不欲饮食，睡眠不安，夜间多汗，大便偏干，小便短少，经常低热。

刻诊：面色萎黄，肌肉消瘦，脘腹胀满，大便干，指纹紫滞，遗尿，发育迟缓，舌红、苔薄黄，脉沉数。

中医辨证：小儿食积化热证。

治疗原则：消积导滞，清热通便。

治疗方剂：三甲三仙散与附子泻心汤合方加减。

黄连10g，黄芩10g，大黄6g，附子5g，生山楂15g，生麦芽15g，生神曲15g，鳖甲10g，牡蛎10g，穿山甲6g。6剂，嘱咐其母，水煎煮，每日1剂，每剂分15次服，每次服用约3小匙。

二诊：患儿饮食明显改善，大便通畅。之后，又将前方变汤剂为散剂，每次3g，每日3次，治疗1个月，一切恢复正常。病告痊愈。

【按语】小儿食积是儿科常见病之一。小儿生理特性比较特殊，中医讲小儿“脾常不足”，因而易因喂养不当、饮食失节出现受纳、腐熟、精微化生传输等方面的异常。小儿“肾常不足”，易出现生长发育迟缓、五迟、五软、遗尿等。如明代《婴童百问·第四十九问》：“小儿有积滞、面目黄肿，肚热胀痛，复睡多困，酷啼不食，或大便闭涩，小便如油，或便利无禁，粪白酸臭，此皆积滞也。”并提出了损谷、消导、攻下、调脾等治法。可见古代先贤对小儿食积证已有了很深刻的认识及有效的治疗方法。根据此患者有遗尿，发育迟缓辨为肾气不足；根据大便干，指纹紫滞，舌红、苔薄黄辨为胃中有热；因面色萎黄，肌肉消瘦，脘腹胀满辨为脾气亏虚，饮食积滞。以附子泻心汤泻热消痞，扶阳益正；以三甲三仙散健脾益气，消食导滞。方药相互为用，以建其功。其中三甲三仙散是王付老师治疗小儿食积的经验用方，方由生山楂、生神曲、生麦芽、牡蛎、鳖甲、穿山甲6味药组成，是有良好治疗效果的经验方。

另，小儿食积是小儿时期常见病与多发病，引起小儿食积的主要原因有饮食过量，超过小儿正常消化能力，久而久之形成食积；或过食油腻肥厚食物，壅滞脾胃之气，导致脾不运化，胃不受纳，以此演变为食积；或经常食用生冷食品，久而久之损伤脾胃之气，导致脾胃消化功能减弱；或饮食结构不合理，盲目服用营养食品，以此壅滞脾胃之气而引起小儿食积。小儿食积的形成又是引起营养不良的重要原因，而营养不良又是引起小儿体质虚弱的重要原因，因而导致小儿免疫能力下降，常常引起小儿诸多疾病。所以家长要重视小儿的饮食结构，注重其日常饮食的规律性，这样有助于小儿食积的治疗。

2. 小儿腹泻（脾虚水泻证）

曹某某，女，10岁，2010年6月8日初诊。

其母代诉：其小孩患腹泻1年余，大便泻下清稀如水，曾经中西医治疗多次，虽有治疗效果，但不够理想，腹泻仍在，经其朋友介绍前来诊治。

刻诊：大便稀溏如水，每日5～7次，食欲减退，手足不温，舌淡、苔薄白，脉虚弱。

中医辨证：脾虚水泻证。

治疗原则：补气健脾，涩肠止泻。

治疗方剂：理中丸与四君子汤合方加减。

人参 10 g，干姜 10 g，白术 10 g，炙甘草 6 g，白茯苓 10 g，桂枝 10 g，赤石脂 15 g。6 剂，每日 1 剂，每剂分 6 次服。

二诊：大便稀溏如水明显好转，又以前方治疗 6 剂。之后，以前方治疗 20 余剂，诸症悉除，小儿腹泻痊愈。

【按语】 早在《内经》中已有飧泻、濡泻等记载，宋以后著作中多称为泄泻。《医宗金鉴·幼科心法要诀》指出：“小儿泄泻认须清，伤乳停食冷热惊，脏寒脾虚飧水泻，分消温补治宜精。”它较为明确地提出小儿泄泻的发病原因证型及详细的治疗方法，即小儿泄泻有因伤乳食积致泻者，有因受凉致泻者，有因受热致泻者，有因受惊致泻者，有因脏寒脾虚致泻者。然治疗方法又有消积导滞、温阳散寒、补气健脾等不同，为辨治小儿腹泻指明了大方向。理中丸是温中健脾，散寒止泻的有效方剂，方由人参、白术、干姜、甘草 4 味药组成，既补气健脾又温暖中焦，是治疗脾胃虚寒证的专方。

此小儿素体脾虚胃弱，胃弱则腐熟无能，脾虚则运化失职，因而水反为湿，谷反为滞，不能分清别浊，水湿水谷合污而下，形成脾虚泄泻。以理中丸健脾止泻；加白茯苓渗湿健脾止泻；桂枝温脾阳，止泄泻；赤石脂涩肠止泻。方药相互为用，以建其功。

3. 小儿腹胀（脾寒气虚气滞证）

周某某，男，8 岁。

其母代诉： 近 3 个月来，孩子时时腹胀，曾被诊断为消化不良，经中西医治疗未能达到理想效果。

刻诊： 腹胀，大便时溏，饮食无味，畏寒，不爱活动，喜卧，手足不温，舌质淡、苔薄白，脉弱。

中医辨证： 脾寒气虚气滞证。

治疗原则： 温运脾气，行气除满。

治疗方剂： 厚朴生姜半夏甘草人参汤加减。

厚朴 12 g，生姜 12 g，清半夏 6 g，炙甘草 6 g，红参 3 g，陈皮 12 g，白术 12 g，山楂 9 g，茯苓 12 g。6 剂，每日 1 剂，水煎 2 次，合并药液，分 3 次服。

二诊：腹胀基本消除，饮食好转，又以前方治疗 6 剂。

三诊：大便正常，腹胀消除，复以前方治疗6剂，以资巩固疗效。

【按语】《伤寒论》第66条："发汗后，腹胀满者，厚朴生姜半夏甘草人参汤主之。"其病变证机是脾胃气机壅滞不畅，中气虚弱而不运，厚朴生姜半夏甘草人参汤用于治疗脾寒气滞虚证，常见症状有腹胀满，食欲减退，四肢无力，或腹痛，或腹满时减，复如故，舌淡、苔白，脉弱等。方中厚朴苦温，苦以下气除滞，温以行气消满，使脾胃气机得以通畅；半夏、生姜宣畅气机，调理脾胃，降浊升清；人参温补脾胃，使脾胃主运主纳；甘草补中，并调和诸药。故本方是临床中治疗脾寒气虚气滞腹胀的代表方。此小儿腹胀病变证机一是中气虚弱如不爱活动；二是寒气内生如手足不温；三是气滞如腹胀。故辨为脾寒气虚气滞证，以厚朴生姜半夏甘草人参汤益气健脾散寒；加白术以健脾益气；陈皮以理气除胀；茯苓以渗湿益气健脾；山楂以消食和胃。方药相互为用，以建其功。

4. 小儿口疮（脾胃积热证）

焦某某，女，7岁，2010年10月8日初诊。

其母代诉：几乎每月都有口腔溃疡，溃疡主要分布在舌上、唇边，经常喂服维生素，可溃疡反反复复。

刻诊：舌上、舌边、口腔内侧、口唇边均有溃疡，溃疡面黄白相间，疼痛，流涎，口臭，大便干，舌红、苔黄，脉数。

中医辨证：脾胃积热证。

治疗原则：清热解毒，通腑泻火。

治疗方剂：泻心汤加减。

大黄6 g，黄连10 g，黄芩12 g，栀子18 g，桂枝6 g，附子5 g。6剂，每日1剂，每剂分8次服。

二诊：大便通畅，溃疡疼痛好转，又以前方6剂治疗。

三诊：溃疡已愈，又以前方6剂治疗，以资巩固疗效。

【按语】《圣济总录·小儿口疮》指出本病病机："小儿口疮者，由血气盛实，心脾蕴热，熏发上焦，故口舌生疮。"一般而言，口疮病位在心、脾、胃、肾。因心开窍于舌，心脉通于舌上；脾开窍于口，脾络通于口；肾脉循喉咙连舌本；胃经循颊络齿龈。故而脾胃积热、心经伏火、肾阴不足、虚火上犯等皆能导致口舌生疮。此病症有口腔溃疡，疼痛，口臭，大便干，舌红、苔黄，脉数，乃脾胃积热，火热上攻所致，以泻心汤加味清热解毒，通腑泻火。方中黄芩、黄连清热燥湿，泻心胃之火；栀子清热除燥，泻火解毒；大黄泻热通便；桂枝、附子通阳气，利热邪散发，兼制寒凉药伤阳气。方药相互为用，以建其功。

5. 小儿异食癖症（寒热夹虚证）

梁某，男，5岁，2019年7月6日初诊。

其母代诉：从2岁即发现爱吃异物（如土、碎石等），经检查缺铁、锌等微量元素，但服用中西药未能有效控制病情发作，经朋友介绍前来诊治。

刻诊：吞食异物，腹胀，腹痛，注意力不集中，面色不荣，嗜卧，手足心热，大便干结，舌质淡、苔白腻夹黄，脉弱。

中医辨证：寒热夹虚证。

治疗原则：温化寒湿，清化湿热，补益中气。

治疗方剂：半夏泻心汤、大黄附子汤、橘皮汤与藜芦人参汤合方加减。

生半夏12 g，干姜10 g，枯芩10 g，黄连3 g，红参10 g，大黄10 g，制附子15 g，细辛6 g，陈皮24 g，藜芦1.5 g，生姜24 g，大枣12枚，生甘草10 g。6剂，每日1剂，以水1 000 ~ 1 200 mL，浸泡30分钟，大火烧开，小火煎煮50分钟，去滓取药液，每次服用80 mL，每日分早中晚3次服。

7月13日二诊：手足心热较前减轻，仍大便干结，以前方变大黄为12 g，6剂。

7月20日三诊：大便正常，仍腹胀，以前方变陈皮为30 g，6剂。

7月27日四诊：腹胀减轻，仍有手足心热，以前方变黄连为10 g，6剂。

8月3日五诊：异食较前略有好转，手足心热较前明显减轻，仍腹痛，以前方加白芍24 g，6剂。

8月10日六诊：异食较前又有好转，腹胀基本消除，腹痛明显减轻，仍嗜卧，以前方变红参为12 g，6剂。

8月17日七诊：异食较前又有好转，以前方治疗60余剂，异食癖基本消除，复以前方治疗30余剂，异食癖消除。随访1年，一切尚好。

【按语】根据异食癖、手足心热辨为郁热；异食癖、舌质淡辨为寒；面色不荣、嗜卧辨为虚。以此选用半夏泻心汤益气平调寒热；大黄附子汤温通清泻；橘皮汤行气导滞；藜芦人参汤补益中气化痰。方药相互为用，以奏其效。

6. 小儿夜间磨牙（阳明积滞化热证）

任某某，女，6岁，2009年10月22日初诊。

其父代诉： 夜间磨牙，几乎每天晚上都磨牙，经常口腔溃疡，口臭，多经中西医治疗未见效果，西医建议戴牙套防止磨损牙齿。

刻诊： 夜间磨牙，口腔溃疡，口臭，大便偏干，舌红、苔黄，脉数。

中医辨证： 阳明积滞化热证。

治疗原则： 通腑泄热，攻积导滞。

治疗方剂： 大承气汤加减。

大黄12 g，芒硝10 g，枳实5 g，厚朴24 g，龙骨30 g，牡蛎30 g。6剂，每日1剂，每剂分10次服。

二诊：其父称夜间磨牙有所减轻，不再每天都磨，磨牙响声亦变小，又以前方6剂继服。之后，以前方加减治疗1个月，夜间磨牙基本得到控制。

【按语】 夜间磨牙是指患者晚上入睡后牙齿不自主上下磨动，发出磨动响声的病症，是临床中较难治疗的一类病症，西医认为小儿夜间磨牙与肠道寄生虫有关，而认为成人夜间磨牙则是长期精神压力所致，西医目前没有理想的治疗措施，一般是建议患者戴牙套来避免牙齿的磨损。而中医采用辨证论治的方法治疗夜间磨牙，中医一般认为此证的发生与胃肠积热或胃肠积滞有关。因足阳明胃经经过牙齿，当阳明有积热，则会发生“龂齿”，正如《金匮要略》：“必龂齿，可与大承气汤。”即知大承气汤具有治疗夜间磨牙的功效。此小儿夜间磨牙证型属胃中积热，以大承气汤泻邪导滞，加龙骨、牡蛎安神，并收敛正气，兼防大承气汤泻下太过而伤正气。

7. 小儿湿疹（外寒内热疹证）

李某某，男，8岁，2010年5月7日初诊。

其母代诉： 患湿疹2年余，其女儿亦患湿疹多年，同来就诊。

刻诊： 腋下至肘关节及大腿部多处湿疹，疹呈红色，瘙痒，抓挠流黄水，有的已结痂，遇风吹则加重，舌红、苔黄，脉浮。

中医辨证：外寒内热疹证。

治疗原则：解郁热，散外寒，消疹痒。

治疗方剂：麻黄汤与白虎汤合方加减。

麻黄 12 g，桂枝 10 g，杏仁 15 g，石膏 24 g，知母 15 g，生地黄 30 g，当归 15 g，生白芍 40 g，川芎 12 g，鸦胆子（另包）1 g，苦参 15 g，生甘草 10 g。6 剂，每日 1 剂，每剂分 6 次服。

二诊：湿疹稍微有所减轻，又以前方治疗 6 剂。

三诊：湿疹明显消退，又以前方治疗 6 剂。之后，复以前方治疗 1 个月，湿疹痊愈。

【按语】湿疹中医称为“旋耳疮”“绣球风”“四弯风”“奶癣”等，类似于现代医学中所说的急性湿疹、耳周湿疹、阴囊湿疹、婴儿湿疹等。其病因一般认为感受风毒邪气所致。风邪侵袭人体，日久化热动血，发为疹证。此患者在外有风寒，在内有郁热，故辨为外寒内热疹证。以麻黄汤解表散寒，宣发腠理；以白虎汤入里清泻邪热；加当归、生地黄、川芎、生白芍活血补血，寓“治风先治血，血行风自灭”之理；加鸦胆子清热解毒，攻疹止痒；苦参清热燥湿止痒；生甘草清热解毒，调和诸药。方药相互为用，以建其功。

8. 小儿湿脚气（湿毒下注证）

童某某，男，8 岁。

其母代诉：其小孩湿脚气 2 年余，并有轻微溃烂，多次涂擦外用西药及中药外洗剂，用药则有治疗效果，可停药则又复发，由病友介绍前来诊治。

刻诊：两脚趾中间均有明显脱皮及小团溃烂，瘙痒并流少量黄水，两脚发凉且喜温，舌质淡、苔薄白，脉沉。

中医辨证：湿毒下注证。

治疗原则：解毒燥湿兼以收敛。

治疗方剂：矾石汤加减。

白矾 6 g，菟丝子 12 g，地肤子 12 g。6 剂，以浆水（或发酵面水代替）煎煮白矾、菟丝子、地肤子，每日分早晚 2 次洗。

二诊：湿脚气基本解除，为巩固治疗效果，又以前方治疗6剂，隔日洗1次。其母为了彻底治愈其湿脚气，复以前方治疗6剂，隔2日洗1次。之后，其母告知，其子湿脚气已痊愈。

【按语】湿脚气是比较难治病症之一，此湿脚气是两脚趾发凉且不温，辨为湿毒下注证。以矾石汤燥湿解毒，收敛止痒；加菟丝子以温阳止痒；地肤子以除湿止痒。方药相互为用，以建其功。

9. 小儿尿床（寒热虚风痰证）

谢某，女，9岁，2019年2月6日初诊。

其母代诉：2岁尿床未引起重视，3岁仍尿床，从4岁开始治疗，但服用中西药已近6年，仍然尿床，经朋友介绍前来诊治。

刻诊：尿床，自汗，盗汗，手足不温，夜间口水较多，夜间时时抽搐，大便干结，舌质淡红、苔薄黄白夹杂，脉沉弱。

中医辨证：寒热虚风痰证。

治疗原则：温阳清热，息风化痰。

治疗方剂：天雄散、百合地黄汤、附子半夏汤与藜芦人参汤合方加减。

炮天雄10 g，白术24 g，桂枝尖20 g，龙骨10 g，百合15 g，生地黄50 g，制附子10 g，生半夏12 g，红参10 g，藜芦1.5 g，生姜10 g，大枣12枚，炙甘草10 g。6剂，每日1剂，以水1 000 ~ 1 200 mL，浸泡30分钟，大火烧开，小火煎煮50分钟，去滓取药液，每日分早中晚3次服。

3月5日二诊：盗汗减少，仍自汗，以前方变龙骨为20 g，6剂。

3月12日三诊：自汗减少，夜间口水仍较多，以前方变生半夏为15 g，6剂。

3月19日四诊：自汗、盗汗基本消除，仍大便干结，以前方变生地黄为60 g，6剂。

3月26日五诊：1周尿床2次，夜间仍时时抽搐，以前方变藜芦为2 g，6剂。

4月2日六诊：1周仍尿床2次，以前方治疗50余剂，未再尿床，又以前方巩固治疗20余剂，尿床痊愈。随访1年，一切尚好。

【按语】根据尿床、自汗、手足不温辨为虚寒；尿床、盗汗辨为虚热；夜间口水较多辨为痰湿；夜间时时抽搐辨为风；脉沉弱辨为虚，以此选用天雄散温壮阳气；百合地黄汤清热滋阴；附子半夏汤温阳固摄，燥湿化痰；藜芦人参汤补益中气，息风化痰。方药相互为用，以奏其效。

10. 小儿咳嗽（风寒犯肺夹气虚证）

焦某某，女，5岁，2010年10月22日初诊。

其母代诉：1年前不明原因出现咳嗽，至今屡屡咳嗽，在郑州多家医院数次住院治疗，均诊为小儿支气管炎，曾静脉用药、口服中西药及局部外用药等，均未能取得预期治疗效果。

刻诊：咳嗽，痰少色白，咯之不爽，受凉加重，口淡不渴，大便溏泄，舌淡、苔薄白，脉浮弱。

中医辨证：风寒犯肺夹气虚证。

治疗原则：温肺散寒，降肺止咳，兼补益肺气。

治疗方剂：麻黄汤与苓甘五味姜辛汤合方加减。

茯苓10 g，五味子6 g，干姜5 g，细辛6 g，麻黄6 g，桂枝4 g，杏仁10 g，陈皮10 g，党参10 g，白前10 g，炙甘草6 g。6剂，每日1剂，第1次煎煮30分钟，第2次煎煮20分钟，合并药液，分6次服。

二诊：咳嗽已不明显，又以前方6剂治疗。

三诊：咳嗽基本解除，为巩固治疗效果，又以前方治疗3剂，病告痊愈。

【按语】《诸病源候论·小儿杂病诸候四·嗽候》：“嗽者，由风寒伤于肺也。肺主气，候皮毛，而俞在于背。小儿解脱，风寒伤皮毛，故因从肺俞入伤肺，肺感微寒，即嗽也。”此即风寒犯肺引发咳嗽的病变证机。另外，对于外感咳嗽，《景岳全书》提出了“辛温”散之的治疗原则，这为临床辨治小儿咳嗽提供了辨证依据。根据此小儿咳嗽因受凉加重，辨为风寒犯肺；再根据大便溏泄，脉浮弱辨为肺气不收，以此辨证为风寒犯肺夹气虚证。选用麻黄汤与苓甘五味姜辛汤合方加味，方中麻黄发汗散寒；桂枝温肺化饮；杏仁降逆止咳；党参、茯苓益气健脾补肺；干姜、细辛宣肺温肺，散寒化饮；五味子收敛肺气兼防温散伤气；陈皮理气化痰；白前宣利肺气；炙甘草益气固本。方药相互为用，以取得理想治疗效果。

11. 小儿周期性高热（少阳胆热气郁证）

李某某，女，8岁半，学生，2003年7月18日初诊。

其母代诉：3年前出现不明原因高热（39 ℃），自此，每月22日左右出现高热，一般持续4天即自行消退，屡经检查，血常规及细菌培养等均未发现异常，曾多次住院治疗，均未能达到远期治疗效果。

刻诊：早上高热明显，神疲乏力，言语不多，咽干，两目血络偏赤，舌质红、苔薄略黄，脉略弦细。

中医辨证：少阳胆热气郁证。

治疗原则：清热调气，清解少阳。

治疗方剂：小柴胡汤加减。

柴胡12 g，黄芩5 g，清半夏6 g，党参9 g，炙甘草5 g，大枣6枚，生姜5 g，鳖甲10 g，知母9 g，生地黄12 g，牡丹皮6 g。6剂，每日1剂，水煎煮，第1次煎煮50分钟，第2次煎煮30分钟，合并药液，分3次服。

二诊：其母代诉，于当月22日左右未再出现发热，要求继续服药，又以前方6剂继服。

三诊：未再高热，之后，复以前方治疗1个月，未见高热，周期性高热痊愈。

【按语】小柴胡汤是治疗少阳病的主方，但不能仅局限于治疗少阳病，亦是治疗外感热病及内伤发热的有效方。临床中小柴胡汤用于治疗不明病因的长期低热或长期高热有特效。运用小柴胡汤治疗患者长期高热或长期低热时要注意几个问题：①小柴胡汤的煎煮时间是王付老师反复强调的问题。小柴胡汤的最佳煎煮时间是45分钟左右，现代药理研究亦表明，小柴胡汤对长期发热具有较好的治疗效果。如果煎煮时间不到45分钟左右，就达不到预期治疗效果，这一点应该引起临床医生的高度注意。②小柴胡汤是一个配伍非常严谨的方。由此可见小柴胡汤中每味药都不是能随意舍弃的，我们在临床中辨清病变证机是小柴胡汤证时，最好要用仲景完整的小柴胡汤，而不是随意加减。

另外，应用小柴胡汤治疗长期发热时，王付老师有一些合方应用经验：治疗长期低热而又查不到什么病因时，可应用小柴胡汤、达原饮、桂枝汤等合方治疗；治疗患者长期高热不退时，可应用小柴胡汤与白虎汤或白虎加人参汤合方治疗。

原因不明的周期性高热是临床中比较难治的病症之一，此案辨证要点是高热的发作时间在早上 4 ~ 5 时，此即少阳所主之时，再参合神疲乏力与咽干，则为少气与胆热，故辨为少阳胆热气郁证。以小柴胡汤清胆热，调气机，补益正气；加鳖甲以滋阴清热；牡丹皮、生地黄以清热凉血；知母以清热养阴。方药相互为用，以建其功。

12. 小儿高热惊厥（热极生风证）

杨某，女，5 岁。

其母代诉：3 岁时因感冒出现高热惊厥，自此每次感冒即高热惊厥，曾几次住院治疗，都未能达到远期治疗效果。

刻诊：高热，气粗，面红，口干欲饮水，手足轻微抽搐，舌红、苔薄黄，脉数。

中医辨证：热极生风证。

治疗原则：清泻盛热，息风止痉。

治疗方剂：白虎汤加减。

知母 18 g，石膏 48 g，炙甘草 6 g，粳米 18 g，生地黄 15 g，羚羊角粉（冲服）3 g，钩藤 15 g。3 剂，每日 1 剂，水煎 2 次，合并药液，分 10 次服，每小时服 1 次，每次用 30 mL 左右。

二诊：诸症悉除，又以前方 4 剂继服，每周服 1 剂，每剂分 2 日服。

三诊：为了巩固治疗效果，又以前方 2 剂继服，每半个月服 1 剂，每剂分 3 日服。

四诊：继续按三诊服药方法治疗 2 剂。随访 2 年，高热惊厥未再出现。

【按语】白虎汤是仲景治疗阳明热盛证的有效著名方剂，亦是现代临床中治疗高热不退的常用有效方，合理选用白虎汤往往能取效迅速。根据高热，面红，口干欲饮水辨为阳明热盛证；再根据手足轻微抽搐辨为热极生风，以此辨为白虎汤方证。以白虎汤清泻盛热；加生地黄清热凉血和阴；羚羊角粉、钩藤清肝息风止痉。又，治疗小儿病症，用药则是成人用量，可在服药方面则采取多次服用，以缓缓取得治疗效果。

13. 小儿高热惊厥症（郁热风痰夹虚证）

谢某，男，4岁，2019年5月3日初诊。

其母代诉：每次惊厥之前先有高热（40 ℃左右），每周至少发作3次，经检查未发现明显器质性病变，但服用中西药未能有效控制病情发作，经朋友介绍前来诊治。

刻诊：每次惊厥之前先有高热（40 ℃ 左右），发作时意识模糊，双眼凝神上翻，头向后仰，面肌及四肢呈阵发性痉挛抽搐，惊厥后昏睡，大便干结，面红目赤，舌质淡红、苔腻黄白夹杂，脉沉弱。

中医辨证：郁热风痰夹虚证。

治疗原则：清泻郁热，息风化痰，补益中气。

治疗方剂：风引汤与藜芦人参汤合方加减。

大黄12 g，干姜12 g，桂枝尖10 g，龙骨12 g，牡蛎6 g，寒水石20 g，滑石20 g，赤石脂40 g，紫石英20 g，红参10 g，石膏20 g，藜芦1.5 g，生姜10 g，大枣12枚，生甘草10 g。6剂，每日1剂，以水1 000 ~ 1 200 mL，浸泡30分钟，大火烧开，小火煎煮50分钟，去滓取药液，每次服用80 mL，每日分早中晚3次服。

5月10日二诊：高热惊厥仅发作1次，仍大便干结，以前方变大黄为15 g，6剂。

5月17日三诊：高热惊厥仅发作1次，大便正常，仍面红目赤，以前方变石膏、寒水石各为30 g，6剂。

5月24日四诊：高热惊厥未发作，以前方6剂继服。

5月31日五诊：高热惊厥未发作，以前方6剂继服。

6月7日六诊：高热发作1次，以前方6剂继服。

6月14日七诊：高热未发作，以前方治疗20余剂，未再发作。随访1年，一切尚好。

【按语】根据高热、惊厥辨为郁热生风；高热、惊厥、苔腻辨为痰热；惊厥后嗜卧辨为气虚；舌质淡红、苔腻黄白夹杂辨为寒热夹杂。以此选用风引汤清泻郁热，息风，兼以温通阳气；藜芦人参汤补益中气，息风化痰。方药相互为用，以奏其效。

14. 小儿多动症（肝热动风，扰动心神证）

陈某某，男，8岁，2010年8月27日初诊。

其父代诉： 其儿子平素爱动，上课不注意听讲，在学校爱捣乱、违反纪律、多动。

刻诊： 多动明显，见到一个东西即想玩耍一下，注意力不集中，情绪不稳，自我控制力差，舌红、苔厚腻，舌体有点刺，脉偏数。

中医辨证： 肝热动风，扰动心神证。

治疗原则： 清肝热，化痰浊，息肝风。

治疗方剂： 风引汤加减。

大黄6 g，桂枝10 g，干姜10 g，牡蛎15 g，滑石15 g，龙骨15 g，寒水石15 g，石膏15 g，赤石脂30 g，紫石英20 g，磁石20 g，炙甘草10 g。6剂，每日1剂，每剂分10次服。

二诊：多动明显有所好转，又以前方6剂继服。之后，以前方治疗1个月，儿童多动症基本恢复正常。

【按语】《小儿药证直诀·原序》：“骨气未成，形声未正，悲啼喜笑，变态不常。”认为小儿精神行为“不常”与其形体未充，素体稍弱，易受外邪有关。《证治要诀·不寐》提出“大抵惊悸，健忘，怔忡，失志，不寐，心风，皆是胆涎沃心，以致心气不足。”风引汤在《金匮要略》中用于治疗“热、瘫、痫”，其病变证机是肝热动风。方中寒水石、石膏清热以益阴，制阳以息风；龙骨、牡蛎平肝潜阳，镇惊安神，和阳而制风动；紫石英定惊悸；赤石脂养心气而和肝，益精血而荣阴；磁石养心气而刑肝，补肾精而涵木，以治阳亢动风；大黄泻热存阴，制阳息风；滑石清热，使热从小便而去；桂枝、干姜通阳，并制约寒药而不凝塞，更能宣畅气机；甘草益气，使气以和阴，气以摄阳，并调和诸药。故风引汤是治疗肝热生风证的良方。根据此小儿多动症有多动明显，注意力不集中辨为“风”，根据舌红、苔厚腻，舌体有点刺，脉偏数辨为热，以风引汤清肝益阴，潜阳息风，以治小儿多动症。

15. 小儿多动症、慢性鼻窦炎、筛窦炎（寒热郁夹风痰证）

谢某，男，7岁，2019年5月26日初诊。

其母代诉：3年前发现多动症，在多动症出现之前曾有鼻窦炎，经检查又发现筛窦炎，但服用中西药未能有效控制症状，经朋友介绍前来诊治。

刻诊：摇头，挤眼，拧鼻，咧嘴，秽语，注意力不集中，心烦，急躁易怒，头痛，头晕，手足不温，舌质红、苔腻黄白夹杂，脉沉弱。

中医辨证：寒热郁夹风痰证。

治疗原则：平调寒热，行气除烦，息风化痰。

治疗方剂：小柴胡汤、大青龙汤、桂枝加龙骨牡蛎汤、附子半夏汤与藜芦人参汤合方加减。

柴胡24 g，枯芩10 g，生半夏12 g，红参10 g，麻黄20 g，石膏50 g，桂枝尖10 g，杏仁10 g，白芍10 g，龙骨24 g，牡蛎24 g，制附子10 g，藜芦1.5 g，生姜10 g，大枣12枚，炙甘草10 g。6剂，每日1剂，以水1 000 ~ 1 200 mL，浸泡30分钟，大火烧开，小火煎煮50分钟，去滓取药液，每日分早中晚3次服。

6月2日二诊：挤眼、拧鼻次数减少，仍摇头，以前方变白芍为30 g，6剂。

6月9日三诊：头痛减轻，秽语，以前方变龙骨、牡蛎各为30 g，6剂。

6月16日四诊：挤眼、拧鼻、咧嘴次数较前减少，仍手足不温，以前方变桂枝尖为15 g，6剂。

6月23日五诊：挤眼、拧鼻、咧嘴、摇头较前次数程度减轻，以前方变藜芦为2 g，6剂。

6月30日六诊：诸症较前好转，以前方治疗100余剂，诸症明显好转，又以前方巩固治疗60余剂，诸症基本消除。随访1年，一切尚好。

【按语】根据挤眼、手足不温辨为寒；摇头、舌质红辨为热；头晕辨为风；苔腻辨为痰。以此选用小柴胡汤益气调气，平调寒热；大青龙汤宣通清窍，温通清透；桂枝加龙骨牡蛎汤调补心肾，潜阳安神；附子半夏汤温阳散寒，燥湿化痰；藜芦人参汤补益中气，息风化痰。方药相互为用，以奏其效。

16. 小儿下肢肌无力、肌张力高、基因突变（阴阳俱虚夹风痰证）

谢某，男，8 岁，2018 年 8 月 26 日初诊。

其母代诉：自幼即下肢肌无力，肌张力高，经检查诊断为基因突变，但服用中西药未能有效控制症状，经朋友介绍前来诊治。

刻诊：下肢无力，下肢伸直，内收交叉，行走不便，小腿肌肉僵硬，白天头汗多，夜间胸前汗多，四肢抽搐，夜间小便多，手足不温，口唇干燥，舌质淡红、苔腻黄白夹杂，脉沉弱。

中医辨证：阴阳俱虚夹风痰证。

治疗原则：平调寒热，补益中气，息风化痰。

治疗方剂：小柴胡汤、乌头汤、桂枝加龙骨牡蛎汤、甘草海藻汤与藜芦人参汤合方加减。

柴胡 24 g，枯芩 10 g，生半夏 12 g，红参 10 g，麻黄 10 g，制川乌 10 g，黄芪 10 g，桂枝尖 10 g，白芍 10 g，龙骨 24 g，牡蛎 24 g，海藻 24 g，藜芦 1.5 g，生姜 10 g，大枣 12 枚，生甘草 10 g。6 剂，每日 1 剂，以水 1 000 ~ 1 200 mL，浸泡 30 分钟，大火烧开，小火煎煮 50 分钟，去滓取药液，每日分早中晚 3 次服。

9 月 2 日二诊：手足较前温和，仍口唇干燥，以前方变生甘草为 20 g，6 剂。

9 月 9 日三诊：口唇干燥减轻，仍汗出，以前方变白芍、龙骨、牡蛎各为 30 g，6 剂。

9 月 16 日四诊：出汗较前减少，仍四肢抽搐，以前方变藜芦为 2 g，6 剂。

9 月 23 日五诊：夜间四肢抽搐减少，仍下肢无力，以前方变红参为 12 g，6 剂。

9 月 30 日六诊：行走较前略有好转，以前方治疗 150 余剂。下肢伸直交叉内收较前明显好转，又以前方治疗 300 余剂。下肢无力基本恢复，可以自由上下楼梯，下肢伸直交叉内收较前又有明显好转，又以前方治疗 200 余剂，下肢伸直交叉内收基本消除。目前仍在治疗中（计划服药 5 年），一切恢复尚好。

【按语】根据下肢无力、自汗辨为阳虚；下肢无力、盗汗辨为阴虚；肌肉僵硬辨为痰瘀；四肢抽搐、苔腻辨为风痰。以此选用小柴胡汤益气调气，平调寒热；乌头汤温通化瘀；益气补血；桂枝加龙骨牡蛎汤调补心肾，潜阳安神；

甘草海藻汤益气软坚散结；藜芦人参汤补益中气，息风化痰。方药相互为用，以奏其效。

17. 小儿发育迟缓、生长激素缺乏症（阴阳俱虚，瘀夹风痰证）

谢某，男，9岁，2018年8月26日初诊。

其母代诉：小儿发育迟缓，经检查诊断为生长激素缺乏症，但服用中西药未能有效控制症状，经朋友介绍前来诊治。

刻诊：身材较同龄矮小，稚嫩面容，细嫩皮肤，圆胖脸，自汗，盗汗，形体肥胖，头油比较明显，面色红赤，手足不温，嗜卧，睡眠打鼾，舌质淡红夹瘀紫、苔腻黄白夹杂，脉沉弱。

中医辨证：阴阳俱虚，瘀夹风痰证。

治疗原则：调补阴阳，活血化瘀，息风化痰。

治疗方剂：天雄散、百合地黄汤、半夏泻心汤、甘草海藻汤与藜芦人参汤合方加减。

炮天雄10 g，白术24 g，桂枝尖20 g，龙骨10 g，百合15 g，生地黄50 g，黄连3 g，枯芩10 g，生半夏12 g，红参10 g，干姜10 g，海藻24 g，藜芦1.5 g，生姜10 g，大枣12枚，生甘草10 g。6剂，每日1剂，以水1 000 ~ 1 200 mL，浸泡30分钟，大火烧开，小火煎煮50分钟，去滓取药液，每日分早中晚3次服。

9月2日二诊：盗汗减少，仍自汗，以前方变龙骨为20 g，6剂。

9月9日三诊：自汗较前减少，头油仍较多，以前方变黄连、枯芩各为15 g，6剂。

9月16日四诊：头油较前减少，仍睡眠打鼾，以前方变藜芦为2.5 g，6剂。

9月23日五诊：睡眠打鼾略有减轻，仍嗜卧，以前方变红参为12 g，6剂。

9月30日六诊：自汗、盗汗止，手足温和，仍面色红嫩，以前方变生地黄为60 g，6剂。

10月7日七诊：诸症较前明显好转，以前方治疗150余剂，身材较前长高，又以前方治疗150余剂。身材较前又有明显长高，复以前方治疗150余剂，身高基本接近同龄人。随访1年，身材发育尚好。

【按语】根据盗汗、面色红赤辨为阴虚；自汗、手足不温辨为阳虚；头油较多辨为湿热；嗜卧、形体肥胖、苔腻辨为痰；舌质夹紫辨为瘀。以此选用天雄散温壮阳气，通经化瘀；百合地黄汤滋补阴血；半夏泻心汤益气燥湿，平调寒热；甘草海藻汤益气消痰，软坚散结；藜芦人参汤补益中气，息风化痰。方药相互为用，以奏其效。

18. 小儿恐惧症（肝阴虚生风，风痰扰神证）

娄某某，女，9岁半，2010年10月29日初诊。

其母代诉：2009年家中进过小偷，其女儿从此受到惊吓，平常在家时会突然感到恐惧，自说有坏人拿刀要杀死她，走在路上时说有小狗要咬她（其实路上没有小狗），曾多次经中西医治疗未见好转。

刻诊：无端恐惧，易受惊吓，受惊吓则心悸，舌红、苔垢腻，脉弦数。

中医辨证：肝阴虚生风，风痰扰神证。

治疗原则：补益肝阴，息风化痰，重镇安神。

治疗方剂：酸枣仁汤、桂枝甘草龙骨牡蛎汤与磁朱丸合方加减。

酸枣仁40 g，知母10 g，川芎10 g，茯神10 g，朱砂（另包）2 g，磁石30 g，远志15 g，石菖蒲15 g，龙骨15 g，牡蛎15 g，桂枝10 g，炙甘草10 g。12剂，每日1剂，每剂分8次服。

二诊：恐惧现象较前明显减轻，又以前方治疗12剂。

三诊：诸症大有减轻，之后，以前方治疗1月余，恐惧现象得到有效控制。

【按语】恐惧症从中医辨证，一般认为与心、肝、肾功能失调有关，因心主神明，肝藏魂，肾在志为恐。由此可见中医辨恐惧症一般着眼于调养心、肝、肾，其常见中医证型有心肝血虚证、肝郁痰扰证、胆气不足证、心阳不足证、肾精亏虚证、阳虚痰扰证等。此患者总假想有人要害她，是肝阴不足，无以摄魂；又见苔腻，恐惧，则为风痰上扰心神。以酸枣仁汤补心肝阴血以定魂魄；桂枝甘草龙骨牡蛎汤交通心肾，温阳潜阳安神；加磁朱丸镇心安神，补肾定惊；加石菖蒲、远志祛痰开窍，安神定恐。方药相互为用，以建其功。

19. 小儿胆道蛔虫病（蛔厥证）

姚某某，男，12岁。

其母代诉及自诉：经常腹痛，近半个月来，左上腹阵发性疼痛加重，疼痛如针刺，经检查确诊为胆道蛔虫病，服西药虽能缓解症状，但一直未能治愈其病。

刻诊：右上腹疼痛如针刺，时发时止，手足冷，汗出，舌淡、苔薄，脉紧。

中医辨证：蛔厥证。

治疗原则：安蛔，驱蛔，止痛。

治疗方剂：乌梅丸。

乌梅50 g，黄连4.8 g，细辛1.8 g，干姜3 g，当归1.2 g，黄柏1.8 g，桂枝1.8 g，人参1.8 g，附子1.8 g，蜀椒1.2 g。4剂，每日1剂，水煎煮，每剂分3次服。

电话告知：服药后疼痛基本消失，又嘱咐其母次日喂服小孩肠虫清，服药后蛔虫从大便排出体外。

【按语】《金匮要略》第十九篇第7条："蛔厥者，当吐蛔，令病者静而复时烦，此为脏寒。蛔上入膈，故烦，须臾复止，得食而呕，又烦者，蛔闻食臭出，其人当自吐蛔。"《金匮要略》第十九篇第8条云："蛔厥者，乌梅丸主之。"根据仲景所论"蛔上入膈，故烦，须臾复止，得食而呕"，再结合乌梅丸组成及临床应用即主治胆道蛔虫病，起到安蛔驱蛔以止痛的作用。方中乌梅之酸能安蛔，使蛔静而痛止；黄连、黄柏味苦，能下蛔；蜀椒、细辛、附子、干姜、桂枝之辛能伏蛔；人参、当归味甘，蛔得甘则动，甘能诱蛔而出。因方中没有药物具有直接杀灭蛔虫的作用，故只能治疗胆道蛔虫病，不能杀灭肠道内的蛔虫，故小孩服用乌梅丸汤剂后，又嘱咐其母次日喂服小孩肠虫清以杀灭蛔虫，以使蛔虫排出体外。

乌梅丸是古代治疗胆道蛔虫病的有效名方，只是现代临床中蛔虫病多由西医诊治，故乌梅丸用于治疗胆道蛔虫病的机会并不多，但其治疗小儿蛔虫症能发挥良好的治疗作用，可见经方的神奇之处。尽管现代临床中乌梅丸治疗蛔厥证的机会不多，但是其临床应用范围亦是很广的，诸如用于治疗糖尿病、慢性肠胃炎、痛经、口腔溃疡等疑难杂病属寒热错杂病机者。

20. 儿童糖尿病（阴阳两虚消渴证）

浩某某，女，12岁，2010年11月12日初诊。

其母代诉：2年前，因口渴饮水多、小便多而引起注意，遂到当地及郑州等多家医院检查，确诊为儿童糖尿病，血糖10 mmol/L，经多方治疗亦未能有效控制症状，近因口渴加重、小便多加重前来诊治。

刻诊：口渴多饮，饮水量与小便量几乎相等，手足不温，消谷善饥，消瘦，舌红、苔淡黄，脉沉弱。

中医辨证：阴阳两虚消渴证。

治疗原则：滋阴补阳，调理三焦。

治疗方剂：肾气丸加减。

生地黄30 g，山茱萸15 g，山药15 g，茯苓10 g，泽泻10 g，牡丹皮10 g，附子5 g，桂枝5 g，石膏35 g，知母15 g。6剂，每日1剂，水煎2次，合并药液，分3次服。

二诊：诸症均明显好转，又以前方6剂继服。

三诊：复查血糖已降至8 mmol/L，之后，又以前方加减治疗半个月，血糖恢复正常，嘱患者将前方变汤剂为散剂，每日6 g，分3次服，以巩固治疗。

【按语】《金匮要略》第十三篇第3条云：“男子消渴，小便反多，以饮一斗，小便一斗，肾气丸主之。”肾气丸辨治“消渴”并不局限于男子，也包括女子与儿童在内，其病变证机不仅有阴虚，更有阳虚。因患者有阴虚，故“以饮一斗”；更有阳虚，故“小便一斗”。经过数千年的临床试验，充分肯定了肾气丸能够主治消渴证的重要价值，并且疗效卓著，为古今医家所推崇。此患者有口渴多饮，舌红辨为阴虚；因尿量与饮水量相当，脉沉弱辨为阳虚；根据消谷善饥，消瘦、苔淡黄辨为胃热。故以肾气丸滋阴止口渴，补阳止尿多；加石膏清胃热；加知母清热泻火又滋阴润燥。方中诸药相互为用，以建其功。

第十一节　皮肤病

皮肤病种类繁多，常见的皮肤病有银屑病（牛皮癣）、白癜风、疱疹、酒渣鼻、鱼鳞病、青春痘、毛囊炎、斑秃、脱发、白发、雀斑、狐臭、湿疹、荨麻疹、灰指甲、硬皮病、黄褐斑及性传播疾病等。本章简单给出了一些皮肤病的病案，以供阅读者学习。

治疗皮肤病，在饮食方面必须注意：忌辛辣生冷、海鲜、牛肉、羊肉，待完全痊愈后，可以少吃辛辣、生冷、海鲜、牛肉、羊肉等，若食之有过，可能引起皮肤病复发，对此必须高度重视。

1. 面痘（瘀热痰阻，阻塞毛窍证）

魏某某，女，23岁，学生，2010年8月20日初诊。

自诉：痤疮已4～5年，经常服用泻火药及外用药，面痘时轻时重，一直未能消除，近月余面部丘疹又见增多故前来诊治。

刻诊：面部、颈部丘疹明显，疹大且高于正常皮肤，痘呈暗红色，舌质偏暗、苔腻，脉弦数。

中医辨证：瘀热痰阻，阻塞毛窍证。

治疗原则：清热泻火，化痰活血，通达毛窍。

治疗方剂：白虎汤与桂枝茯苓丸合方加减。

桂枝12 g，茯苓12 g，桃仁12 g，白芍12 g，赤芍10 g，牡丹皮12 g，石膏45 g，知母15 g，金银花10 g，连翘35 g，浙贝母10 g，天花粉6 g，生甘草10 g。12剂，水煎服，每日1剂，每剂分3次服。

二诊：面痘已明显较前减轻，又以前方12剂治疗。

三诊：局部面痘已变小，有的已消除，又以前方12剂治疗。之后，以前方治疗1月余，面痘消失，面部痤疮痊愈。

【按语】面痘是临床中的常见病，亦是较为难治的病症之一，其患者多为20岁左右的青年人，在校高中生、大学生也有很多面痘患者。西医对面痘的认识为内分泌失调，与人体内激素的水平不在正常范围有关，但没有具体有效的治疗措施，大多建议外用涂剂，短期可能稍有疗效，但很快又跟从前一样。中医对面痘的认识则不同，中医认为阴阳调和的平人是不会有疾病的，只有机体阴阳失衡的情况下才会有一系列的病理表现。面痘的产生，中医通常认为是肺胃热盛，瘀阻血脉，表现在面部则为面痘，采用的治疗方法一般为清热泻火、清热解毒、活血化瘀等。根据此患者面痘色暗红，舌质偏暗辨为瘀热，又因苔腻辨为痰阻。以白虎汤清泻热邪；以桂枝茯苓丸化痰散瘀；加金银花、连翘清热解毒；加浙贝母化痰散瘀结；加天花粉润燥解毒消痈。方中诸药相互为用，以治面部痤疮。

在王付老师门诊时，前来治疗面部痤疮的患者颇多，大都为在校大学生。王付老师常选用治疗面痘的经方有：桂枝茯苓丸、白虎汤、泻心汤、大承气汤、桃红四物汤等。其中白虎汤与桂枝茯苓丸合方是王付老师治疗面痘最常用的经验配伍，疗效确切。白虎汤清泻肺胃之盛热，桂枝茯苓丸活血化瘀，化痰通窍，两方合用适于治疗肺胃有热，痰热瘀阻毛窍型的面痘患者。

2. 面痘（热毒瘀阻证）

李某某，男，20岁，学生，2010年3月12日初诊。

自诉：患面部痤疮已有两三年，多方治疗，外用药、内服药都使用过，但面痘始终未能消除，平素亦不敢吃辛辣食物，近面痘又见增多前来诊治。

刻诊：整个面部及颈部都有痤疮，面痘红肿高大，顶大突出，与正常皮肤边界清楚，并有热痒痛，有的已经溃烂留痂，大便稍干，舌质暗红、苔薄黄，脉数。

中医辨证：热毒瘀阻证。

治疗原则：通腑泄热，清热解毒，祛瘀通窍。

治疗方剂：大承气汤加减。

大黄12 g，芒硝10 g，枳实5 g，厚朴24 g，连翘30 g，金银花10 g，蒲公英30 g，紫花地丁30 g，石膏45 g，赤芍20 g，牡蛎30 g，天花粉6 g，桃仁12 g。12剂，水煎服，每日1剂，每剂分3次服。

二诊：药后，前额及面颊部痤疮略有好转，又以前方治疗12剂。之后，以前方治疗2月余，面痘基本消失，嘱咐患者以后尽量不吃辛辣刺激食物。

【按语】大承气汤是仲景治疗阳明热结证的名方，其方由大黄、芒硝、枳实、厚朴4味药组成，全方推陈致新，涤荡实热，是通腑泄热的最佳治疗方剂。大承气汤临床应用范围非常广，诸如肠梗阻、急性阑尾炎、癔球症、精神分裂症、瘀阻型肝炎、大叶性肺炎、破伤风、重症脑颅损伤、痈疡、痤疮等疾病属阳明热结证者皆可应用。然而应用大承气汤成功治疗疾病的关键在于其用量及其加减应用，很多医生畏惧大承气汤，不能很好地应用大承气汤于临床，究其原因，是其没有真正理解仲景关于大承气汤的诸多论述，没有很好地掌握大承气汤的用量及配伍。仲景设大承气汤方中大黄四两（12 g），芒硝三合（9 g左右），厚朴半斤（24 g），枳实5枚（5 g左右），此4味药相互协同，又相互制约。大黄通腑泄热，推陈致新；芒硝软坚散结，助大黄通腑；枳实理气，助大黄、芒硝通腑泄热；厚朴理气，既助枳实行气散结，又能制约大黄、芒硝苦寒凝滞。其中厚朴的用量很关键，有的医生畏惧大承气汤峻猛，也有可能是因为厚朴的量没有用准确，仲景用厚朴为半斤，相当于现代的24 g，只有厚朴与大黄、芒硝、枳实的用量恰到好处，才能使本方发挥良好的治疗作用，又不至于伤害患者的正气。大承气汤除了用于治疗精神分裂症、便秘等疾病之外，王付老师亦将此方作为治疗面疽的常用方剂，此方能快速清除患者体内伏热，使热毒得以通过大便排出体外。但应用大承气汤治疗面疽时要合理加一些清热解毒的药如金银花、连翘、蒲公英、紫花地丁等，以及一些活血化瘀的药如赤芍、桃仁、红花、当归等，这样才能使治疗作用更加明显。根据此患者整个面部及颈部都有痤疮，面疽红肿高大，顶大突出，与正常皮肤边界清楚，并有热痒痛、大便稍干、舌红苔黄、脉数，辨为热毒；再根据面部痤疮热痛、舌质暗红，辨为瘀热阻滞。以大承气汤通腑泄热；加石膏增强清胃热的治疗作用；加金银花、连翘、蒲公英、紫花地丁清热解毒消疮痈；加桃仁、赤芍活血化瘀，活血以止痒，化瘀以止痛；加牡蛎、天花粉敛疮生肌，解毒疗疡。方药相互为用，以治疗面疽。

3. 痤疮、毛囊炎（阳虚瘀热夹风痰证）

许某，男，31岁，2019年3月2日初诊。

自诉：有多年痤疮、毛囊炎病史，近2年来症状加重，但服用中西药未能有效控制病情发作，由病友介绍前来诊治。

刻诊：面部、颈部、胸部、背部、肩部、上臂、头部呈绿豆大小或黄豆大小丘疹、脓疱，头部脓疱大的如核桃样，瘙痒，疼痛，手足不温，怕冷，大便干结，心胸烦热，口苦口腻，舌质淡红夹瘀紫、苔腻黄白夹杂，脉沉弱。

中医辨证：阳虚瘀热夹风痰证。

治疗原则：温阳散寒，清热燥湿，宣散化瘀，息风化痰。

治疗方剂：四逆汤、半夏泻心汤、麻杏石甘汤、大黄甘草汤、苦参汤、狼牙汤与藜芦甘草汤合方加减。

生附子 5 g，黄连 3 g，枯芩 10 g，红参 10 g，生半夏 12 g，干姜 10 g，麻黄 12 g，杏仁 10 g，石膏 50 g，大黄 12 g，藜芦 1.5 g，苦参 15 g，狼牙 24 g，生姜 10 g，大枣 12 枚，生甘草 10 g。6 剂，每日 1 剂，以水 1 000 ~ 1 200 mL，浸泡 30 分钟，大火烧开，小火煎煮 50 分钟，去滓取药液，每次服用 80 mL，每日分早中晚 3 次服。

3 月 9 日二诊：瘙痒减轻，仍大便干结，以前方变大黄为 15 g，6 剂。

3 月 16 日三诊：瘙痒较前又有减轻，仍有脓疱，以前方变黄连为 24 g，6 剂。

3 月 23 日四诊：脓疱减轻，仍怕冷，以前方变生附子为 6 g，6 剂。

3 月 30 日五诊：怕冷减轻，仍有瘙痒，以前方变苦参为 20 g，6 剂。

4 月 6 日六诊：瘙痒基本消除，脓疱较前明显减轻，仍有怕冷，以前方变生附子为 7 g，6 剂。

4 月 13 日七诊：痤疮、毛囊炎较前明显减轻，以前方治疗 50 余剂，痤疮、毛囊炎基本消除，又以前方治疗 30 余剂，痤疮、毛囊炎痊愈。随访 1 年，一切尚好。

【按语】根据痤疮、毛囊炎、怕冷辨为寒；痤疮、毛囊炎、口苦口腻辨为湿热；舌质夹瘀紫辨为瘀；舌质淡红、苔黄白夹杂辨为寒热夹杂；瘙痒、苔腻辨为风痰。以此选用四逆汤温壮阳气，活血化瘀；半夏泻心汤益气温通，清热燥湿；苦参汤、狼牙汤清热燥湿止痛；麻杏石甘汤宣散泻热；大黄甘草汤泻热祛瘀；藜芦甘草汤益气息风，化痰止痒。方药相互为用，以奏其效。

4. 黄褐斑（肝郁肾虚证）

曹某，女，41岁。

自诉：近1年来面部有黄褐斑，尤其是面颊颧部明显，几经中西药治疗，但疗效不明显，近由病友介绍前来诊治。

刻诊：面部有黄褐斑，胸胁胀满，情绪抑郁，乳房胀痛，腰酸腿软，舌红、苔薄，寸关部脉弦，尺部沉取无力。

中医辨证：肝郁肾虚证。

治疗原则：解肝郁，补肾虚。

治疗方剂：四逆散与肾气丸合方加减。

柴胡10 g，白芍10 g，枳实15 g，生地黄24 g，山药12 g，山茱萸12 g，茯苓9 g，泽泻9 g，牡丹皮9 g，附子3 g，桂枝3 g，桃仁15 g，土鳖虫10 g，炙甘草10 g。12剂，水煎服，每日1剂，每剂分3次服。

二诊：药后自觉心情有改善，又用前方治疗2个月，黄褐斑基本消除，为了防止复发，复以前方治疗1个月，面部色泽基本恢复正常。

【按语】黄褐斑也称肝斑和蝴蝶斑，是面部黑变病的一种症状，是由于面部黑色素分布不均匀，导致出现色泽较深的斑点或斑片。在临床中女性多于男性，引起面部色素斑的主要原因有内分泌失调、长期精神压力过大、生活习惯不规律、慢性肝肾及肠胃疾病、化妆品使用不当，以及外伤、遗传、痤疮等。治疗面部色素斑主要方法有二：①针对病因治疗。可采用中医辨证治疗，此治法虽然见效比较慢，但常常能取得预期治疗效果。②局部对症治疗。可采用外用药治疗，此治法虽然见效比较快，但易于复发。四逆散是疏肝解郁之祖方，肾气丸乃补肾之祖方。此患者表现有胸胁胀满、情绪抑郁、乳房胀痛、脉弦，辨为肝气郁滞；由腰膝酸软辨为肾气不足。故以四逆散疏肝行滞；以肾气丸平补肾阴肾阳；加桃仁、土鳖虫活血化瘀以散斑。方药相互为用，以奏其效。

5. 黄褐斑（血虚血热证）

朱某，女，33岁。

自诉：2年前面部出现黄褐斑，当时没有用药治疗。近1年来黄褐斑色泽加深，几经中西药治疗，但黄褐斑未见好转，近由病友介绍前来诊治。

刻诊：两颧部色素沉着，心烦易怒，月经量少，经色淡红，神疲乏力，渴欲饮水，舌淡红、苔薄略黄，脉细弱。

中医辨证：血虚血热证。

治疗原则：补血虚清郁热。

治疗方剂：当归散加减。

当归 24 g，黄芩 24 g，白芍 24 g，川芎 24 g，白术 12 g，柴胡 12 g，枳实 12 g，牡丹皮 15 g，红参 10 g，水蛭 3 g。6 剂，每日 1 剂，水煎 2 次，合并药液，分 3 次服。

二诊：心烦易怒、神疲乏力好转，又以前方治疗 30 余剂。

三诊：黄褐斑有好转，以前方变汤剂为丸剂，每次 6 g，每日 3 次，治疗 3 个月。面部色斑淡化。

【按语】当归散是《金匮要略》主治妇人妊娠血虚热证的代表方，亦是妇人妊娠养胎的要方。方由当归、黄芩、芍药、川芎、白术 5 味药组成，具有补血虚清郁热的作用，症见面色不荣，或面部褐斑，指甲不泽，肌肤枯燥，心烦，手足心热，舌淡红、苔薄，脉弱等。此黄褐斑患者有渴欲饮水辨为热；再根据月经量少、经色淡红辨为虚；又因心烦易怒辨为郁。以此用当归散补血清热；加柴胡疏肝解郁；枳实行气降气；牡丹皮凉血散瘀消斑；红参益气生血；水蛭破血消斑。方药相互为用，以奏其效。

6. 青年白发（肾虚毛窍失养证）

孙某某，男，24 岁，2010 年 3 月 26 日初诊。

自诉：近 2 年来白发明显增多，经中西医多次治疗，未能取得满意疗效，患者无家族史。

刻诊：黑发中夹杂有许多白发，黑发不干燥，有光泽，平素多梦，怕冷，手心发热，有遗精病史，舌淡、苔薄白，脉沉细。

中医辨证：肾虚毛窍失养证。

治疗原则：补肾华发。

治疗方剂：肾气丸加减。

生地黄 24 g，山药 30 g，山茱萸 12 g，茯苓 9 g，泽泻 9 g，牡丹皮 9 g，附子 3 g，桂枝 3 g，巴戟天 12 g，补骨脂 12 g，枸杞子 15 g，女贞子 15 g，何首乌 10 g。30 剂，水煎服，每日 1 剂，每剂分 3 次服。

二诊：药后患者自诉白发有所减少，又以前方 30 剂继服。

三诊：患者自诉白发较前明显减少，又以前方 30 剂继服。之后，继续以前方治疗 2 个月，9 月 3 日复诊，已基本看不到白发。复以前方变汤剂为散剂，每次 10 g，每日服 3 次，以资巩固治疗效果。

【按语】发的生长，赖血以养，故称“发为血之余”，但发的生机根源于肾。肾藏精，精化血，精血旺盛，则毛发粗壮润泽。《素问・六节藏象论》：“肾……其华在发。”由于发为肾之外候，所以发之生长与脱落、润泽与枯槁，常反映肾精的盛衰。青壮年精血旺盛，发长润泽；老年人精血衰少，发白脱落，皆属常理。但临床所见年少头发枯萎、早白早脱者等，则与肾精不足有关，应考虑从肾论治。此患者症状有黑发中夹杂许多白发，黑发不干燥，怕冷，手心发热，舌淡、苔白，脉沉细，辨为肾虚毛窍失养证。以肾气丸滋阴补阳；加巴戟天、补骨脂补肾助阳；加枸杞子滋补肝肾；加女贞子、何首乌补肾乌发。方药相互为用，以建其功。另，青年白发病变证机有血热生燥者；有肾精亏虚者；有过度劳思，暗耗阴血者；亦有瘀血阻滞不通者。临床必须审明病变证机，方可达到预期理想治疗效果。

7. 脱发（心肾虚寒证）

安某，男，14 岁，学生。

其母代诉：3 个月前，原因不明出现脱发，在当地村镇及县中医院、人民医院等经中西医药治疗，不仅脱发未见好转，反而又出现头晕头痛，心烦急躁等。

刻诊：脱发有 20 余处，大的直径约 2.5 cm，小的如黄豆大，心烦急躁，睡眠不佳，乏力，偶有少腹不适，夜间小便略多，腰膝酸困，口不渴，舌质淡、苔薄白，脉细弱。

中医辨证：心肾虚寒证。

治疗原则：温阳散寒，交通心肾。

治疗方剂： 桂枝加龙骨牡蛎汤加减。

桂枝 9 g，白芍 9 g，生姜 9 g，大枣 12 枚，炙甘草 6 g，龙骨 20 g，牡蛎 20 g，何首乌 24 g，补骨脂 10 g，熟地黄 12 g，当归 15 g。12 剂，每日 1 剂，水煎 2 次，分 2 次服。

二诊：自觉精神有明显好转，仍然没有新发生出，复以前方 12 剂继服。

三诊：脱发处已有黄绒发长出，大的周围绒发长出比较明显，继以前方服用。之后，服用 40 余剂，头发全部长出，为巩固疗效，又服药 12 剂。1 年随访，未再脱发。

【按语】《金匮要略》第六篇第 8 条：“夫失精家，少腹弦急，阴头寒，目眩，发落，脉极虚芤迟，为清谷、亡血、失精。脉得诸芤动微紧，男子失精，女子梦交，桂枝加龙骨牡蛎汤主之。”桂枝加龙骨牡蛎汤是仲景治疗“目眩，发落”和“男子失精，女子梦交”的代表方，由桂枝汤加龙骨、牡蛎组成，功效为调和阴阳、固摄心肾，主治证为心肾阳虚失精证。此脱发患者病症表现有心烦急躁，睡眠不佳，乏力，偶有少腹不适，夜间小便略多，腰膝酸困，舌质淡、苔薄白，脉细弱，辨为心肾虚寒证。以桂枝加龙骨牡蛎汤温阳散寒，交通心肾；加熟地黄、当归补血活血；加补骨脂补肾助阳；加何首乌补肾生发。方药相互为用，以建其功。

8. 手心瘙痒（湿热浸淫证）

周某，女，23 岁。

自诉： 手心瘙痒已多年，近几年手心瘙痒明显，经外用内服中西药治疗，但手心瘙痒未能得到有效控制。

刻诊： 手心瘙痒，手心发热伴潮湿，舌脉无变化。

中医辨证： 湿热浸淫证。

治疗原则： 清热解毒，燥湿泻邪。

治疗方剂： 苦参汤加减。

苦参 30 g，苍术 25 g，黄柏 20 g，花椒 10 g。6 剂，每日 1 剂，水煎 2 次，合并药液，煎取药液约 1 000 mL。每次服 50 mL，每日 3 次，其余药液分 3 次外洗。

二诊：瘙痒减轻，又以前方治疗 6 剂。

三诊：手心瘙痒止，为了巩固疗效，复以前方6剂治疗，每2日1剂，内服外用方法同前。随访1年，一切尚好。

【按语】苦参汤是仲景治疗狐蟚病的专方，功能清热解毒，燥湿泻邪，使湿热毒邪从小便而去。现代临床中主要用于治疗皮肤科疾病，如滴虫性阴道炎、真菌性阴道炎、淋病、尖锐湿疣、梅毒、皮肤真菌、银屑病、病毒性疱疹、贝赫切特综合征（白塞综合征）等疾病。仲景设苦参汤方中无用量，可能是历代传抄过程中佚失。王付老师结合自己临床治病经验，将苦参汤中苦参用量定为30 g，以治疗皮肤科疾病，疗效突出。根据此患者症状有手心瘙痒，手心发热伴潮湿，辨为湿热浸淫证。以苦参汤清热解毒，燥湿泻邪；加苍术、黄柏加强清热燥湿之力；加花椒温化湿邪，兼防凉药伤正气。组方药味虽少，但组方严谨，疗效确切。

9. 湿疹（外寒内热夹湿疹证）

党某，男，27岁。

自诉：1年前原因不明两腋下至肘关节出现湿疹，经中西药治疗，均未能有效控制病症，近因瘙痒加重前来诊治。

刻诊：腋下至肘关节多处湿疹，大的呈片状，小的呈针点，疹呈红色，遇风瘙痒加重，抓挠流黄水，大便不畅，口淡，不欲饮水，舌红、苔薄黄，脉浮。

中医辨证：外寒内热夹湿疹证。

治疗原则：发汗散寒，除湿泻热。

治疗方剂：麻黄汤与泻心汤合方加减。

麻黄6 g，桂枝4 g，杏仁10 g，大黄6 g，黄连12 g，黄芩12 g，苦参12 g，生地黄15 g，当归15 g，花椒3 g，茯苓24 g，炙甘草6 g。6剂，每日1剂，第1次煎煮30分钟，第2次煎煮20分钟，合并药液，分3次服。

二诊：湿疹瘙痒减轻，又以前方6剂继服。

三诊：湿疹明显好转，又以前方6剂继服。之后，累计服用20余剂，湿疹痊愈。

【按语】湿疹是临床中比较常见的疾病，中医辨证治疗湿疹常常考虑为风邪浸淫肌肤，或湿热毒气留滞肌肤，或寒湿邪气留滞肌肤，或痰瘀阻滞肌肤等。

在辨证治疗湿疹等皮肤病的时候要注重选用宣发肌腠与祛风透疹的药物，这样有利于病邪从肌肤透出体外。一般选用麻黄、桂枝、防风、荆芥等解表的药物。根据此湿疹患者遇风瘙痒加重，口淡，不欲饮水辨为风寒；再根据湿疹呈红色，抓挠流黄水辨为湿热，以此辨为外寒内热夹湿证。选用麻黄汤与泻心汤合方加味，方中麻黄发汗散寒，宣发腠理；桂枝温经通脉，开腠祛邪；杏仁降泄湿浊；大黄、黄连、黄芩、苦参清热泻热，燥湿止痒；生地黄、当归凉血活血补血；茯苓渗利湿浊；花椒温化止痒；炙甘草益气缓急止痒。方药相互为用，以奏其效。

10. 慢性湿疹（阳虚郁热，血瘀血虚，风痰浸淫证）

别某，女，40岁，2019年4月30日初诊。

自诉： 有多年慢性湿疹病史，近1年来症状明显加重，但服用中西药未能有效控制病情发作，由病友介绍前来诊治。

刻诊： 手足、小腿、肘窝、股部、胸腹部、背部、外阴、肛门等多处丘疹，有的呈脓丘疹，瘙痒难忍，疼痛，局部皮肤粗糙肥厚，手足不温，面色不荣，倦怠乏力，大便溏泄，口淡不渴，舌质红夹瘀紫、苔黄腻夹白，脉沉弱。

中医辨证： 阳虚郁热，血瘀血虚，风痰浸淫证。

治疗原则： 温阳散寒，清热燥湿，活血补血，息风化痰。

治疗方剂： 当归四逆汤、半夏泻心汤、附子半夏汤、苦参汤、狼牙汤与藜芦甘草汤合方加减。

黄连3 g，枯芩10 g，红参10 g，生半夏12 g，干姜10 g，当归10 g，桂枝尖10 g，细辛10 g，白芍10 g，通草6 g，制附子10 g，藜芦1.5 g，苦参15 g，狼牙24 g，生姜10 g，大枣12枚，生甘草10 g。6剂，每日1剂，以水1 000 ~ 1 200 mL，浸泡30分钟，大火烧开，小火煎煮50分钟，去滓取药液，每次服用80 mL，每日分早中晚3次服。

5月7日二诊：手足不温好转，仍大便溏泄，以前方变干姜为12 g，6剂。

5月14日三诊：大便较前好转，仍苔黄腻，以前方变黄连为12 g，6剂。

5月21日四诊：苔黄腻减少，仍瘙痒，以前方变藜芦为2 g，6剂。

5月28日五诊：瘙痒较前减轻，仍面色不荣，以前方变当归、白芍各为

15 g，6剂。

6月4日六诊：丘疹、脓丘疹明显减轻，仍瘙痒，以前方变藜芦为3 g，白芍为30 g，6剂。

6月11日七诊：丘疹、脓丘疹较前消除，以前方治疗40余剂，丘疹、脓丘疹基本消除，又以前方治疗40余剂。随访1年，一切尚好。

【按语】根据丘疹、怕冷、脉沉弱辨为阳虚；脓丘疹、面色不荣辨为血虚；丘疹、皮肤粗糙肥厚、舌质夹瘀紫辨为瘀；舌质红、苔黄辨为郁热；瘙痒、苔腻辨为风痰。以此选用当归四逆汤温阳通脉，补血活血；半夏泻心汤益气温通，清热燥湿；苦参汤、狼牙汤清热燥湿止痛；附子半夏汤温阳化瘀，燥湿化痰；藜芦甘草汤益气息风，化痰止痒。方药相互为用，以奏其效。

11. 接触性皮炎（风侵肌腠，湿热留滞证）

张某某，女，48岁，2010年11月19日初诊。

自诉：双手瘙痒，双手掌易发生皲裂，皲裂之后伤口不易愈合、易感染，看上去双手伤痕累累。平素喜爱养小动物，如家兔、鸽子等，但接触家畜及玉米秆等物时容易加重双手瘙痒，很是痛苦。经西医诊断为接触性皮炎，但治疗效果不明显，近由病友介绍前来诊治。

刻诊：双手瘙痒，双手掌易发生皲裂，双手易被划伤，且伤口不易愈合、易感染，接触家畜或玉米秆等物加重其病情，常汗出，舌淡红、苔薄黄腻，脉浮数。

中医辨证：风侵肌腠，湿热留滞证。

治疗原则：祛风清热，燥湿止痒。

治疗方剂：桂枝汤与苦参矾石汤合方加减。

桂枝12 g，生白芍12 g，苦参15 g，白矾10 g，芒硝6 g，蛇床子15 g，花椒10 g，地肤子15 g，土茯苓20 g，升麻10 g，生姜10 g，大枣12枚，生甘草10 g。6剂，每日1剂，分3次服。

二诊：双手瘙痒有所减轻，又以前方6剂继服。

三诊：服药期间病情在减轻，因又照料家兔，导致双手瘙痒有所加重，以前方去土茯苓，加雄黄1 g，白茅根30 g，6剂。

四诊：症状明显减轻，又以三诊方6剂继服。之后，以前方加减变化治疗1个月，患者症状消失，病告痊愈。

【按语】接触性皮炎是一类因接触一些生活中的物品或动植物而诱发或加重皮肤瘙痒症状的一种疾病，在临床中比较常见。苦参矾石汤是王付老师在临床中治疗皮肤科疾病最常用、疗效最突出的经验方。方由苦参、矾石、蛇床子、芒硝、花椒、土茯苓、地肤子组成，此方囊括了仲景的苦参汤、矾石汤、蛇床子散，此三方都是治疗皮肤科疾病的经典有效良方，而苦参矾石汤又在此三方的基础之上加味完善，疗效更为突出。根据此接触性皮炎患者双手瘙痒，常汗出，脉浮辨为风邪侵袭，肌表不固；又因患者伤口不易愈合、易感染，舌淡红、苔薄黄腻，脉数辨为湿热留滞。以桂枝汤祛风邪，调营卫，固肌表；以苦参矾石汤清热燥湿，止痒消炎；加升麻清热凉血，化瘀解毒，助桂枝汤祛风毒邪气向外透达；甘草调和诸药。

值得注意的是，接触性皮炎是一种比较特殊的皮肤病，患者在服药期间不能接触易诱发皮肤瘙痒的物品或家畜，如果不小心接触的话，容易导致病情再度发作或加重。此例患者服药期间再次接触家畜导致病情加重，故又在原方的基础之上用了雄黄解毒、杀虫、止痒，以达到治愈接触性皮炎的目的。

12. 神经性皮炎（营卫风热证）

田某，男，45岁。

自诉：有6年神经性皮炎病史，用抗过敏类西药有治疗效果，但停药后病症又发作，近因皮肤瘙痒等发作前来诊治。

刻诊：两肘关节处皮肤瘙痒，丘疹色红，左侧甚于右侧，冬天好转，夏天加剧，口渴欲饮水，口略苦，舌淡红、苔薄略黄，脉无变化。

中医辨证：营卫风热证。

治疗原则：疏散风热，透邪外出，疏风止痒。

治疗方剂：桂枝二越婢一汤加减。

桂枝5g，白芍5g，麻黄5g，炙甘草5g，大枣4枚，生姜6g，石膏24g，牡丹皮15g，赤芍15g，地肤子15g，苦参12g。6剂，每日1剂，水煎2次，合并药液，分3次服。

二诊：瘙痒减轻，又以前方治疗20余剂。

三诊：瘙痒基本消除，皮肤丘疹趋于好转，又以前方治疗12剂，诸症悉除。嘱患者在翌年夏季来临之前，再服用前方6剂，以免病症复发。连续防治3年，未再复发。

【按语】神经性皮炎是比较难治的皮肤病，尤其容易复发，若欲有效控制病情复发，必须针对病变证机而选用方药。桂枝二越婢一汤是仲景治疗太阳温病亦即太阳风热表证的代表方，其方由桂枝汤加越婢汤组成。而在用量方面则不是桂枝汤与越婢汤原方用量，其中仅用桂枝汤原方用量的近2/8，越婢汤原方用量的1/8，方中石膏、芍药用量大于桂枝、麻黄，方药组成功效是发汗清热益阴，主治太阳温病证。王付老师在临床中经常用到此方，主要用于治疗感冒、流行性感冒、肌肉及关节疼痛、神经性皮炎、过敏性皮肤瘙痒、荨麻疹、过敏性鼻炎等病。根据此患者丘疹色红，口渴辨为热，再根据瘙痒病变部位在表，以此辨为风热肆虐肌肤营卫证。以此用桂枝二越婢一汤疏散风热，透热于外；加牡丹皮、赤芍清热凉血散瘀；地肤子清热除湿止痒；苦参清热燥湿止痒。方药相互为用，以奏透热于外，疏风止痒之效。

13. 慢性荨麻疹（寒热夹杂疹证）

李某某，女，21岁，学生，2010年9月17日初诊。

自诉：患有荨麻疹2年余，患者素体较弱，亦患有脾胃疾病，体形较瘦，患病期间服用抗过敏药及中药，但症状未见明显好转，近因症状加重前来诊治。

刻诊：腹部、大腿处等多处起团状丘疹，疹色红，遇风加重，奇痒难耐，面色不荣，纳差，舌红、苔黄，脉浮数。

中医辨证：寒热夹杂疹证。

治疗原则：散外寒，清郁热，消疹痒。

治疗方剂：麻黄汤、白虎汤与当归芍药散合方加减。

麻黄15 g，桂枝15 g，杏仁15 g，石膏45 g，知母15 g，当归15 g，生白芍40 g，茯苓15 g，川芎12 g，泽泻15 g，红参10 g，白术15 g，防风20 g，炙甘草10 g。12剂，每日1剂，水煎2次，合并药液，分2次服。

二诊：瘙痒有所减轻，又以前方12剂继服。

三诊：丘疹有所好转，瘙痒较前又减轻，以前方12剂继服。之后，复以前方治疗1月余，诸症基本解除。复以前方变汤剂为散剂，每次6 g，每日3次，以资巩固治疗效果。

【按语】慢性荨麻疹是临床中比较常见的皮肤病，西医认为其发病的原因大多与患者的体质有关，免疫系统较弱的患者较易罹患此病。中医则认为患者正气不足，无以抗邪，导致风毒邪气侵袭肌肤，邪气得不到驱逐，长时间留滞体内又容易化热而形成外有风寒毒邪，内有郁热的病变证机。对此王付老师用麻黄汤、白虎汤、当归芍药散三方合用。其中麻黄汤开宣腠理，驱逐风毒邪气；白虎汤为清体内郁热的高效方，能较迅速地清除热邪；而当归芍药散补血活血，既能补益正气，抗邪外出，又能活血，引药入血分，使血分之余毒彻底清除干净，寓“治风先治血，血行风自灭”之义。可见将此三方合用治疗皮肤疾病蕴含有深刻的配伍意义，用之验之于临床，疗效颇高。根据此荨麻疹患者疹痒因遇风加重辨为寒；根据疹色红，舌红、苔黄辨为热；因面色不荣，纳差辨为肝脾血虚。以麻黄汤散寒，开腠理；以白虎汤清泻郁热；以当归芍药散补血活血，益肝健脾。经方合用，以达到治愈荨麻疹的目的。

14. 慢性荨麻疹（湿热郁结，痰瘀夹风证）

贾某，女，38岁，2018年2月26日初诊。

自诉：有多年慢性荨麻疹病史，近2年来症状明显加重，但服用中西药未能有效控制病情发作，由病友介绍前来诊治。

刻诊：风疹团扁平发淡红，呈水肿性斑块，瘙痒，头痛，关节疼痛，身体发热，无汗，心悸，胸闷，恶心呕吐，倦怠乏力，大便干结，口苦口腻，舌质淡夹瘀紫、苔腻黄白夹杂，脉沉弱。

中医辨证：湿热郁结，痰瘀夹风证。

治疗原则：清热燥湿，行气活血，息风化痰。

治疗方剂：半夏泻心汤、小柴胡汤、麻杏石甘汤、黄连粉方、苦参汤、狼牙汤、附子半夏汤与藜芦甘草汤合方加减。

黄连24 g，干姜10 g，柴胡24 g，枯芩10 g，红参10 g，生半夏12 g，麻黄12 g，杏仁10 g，石膏50 g，苦参12 g，狼牙24 g，制附子10 g，藜芦1.5 g，

生姜10 g，大枣12枚，生甘草10 g。6剂，每日1剂，以水1 000 ~ 1 200 mL，浸泡30分钟，大火烧开，小火煎煮50分钟，去滓取药液，每次服用80 mL，每日分早中晚3次服。

3月5日二诊：头痛减轻，仍瘙痒，以前方变藜芦为2 g，6剂。

3月12日三诊：头痛、关节疼痛较前减轻，仍瘙痒，以前方变苦参为24 g，变藜芦为3 g，6剂。

3月19日四诊：大便通畅，仍胸闷，以前方变杏仁为15 g，6剂。

3月26日五诊：身体发热消除，仍恶心呕吐，以前方变生半夏为15 g，6剂。

4月2日六诊：风疹团基本消除，仍口苦口腻，以前方变枯芩为24 g，6剂。

4月9日七诊：风疹团未再出现，以前方治疗60余剂，诸症基本消除，又以前方治疗40余剂。随访1年，荨麻疹未再发作。

【按语】根据风疹团、口苦口腻辨为湿热；胸闷辨为气郁；舌质红夹瘀紫辨为瘀热；瘙痒、苔腻辨为风痰。以此选用半夏泻心汤益气平调寒热；小柴胡汤益气调气，清解郁热；麻杏石甘汤宣散化瘀；黄连粉方、苦参汤、狼牙汤清热燥湿；附子半夏汤温阳化痰；藜芦甘草汤益气息风化痰。诸药相互为用，以奏其效。

15. 脚气（瘀血寒毒证）

李某某，男，47岁，2009年5月14日初诊。

自诉：患有脚气多年，源于自己去山区支教，山区条件艰苦，在山区教学每天都要走好几里地的山路，有时又要带学生外出郊游，长期劳累导致脚部溃烂、肿胀，走路颇困难，靠拐杖帮助，用中西药治疗有效，停药即复发，近因病症加重回到郑州接受治疗。

刻诊：双脚踝部肿胀，有的部位溃烂，足趾局部皮肤颜色紫暗，有时流脓血水，有时痒痛，舌暗红、苔薄白腻，脉涩。

中医辨证：瘀血寒毒证。

治疗原则：活血化瘀，散寒解毒。

治疗方剂：桂枝茯苓丸与乌头汤合方加减。

桂枝12 g，茯苓12 g，桃仁12 g，白芍12 g，牡丹皮12 g，麻黄10 g，生

川乌 9 g（煎煮 50 分钟），黄芪 12 g，炙甘草 10 g。6 剂，每日 1 剂，煎取 1 000 mL，每次内服 30 mL，其余分 3 次外洗。

二诊：症状明显减轻，又以前方治疗 12 剂，病告痊愈。

【按语】桂枝茯苓丸与乌头汤合方是王付老师临床中治疗瘀血寒毒证的经验配伍用方。其中桂枝茯苓丸是活血化瘀的代表方剂，临床应用范围极广；乌头汤是治疗寒湿痹证的代表方，但亦可用于治疗其他疾病属寒湿证型者。根据此脚气患者双脚踝部肿胀，有的部位溃烂，足趾局部皮肤颜色紫暗，舌暗红，脉涩辨为瘀血毒气；再根据有时流脓血水、苔白腻辨为寒毒。选用桂枝茯苓丸与乌头汤合方治疗。方中桂枝、麻黄温阳通经，开达腠理，化瘀止痒；茯苓渗利湿毒；桃仁、牡丹皮活血化瘀；白芍益血缓急止痒；生川乌攻逐阴寒除湿；黄芪、炙甘草益气固表。方药相互为用，以建其功。

16. 带状疱疹（毒热血证）

杨某某，男，23 岁。

自诉：半个月前腰部左侧出现带状疱疹，经中西医治疗，未能取效。近因疼痛加重前来诊治。

刻诊：腰部黄豆大小疱疹 20 ~ 30 个，大的连成片状，疱疹灼热疼痛，舌质红、苔薄黄，脉略数。

中医辨证：毒热血证。

治疗原则：清热凉血，解毒透疹。

治疗方剂：泻心汤加减。

大黄 6 g，黄连 3 g，黄芩 3 g，蒲公英 50 g，玄参 24 g，生地黄 24 g，桂枝 6 g。6 剂，每日 1 剂，水煎 2 次，合并药液，分 3 次服。

二诊：疱疹基本消失，又以前方 3 剂继服。病告痊愈。

【按语】泻心汤是仲景治疗血热证的名方，方由大黄、黄连、黄芩 3 味药组成，药少而力专。3 味药皆为苦寒之品，可直入血分清除血分热毒，其中大黄味苦、性凉，能入血分，破一切瘀血热毒，又能兼入气分以调气；黄连、黄芩苦寒清热，与大黄同用，同入血分清热，并能推陈致新，使毒热从大便而去。又泻心汤在《金匮要略》中用于治疗吐血、衄血，可以说明泻心汤可以治疗血分的病症。泻心汤除了治疗热痞之外，亦可以治疗血分毒热证。根据患者疱疹灼热疼痛，舌质红，脉数辨为毒热血证。以泻心汤清泻毒热；加蒲公英清热解毒；玄参、生地黄清热凉血；桂枝温经通脉消肿，既辛散透邪，又防寒凉凝滞。方药相互为用，以奏其效。

17. 对称性红斑（毒热阳郁血证）

夏某某，女，43岁。

自诉：近4年来夏季经常出现两大腿外侧对称性红斑，时痒时痛，到冬天即渐渐消失，血、尿常规均未发现异常。

刻诊：两大腿外侧可见对称性红斑，直径2 ~ 3 cm，红斑处有轻微灼热，月经延期，舌质略红、苔薄黄，脉浮。

中医辨证：毒热阳郁血证。

治疗原则：解毒凉血，化瘀通阳。

治疗方剂：升麻鳖甲汤加减。

升麻18 g，当归9 g，花椒3 g，生甘草18 g，雄黄（另包，冲服）1.5 g，鳖甲24 g，生地黄12 g，玄参12 g，石膏24 g，桂枝3 g。6剂，每日1剂，水煎2次，合并药液，分2次服。

二诊：红斑有所消退，灼热已除，又以前方6剂继服。之后，累计服用20余剂，诸症悉除。随访2年，未再复发。

【按语】升麻鳖甲汤是仲景治疗毒热阳郁血证的专方，由升麻、当归、花椒、生甘草、雄黄、鳖甲共6味药组成。方中升麻清热凉血，化瘀解毒，透达郁阳，善解毒热血证；鳖甲入血能清热，入络而散结，并能软坚除肿痛；当归养血活血；花椒解郁结，通阳气，使热毒因阳通而散；雄黄有毒，以毒攻毒而解毒；生甘草清热泻火而解百毒，并能调和诸药。临床中常用于治疗毒血症、系统性红斑狼疮、败血症、血小板减少性紫癜、慢性荨麻疹等疾病，是临床疗效比较突出的经方。

对称性红斑在临床中比较少见，辨证治疗要准确地找到切入点，方能达到满意的治疗效果。参考《金匮要略》第三篇第14条："阳毒之为病，面赤斑斑如锦纹，咽喉痛，唾脓血。五日可治，七日不可治，升麻鳖甲汤主之。"仲景所言“斑斑如锦纹”及“阳毒之为病”与本案对称性红斑所属毒热阳郁证相似。故以升麻鳖甲汤清热解毒，活血软坚；加生地黄、玄参以清热凉血；石膏以清泻毒热；桂枝以通达阳气。方药相互为用，以建其功。

18. 银屑病（瘀热内结，血热生燥证）

侯某，女，19岁，学生。

自诉：患银屑病已5年有余，屡经中西医治疗，病症时轻时重，但未将病症全部消除。近几个月来皮疹鳞屑尤多，以四肢最为明显，胸腹次之，头部及面部也有多处，虽屡用中西药，但未能控制病情，于是前来门诊治疗。

刻诊：患处呈钱币状，局部颜色红中略紫，并有银屑脱落，脱落四周皮肤略微干燥，其他正常肌肤略有干涩不荣，舌红、苔薄黄，脉数涩。

中医辨证：瘀热内结，血热生燥证。

治疗原则：清热凉血，润燥化瘀。

治疗方剂：桃核承气汤加减。

桃仁10 g，大黄4 g，芒硝（冲服）2 g，苦参12 g，桂枝9 g，生地黄15 g，青黛10 g，地肤子18 g，蛇床子15 g，黄连10 g。7剂，水煎服，每日1剂，分早中晚3次服。

二诊：局部颜色红紫大减，之后，又以前方治疗50余剂，肤色明显接近正常。此后，又以前方治疗30余剂，病症全部消除，肌肤颜色接近正常。最后将前方制成丸剂，每日3次，每次用药10 g左右，服用60日左右，一切趋于正常。时隔1年，据患者称，一切尚可，若稍有皮肤轻微不适，即以前方7剂继服，诸症未再发作。

【按语】桃核承气汤本是仲景治瘀热证的重要方，功能活血祛瘀，通下泻热。方中桃仁活血化瘀，通利血脉；桂枝通经祛瘀；大黄、芒硝荡涤实热，清热祛瘀；甘草益气，帅血而行，以助祛瘀，兼防攻伐太过损伤正气，并能调和诸药。桃核承气汤既为妇科常用方，又不局限于妇科，临证只要审明患者病变证机是瘀热，即可用之。成无己提出桃核承气汤主治太阳膀胱蓄血证，但是临床中不能仅仅局限于这一个治疗方面，要注重发掘扩大桃核承气汤的主治范围，临床中可用于辨治精神、神经系统之脑挫伤、精神分裂症，皮肤科之银屑病，以及糖尿病、高血压等。根据此患者患处呈钱币状、局部颜色红中略紫，辨为瘀热；根据脱落四周皮肤略微干燥，而其他正常肌肤略有干涩不荣，辨为血虚生燥。综上辨为瘀热内结、血热生燥证，以桃核承气汤加味治疗。方中桃仁、桂枝活血通经散瘀；大黄、芒硝泻热祛瘀；生地黄清热益阴凉血；加青黛清热解毒，凉血消斑；加苦参、黄连清热燥湿止痒；加地肤子除湿止痒；加蛇床子温阳散寒止痒，兼防寒凉药伤阳气。方药相互为用，以治银屑病。

银屑病是临床中比较难治的皮肤病之一，在治疗过程中患者必须重视饮食结构，不能食辛辣，少食牛、羊肉和海鲜等。

19. 关节病性银屑病（血热夹寒，风痰郁结证）

郑某，男，39岁，2018年5月4日初诊。

自诉：有多年关节病性银屑病，近2年症状加重，但服用中西药未能有效控制病情发作，由病友介绍前来诊治。

刻诊：前胸、后背、腹部、四肢、面、头呈广泛棕褐色丘疹，表面覆盖银白色鳞屑，界限清楚，脱屑呈红皮症状，瘙痒，全身关节疼痛，受凉加重，大便干结，腹中灼热，口苦口腻，舌质淡红、苔腻黄白夹杂，脉沉弱。

中医辨证：血热夹寒，风痰郁结证。

治疗原则：清热燥湿，凉血消斑，温通经脉，息风化痰。

治疗方剂：半夏泻心汤、百合地黄汤、乌头汤、黄连粉方与藜芦人参汤合方加减。

黄连24 g，枯芩10 g，红参10 g，生半夏12 g，干姜10 g，百合15 g，生地黄50 g，制川乌10 g，麻黄10 g，白芍10 g，黄芪10 g，藜芦1.5 g，生姜10 g，大枣12枚，生甘草10 g。6剂，每日1剂，以水1 000 ~ 1 200 mL，浸泡30分钟，大火烧开，小火煎煮50分钟，去滓取药液，每次服用80 mL，每日分早中晚3次服。

5月11日二诊：腹中灼热减轻，仍大便干结，以前方变生地黄为60 g，6剂。

5月18日三诊：大便通畅，仍口苦口腻，以前方变枯芩为24 g，6剂。

5月25日四诊：口苦口腻减轻，关节疼痛明显减轻，仍皮肤瘙痒，以前方变藜芦为 3 g，6 剂。

6 月 1 日五诊：银屑病皮损较前减轻，仍有口苦口腻，以前方变黄连、枯芩各为 30 g，6 剂。

6 月 8 日六诊：银屑病皮损较前又有减轻，关节疼痛基本消除，以前方 6 剂继服。

6 月 15 日七诊：银屑病皮损较前又有明显减轻，以前方治疗 60 余剂，银屑病皮损基本消除。又以前方治疗 60 余剂，银屑病皮损基本痊愈，又巩固治疗 30 余剂。随访 1 年，一切尚好。

【按语】根据棕褐色丘疹、脱屑处红皮辨为血热；棕褐色丘疹、表面覆盖银白色鳞屑辨为血热夹寒；全身关节疼痛受凉加重辨为寒结；腹中灼热、口苦口腻辨为湿热；瘙痒、苔腻辨为风痰。以此选用半夏泻心汤益气温通，清热燥湿；黄连粉方清热燥湿止痛；百合地黄汤清热凉血；乌头汤益气补血，温通止痛；藜芦人参汤益气息风，化痰止痒。方药相互为用，以奏其效。

20. 寻常性银屑病（湿热夹寒，风痰夹瘀证）

孙某，男，61 岁，2018 年 11 月 27 日初诊。

自诉：有多年寻常性银屑病病史，近 1 年来症状加重，但服用中西药未能有效控制病情发作，由病友介绍前来诊治。

刻诊：前胸、后背、腹部、四肢、面、头呈广泛红色丘疹，先是绿豆大小红色丘疹，然后融合成片状棕红色斑块，表面覆盖银白色鳞屑，界限清楚，周围呈炎性红晕，瘙痒，大便干结，心胸烦热，口苦口腻，舌质红夹瘀紫、苔腻黄白夹杂，脉沉弱。

中医辨证：湿热夹寒，风痰夹瘀证。

治疗原则：清热燥湿，宣散化瘀，温通经脉，息风化痰。

治疗方剂：半夏泻心汤、麻杏石甘汤、下瘀血汤、黄连粉方、附子白及汤与藜芦甘草汤合方加减。

黄连 24 g，枯芩 10 g，红参 10 g，生半夏 12 g，干姜 10 g，麻黄 12 g，杏仁 10 g，石膏 50 g，桃仁 10 g，大黄 12 g，制附子 10 g，白及 3 g，土鳖虫 20 g，藜芦 1.5 g，生姜 10 g，大枣 12 枚，生甘草 10 g。6 剂，每日 1 剂，以水

1 000 ~ 1 200 mL，浸泡 30 分钟，大火烧开，小火煎煮 50 分钟，去滓取药液，每次服用 80 mL，每日分早中晚 3 次服。

12 月 4 日二诊：大便较前通畅，仍瘙痒，以前方变藜芦为 3 g，6 剂。

12 月 11 日三诊：瘙痒较前减轻，仍心胸烦热，以前方变石膏为 60 g，6 剂。

12 月 18 日四诊：心胸烦热减轻，仍有大便不畅，以前方变大黄为 15 g，6 剂。

12 月 25 日五诊：大便正常，仍口苦口腻，以前方变黄连、枯芩各为 30 g，6 剂。

2019 年 1 月 1 日六诊：银屑病皮损较前减轻，以前方 6 剂继服。

1 月 8 日七诊：银屑病皮损较前又有明显减轻，以前方治疗 80 余剂。银屑病皮损较前又有明显减轻，又以前方治疗 80 余剂，银屑病皮损基本痊愈。随访 1 年，一切尚好。

【按语】根据红色丘疹、口苦口腻辨为湿热；棕红色斑块、表面覆盖银白色鳞屑辨为血热夹寒；心胸烦热、大便干结辨为郁热内结；瘙痒、苔腻辨为风痰；舌质红夹瘀紫辨为瘀。以此选用半夏泻心汤益气温通，清热燥湿；黄连粉方清热燥湿止痛；麻杏石甘汤宣散泻热；下瘀血汤泻热化瘀；附子白及汤温阳化瘀；藜芦甘草汤益气息风，化痰止痒。方药相互为用，以奏其效。

21. 硬皮病（痰瘀阻塞皮痹证）

王某某，女 20 岁，学生，2010 年 7 月 2 日初诊。

自诉：患有硬皮病多年，经多方治疗未见任何治疗作用。

刻诊：皮肤硬化，胳膊及小腿皮肤成片出现硬化现象，皮肤色泽发暗，皮肤干燥、紧缩，余无他症，舌苔稍腻，脉无变化。

中医辨证：痰瘀阻塞皮痹证。

治疗原则：化痰祛瘀，通窍生新。

治疗方剂：桂枝茯苓丸加减。

桂枝 12 g，茯苓 12 g，桃仁 12 g，白芍 12 g，牡丹皮 12 g，水蛭 5 g，虻虫 3 g，土鳖虫 10 g，三棱 15 g，莪术 15 g，海藻 25 g，生甘草 10 g。12 剂，每日 1 剂，每剂分 3 次服。

二诊：药后症状改善不明显，又以前方12剂继服。

三诊：皮肤稍微有改善，又以前方加减治疗1个月。

四诊：皮肤硬化现象较前又有改善，又以前方治疗1月余。

五诊：皮肤颜色暗红、硬化现象已消失大半，又以前方12剂继服。

六诊：患者患处皮肤已基本如同正常人。嘱咐其继续服用前方散剂，以巩固治疗效果。

【按语】硬皮病又称系统性硬化症，顾名思义，就是皮肤变硬的疾病。皮肤的改变是系统性硬化症的标志性症状，但病变程度差别很大，轻者仅有局部皮肤的硬化和钙化，严重者可出现全身广泛性皮肤硬化增厚。典型的皮肤损害依次经历肿胀期、浸润期和萎缩期三个阶段。病变呈对称性，多由手指逐渐向近端扩展，病变皮肤与正常皮肤的界限不清，该病诱发原因，西医尚无定论。中医可归属于“皮痹”“肌痹”之范畴，其病因主要是由于素体阳气虚弱、津血不足、抗病能力低下、外被风寒等诸邪浸淫肌肤，凝结腠理，痹阻不通，导致津液失布、气血耗伤、肌腠失养、脉络瘀阻，出现皮肤硬如皮革萎缩、汗孔闭塞不通而有出汗障碍及汗毛脱落等症状。皮痹日久不愈，会发生内脏病变。

桂枝茯苓丸是《金匮要略》中治疗妇人妊娠杂病的方子，由桂枝、茯苓、牡丹皮、桃仁、芍药5味药物组成，功能为化瘀消癥，仲景用于治疗妊娠腹中癥积而见经血漏下不止。方中桂枝温通经脉而运行气血，化瘀行滞而消癥块；茯苓利水消痰，渗湿降泄，以消水结；桃仁破血化瘀，消癥攻坚；牡丹皮凉血散血，清退郁热；芍药养血活血，通络行瘀。桂枝茯苓丸是一个名方，广泛用于治疗临床中的各科疾病，并不局限于治疗妇科疾病。王付老师治病善用经方，常将桂枝茯苓丸用于治疗下列疾病：①妇科类疾病：如子宫肌瘤、乳腺增生、卵巢囊肿、子宫内膜异位症、子宫腺肌病、痛经等。②用于治疗高血压：桂枝茯苓丸是王付老师治疗高血压的有效经验方，然而考虑到肝的生理特性，桂枝茯苓丸治疗高血压时要加重芍药的用量，因为芍药既能养肝血以缓肝之急又能泻肝热，以收敛上焦浮热而使浮越之热下行自小便出。③用于治疗肿瘤、增生类疾病：如肝硬化、肝癌、肿瘤、脂肪瘤、乳腺增生、前列腺增生、甲状腺肿大增生等疾病，可以以桂枝茯苓丸为基础方治疗。王付老师治疗肝硬化时常将小柴胡汤与桂枝茯苓丸合方治疗，疗效理想；在治疗甲状腺肿大时常将桂枝茯苓丸与十枣汤合方治疗，疗效显著。另外，桂枝茯苓丸亦是王付老师临床治疗青春痘的常用方，只要患者青春痘稍发暗，舌质偏暗，属于瘀血证，即可选用桂枝茯苓丸。根据此硬皮病患者症状有胳膊及小腿皮肤成片出现硬化现象，皮肤色泽发暗，皮肤干燥、紧缩，以此辨为痰瘀阻塞皮痹证。以桂枝茯苓丸化痰散瘀；加水蛭、虻虫、土鳖虫、三棱、莪术破血逐瘀；加海藻软坚散瘀；生甘草调和诸药。方药相互为用，以奏其效。此病比较特殊，虽然是临床中较难治的疾病，但其病机并不复杂，此患者瘀阻较重，故用了大量活血化瘀通阻的药物，诸如水蛭、虻虫、土鳖虫等疗效强劲的虫药，以及三棱、莪术等破血行气的植物类药物，故取得了良好的治疗效果。另外，海藻与甘草属“十八反”的配伍禁忌，但实际临床中应用并无不良反应，反而能增强治疗效果。

22. 硬皮病（阳虚郁热，瘀夹风痰证）

别某，女，47岁，2018年7月6日初诊。

自诉：有多年慢性湿疹病史，近1年来症状明显加重，但服用中西药未能有效控制病情发作，由病友介绍前来诊治。

刻诊：左侧前额、发际、发际后约宽1 cm，长5 cm区域呈黄白色似皮革硬，表面光滑，无汗，毳毛消失，经常口腔溃疡，性欲淡漠，手足不温，面色不荣，倦怠乏力，大便干结，口苦，舌质红夹瘀紫、苔黄腻夹白，脉沉弱。

中医辨证：阳虚郁热，瘀夹风痰证。

治疗原则：温阳散寒，清解郁热，活血化瘀，息风化痰。

治疗方剂：四逆汤、小柴胡汤、抵当汤、黄连粉方、甘草海藻汤与藜芦甘草汤合方加减。

生附子5 g，干姜5 g，柴胡24 g，枯芩10 g，红参10 g，生半夏12 g，水蛭10 g，虻虫6 g，桃仁5 g，大黄6 g，海藻24 g，藜芦1.5 g，黄连12 g，生姜10 g，大枣12枚，生甘草10 g。6剂，每日1剂，以水1 000 ~ 1 200 mL，浸泡30分钟，大火烧开，小火煎煮50分钟，去滓取药液，每次服用80 mL，每日分早中晚3次服。

7月13日二诊：大便较前通畅，仍口腔溃疡，以前方变黄连、枯芩各为15 g，6剂。

7月20日三诊：口腔溃疡基本消除，仍手足不温，以前方变生附子、干姜各为6 g，6剂。

7月27日四诊：手足不温好转，仍性欲淡漠，以前方变红参为12 g，6剂。

8月3日五诊：口苦基本消除，仍手足不温，以前方变生附子、干姜各为7 g，6剂。

8月10日六诊：左侧前额、发际、发际后略有湿润，仍有轻微大便不畅，以前方变大黄为9 g，6剂。

8月17日七诊：左侧前额、发际、发际后较前又有湿润，以前方治疗150余剂。左侧前额、发际、发际后硬度较前略有变软，又以前方治疗150余剂。左侧前额、发际、发际后硬度较前又有变软，复以前方治疗100余剂，发际后有毛发长出。之后，又治疗3个月，左侧前额、发际、发际后硬皮基本消除，毛发长出。随访1年，一切尚好。

【按语】根据硬皮、手足不温、性欲淡漠、脉沉弱辨为阳虚；硬皮、口苦辨为郁热；舌质夹瘀紫辨为瘀；苔黄腻夹白辨为痰热夹寒。以此选用四逆汤温阳通脉化瘀；小柴胡汤益气调气，清解郁热；抵当汤活血化瘀；黄连粉方清热燥湿；甘草海藻汤益气软坚散结；藜芦甘草汤益气息风化痰。诸药相互为用，以奏其效。

第十二节　肿瘤及术后疾病

1. 支气管肺癌（肺热饮逆毒结证）

曹某，男，78岁。

自诉：有30余年咳嗽病史，4个月前在郑州某省级医院诊断为支气管肺癌，患者既不欲手术，又不欲化疗，只愿服用中药。在当地服用中西药，但咳嗽、咳痰、胸闷没有得到有效控制。

刻诊：咳嗽，痰中带血，气喘，痰稠色黄，口渴欲饮水，倦怠，舌质暗红、苔薄黄略腻，脉沉数。

中医辨证：肺热饮逆毒结证。

治疗原则：清热益肺、化饮解毒、化痰止咳。

治疗方剂：泽漆汤与小陷胸汤合方加减。

姜半夏12 g，紫参15 g，泽漆（先煎泽漆约150分钟，取药液再煎煮其他药物）60 g，生姜15 g，白前15 g，炙甘草9 g，黄芩9 g，红参9 g，白术9 g，桂枝9 g，黄连3 g，全瓜蒌30 g。6剂，水煎服，每日1剂，每剂分3次服。

二诊：咳嗽减轻，痰中带血未再出现，复以前方6剂继服。

三诊：痰稠色黄解除，又以前方6剂继服。

四诊：诸症得到有效控制，以前方变汤剂为散剂，每次6 g，每日3次，巩固治疗半年。随访1年，病情稳定。

【按语】《金匮要略》第七篇第9条："脉沉者，泽漆汤主之。"仲景对泽漆汤未做详细的论述，从泽漆汤的用药组成及临床治病分析，可把泽漆汤作为主治肺热饮逆证的代表方，现代临床中用于治疗病毒性肺炎、急性支气管炎、肺癌等属热毒蕴肺证有特效。但此方没有得到大部分临床中医师的重视，导致此方的良好治疗作用没能充分服务于临床。王付老师临床经常用此方治疗毒热蕴肺证，并且常与麻杏石甘汤合方应用以增强疗效。另，泽漆功能为清泻肺热、涤痰化饮、清热解毒，是本方应用的关键，在治疗肺部占位性病变（肺癌）时，王付老师时常在辨证准确的情况下重用泽漆（先煎）以起到抗癌的治疗目的。而小陷胸汤是仲景用于治疗痰热结胸证的代表方剂，原方由黄连、半夏、瓜蒌实（全瓜蒌）3味药组成，功能为清热涤痰开结。本方是治疗痰热互结证的有效良方，临床中应用范围极广，并不局限于治疗结胸证，还可用于治疗急慢性胃炎、肋间神经痛、精神类疾病等属痰热互结病机者。根据此支气管肺癌病症表现有口渴欲饮水、舌红，辨为热；再根据痰稠色黄、苔黄腻而辨为痰热；因倦怠辨为气虚，以此辨为热毒蕴肺证。方以泽漆汤清宣肺热，降泄浊逆，兼益肺气；以小陷胸汤清热涤痰，宽胸降逆；加白术健脾益气，杜绝生痰之源。

2. 肺腺癌术后复发并有肺多发结节（郁热夹寒，痰瘀夹虚证）

郑某，女，65岁，2017年3月9日初诊。

自诉：1年前肺腺癌手术，7个月肺癌术后复发并有肺多发结节，但服用中西药均未能有效控制病情，由病友介绍前来诊治。

刻诊：胸中烦热隐隐作痛，气短，动则气喘，早上痰多黄白夹杂，下午痰多黏稠色黄，喉咽不利，手足心热，倦怠乏力，口燥渴不欲饮水，舌质红夹瘀紫、苔腻黄白夹杂，脉沉弱。

中医辨证：郁热夹寒，痰瘀夹虚证。

治疗原则：清泻郁热，温化寒瘀，补益中气。

治疗方剂：泽漆汤、麻杏石甘汤、附子贝母汤、甘草海藻汤与藜芦甘草汤合方加减。

泽漆 40 g，紫参 15 g，枯芩 10 g，桂枝尖 10 g，红参 10 g，生半夏 12 g，白前 10 g，麻黄 12 g，杏仁 10 g，石膏 50 g，制附子 10 g，藜芦 1.5 g，海藻 24 g，浙贝母 10 g，生姜 10 g，大枣 12 枚，炙甘草 10 g。6 剂，每日 1 剂，以水 1 000 ~ 1 200 mL，浸泡 30 分钟，大火烧开，小火煎煮 50 分钟，去滓取药液，每日分早中晚 3 次服。

3 月 16 日二诊：手足心热减轻，仍痰多，以前方变浙贝母、枯芩各为 12 g，6 剂。

3 月 23 日三诊：痰多较前略有减少，仍口燥渴，以前方变石膏为 60 g，6 剂。

3 月 30 日四诊：口燥渴较前明显减轻，仍有胸中烦热，又以前方变紫参为 24 g，6 剂。

4 月 6 日五诊：倦怠乏力较前明显好转，仍有痰，以前方变杏仁为 15 g，6 剂。

4 月 13 日六诊：诸症较前均有明显好转，又以前方治疗 150 余剂，诸症基本消除。经复查肺结节病灶较前缩小，之后，又以前方治疗 1 年，再次复查肺结节病灶基本消除，继续巩固疗效，随访 2 年，一切尚好。

【按语】肺癌的主要病变证机有五个：一是正气虚弱，浊邪内生；二是气虚不行血而为瘀；三是气虚不化津而为痰；四是痰瘀蕴结而化热；五是郁热伤阳而生寒，以此演变为痰瘀寒热夹虚证。附子是化瘀消癥第一要药；藜芦是化痰第一要药；海藻是软坚第一要药；人参是补气第一要药。以此选用泽漆汤清热益气，降逆散寒；麻杏石甘汤清宣郁热，宣散寒郁；甘草海藻汤软坚散结；附子贝母汤温化燥湿化痰；藜芦甘草汤益气化痰涤浊。方药相互为用，以奏其效。

3. 胃黏液腺癌（湿热夹瘀证）

张某某，女，67岁。

自诉：患有慢性胃炎30余年，近因胃痛剧烈到医院做纤维胃镜等检查，确诊为胃黏液腺癌，因患者拒绝手术治疗，多次服用中西药，但胃痛未能有效控制，特专程前来诊治。

刻诊：胃痛剧烈，夜间痛甚，呕吐，不能饮食，倦怠乏力，口苦口腻，肢体困重，食后胃痛，大便溏泄，舌质暗、边有瘀斑、苔黄厚腻，脉沉涩。

中医辨证：湿热夹瘀证。

治疗原则：清热祛湿，活血化瘀。

治疗方剂：半夏泻心汤、生化汤与失笑散合方加减。

生半夏12 g，黄连10 g，黄芩15 g，红参10 g，干姜10 g，炙甘草10 g，大枣12枚，当归12 g，川芎9 g，桃仁3 g，五灵脂12 g，蒲黄12 g，山楂24 g。6剂，水煎服，每日1剂，每剂分3次服。

二诊：胃痛减轻，呕吐好转，以前方6剂继服。

三诊：口苦明显减轻，口腻已除，以前方6剂继服。

四诊：诸症均较前减轻，以前方6剂继服。之后，每周服用前方6剂，以资巩固疗效。随访半年，病情稳定，一切尚好。

【按语】《金匮要略》第十七篇第10条："呕而肠鸣，心下痞者，半夏泻心汤主之。"《伤寒论》第149条论："（心下）但满而不痛者，此为痞，柴胡不中与之，宜半夏泻心汤。"半夏泻心汤是《伤寒杂病论》中用于治疗中虚湿热痞证的重要代表方，所见症状有胃脘部痞满或疼痛、呕吐、肠鸣、下利、肢体困重等。原方中黄连、黄芩苦寒降泄除其热，干姜、半夏辛温开结散其寒，人参、甘草、大枣甘温益气补其虚。此方寒热并用，辛开苦降，补泻兼施，是举世良方。半夏泻心汤为现代中医内科临床治疗胃病（痞满）开辟了法门，被广泛应用于治疗慢性胃炎、胃及十二指肠溃疡、胃下垂等疾病。此方是王付老师临床治疗慢性胃部疾病最常用的一个方，常常与失笑散、越鞠丸、保和丸、枳术汤等合方加减运用，疗效确切。失笑散在《太平惠民和剂局方》用于治疗"产后心腹痛欲死，百药不效"，具有活血祛瘀、散结止痛之效，与半夏泻心汤合用治疗慢性胃病具有良好治疗作用。而生化汤是《傅青主女科》中妇人产后常用方，具有养血祛瘀、温经止痛之效。根据此病症表现有口苦、口腻及肢体沉重辨为湿热；再根据夜间痛甚、舌质瘀紫辨为瘀；由困倦乏力辨为气虚，以此辨证为湿热痰瘀证。选用半夏泻心汤、生化汤与失笑散合方加味，方以半夏泻心汤补中益气，清热燥湿；以生化汤、失笑散养血祛瘀，散瘀止痛；加山楂消食化积，散瘀行滞。方药相互为用，以奏其效。

4. 贲门癌术后复发并转移（寒热虚郁夹瘀证）

徐某，男，61岁，2016年7月2日初诊。

自诉：1年前食管鳞癌术后复发并转移，但服用中西药均未能有效控制症状，由病友介绍前来诊治。

刻诊：吞咽不利伴有异物感，呕吐痰涎，胃脘灼热疼痛，不喜冷食，胸闷、胸胀、胸紧、胸痛，口苦咽干，面色不荣，倦怠乏力，口苦，舌质暗红夹瘀紫、苔腻黄白夹杂，脉沉弱。

中医辨证：寒热虚郁夹瘀证。

治疗原则：清热散寒，行气化瘀，补益中气。

治疗方剂：半夏泻心汤、橘皮竹茹汤、桔梗汤、附子半夏汤、甘草海藻汤与藜芦芍药汤合方加减。

黄连3 g，枯芩10 g，生半夏24 g，红参10 g，干姜10 g，陈皮45 g，竹茹45 g，制附子10 g，白芍10 g，海藻24 g，藜芦1.5 g，桔梗12 g，生姜10 g，大枣12枚，生甘草24 g。6剂，每日1剂，以水1 000 ~ 1 200 mL，浸泡30分钟，大火烧开，小火煎煮50分钟，去滓取药液，每日分早中晚3次服。

7月9日二诊：胸闷、胸胀减轻，仍胃脘灼痛，以前方变黄连、枯芩各为12 g，6剂。

7月16日三诊：胸闷、胸胀较前又有减轻，胃脘灼热疼痛减轻，仍胸痛，以前方变白芍为24 g，6剂。

7月23日四诊：吞咽不利伴有异物感较前稍微减轻，仍有呕吐，以前方变陈皮、竹茹各为50 g，6剂。

7月30日五诊：吞咽不利伴有异物感较前又有略微减轻，呕吐基本消除，仍有轻微胸痛，以前方变白芍为 30 g，6 剂。

8 月 6 日六诊：吞咽不利伴有异物感较前又有减轻，为了巩固疗效，又以前方治疗 160 余剂，经复查贲门癌病灶较前缩小。之后又以前方治疗 150 余剂，经复查贲门癌复发病灶较前又有明显缩小。之后继续以前方巩固治疗，随访 2 年，病情稳定，一切尚好。

【按语】根据吞咽不利伴有异物感、胃脘灼痛辨为热；不喜冷食辨为寒；胸闷、胸胀、胸紧辨为浊气壅滞；面色不荣、倦怠乏力辨为气虚；舌质夹瘀紫辨为瘀。以此选用半夏泻心汤益气平调寒热；橘皮竹茹汤益气温化清降；桔梗汤益气宣利咽喉；附子半夏汤温通化瘀，燥湿降逆；甘草海藻汤益气软坚散结；藜芦芍药汤益气化痰，缓急止痛。方药相互为用，以奏其效。

5. 结肠癌（阳虚湿热证）

徐某某，女，56 岁，2006 年 4 月 29 日初诊。

自诉：因 2 年前身体消瘦、大便色黑、腹痛等，在某医院做多项检查，诊断为结肠癌，即进行手术治疗，接着化疗，但术后仍然腹痛，脘腹部拘急不适，复经 B 超等检查未发现明显异常变化，近因病症加重前来诊治。

刻诊：腹痛，食凉加重，时而腹泻，时有便秘，肛门灼热，里急后重，畏寒怕冷，手足不温，倦怠乏力，舌淡、苔黄厚腻，脉虚弱。

中医辨证：阳虚湿热证。

治疗原则：温壮阳气，清热燥湿。

治疗方剂：桂枝人参汤、吴茱萸汤与半夏泻心汤合方加减。

桂枝 12 g，炙甘草 12 g，白术 10 g，红参 10 g，干姜 10 g，吴茱萸 18 g，生姜 15 g，大枣 12 枚，姜半夏 12 g，黄芩 12 g，黄连 10 g，薤白 24 g。6 剂，水煎服，每日 1 剂，每剂分 3 次服。

二诊：腹痛减轻，大便通畅，以前方 6 剂继服。

三诊：肛门灼热好转，以前方 6 剂继服。

四诊：手足转温，饮食增加，以前方 6 剂继服。

五诊：诸症悉除，为巩固疗效，以前方治疗 12 剂。随访半年，一切尚好。

【按语】结肠癌是指结肠黏膜上皮在环境或遗传等多种致癌因素作用下发

生的恶性病变，是常见的恶性肿瘤之一，以 40 ～ 50 岁年龄组发病率最高。根据此病症表现有腹痛、食凉加重、舌质淡辨为寒；再根据倦怠乏力、脉虚弱辨为虚；因肛门灼热、苔黄厚腻辨为湿热，以此辨为阳虚湿热证。方以桂枝人参汤温阳散寒，补气健脾；以吴茱萸汤温胃散寒；以半夏泻心汤清热燥湿，调和脾胃；加薤白通阳散结，行气导致，以疗里急后重。诸方相互为用，以奏其效。

又，此患者阳虚有寒与湿热并见，所以辨证时要抓住病情的主要矛盾是阳虚，症状有腹痛、食凉加重、腹泻、畏寒怕冷、手足不温、倦怠乏力、脉虚弱。阳虚日久，不能运化水湿，水湿之邪留滞体内，郁久化热，患者有便秘、肛门灼热、苔黄厚腻等湿热之象。治疗要抓住重点，以温补阳气为主，兼以清热燥湿。

6. 直肠癌术后复发（寒热虚瘀夹痰证）

徐某，男，61 岁，2016 年 5 月 6 日初诊。

自诉：1 年前大肠癌术后复发并转移，但服用中西药均未能有效控制症状，由病友介绍前来诊治。

刻诊：食后腹痛如针刺，食凉则大便溏泄如胶状，时时大便干结，时时大便带血，时时发热，怕冷，面色不荣，倦怠乏力，口苦口腻，舌质淡红夹瘀紫、苔腻黄白夹杂，脉沉弱。

中医辨证：寒热虚瘀夹痰证。

治疗原则：清热散寒，益气化瘀，燥湿化痰。

治疗方剂：半夏泻心汤、桂枝茯苓丸、附子白及汤、甘草海藻汤与藜芦芍药汤合方加减。

黄连 3 g，枯芩 10 g，生半夏 24 g，红参 10 g，干姜 10 g，桂枝尖 20 g，茯苓 20 g，制附子 10 g，白芍 20 g，白及 6 g，海藻 24 g，藜芦 1.5 g，牡丹皮 20 g，桃仁 20 g，生姜 10 g，大枣 12 枚，炙甘草 10 g。6 剂，每日 1 剂，以水 1 000 ～ 1 200 mL，浸泡 30 分钟，大火烧开，小火煎煮 50 分钟，去滓取药液，每日分早中晚 3 次服。

5 月 13 日二诊：食后腹痛减轻，仍口苦，以前方变黄连为 10 g，6 剂。

5 月 20 日三诊：食后腹痛较前又有减轻，仍怕冷，以前方变制附子为

12 g，6剂。

5月27日四诊：食后腹痛较前又有明显减轻，仍倦怠乏力，以前方变红参为12 g，6剂。

6月3日五诊：食后腹痛基本消除，倦怠乏力明显好转，仍有轻微大便带血，以前方变白及为10 g，6剂。

6月10日六诊：诸症较前又有明显减轻，为了巩固疗效，又以前方治疗150余剂，经复查直肠癌较前缩小。之后又以前方治疗160余剂，经复查直肠癌复发病灶较前又有明显缩小。之后继续以前方巩固治疗，随访2年，病情稳定，一切尚好。

【按语】根据食后腹痛如针刺辨为瘀；食凉则大便溏泄如胶状辨为寒痰；面色不荣、倦怠乏力辨为虚；舌质夹瘀紫辨为瘀。以此选用半夏泻心汤益气平调寒热；桂枝茯苓丸活血化瘀消癥；附子白及汤温通化瘀止血；甘草海藻汤益气软坚散结；藜芦芍药汤益气化痰，缓急止痛。方药相互为用，以奏其效。

7. 原发性肝癌（郁瘀虚热证）

尹某，男，56岁。

自诉：半年前经B超、CT检查确诊为肝癌（3.6 cm × 4.2 cm）晚期，患者拒绝手术治疗，仅欲从中医保守治疗。

刻诊：胁肋胀痛，夜间痛甚，情绪低落，口苦口渴，倦怠乏力，舌质红、苔黄厚腻，脉沉弱。

中医辨证：郁瘀虚热证。

治疗原则：行气化瘀，益气清热。

治疗方剂：四逆散、桂枝茯苓丸与小柴胡汤合方加减。

柴胡24 g，枳实12 g，白芍12 g，桂枝12 g，茯苓12 g，牡丹皮12 g，桃仁12 g，黄芩10 g，半夏12 g，红参10 g，大枣12枚，生姜12 g，泽漆60 g（以水煮150分钟，取药汁去药滓，再以药汁煎煮其余药物），炙甘草12 g。12剂，水煎服，每日1剂，每剂分3次服。

二诊：胁肋胀痛减轻，夜间疼痛消除，以前方20剂继服。

三诊：倦怠乏力好转，以前方20剂继服。

四诊：诸症基本解除，又以前方治疗40剂，经B超复查，癌变较前缩小为3.3 cm×3.8 cm。之后，用前方适当加减治疗150余剂，经B超复查，癌变又较前缩小，为3.0 cm×3.4 cm。之后，每周服用前方5剂，以巩固治疗效果。随访1年，身体状况良好。

【按语】肝癌是指发生于肝脏的恶性肿瘤，包括原发性肝癌和转移性肝癌两种，人们日常说的肝癌多指原发性肝癌。原发性肝癌是临床上最常见的恶性肿瘤之一，病因至今未能完全阐明。但已证明与以下因素密切相关：一是由病毒性肝炎转化而来。二是与长期饮酒有关，俗话说“饮酒伤肝”，饮酒并不是肝癌的直接病因，但有类似于催化剂，能够促进肝癌的发生和进展。三是与饮食有关，肝癌的发生与生活习惯息息相关，长期进食霉变食物、含亚硝胺食物、微量元素硒缺乏，也是促发肝癌的重要因素。肝癌的早期表现很不典型，往往容易被忽视，常见症状如食欲明显减退、腹部闷胀、消化不良，有时出现恶心、呕吐；右上腹隐痛，肝区可有持续性或间歇性疼痛，有时可因体位变动而加重；乏力、消瘦、不明原因的发热及水肿；黄疸、腹水、皮肤瘙痒；常常鼻出血、皮下出血等。虽然西医对肝癌有较深刻的微观认识，但治疗手段却较单一，疗效并不令人满意。而中医在辨治肝癌方面却有其独特的优势，只要医师辨证用药准确，往往能较好地控制肝癌患者的临床症状，提高其生活质量。

小柴胡汤是中医界众所周知的治疗肝炎的经典有效名方，对于急慢性肝炎、肝硬化、肝癌的治疗作用都是相当显著的，但首先要知道其方中各药的用量变化及煎煮时间的讲究，才能达到治疗肝病的良好作用。桂枝茯苓丸是“缓下癥积”的名方，是治疗妇科疾病的常用方剂，但只要病变证机有瘀即可选用桂枝茯苓丸治疗。肝癌（占位性病变）患者往往有“瘀血”病理特征的存在，比如胁痛如针刺、痛处固定不移、舌暗紫、脉沉涩等。王付老师在临床中选用小柴胡汤和桂枝茯苓丸合用治疗肝病是自己多年临床总结出的经验，其良好疗效在患者身上一次次得到了验证。在应用小柴胡汤与桂枝茯苓丸合方治疗肝病时，要注意方药的煎煮时间要维持在50分钟，另外方中诸药的用量要遵从《伤寒论》中的原量，只有这样才能达到最佳治疗效果。根据此原发性肝癌患者症状有胁肋胀痛、情绪低落辨为气郁；再根据胁肋胀痛、夜间痛甚辨为瘀；因倦怠乏力、脉沉弱辨为气虚；又因口苦口渴、舌质红辨为热，以此辨为郁瘀虚热证。方以四逆散疏肝解郁，调理气机；以桂枝茯苓丸活血化瘀；以小柴胡汤清热调气益气。方药相互为用，以取其效。

8. 肝癌术后复发并转移（寒热虚瘀夹痰证）

许某，男，57岁，2017年2月11日初诊。

自诉：1年前肝癌术后复发并转移肺骨，但服用中西药均未能有效控制症状，由病友介绍前来诊治。

刻诊：胁肋疼痛，脘腹胀满，不思饮食，胸闷，情绪低落，咳嗽，骨节烦热疼痛难忍如针刺，四肢抽搐，面色不荣，倦怠乏力，口苦口干，舌质淡夹瘀紫、苔白腻夹黄，脉沉弱。

中医辨证：寒热虚瘀夹痰证。

治疗原则：温阳清热，益气化瘀，息风化痰。

治疗方剂：小柴胡汤、麻杏石甘汤、桂枝茯苓丸、桂枝附子汤、甘草海藻汤与藜芦芍药汤合方加减。

柴胡24 g，枯芩10 g，生半夏24 g，红参10 g，麻黄12 g，杏仁10 g，石膏50 g，制附子15 g，桂枝尖20 g，白芍20 g，牡丹皮20 g，海藻24 g，藜芦1.5 g，茯苓20 g，桃仁20 g，生姜10 g，大枣12枚，炙甘草10 g。6剂，每日1剂，以水1 000 ~ 1 200 mL，浸泡30分钟，大火烧开，小火煎煮50分钟，去滓取药液，每日分早中晚3次服。

2月18日二诊：咳嗽减轻，仍四肢抽搐，以前方变白芍为30 g，变藜芦为2 g，6剂。

2月25日三诊：四肢抽搐略有减轻，仍骨节疼痛，以前方变桂枝尖、茯苓、桃仁、牡丹皮各为30 g，6剂。

3月4日四诊：骨节疼痛较前略有减轻，仍口苦，以前方变枯芩为20 g，6剂。

3月11日五诊：胁肋疼痛、脘腹胀满减轻，仍倦怠乏力，以前方变红参为12 g，6剂。

3月18日六诊：诸症较前减轻，又以前方治疗180余剂，经复查肝内癌变较前缩小，肝外癌变较前缩小。之后又以前方治疗180余剂，经复查肝癌复发病灶及转移病灶较前又有缩小。之后仍以前方巩固治疗，随访1年，病情稳定，一切尚好。

【按语】根据疼痛、舌质淡辨为寒；骨节烦热、口苦口干辨为热；面色不荣、倦怠乏力辨为虚；疼痛如针刺、舌质夹瘀紫辨为瘀；四肢抽搐辨为风痰。以此选用小柴胡汤益气调气，平调寒热；桂枝茯苓丸活血化瘀消癥；桂枝附子汤温通化瘀，通经止痛；甘草海藻汤益气软坚散结；麻杏石甘汤温宣清热；藜芦芍药汤益气补血，缓急止痛。方药相互为用，以奏其效。

9. 淋巴瘤（肝郁阴亏，痰热蕴结证）

郝某某，男，43岁。

自诉：2年前发现无痛性、进行性淋巴结肿大，只在饮酒后出现淋巴结疼痛，当时未引起重视。3个月后发现淋巴结肿大未消除，于是到某省级医院做检查，经检查诊断为淋巴瘤，在化疗期间自觉症状加重，欲配合中药治疗。

刻诊：无痛性、进行性淋巴结肿大，饮酒后淋巴结疼痛，胸胁胀痛，因情绪异常加重，急躁易怒，略有头晕目眩，皮肤硬结红斑，五心烦热，大便干结，口干咽燥，舌质暗红瘀紫、少苔，脉细涩。

中医辨证：肝郁阴亏，痰热蕴结证。

治疗原则：疏肝解郁，滋阴清热，活血化瘀。

治疗方剂：四逆散、一贯煎与下瘀血汤合方加减。

柴胡12 g，白芍12 g，枳实12 g，炙甘草12 g，北沙参10 g，麦冬10 g，当归身15 g，生地黄30 g，川楝子5 g，枸杞子15 g，大黄6 g，水蛭10 g，䗪虫10 g，桃仁12 g。6剂，水煎服，每日1剂，每剂分3次服。

二诊：大便基本正常，减大黄为3 g，以前方6剂继服。

三诊：五心烦热好转，以前方6剂继服。

四诊：胸胁胀痛好转，又以前方6剂继服。

五诊：情绪好转，又以前方6剂继服。

六诊：诸症基本解除，又以前方6剂继服。之后，为巩固疗效，将前方变汤剂为散剂，每次6 g，每日3次。治疗半年，随访1年，一切尚好。

【按语】四逆散是仲景疏肝解郁的祖方，只要患者有肝气郁结的表现，如心情郁闷，烦躁易怒，表情沉默，或四肢发凉，或咳嗽，或心下悸，或小便不利等均可选用四逆散。一贯煎是《续名医类案》中治疗肝阴虚的代表方，方由沙参、麦冬、当归身、生地黄、川楝子、枸杞子6味药组成，为滋阴疏肝之名方，补肝与疏肝相结合，全方组方严谨，配伍得当，充分照顾到“肝体阴而用阳”的生理特点，诚为临床中治疗肝阴虚胁痛证的良方。下瘀血汤是破血下瘀、通络止痛的经方，方由大黄、桃仁、䗪虫3味药组成，其中大黄、桃仁、䗪虫都是入血分破血瘀的高效药物，疗效显著，为临床所常用。根据此淋巴瘤病症表现因情绪异常加重，急躁易怒辨为肝郁；再根据舌质暗瘀紫，脉细涩辨为瘀；因五心烦热，少苔辨为阴虚，以此辨证为肝郁阴亏，瘀热蕴结证。故选用四逆散、一贯煎与下瘀血汤合方，以四逆散疏肝理气；以一贯煎滋补肝阴；以下瘀血汤泻热祛瘀。方药相互为用，以奏其效。

10. 子宫肌瘤（瘀阻胞络证）

杨某某，女，43岁，教师。

自诉：因平时月经不调，少腹时有疼痛，于1999年9月体检时发现子宫肌瘤，大的2.6 cm×3.4 cm，小的1.3 cm×1.8 cm，近因症状加重前来诊治。

刻诊：月经经常先后不定期，常常延后，经期延长，颜色暗淡，多有血块，少腹时有轻微疼痛，舌边暗、舌苔正常，脉沉。

中医辨证：瘀阻胞络证。

治疗原则：活血化瘀，消癥通络。

治疗方剂：桂枝茯苓丸与抵当汤合方加减。

桂枝12 g，茯苓12 g，桃仁12 g，牡丹皮12 g，赤芍12 g，水蛭10 g，虻虫10 g，大黄6 g，三棱12 g。5剂，每日1剂，水煎2次，合并药液，分3次服用。之后，累计服用90余剂。经复查：子宫肌瘤大的0.3 cm×0.5 cm，小的消失。患者自觉症状完全消失，至时于今，一切正常。

【按语】《诸病源候论·癥瘕病诸候》指出：“其病不动者，直名为癥；若病虽有结瘕而可推移者，名为瘕。瘕者，假也。”《杂病广要·积聚篇》明确说明“癥即积，瘕即聚”。现代西医所说的子宫肌瘤可归于中医“癥积”的范畴，其治疗原则为活血化瘀消癥。而桂枝茯苓丸是《金匮要略》中缓下癥积的有效名方，广泛应用于妇科之子宫肌瘤、多囊卵巢、卵巢囊肿、子宫内膜异位症；循环系统之冠心病、心肌梗死伴心衰、高血压；消化系统之慢性肝炎、晚期肝硬化、肝癌；以及前列腺肥大、地方性甲状腺肿、各种癌变等。此子宫肌瘤病症表现有月经常常延后，颜色暗淡，多有血块，少腹时有轻微疼痛，舌边暗辨为血瘀脉络，而成癥积。以桂枝茯苓丸活血化瘀消癥；加大黄、三棱破血逐瘀；加水蛭、虻虫活血通络化瘀。方药相互为用，以建其功。

11. 宫颈癌子宫切除术后急腹症（阳明热结证）

万某某，女，45岁，2010年9月10日初诊。

其丈夫代诉：患者于8月行子宫切除术（宫颈癌），接着放疗、化疗，现正在省级某医院住院治疗，治疗期间诸症未见明显好转，已8天未解大便，痛苦异常，由病友介绍前来诊治。

刻诊：右侧淋巴囊肿，右侧肾囊肿，淋巴囊肿压迫输尿管、血管引起肾积水，化疗引起脱发，大便8天未下，精神萎靡不振，言语低微，有气无力，时有高热，舌苔厚腻偏黄，脉沉实。

中医辨证：阳明热结证。

治疗原则：攻下燥结，推陈致新。

治疗方剂：大承气汤加减。

大黄（后下）12 g，芒硝（烊化）10 g，枳实5 g，厚朴24 g，杏仁24 g，生白芍24 g，麻子仁24 g，生甘草10 g，柴胡10 g，黄芩10 g。5剂，每日1剂，每剂分2次服。

二诊：大便得下，但仍干结，又以前方变大黄为15 g，加红参10 g，3剂。

三诊：高热已不明显，大便二三日一行，仍稍干结，排尿无力，排不干净，但诸症较前均有缓解，患者精神较前明显好转，又以前方5剂治疗。

四诊：大便通畅，诸症均明显减轻。之后，以他方调治身体。

【按语】《伤寒论》第241条：“大下后，六七日不大便，烦不解，腹满痛者，此有燥屎也。所以然者，本有宿食故也，宜大承气汤。”《伤寒论》第215条：“阳明病，谵语，有潮热，反不能食者，胃中必有燥屎五六枚也，若能食者，但硬耳，宜大承气汤下之。”大承气汤主治阳明热结证的病变证机是阳明邪热，煎灼津液，邪热与肠中糟粕相结而成燥屎，燥屎结聚肠中，阻塞不通，故腹部满胀；体内邪热盛，故时有高热。以大承气汤峻下热结，急下存阴；加杏仁开宣肺气，通导大便；麻子仁润肠通便；生白芍益正补阴，兼防大承气汤攻伐太过；柴胡、黄芩调理气机，疏邪退热；生甘草调和诸药。方药相互为用，以建其功。

12. 卵巢癌术后复发并转移（寒热虚瘀风痰证）

蒋某，女，39岁，2017年12月26日初诊。

自诉：2年前卵巢癌术后复发并转移骨，但服用中西药均未能有效控制症状，由病友介绍前来诊治。

刻诊：小腹髂窝坠胀困痛引下肢及腰背痛如针刺，腹中烦热，四肢沉重麻木，大便干结，形体消瘦，倦怠乏力，怕冷，手足冰凉，口淡不渴，舌质淡红夹瘀紫、苔黄腻夹白，脉沉弱。

中医辨证：寒热虚瘀风痰证。

治疗原则：温阳清热，益气化瘀，息风化痰。

治疗方剂：小柴胡汤、乌头汤、下瘀血汤、乌头白及汤、甘草海藻汤与藜芦芍药汤合方加减。

柴胡24 g，枯芩10 g，生半夏24 g，红参10 g，麻黄10 g，制川乌10 g，白芍10 g，黄芪10 g，白及6 g，大黄6 g，桃仁5 g，土鳖虫10 g，海藻24 g，藜芦1.5 g，生姜10 g，大枣12枚，炙甘草10 g。6剂，每日1剂，以水1 000 ~ 1 200 mL，浸泡30分钟，大火烧开，小火煎煮50分钟，去滓取药液，每日分早中晚3次服。

2018年1月3日二诊：怕冷减轻，仍大便干结，以前方变大黄为10 g，6剂。

1月10日三诊：大便通畅，仍疼痛如针刺，以前方变白芍为30 g，变白及为10 g，6剂。

1月17日四诊：腹中烦热较前明显减轻，仍疼痛如针刺，以前方变桃仁为10 g，变土鳖虫为15 g，6剂。

1月24日五诊：疼痛较前减轻，仍手足不温，以前方变生姜为15 g，6剂。

1月31日六诊：诸症较前好转，又以前方治疗160余剂，经复查卵巢癌变较前缩小，转移病灶较前缩小。之后又以前方治疗200余剂，经复查卵巢癌复发病灶及转移病灶较前又有缩小。之后仍以前方巩固治疗，随访2年，病情稳定，一切尚好。

【按语】根据疼痛、怕冷、手足不温辨为寒；腹中烦热辨为热；形体消瘦、倦怠乏力辨为虚；疼痛如针刺、舌质夹瘀紫辨为瘀；四肢沉重麻木辨为风痰；舌质淡红、苔黄夹白辨为寒热夹杂。以此选用小柴胡汤益气调气，平调寒热；乌头汤温阳化瘀，补益气血；下瘀血汤泻热化瘀消癥；乌头白及汤温通化瘀，生肌止痛；甘草海藻汤益气软坚散结；藜芦芍药汤益气补血，缓急止痛。方药相互为用，以奏其效。

13. 食管鳞癌术后复发（郁热阳虚，痰浊夹瘀证）

徐某，男，61岁，2017年3月1日初诊。

自诉：1年前行食管鳞癌手术，术后7个月复发，但服用中西药均未能有效控制症状，由病友介绍前来诊治。

刻诊：吞咽不利伴有食物异物感和哽噎感，胸骨后热痛，嗳气，反酸，吐白色黏液痰，胶结不利，声音嘶哑，倦怠乏力，手足不温，怕冷，口苦口腻，舌质红夹瘀紫、苔白腻夹黄，脉沉弱。

中医辨证：郁热阳虚，痰浊夹瘀证。

治疗原则：清热温阳，燥湿化瘀，补益中气。

治疗方剂：半夏泻心汤、吴茱萸汤、桔梗汤、附子白及汤、甘草海藻汤与藜芦芍药汤合方加减。

黄连3 g，枯芩10 g，生半夏12 g，红参10 g，干姜10 g，吴茱萸24 g，制附子10 g，白及6 g，海藻24 g，藜芦1.5 g，桔梗12 g，生姜10 g，大枣12枚，生甘草24 g。6剂，每日1剂，以水1 000 ~ 1 200 mL，浸泡30分钟，大火烧开，小火煎煮50分钟，去滓取药液，每日分早中晚3次服。

3月8日二诊：反酸明显减轻，仍胸骨后热痛，以前方变黄连为6 g，6剂。

3月15日三诊：反酸、吐白色黏液痰基本消除，仍声音嘶哑，以前方变桔梗为24 g，变吴茱萸为12 g，6剂。

3月22日四诊：吞咽不利伴有异物感和哽噎感略有减轻，手足温和，仍倦怠乏力，以前方变红参为12 g，6剂。

3月29日五诊：吞咽不利伴有异物感和哽噎感较前又有略微减轻，仍有舌质夹瘀紫，以前方变白及为10 g，6剂。

4月5日六诊：吞咽不利伴有异物感和哽噎感较前又有减轻，为了巩固疗效，以前方治疗150余剂，经复查食管鳞癌较前缩小。之后又以前方治疗180余剂，经复查食管鳞癌复发病灶基本消除。之后继续以前方巩固治疗，随访2年，病情稳定，一切尚好。

【按语】根据吞咽不利、胸骨灼痛辨为热；吐白色黏液痰、手足不温辨为寒痰；倦怠乏力辨为气虚；舌质夹瘀紫、苔白腻夹黄辨为寒热夹瘀。以此选用半夏泻心汤益气平调寒热；吴茱萸汤益气温化降逆；桔梗汤益气宣利咽喉；附子白及汤温通化瘀；甘草海藻汤益气软坚散结；藜芦芍药汤益气化痰，缓急止痛。方药相互为用，以奏其效。

14. 食管癌术后呕吐不止（痰阻胸膈证）

巩某，男，65岁。

自诉：4个月前因食管癌行手术切除，术后1周即出现食则即吐，曾服吗丁啉、胃复安等药，未能有效控制病情，又改用中药治疗，仍未取得治疗效果。

刻诊：不能饮食，食则即吐，先吐食物，后为黏痰，舌质红、苔厚腻略黄，脉沉弱。

中医辨证：痰阻胸膈证。

治疗原则：攻逐痰实。

治疗方剂：瓜蒂散加减。

瓜蒂3个（烤黄，研粉分3次服），赤小豆15 g，香豉12 g，陈皮15 g，竹茹20 g，红参15 g。6剂，每日1剂，水煎2次，合并药液，分3次服。服药后电话告知，呕吐减轻，嘱其继续服用前方10剂。又电话告知，呕吐得以控制，又嘱其断断续续服用前方，以巩固治疗效果。随访半年，一切尚好。

【按语】食管癌术后出现呕吐，在多数情况下往往采用降逆和胃等方法，虽有治疗效果，但不明显。王付老师结合多年临床经验，认为治疗呕吐证一方面要选用降逆药，另一方面还要根据病变证机选用涌吐痰涎药、降逆药与涌吐药相配，以调理脾胃气机升降。根据呕吐痰涎、苔厚腻略黄辨为痰阻，再根据不能饮食辨为气逆。方中瓜蒂散涌吐痰涎；加陈皮、竹茹降逆和胃；红参益气补虚。方药相互为用，以治痰阻气逆证。

瓜蒂散是《伤寒杂病论》治疗涌吐的代表方剂，但临床应用瓜蒂散，只要审明病变证机是痰（食物或毒物）阻胸膈，即可用之。此方虽然为涌吐剂，但并不是服用此方就出现呕吐，如果患者误服有毒物品，可选用此方催吐。而治疗食管癌术后呕吐不止应用瓜蒂散的目的是治愈患者的呕吐，这就需要合理配伍其他的药物达到止呕的目的。另，瓜蒂散烧焦成粉末状，每次服用少量（一个瓜蒂分 3 次服用），可用于治疗强迫症，一般不会出现呕吐。

15. 胆囊切除后腹泻（脾胃寒饮证）

项某某，男，34 岁。

自诉：2 年前因胆囊结石行手术切除，术后经常腹泻，屡经治疗但疗效不佳，由病友介绍前来诊治。

刻诊：腹泻，每天 2 ~ 4 次，腹痛，肠中有水鸣音，胸胁胀满，呕吐涎水，遇寒则加重，舌质淡、苔薄略滑，脉沉。

中医辨证：脾胃寒饮证。

治疗原则：温阳散寒化饮。

治疗方剂：附子粳米汤加减。

附子 9 g，清半夏 12 g，炙甘草 6 g，大枣 10 枚，粳米 12 g，茯苓 18 g，扁豆 18 g，山药 24 g。6 剂，每日 1 剂，水煎 2 次，合并药液，分 3 次服。

二诊：腹痛、腹泻明显减轻，又以前方 6 剂继服。

三诊：病症基本解除，复以前方 6 剂继服，以资巩固治疗效果。随访 1 年，未再复发。

【按语】胆囊切除术后可引起自主神经功能紊乱、水电解质重吸收功能失常及腹泻等，对患者身体产生很大的不利影响，而从中医辨证论治胆囊疾病有其独特的优势。《金匮要略》第十篇第 10 条：“腹中寒气，雷鸣切痛，胸胁逆满，呕吐，附子粳米汤主之。”“腹中寒气”突出寒气内结，壅滞不通；“雷鸣切痛”

强调脾胃虚寒，饮邪留结；“呕吐”的病变证机是寒饮郁结，胃气不降而上逆。根据仲景的精辟论述即知附子粳米汤主治脾胃寒饮证，其病变证机是寒饮停留胃脘，阻滞不通。此方一个关键点是应用了“十八反”之中的“附子反半夏”，仲景明确指出附子与半夏可以配伍治疗脾胃寒饮证，可谓是医中之圣，能驾驭非常之药也。

此病症表现既有寒气内盛如遇寒加重，又有饮邪肆虐，如呕吐涎水，肠中水鸣音。其治当以附子粳米汤温阳散寒化饮；加茯苓渗湿益气、健脾止泻；扁豆健脾化湿止泻；山药以益气健脾止泻。方药相互为用，以建其功。

16. 骨折愈后疼痛不休（寒湿夹虚证）

卢某某，女，34岁。

自诉：3年前因肘关节骨折而住院治疗，经治疗骨折愈合，但骨折处经常疼痛如针刺，经检查骨折愈后良好，但症状非用镇痛药不能缓解，多次经中西医治疗，但疼痛未能消除。

刻诊：肘关节疼痛，受凉加重，抬举无力，舌质淡、苔薄略黄，脉沉细。

中医辨证：寒湿夹虚证。

治疗原则：散寒除湿，温阳益气。

治疗方剂：乌头汤与附子汤合方加减。

麻黄10 g，黄芪10 g，生川乌10 g，附子12 g，茯苓12 g，白芍24 g，党参15 g，白术12 g，通草6 g，生地黄18 g，生姜10 g，炙甘草10 g。6剂，每日1剂，第1次煎煮50分钟，第2次煎煮30分钟，合并药液，分3次服。

二诊：疼痛略有减轻，又以前方3剂继服。

三诊：肘关节抬举已有力，又以前方治疗6剂。之后，复以前方治疗20余剂，诸症悉除。随访半年，一切尚好。

【按语】《金匮要略》：“病历节，不可屈伸，疼痛，乌头汤主之。”《伤寒论》第305条：“少阴病，身体痛，手足寒，骨节痛，脉沉者，附子汤主之。”乌头汤主治气虚寒湿骨节痹证，附子汤主治肾阳虚寒湿痹证，两方均是治疗寒湿痹证的经典有效方剂。此骨折愈后疼痛不休患者症状有肘关节疼痛受凉加重，抬举无力，辨为寒夹气虚。以此选用乌头汤与附子汤合方加味，方中生川乌、附子逐寒通络止痛；麻黄、生姜发汗通经，散寒止痛；白芍补血柔筋，缓急止痛；通草通利血脉经气；生地黄益阴兼防温燥伤阴；茯苓渗湿利浊；黄芪、党参、白术益气固表；炙甘草益气和中。方药相互为用，以取得预期治疗效果。

17. 肾癌术后复发转移肺骨（热结夹寒，瘀夹风痰证）

魏某，男，56岁，2018年7月27日初诊。

自诉：1年前肾癌术后复发并转移肺骨，但服用中西药均未能有效控制症状，由病友介绍前来诊治。

刻诊：腰腹痛如针刺，间歇性小便夹血，头晕头昏，咳嗽，周身肌肉关节疼痛，腹胀，腹中烦热，大便干结，形体消瘦，倦怠乏力，怕冷，手足不温，口苦口干，舌质淡红夹瘀紫、苔腻黄白夹杂，脉沉弱。

中医辨证：热结夹寒，瘀夹风痰证。

治疗原则：泻热温阳，益气化瘀，息风化痰。

治疗方剂：小柴胡汤、麻杏石甘汤、大黄甘草汤、橘皮汤、附子白及汤、甘草海藻汤与藜芦细辛汤合方加减。

柴胡24 g，枯芩10 g，生半夏24 g，红参10 g，麻黄12 g，杏仁10 g，石膏24 g，制附子10 g，白及6 g，大黄6 g，海藻24 g，藜芦1.5 g，陈皮24 g，生姜24 g，大枣12枚，炙甘草10 g。6剂，每日1剂，以水1 000 ~ 1 200 mL，浸泡30分钟，大火烧开，小火煎煮50分钟，去滓取药液，每日分早中晚3次服。

8月3日二诊：大便较前通畅，仍小便夹血，以前方变白及为10 g，6剂。

8月10日三诊：大便基本正常，仍怕冷，以前方变制附子为12 g，6剂。

8月17日四诊：咳嗽较前减轻，仍腹胀，以前方变陈皮为40 g，6剂。

8月24日五诊：手足较前温和，仍倦怠乏力，以前方变红参为12 g，6剂。

8月31日六诊：腹中烦热基本消除，仍头晕头昏，以前方变藜芦为2 g，6剂。

9月7日七诊：诸症较前好转，复以前方治疗150余剂，经复查肾癌变较前缩小，转移病灶较前缩小。之后又以前方治疗180余剂，经复查肾癌复发病灶及转移病灶较前又有缩小。之后仍以前方巩固治疗，随访1年，病情稳定，一切尚好。

【按语】根据疼痛、腹中烦热、大便干结辨为热结；怕冷、手足不温辨为寒；形体消瘦、倦怠乏力辨为虚；疼痛如针刺、舌质夹瘀紫辨为瘀；头晕头昏、苔腻辨为风痰；舌质淡红、苔腻黄白夹杂辨为寒热夹痰。以此选用小柴胡汤益气调气，平调寒热；麻杏石甘汤宣肺降逆；大黄甘草汤益气泻热活血；橘皮汤行气降逆；附子白及汤温通化瘀，生肌止痛；甘草海藻汤益气软坚散结；藜芦细辛汤益气补血，缓急止痛。方药相互为用，以奏其效。

18. 骨肉瘤术后复发（郁热夹寒，瘀夹风痰证）

夏某，男，37岁，2018年6月10日初诊。

自诉： 1年前骨肉瘤术后复发，但服用中西药均未能有效控制症状，由病友介绍前来诊治。

刻诊： 左侧大腿内侧骨肉瘤肿大灼热疼痛，夜间或按压疼痛加剧，受凉加重疼痛，左侧大腿肌肉麻木，情绪低落，大便干结，心烦急躁，倦怠乏力，手足烦热，口淡不渴，舌质淡夹瘀紫、苔白腻夹黄，脉沉弱。

中医辨证： 郁热夹寒，瘀夹风痰证。

治疗原则： 清热温阳，行气化瘀，益气化痰。

治疗方剂： 小柴胡汤、乌头汤、抵当汤、甘草海藻汤与藜芦甘草汤合方加减。

柴胡24 g，枯芩10 g，生半夏24 g，红参10 g，麻黄10 g，制川乌10 g，白芍10 g，黄芪10 g，水蛭5 g，虻虫5 g，大黄6 g，桃仁5 g，海藻24 g，藜芦1.5 g，生姜24 g，大枣12枚，炙甘草10 g。6剂，每日1剂，以水1 000 ~ 1 200 mL，浸泡30分钟，大火烧开，小火煎煮50分钟，去滓取药液，每日分早中晚3次服。

6月17日二诊：心烦急躁好转，仍大便干结，以前方变大黄为10 g，6剂。

6月24日三诊：手足烦热较前减轻，仍肌肉麻木，以前方变白芍为24 g，变藜芦为2 g，6剂。

7月1日四诊：大便基本正常，仍倦怠乏力，以前方变红参为12 g，6剂。

7月8日五诊：倦怠乏力好转，仍灼热疼痛，以前方变枯芩为24 g，变白芍为30 g，6剂。

7月15日六诊：灼热疼痛较前减轻，仍有大便不畅，以前方变大黄为

12 g，6 剂。

8 月 22 日七诊：诸症较前减轻，又以前方治疗 160 余剂，经复查复发骨肉瘤较前缩小。之后又以前方治疗 160 余剂，经复查骨肉瘤复发病灶较前又有缩小。之后仍以前方巩固治疗，随访 1 年，病情稳定，一切尚好。

【按语】根据大腿内侧骨肉瘤肿大灼热疼痛辨为热；受凉加重疼痛、口淡不渴、舌质淡辨为寒；情绪低落、心烦急躁辨为郁；倦怠乏力辨为虚；夜间或按压疼痛加剧、舌质淡夹瘀紫辨为瘀；大腿肌肉麻木、苔腻辨为风痰。以此选用小柴胡汤益气调气，平调寒热；乌头汤温通化瘀，益气补血；抵当汤泻热活血化瘀；甘草海藻汤益气软坚散结；藜芦甘草汤益气补血，缓急止痛。方药相互为用，以奏其效。

19. 脑胶质瘤术后复发（气郁血瘀，寒热风痰证）

许某，女，52 岁，2018 年 3 月 11 日初诊。

自诉：1 年前脑胶质瘤术后复发，但服用中西药均未能有效控制症状，由病友介绍前来诊治。

刻诊：头钝痛，时时跳痛，癫痫时时发作（肌肉僵硬抽搐、肌肉麻木），情绪低落，急躁易怒，大便干结，倦怠乏力，手足心热，口苦口干，舌质淡夹瘀紫、苔白腻夹黄，脉沉弱。

中医辨证：气郁血瘀，寒热风痰证。

治疗原则：行气解郁，活血化瘀，清热温阳，息风化痰。

治疗方剂：小柴胡汤、麻杏石甘汤、抵当汤、附子半夏汤、甘草海藻汤与藜芦甘草汤合方加减。

柴胡 24 g，枯芩 10 g，生半夏 24 g，红参 10 g，麻黄 12 g，杏仁 10 g，石膏 50 g，水蛭 5 g，虻虫 5 g，大黄 6 g，桃仁 5 g，制附子 10 g，海藻 24 g，藜芦 1.5 g，生姜 24 g，大枣 12 枚，炙甘草 10 g。6 剂，每日 1 剂，以水 1 000 ~ 1 200 mL，浸泡 30 分钟，大火烧开，小火煎煮 50 分钟，去滓取药液，每日分早中晚 3 次服。

3 月 18 日二诊：头痛略有减轻，仍急躁易怒，以前方加白芍 20 g，6 剂。

3 月 25 日三诊：头痛较前减轻，仍大便干结，以前方加大黄 10 g，6 剂。

4月1日四诊：头痛较前又有减轻，仍肌肉麻木，以前方变白芍为30 g，变藜芦为3 g，6剂。

4月8日五诊：头痛较前又有减轻，大便正常，手足心热基本消除，仍倦怠乏力，以前方变红参为12 g，6剂。

4月15日六诊：头痛较前又有减轻，仍肌肉僵硬，以前方变海藻为30 g，6剂。

4月22日七诊：诸症较前又有减轻，又以前方治疗150余剂，经复查复发脑胶质瘤较前缩小；之后又以前方治疗150余剂，经复查脑胶质瘤复发病灶较前又有缩小；之后仍以前方巩固治疗，随访1年，病情稳定，一切尚好。

【按语】根据头痛、情绪低落辨为郁；头钝痛、舌质夹瘀紫辨为瘀；头痛、手足心热辨为热；倦怠乏力辨为虚；舌质淡、苔白腻辨为寒；肌肉麻木抽搐、苔腻辨为风痰。以此选用小柴胡汤益气调气，平调寒热；麻杏石甘汤宣散透达；抵当汤泻热活血化瘀；附子半夏汤温阳化瘀，燥湿化痰；甘草海藻汤益气软坚散结；藜芦甘草汤益气补血，缓急止痛。方药相互为用，以奏其效。

第十三节　疑难杂病

1. 脑囊虫（痰饮结聚证）

张某某，男，36岁，屠户，2010年4月9日初诊。

自诉：1年前经常头痛头沉，屡经治疗但未见疗效，于2010年1月到省级某医院检查，确诊为脑囊虫，之后又到省级另一医院检查仍诊断为脑囊虫、脑积水。西医建议进行颅内手术治疗，患者不同意手术治疗，经医院西医大夫推荐前来就诊。

刻诊：剧烈头痛，头沉较甚，时有发热，恶心，呕吐，舌苔厚腻，脉沉。

西医诊断：脑囊虫、脑积水。

中医辨证：痰饮结聚证。

治疗原则：攻逐痰饮。

治疗方剂：十枣汤加减。

大戟 0.5 g，甘遂 0.5 g，芫花 0.5 g，海藻 10 g，红参 10 g，桂枝 12 g，鸦胆子 1.5 g，炙甘草 10 g，大枣 10 枚。6 剂，每日 1 剂，每剂分 3 次服。（大戟 0.5 g，甘遂 0.5 g，芫花 0.5 g，共研为细末，用海藻、红参、桂枝、鸦胆子、炙甘草、大枣煎汤送服，每剂分 3 次服。）

二诊：头痛止，头沉减轻，变海藻为 20 g，加白术 10 g，茯苓 10 g，12 剂，服用方法同前。

三诊：诸症均明显好转，之后，以前方治疗 3 个月，诸症悉除。之后，又以前方治疗月余，经西医复查脑囊虫消失，一切正常。患者在治疗期间除了服用中药外，未再服用任何西药。

【按语】脑囊虫、脑积水是因脑脊液循环受到障碍而发生病变，造成脑脊液循环通路的梗死，或不完全性梗阻。临床主要表现为剧烈头痛，恶心，呕吐，视力减退或失明，亦可伴有眩晕及癫痫等症。西医对此的治疗方法是脱水、利尿或采用外科手术，以降低颅内压力，但治疗效果不够理想。中医认识脑积水致病原因乃有形之“水饮”结聚颅内所致，治疗当以涤饮祛邪为主。十枣汤是《伤寒论》中用于治疗悬饮证所见“头痛”“干呕”“发作有时”，“头痛”的病变证机是水饮逆乱于头；“干呕”的病变证机是水饮遏制，胃气不降。此病症表现有脑积水，头痛，头沉，时有发热，呕吐，乃水饮结于脑颅所致。遂以十枣汤攻逐水饮，通利脑窍；加海藻散饮软坚；红参益气，气化水津；桂枝通阳化饮；鸦胆子解毒杀虫，以治囊虫。方中用药攻逐饮邪，消除有形饮邪，使囊虫无可留之地；用鸦胆子之峻杀虫解毒，使囊虫得以消灭，故取得预期疗效。

2. 贝赫切特综合征（中虚湿热证）

宋某某，男，69 岁。

自诉：患有贝赫切特综合征 30 余年，曾多次到北京、上海等地住院治疗，并长期服用中西药，但病症未得到有效控制。10 年前双眼因贝赫切特综合征而失明。

刻诊：口腔多处溃疡，阴部有 2 处溃疡，溃疡处疼痛难忍，时有腹胀，饮食尚可，口干欲饮水但不多，咽中有痰且不易咳出，舌质红、苔黄腻，脉弱。

中医辨证：中虚湿热证。

治疗原则：补虚泻热，除湿消痞。

治疗方剂：甘草泻心汤与赤小豆当归散合方加减。

炙甘草12 g，黄芩9 g，清半夏12 g，大枣12枚，黄连12 g，干姜9 g，红参9 g，赤小豆18 g，当归12 g，苦参15 g，浙贝母10 g。6剂，水煎服，每日1剂，每剂分3次服。

二诊：自觉溃疡处疼痛有所好转，又以前方6剂继服。之后累计服用前方40余剂，症状得以完全控制，自此每周以前方3剂继服，以资巩固疗效。至今已数度春秋，贝赫切特综合征未有明显发作。

【按语】《金匮要略》第三篇第10条："狐蜮之为病，状如伤寒，默默欲眠，目不得闭，卧起不安，蚀于喉为蜮，蚀于阴为狐，不欲饮食，恶闻食臭，其面目乍赤、乍黑、乍白。蚀于上部则声喝，甘草泻心汤主之。"《金匮要略》第三篇第11条："蚀于下部则咽干，苦参汤洗之。"狐蜮一病首见于《金匮要略》，以口、眼、生殖器三处溃烂为主要特征，西医谓之"眼－口－生殖器综合征"或"白塞综合征"或"贝赫切特综合征"。根据张仲景的精辟论述，可见其对狐蜮病有较深刻的认识和较好的临床治疗效果。

甘草泻心汤是由半夏泻心汤重用甘草而成，在《伤寒论》中用于治疗脾胃气虚较重的虚热痞气之证，在《金匮要略》中用于治疗"狐蜮病"。而赤小豆当归散与苦参汤在《金匮要略》中均用于治疗狐蜮病，可见甘草泻心汤、赤小豆当归散、苦参汤皆为仲景治疗狐蜮病的专用有效方，故临床治疗狐蜮病要合理加减运用此三方。甘草泻心汤能泻热除湿，调理脾胃气机升降；赤小豆当归散清热凉血，利湿解毒，清利热毒；苦参汤清热燥湿解毒，善疗下焦湿热毒邪。临床中单用甘草泻心汤治疗狐蜮病往往收不到良好的治疗效果，故可选用甘草泻心汤、赤小豆当归散、苦参汤三方合方，以达到治疗狐蜮病的良好效果。此以甘草泻心汤清热补虚；以赤小豆当归散活血利湿，消肿愈溃疡；以苦参清热燥湿；浙贝母清热化痰。方药相互为用，以建其功。

3. 疲劳综合征（气血阴阳俱虚证）

孙某，男，57岁，某公司经理。

自诉：3年来经常心悸，腰酸，失眠，头晕，曾多次检查，均未发现明显异常病理变化，曾多次服用中西药，始终未能有效控制症状，近因病症加重前来诊治。

刻诊：头晕，心悸，失眠，自汗，盗汗，胁胀，食欲不佳，腹胀，腰酸腿软，四肢困重，手足不温，口干欲饮热水，大便干结，舌淡红、苔薄略黄，脉沉细。

中医辨证：气血阴阳俱虚证。

治疗原则：补气养血，滋阴补阳。

治疗方剂：薯蓣丸变汤剂。

薯蓣30 g，当归10 g，桂枝10 g，神曲10 g，生地黄10 g，豆黄卷10 g，甘草30 g，红参7 g，川芎6 g，白芍6 g，白术6 g，麦冬6 g，杏仁6 g，柴胡5 g，桔梗5 g，茯苓5 g，阿胶（烊化冲服）7 g，干姜3 g，白蔹3 g，防风6 g，大枣30枚。6剂，每日1剂，水煎2次，合并药液，分3次服。

二诊：诸症均明显好转，又以前方治疗6剂。

三诊：诸症基本解除，复将前方变汤剂为丸剂，每次10 g，每日3次，服用4个月。随访1年，一切正常。

【按语】《金匮要略》第六篇第16条：“虚劳诸不足，风气百疾，薯蓣丸主之。”薯蓣丸是仲景治疗阴阳气血俱虚证的著名方剂，主治病变证机是阴阳气血俱虚，阴不得滋，阳不得温，气不得煦，血不得养。方中薯蓣健脾补脾，调补脏腑之气；人参补脾益肺盈元气，生化气血而养津，安魂魄，止惊悸，除邪气；白术健脾补气，燥湿和中；茯苓健脾安神，利湿渗湿；生地黄滋阴补血；当归养血生新，活血化瘀；芍药补阴血，泻木盛，益脾通络；川芎行血而行气，上走而下达；阿胶和血滋阴；干姜温中而补阳，充心达肾而和中；麦冬滋阴润肾而清热；杏仁肃降肺气而润燥；桂枝、防风解肌调营卫；白蔹清热解毒；桔梗清宣肺气；豆黄卷清热解表，并利湿邪，调和中气；柴胡调理气机；神曲健脾而理中，和胃而消食；大枣、甘草益气补脾，通补三焦，并能调和诸药。全方由21味药组成，是《伤寒杂病论》中较大的方剂，亦是治疗阴阳气血不足证的最佳治疗方剂，临床中只要辨明患者病变证机有气虚、血虚、阴虚、阳虚四个方面，就可以选用薯蓣丸治疗，疗效显著。此病症表现错综复杂，涉及诸多脏腑，但仔细揆度病症表现，则为气血阴阳俱虚证，以此选用薯蓣丸滋补气血阴阳，以期取得预期治疗目的。

4. 干燥综合征（上焦水气证）

贾某某，女，30 岁，2010 年 8 月 27 日初诊。

自诉：经西医诊断为口、眼、鼻干燥综合征，屡经中西医治疗，服用维生素类等药，用药则症状稍缓解，停药则复发，由病友介绍前来诊治。

刻诊：口唇、舌质、鼻腔干燥，眼睛干涩，面色不容，面肌粗糙，口咽干燥且不欲饮水，舌质略红、苔薄略黄，脉浮。

中医辨证：上焦水气证。

治疗原则：利水行气，温阳化水。

治疗方剂：五苓散与猪苓汤合方加减。

茯苓 18 g，猪苓 12 g，泽泻 24 g，白术 15 g，桂枝 10 g，炙甘草 9 g，滑石 18 g，阿胶珠（烊化冲服）10 g。6 剂，每日 1 剂，水煎 2 次，合并药液，分 3 次服。

二诊：病症明显好转，又以前方 6 剂治疗。之后，以前方治疗 20 余剂，病症悉除。

【按语】五苓散是《伤寒杂病论》中的名方，仲景论五苓散功能化气行水，利小便，主治病变证机是水湿不化，留滞机体。方中茯苓健脾渗湿，旨在断绝水湿变生之源；猪苓清热利水渗湿，使水湿之邪从下而泄；泽泻泻热利水湿，使上、中、下三焦水热之邪尽从下去；白术健脾燥湿，使水有所化所行所制；桂枝辛温，宣发阳气。诸药合用，共奏化气行水的治疗作用。王付老师认为此方不仅可用于治疗膀胱气化不利证，亦能用于治疗三焦水气证（包括上焦水气证、中焦水气证、下焦水气证）。其中上焦水气证，症见口干、舌燥、不欲饮水，证机为水郁内停，阳气不得温化水湿，如西医所说的干燥综合征常常表现为上焦水气证；中焦水气证，症见口干、舌燥、饮水即吐或饮水之后胃脘胀满不舒，如西医所说的慢性胃炎而表现为上述证机者；下焦水气证，症见口干、舌燥、欲饮水，但饮水之后小便不利，如西医所说的糖尿病膀胱瘫、慢性膀胱炎等。除了主治三焦水气证之外，此方亦可以治疗湿热霍乱轻证，症见呕吐，下利，头痛，发热，身疼痛，渴多欲饮水、苔薄，脉沉或浮或浮数。在《伤寒杂病论》原文中，五苓散用于治疗“水逆”“心下痞”“消渴”“癫眩”“水泻”“霍乱”等诸多病症，可见五苓散临床应用范围极广。现代临床中主要用于治疗泌尿系统疾病之膀胱炎、肾小球肾炎、肾盂肾炎、泌尿系结石；消化系统之急性肠胃炎、慢性肝炎、脂肪肝；呼吸系统之肺水肿、百日咳；妇科之慢性盆腔炎、经前期紧张综合征；儿科之小儿吐乳症、婴儿腹泻、遗尿；以及糖尿病、干燥综合征、癔症等属五苓散证者。

干燥综合征从中医论治大多选用滋阴生津、清热凉血一类方药，此干燥综合征之口干咽燥且不欲饮水，则知其病变证机是水气内停，阻遏气机气化，气为水气所阻而不得化津，故干燥且不欲饮水，辨证为上焦水气证。遂投五苓散渗湿利水化水，兼以温阳化气；加滑石以增利水；阿胶珠补血养阴，以防利水渗湿伤阴；炙甘草益气，以助气能化水，并调和药性。诸药相互为用，以建其功。

5. 矢气多（胃气不固证）

洪某某，女，47 岁。

自诉：近半年来每天矢气多达 20 余次，经纤维胃镜及肠镜检查，均未发现明显异常变化，经中西药治疗，但矢气多没有好转。

刻诊：矢气多，无臭味，大小便正常，矢气后常有轻微乏力，饮食尚可，舌质淡、苔薄白，脉略弱。

中医辨证：胃气不固证。

治疗原则：固护胃气。

治疗方剂：诃梨勒散加减。

诃子 24 g，红参 9 g，乌梅 12 g，五味子 9 g。5 剂，每日 1 剂。水煎 2 次，合并药液，分 2 次服。

二诊：药用 2 剂后，矢气大减，5 剂服完，每天矢气仅有 1 ~ 2 次。为了巩固疗效，复以前方治疗 6 剂，病告痊愈。

【按语】《金匮要略》第十七篇第 47 条：“气利，诃梨勒散主之。”诃梨勒散主治气利的病变证机是胃气不固。此患者矢气多，且有矢气后轻微乏力，辨为胃气不固，胃气下泄。其治以诃梨勒散收敛固涩；加红参以益气固摄；乌梅、五味子酸收固涩以止下陷。方药相互为用，以建其功。

另，现代药理研究亦表明诃梨勒散具有兴奋肠胃平滑肌的作用，可解除平滑肌痉挛等。

6. 长期低热（营卫不和兼夹湿热证）

李某某，男，19岁，学生，2010年10月1日初诊。

自诉： 有2年余不明原因低热病史，曾在郑州、北京等多家省市级医院检查，均未发现任何明显病理变化，住院治疗亦未见明显好转，经同学介绍前来就诊。

刻诊： 低热发生在早上和下午，发热则体温在37.5 ℃左右，早上稍低于下午（早上36.9 ℃左右，下午37.5 ℃左右），面色红，头晕，口渴欲饮水，乏力，汗出，舌红、苔厚腻，脉弦数。

中医辨证： 营卫不和兼夹湿热证。

治疗原则： 清热化湿，调和营卫。

治疗方剂： 桂枝汤与达原饮合方加减。

桂枝10 g，白芍10 g，厚朴10 g，槟榔10 g，黄芩15 g，草果仁10 g，知母10 g，红参6 g，白术10 g，茯苓15 g，麻黄6 g，生姜4片，大枣12枚，炙甘草6 g。6剂，每日1剂，水煎2次，合并药液，分2次服。

二诊：低热已基本解除，头晕明显减轻，又以前方加柴胡24 g，6剂。

三诊：未再出现低热，诸症悉除。患者特来诊室表示感谢，嘱其继服本方5剂，以巩固治疗效果。2年低热痊愈。

【按语】 桂枝汤被柯琴誉为“仲景群方之冠，乃滋阴和阳，调和营卫，解肌发汗之总方”。桂枝汤通过发汗，可以把体内的邪气驱逐出体外，通过有效的配伍可治疗原因不明的长期低热，如桂枝汤与达原饮合方治疗湿热之邪留滞太阳的低热；桂枝汤与小柴胡汤合方治疗太少两感证的长期低热，临床用之都有显著的治疗作用。

达原饮是《温疫论》中治疗温邪与疟疾的有效良方，方由槟榔、厚朴、草果仁、知母、芍药、黄芩、甘草7味药组成，以奏开达肌腠、辟秽化浊、清热解毒之功。吴又可在《温疫论》原文中言：“槟榔能消能磨，除伏邪，为疏利之药，又除岭南瘴气；厚朴破戾气所结；草果辛烈气雄，除伏邪盘踞，三味协力，直达其巢穴，使邪气溃败，速离膜原，是以为达原也。热伤津液，加知母以滋阴；热伤营气，加白芍以和血；黄芩清燥热之余；甘草为和中之用。以后四品，乃调和之剂，如渴与饮，非拔病之药也。”可见此方配伍合理为临床治病的佳方。此患者低热甚于上午，可知其病在太阳经脉，又见汗出，知其为太阳营卫不和；又患者舌红、苔厚腻，知有湿热留滞。方以桂枝汤解肌退热，调和营卫；以达原饮清热利湿，辟秽化浊。因患者乏力，加红参、白术、茯苓补中健脾益气，寓四君子汤之义；加麻黄开宣腠理，以使药物更好地发挥调和营卫，清利湿热的作用。

7. 长期低热（少阳、阳明郁热夹气虚证）

任某某，男，20岁，学生，2011年12月19日初诊。

自诉：不明原因出现低热已3年余，屡经中西医治疗，至今未见治疗效果，只要西医输液即痛苦异常。曾多次做白细胞分析及细菌培养检查，也未见明显异常变化。

刻诊：低热发生在早上和下午，体温在37.6 ℃左右，中午低热消退，面红，心烦急躁，口渴欲饮水，不欲饮食，大便干结，少气乏力，头晕目眩，口苦，舌质红、苔薄黄，脉沉细略数。

中医辨证：少阳、阳明郁热夹气虚证。

治疗原则：清泻少阳阳明，兼益气补虚。

治疗方剂：小柴胡汤、白虎汤与桂枝汤合方加减。

柴胡24 g，黄芩10 g，半夏12 g，党参15 g，生姜10 g，石膏50 g，知母18 g，桂枝10 g，白芍10 g，粳米18 g，大枣12枚，炙甘草10 g。6剂，每日1剂，水煎2次，第1次煎煮30分钟，第2次煎煮20分钟，合并药液，分3次服。

二诊：上午低热解除，其他症状有好转，又以前方6剂继服，服用方法同前。

三诊：低热未再发作，又以前方治疗20剂。随访半年，一切正常。

【按语】小柴胡汤不仅是治疗少阳胆热气郁证的代表方，亦是治疗发热（低热不退或高热）的有效名方，白虎汤是清泻阳明的著名方剂。根据此患者低热甚于早上辨为少阳郁热；再根据下午低热辨为阳明郁热；因少气乏力、头晕目眩辨为气虚；又因舌红、苔黄辨为热郁，以此选用小柴胡汤、白虎汤与桂枝汤合方加味。方中柴胡、黄芩清少阳郁热；石膏、知母泻阳明郁热；半夏、生姜辛开苦降，调理气机；党参、大枣、粳米补益正气；桂枝辛温通达，透热于外，兼防寒药伤阳；白芍滋阴血，防止热伤阴血，并且与桂枝同用，调和营卫，驱邪出表；炙甘草益气和中。方中诸药相互为用，以达到治疗目的。

8. 自主神经功能紊乱（奔豚，肝热气逆证）

乔某，女，20岁，学生。

自诉：自觉左少腹气上冲心胸，每日发作至少十余次，已有5年余，曾多次检查均未发现异常变化。

刻诊：自觉左少腹气上冲心胸，并有左少腹胀满，继则又出现左侧心胸胀闷，左侧上下肢常常有麻胀，小便黄赤，舌质红、苔黄略腻，脉细略弦。

中医辨证：肝热气逆证。

治疗原则：清泻肝热。

治疗方剂：奔豚汤加减。

生甘草10 g，川芎12 g，当归6 g，清半夏12 g，黄芩6 g，葛根15 g，白芍6 g，生姜12 g，李根白皮35 g（自己找），柴胡12 g，桂枝18 g，厚朴24 g，黄芪24 g。6剂，每日1剂，水煎2次，分2次服。

二诊：大部分症状基本消失，又以前方6剂继服。之后，复以前方服用约20余剂，病症痊愈。

【按语】《金匮要略》第八篇第2条："奔豚，气上冲胸，腹痛，往来寒热，奔豚汤主之。"仲景论"奔豚"的病变证机是肝阴不足而生内热，血虚不得涵气，热从内生而浊气上逆心胸。方中李根白皮清肝热、降逆气、泻奔豚（《长沙药解》谓其能"下肝气之奔冲，清风木之郁热"，临床可用桑白皮代替）；半夏降逆下气，降浊气上冲；生姜降逆宣散，调理气机；川芎理血行气；生葛根降逆升清；黄芩清热降泄；当归补血活血；芍药养肝血，敛肝气，柔肝缓急；甘草益气和中。本方现代临床中多用于治疗癔症、自主神经功能紊乱、胃肠神经官能症、抑郁性神经症、慢性肝炎等。根据此患者自觉左少腹气上冲心胸，并有左少腹胀满，小便黄赤，舌质红、苔黄略腻，脉细略弦，辨为肝热气逆证。以奔豚汤养肝平冲，清热降气；加柴胡疏达肝气；桂枝通达阳气；厚朴降气除满；黄芪补益中气。方药相互为用，以建其功。

9. 自主神经功能紊乱（奔豚，肾寒气逆证）

尚某某，女，49 岁，记者。

自诉：2 年前突然感到脐下肌肉跳动，当时未在意。约过半年，脐下悸动有气上冲于心胸，心胸憋闷不舒，经西医诊断为围绝经期综合征、自主神经功能紊乱，用药治疗未见任何治疗作用，亦经中医诊治多因无效而更医。

刻诊：脐下悸动有气上冲于心胸，心胸憋闷不舒，气短乏力，舌质淡、苔薄白，脉沉弱。

中医辨证：肾寒气逆证。

治疗原则：温肾降逆。

治疗方剂：桂枝加桂汤加减。

桂枝 15 g，白芍 9 g，炙甘草 6 g，生姜 9 g，大枣 12 枚，蛤蚧 1 对，沉香 5 g。6 剂，每日 1 剂，水煎 2 次，合并药液，分 2 次服。

二诊：药后，脐下悸动未再有气上冲于心胸，又以前方 6 剂继服。之后，累计服用 20 余剂，诸症悉除，病告痊愈。

【按语】《伤寒论》第 117 条：“烧针令其汗，针处被寒，核起而赤者，必发奔豚，气从少腹上冲心者，灸其核上各一壮，与桂枝加桂汤，更加桂枝二两也。”其病变证机为肾虚气逆，寒气相乘而上冲。根据病症表现辨为肾寒气逆证，以桂枝加桂汤温肾降逆，降气平冲；加蛤蚧以益气纳气；沉香以降气下气。诸药相互为用，以建其功。

此案与上案均为奔豚病，一个选用奔豚汤，一个选用桂枝加桂汤；一个作用是清肝热、降冲气，一个作用是温肾寒、降冲气。可见同一疾病有寒热不同，所以治疗原则与方法也不同。西医治疗同一种疾病就是选用一种治疗方法，不会有两种相互对立的治疗方法，在临床中中医认为病性相反的病，西医可能会采用相同的治疗方法，往往达不到治疗目的，而中医针对疾病则可采用寒热截然不同的治疗方法，这就是中医治病的优势所在。

10. 胸闷、叹气、胸腔静脉回流障碍（阳虚气郁夹热证）

詹某，女，12 岁，2019 年 4 月 2 日初诊。

其母代诉：胸闷、叹气 3 年，经检查未发现明显器质病变，但服用中西药未能有效控制症状，经朋友介绍前来诊治。

刻诊：胸闷似有石头压迫感，呼吸上气不接下气，深深叹息一口气觉得胸中舒服一些，自汗，手足不温，嗜卧，大便干结，舌质淡红、苔腻黄白夹杂，脉沉弱。

中医辨证：阳虚气郁夹热证。

治疗原则：宽胸通阳，益气调气。

治疗方剂：小柴胡汤、枳实薤白桂枝汤、橘枳姜汤、附子半夏汤与藜芦芍药汤合方加减。

柴胡 24 g，枯芩 10 g，红参 10 g，生半夏 12 g，枳实 10 g，薤白 24 g，全瓜蒌 30 g，桂枝尖 3 g，厚朴 12 g，制附子 10 g，陈皮 45 g，藜芦 1.5 g，白芍 12 g，生姜 10 g，大枣 12 枚，生甘草 10 g。6 剂，每日 1 剂，以水 1 000 ~ 1 200 mL，浸泡 30 分钟，大火烧开，小火煎煮 50 分钟，去滓取药液，每次服用 80 mL，每日分早中晚 3 次服。

4 月 9 日二诊：手足较前温和，仍胸闷，以前方变桂枝尖为 12 g，变枳实为 20 g，6 剂。

4 月 16 日三诊：胸闷略有好转，仍汗出，以前方变白芍为 24 g，6 剂。

4 月 23 日四诊：大便正常，仍嗜卧，以前方变红参为 12 g，6 剂。

4 月 30 日五诊：胸闷，仍叹气，以前方变生半夏为 24 g，6 剂。

5 月 7 日六诊：胸闷、叹气较前明显减轻，又以前方治疗 20 余剂，胸闷、叹气消除。随访 1 年，一切尚好。

【按语】根据胸闷、手足不温、脉沉弱辨为阳虚；深深叹气辨为气郁；舌质淡红、苔腻黄白夹杂辨为阳虚夹热。以此选用小柴胡汤益气，平调寒热；枳实薤白桂枝汤行气解郁，宽胸涤痰；橘枳姜汤行气降气；附子半夏汤温阳通阳降逆；藜芦芍药汤化痰敛阴。方药相互为用，以奏其效。

11. 膈肌痉挛、呃逆（阳虚痰湿夹热证）

马某，女，56 岁，2019 年 4 月 2 日初诊。

自诉：有 2 年膈肌痉挛病史，呃逆频繁不止，但服用中西药未能有效控制症状，经朋友介绍前来诊治。

刻诊：每天呃逆数十次，每次呃逆不少于30声，呃逆发作痛苦不堪，手足不温，嗜卧，大便干结，舌质红、苔白厚腻夹黄，脉沉弱。

中医辨证：阳虚痰湿夹热证。

治疗原则：益气温阳，降逆化痰。

治疗方剂：大半夏汤、大黄甘草汤与附子半夏汤合方加减。

生半夏50 g，红参10 g，蜂蜜（冲服）60 mL，大黄12 g，制附子10 g，生姜10 g，大枣12枚，生甘草10 g。6剂，每日1剂，以水1 000 ~ 1 200 mL，浸泡30分钟，大火烧开，小火煎煮50分钟，去滓取药液，每次服用80 mL，每日分早中晚3次服。

4月9日二诊：呃逆明显减轻，仍大便干结，以前方变大黄为15 g，6剂。

4月16日三诊：呃逆基本消除，以前方6剂继服。

4月23日四诊：呃逆未再发作，以前方12剂继服。随访1年，一切尚好。

【按语】根据呃逆、手足不温、脉沉弱辨为阳虚；大便干结、舌质红辨为阳虚夹热；苔白厚腻夹黄辨为寒痰夹热。以此选用大半夏汤益气温中降逆；大黄甘草汤清泻热结；附子半夏汤温阳通阳降逆。方药相互为用，以奏其效。

12. 癔球症（梅核气，痰阻气郁结喉证）

曹某某，女，46岁，教师。

自诉：自觉咽部有一个肿瘤（病源于生气吵架，之后便生此症），每因情绪异常则感觉咽部物体变大，胡思乱想，家人越是安慰她，患者越感觉自己得了不治之症，多次在郑州、上海等地医院检查，均未见任何病理变化，近因咽中物阻加重前来诊治。

刻诊：自觉咽部有一个肿瘤，阻塞气管，咽部不适，胸闷，胁胀，情绪异常，舌淡、苔薄，脉弦。

中医辨证：痰阻气郁结喉证。

治疗原则：顺气消痰，降泄散结。

治疗方剂：半夏厚朴汤与桔梗汤合方加减。

半夏24 g，厚朴9 g，白茯苓12 g，生姜15 g，干苏叶6 g，桔梗18 g，生甘草 10 g，薄荷 5 g，醋 30 mL。6 剂，每日 1 剂，水煎 2 次，合并药液，分 3 次服。

二诊：药后感觉咽部舒畅，又以前方 6 剂继服。

三诊：诸症悉除，患者亦不再怀疑自己有肿瘤，心情大快，为巩固治疗效果，又以前方 5 剂继服，病告痊愈。

【按语】《金匮要略》第二十二篇第 5 条："妇人咽中如有炙脔，半夏厚朴汤主之。"病变证机是气郁于咽，痰阻于咽，尤在泾说："此凝痰结气，阻塞咽嗌之间。"方中半夏燥湿化痰，解郁散结，降气顺气；厚朴下气开郁，行气化痰，芳香理脾；茯苓健脾和胃，渗湿利痰；生姜降逆化湿，和胃化痰；干苏叶疏利气机，畅利咽喉，开郁散结。当今用半夏厚朴汤常常治疗梅核气或癔球症，此方非妇女专用，男子亦然，只不过女子性格偏于内向，更易罹患此病。根据此病症表现有咽中物阻，胸闷，胁胀，情绪异常，脉弦，辨为痰阻气郁结喉证。故以半夏厚朴汤顺气消痰，降泄散结；以桔梗汤清热利咽；加醋化痰散结利咽喉；薄荷开窍利咽化痰。方药相互为用，以建其功。

13. 黄汗（营卫郁遏，湿热黄汗证）

常某某，女，28 岁。

自诉：产后 20 天左右发现腋下及阴部汗出色黄，因产后未满月，当时没有治疗。但其后汗出更甚，色更黄，且有异味，在附近几家医院门诊治疗月余，未见好转，经朋友介绍前来诊治。

刻诊：汗出色黄、黏而沾衣，有异味，舌红、苔薄黄，脉滑。

中医辨证：营卫郁遏，湿热黄汗证。

治疗原则：调理营卫，清热利湿退黄。

治疗方剂：黄芪芍桂苦酒汤加减。

黄芪 15 g，芍药 10 g，桂枝 10 g，茵陈 18 g，栀子 15 g，大黄 3 g，苦酒 24 mL。6 剂，每日 1 剂，水煎 2 次，合并药液，分 3 次服。

二诊：药后汗出色黄明显减轻，又以前方 20 余剂继服，黄汗等痊愈。

【按语】《金匮要略》第十四篇第 28 条："问曰：黄汗之为病，身体肿，发热汗出而渴，状如风水，汗沾衣，色正黄如柏汁，脉自沉，何从得之？师曰：以汗出入水中浴，水从汗孔入得之，宜芪芍桂酒汤主之。"仲景论述了湿热黄汗证的发病机制、症状及方药治疗。发病机制是“汗出入水中浴”，感受风邪与湿邪，邪气日久化热，从而演变为湿热蕴结病理；症状有汗出色黄、黏而沾衣、口渴等。黄芪芍桂苦酒汤方由黄芪、芍药、桂枝、苦酒（醋）4味药组成，黄元御谓“黄芪芍药桂酒汤，黄芪、桂枝行营卫之郁遏，芍药、苦酒泻经络之瘀热也”。此黄汗病症表现与仲景所论“湿热黄汗”基本相同，以黄芪芍桂苦酒汤温阳益气通营卫，清化湿热退黄汗；以茵陈蒿汤清热利湿以退黄。经方合用，疗效神奇。

黄汗病是比较罕见的疾病，辨治黄汗，从仲景辨治合理选用经方，常常能取得理想疗效。

下 篇

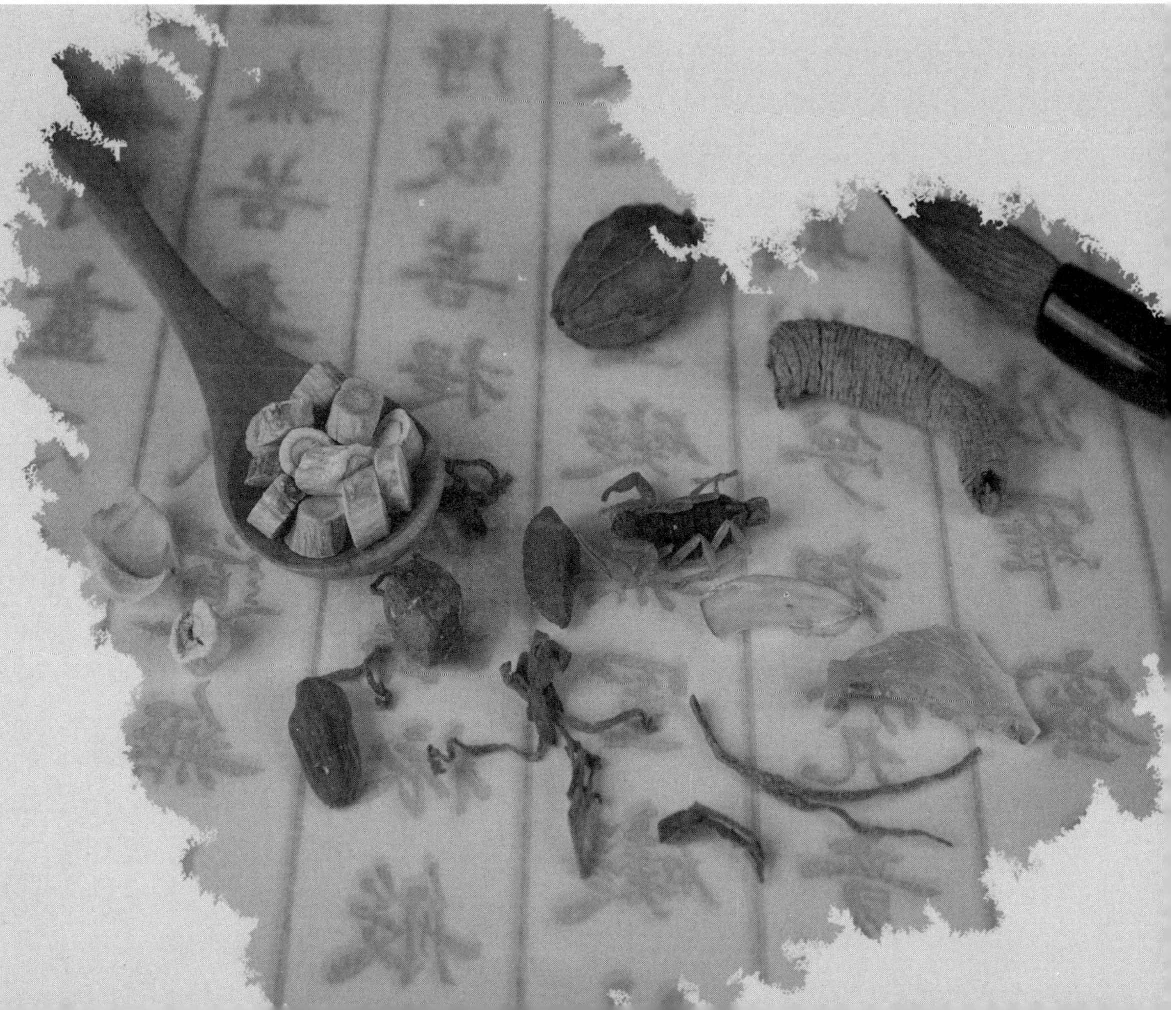

第一章
经方 260 首及歌诀

一画

一物瓜蒂散

【方歌】仲景一物瓜蒂散，治心治肺治喉咽，脘腹诸疾气逆乱，湿热蕴结病可安。

【组成】瓜蒂二十个（6g）

【用法】上锉，以水一升，煮取五合，去滓，顿服。

二画

十枣汤

【方歌】十枣大戟遂芫花，各科杂病皆可医，痰饮水湿诸般疾，汤散合用因人宜。

【组成】芫花熬　甘遂　大戟各等分　大枣十枚

【用法】上三味，等分，各别捣为散，以水一升半，先煮大枣肥者十枚，取八合，去滓。内药末，强人服一钱匕（1.5 ~ 1.8g），羸人服半钱，温服之，平旦服。若下少，病不除者，明日更服，加半钱，得快下利后，糜粥自养。

三画

三物白散

【方歌】三物白散豆桔贝，脏腑筋脉诸般疾，温通清热能涤痰，痰夹寒热服之宜。

【组成】桔梗三分（9g）　巴豆去皮尖，熬黑，研如脂，一分（3g）　贝母三分（9g）

【用法】上三味，为散，内巴豆，更于臼中杵之，与白饮和服。强人半钱匕，羸者减之。病在膈上必吐，在膈下必利。不利，进热粥一杯；利过不止，进冷粥一杯。身热皮粟不解，欲引衣自覆，若以水潠之、洗之，益令热劫不得出，当汗而不汗，则烦。假令汗出已，腹中痛，与芍药三两，如上法。

三物备急丸

【方歌】仲景三物备急丸，大黄巴豆与干姜，温通散寒能泻热，寒结夹热病可康。

【组成】大黄　干姜　巴豆各等分（各3g）

【用法】上皆须精新，多少随意。先捣大黄、干姜，下筛为散。别研巴豆，如脂，内散中，合捣千杵。即尔用之为散亦好，下蜜为丸，密器贮之，莫令歇气。若中恶客忤，心腹胀满刺痛，口噤气急，停尸卒死者，以暖水、苦酒服大豆许三枚，老小量之，扶头起，令得下喉，须臾未醒，更与三枚，腹中鸣转，得吐利便愈。若口已噤，可先和成汁，倾口中令从齿间得入至良。

干姜人参半夏丸

【方歌】干姜人参半夏丸，辨治阳虚夹寒湿，气虚气逆皆可治，经方合方增效力。

【组成】干姜　人参各一两（各3g）半夏二两（6g）

【用法】上三味，末之，以生姜汁糊为丸，如梧桐子大，饮服十丸，日三服。

干姜附子汤

【方歌】温阳干姜附子汤，温壮阳气能化瘀，脏腑寒瘀诸般证，治内治外病可除。

【组成】干姜一两（3g）　附子生用，去皮，切八片，一枚（5g）

【用法】上二味，以水三升，煮取一升，去滓。顿服。

干姜黄连黄芩人参汤

【方歌】干姜连芩人参汤，寒热夹虚基础方，清热温补能化湿，各科杂病效非常。

【组成】干姜　黄连　黄芩　人参各三两（各9g）

【用法】上四味，以水六升，煮取二升，去滓。分温再服。

土瓜根汁方

【方歌】仲景土瓜根汁方，清热润燥能化瘀，脏腑热结血不利，瘀热津少病可愈。

【组成】土瓜根二十两（60g）（编者

注：剂量乃编者所加，仲景方无剂量）

【用法】上一味，以水四升，煮取二升，去滓。本方之用有二法：温服一升，分二服。又纳灌肛门内，急抱，欲大便时乃去之。（编者注：用法乃编者所加，仲景方无用法）

土瓜根散

【方歌】土瓜根散䗪虫芍，桂枝通阳能化瘀，瘀热血虚夹寒证，各科杂病效非常。

【组成】土瓜根　芍药　桂枝　䗪虫各三两（各9g）

【用法】上四味，杵为散，酒服方寸匕，日三服。

下瘀血汤

【方歌】下瘀血汤用大黄，桃仁䗪虫合成方，脏腑瘀热诸般疾，清泻瘀热病可康。

【组成】大黄二两（6g）桃仁二十枚（4g）䗪虫熬，去足，二十枚（10g）

【用法】上三味，末之，炼蜜合为四丸，以酒一升，煎一丸，取八合，顿服之，新血下如豚肝。

大半夏汤

【方歌】大半夏汤蜜人参，胃反呕吐最相宜，寒痰浊逆夹气虚，呃逆嘈杂皆能医。

【组成】半夏（洗完用）二升（48g）人参三两（9g）白蜜一升（60mL）

【用法】上三味，以水一斗二升，和蜜，扬之二百四十遍，煮取二升半，温服一升，余分再服。

大青龙汤

【方歌】大青龙汤桂麻黄，杏草石膏大枣姜，寒郁热伏夹气虚，温宣寒清补益方。

【组成】麻黄去节，六两（18g）桂枝去皮，二两（6g）甘草炙，二两（6g）杏仁去皮尖，四十枚（7g）生姜切，三两（9g）大枣擘，十枚　石膏碎，如鸡子大（48g）

【用法】上七味，以水九升，先煮麻黄，减二升，去上沫，内诸药，煮取三升，去滓，温服一升。取微似汗，汗出多者，温粉粉之。一服汗者，停后服。若复服，汗多亡阳，遂虚，恶风，烦躁，不得眠也。

大建中汤

【方歌】大建中汤参干姜，蜀椒胶饴合成方，心胸脘腹诸寒痛，温补止痛功效强。

【组成】蜀椒去汗，二合（5g）干姜四两（12g）人参二两（6g）

【用法】上三味，以水四升，煮取二升，去滓。内胶饴一升，微火煎取一升半，分温再服。如一炊顷，可饮粥二升，后更服，当一日食糜，温覆之。

大承气汤

【方歌】大承气汤用大黄，枳实厚朴与芒硝，各科杂病郁热结，泻热调气病可消。

【组成】大黄酒洗，四两（12g） 厚朴炙，去皮，半斤（24g） 枳实炙，五枚（5g） 芒硝三合（9g）

【用法】上四味，以水一斗，先煮二物，取五升，去滓，内大黄，更煮取二升，去滓。内芒硝，更上微火一两沸，分温再服。得下，余勿服。

大柴胡汤

【方歌】大柴胡汤用大黄，枳实芩夏芍枣姜，少阳阳明及杂病，清泻疏理效优良。

【组成】柴胡半斤（24g） 黄芩三两（9g） 芍药三两（9g） 半夏洗，半升（12g） 生姜切，五两（15g） 枳实炙，四枚（4g） 大枣擘，十二枚［大黄二两（6g）］

【用法】上七（八）味，以水一斗二升，煮取六升，去滓。再煎，温服一升，日三服。一方，加大黄二两，若不加，恐不为大柴胡汤。（编者注：方药用法后10字，可能是叔和批注文）

大陷胸丸

【方歌】大陷胸丸用大黄，芒硝杏仁葶苈子，甘遂研末加白蜜，泻热降逆功效奇。

【组成】大黄半斤（24g） 葶苈子熬，半升（12g） 芒硝半升（12g） 杏仁去皮尖，熬黑，半升（12g）

【用法】上四味，捣筛二味，内杏仁、芒硝，合研如脂，和散，取如弹丸一枚，别捣甘遂末一钱匕，白蜜二合，水二升，煮取一升，温，顿服之。一宿乃下，如不下，更服，取下为效，禁如药法。

大陷胸汤

【方歌】大陷胸汤芒大黄，甘遂为末效力彰，通泻热结能逐水，痰热水结病可康。

【组成】大黄去皮，六两（18g） 芒硝一升（24g） 甘遂一钱匕（1.5g）

【用法】上三味，以水六升，先煮大黄，取二升，去滓。内芒硝，煮一两沸，内甘遂末，温服一升。得快利，止后服。

大黄甘草汤

【方歌】仲景大黄甘草汤，泻热益气基础方，脏腑营卫诸般疾，各科杂病用之良。

【组成】大黄四两（12g） 甘草一两（3g）

【用法】上二味，以水三升，煮取一升，分温再服。

大黄甘遂汤

【方歌】大黄甘遂汤阿胶，泻热逐水治血虚，脏腑筋脉诸般疾，辨治杂病病可除。

【组成】大黄四两（12g） 甘遂二两（6g） 阿胶二两（6g）

【用法】上三味，以水三升，煮取一升，顿服之。其血当下。

大黄牡丹汤

【方歌】仲景大黄牡丹汤，桃仁瓜子与芒硝，热结瘀血诸般疾，各科杂病病可消。

【组成】大黄四两（12g） 牡丹一两（3g） 桃仁五十个（8.5g） 瓜子半升（12g） 芒硝三合（9g）

【用法】上五味，以水六升，煮取一升，去滓。内芒硝，再煎沸。顿服之。有脓当下，如无脓，当下血。

大黄附子汤

【方歌】大黄附子汤细辛，寒结夹瘀夹热方，各科杂病诸般证，寒热并用效非常。

【组成】大黄三两（9g） 附子炮，三枚（15g） 细辛二两（6g）

【用法】上三味，以水五升，煮取二升。分温三服。若强人煮取二升半，分温三服。服后如人行四五里，进一服。

大黄黄连泻心汤

【方歌】大黄黄连泻心汤，清泻郁热能燥湿，调整用量最重要，各科杂病服之宜。

【组成】大黄二两（6g） 黄连一两（3g）

【用法】上二味，以麻沸汤二升，渍之，须臾，绞去滓。分温再服。

大黄硝石汤

【方歌】大黄硝石栀黄柏，辨治湿热又夹瘀，脏腑营卫诸般疾，清化瘀病可除。

【组成】大黄四两（12g） 黄柏四两（12g） 硝石四两（12g） 栀子十五枚（15g）

【用法】上四味，以水六升，煮取二升，去滓，内硝，更煮取一升，顿服。

大黄䗪虫丸

【方歌】大黄䗪虫甘草芩，桃仁杏仁芍药地，干漆蛴螬虻水蛭，攻泻兼补消癥积。

【组成】大黄蒸，十分（7.5g） 黄芩二两（6g） 甘草三两（9g） 桃仁一升（24g） 杏仁一升（24g） 芍药四两（12g） 干地黄十两（30g） 干漆一两（3g） 虻虫一升（24g） 水蛭百枚（24g） 蛴螬一升（24g） 䗪虫半升（12g）

【用法】上十二味，末之，炼蜜和丸，小豆大，酒饮服五丸，日三服。

小儿疳虫蚀齿方

【方歌】小儿疳虫蚀齿方，猪脂槐枝葶雄黄，温化寒痰能清热，合理调配效非常。

【组成】雄黄 葶苈

【用法】上二味，末之，取腊日猪脂熔，以槐枝绵裹头四五枚，点药烙之。

小半夏加茯苓汤

【方歌】小半夏加茯苓汤，生姜半斤合成方，温化寒湿能益气，脏腑杂病效非常。

【组成】半夏一升（24g） 生姜半斤（24g） 茯苓三两（9g）

【用法】上三味，以水七升，煮取一升五合。分温再服。

小半夏汤

【方歌】小半夏汤用生姜，寒痰郁结基础方，各科杂病皆可用，临证合方效非常。

【组成】半夏一升（24g） 生姜半斤（24g）

【用法】上二味，以水七升，煮取一升半。分温再服。

小青龙加石膏汤

【方歌】小青龙汤加石膏，肺寒气逆夹郁热，寒热夹杂调用量，温肺兼补清郁热。

【组成】麻黄去节，三两（9g） 芍药三两（9g） 细辛三两（9g） 干姜三两（9g） 甘草炙，三两（9g） 桂枝去皮，三两（9g） 五味子半升（12g） 半夏洗，半升（12g） 石膏二两（6g）

【用法】上九味，以水一斗，先煮麻黄，去上沫，内诸药，煮取三升。强人服一升，羸者减之，日三服，小儿服四合。

小青龙汤

【方歌】小青龙汤治寒饮，内外夹

杂皆可医，桂姜麻黄芍药甘，细辛半夏兼五味。

【组成】麻黄去节，三两（9g）芍药三两（9g）　细辛三两（9g）　干姜三两（9g）　甘草炙，三两（9g）　桂枝去皮，三两（9g）　五味子半升（12g）　半夏洗，半升（12g）

【用法】上八味，以水一斗，先煮麻黄，减二升，去上沫，内诸药，煮取三升，去滓。温服一升。若渴，去半夏，加瓜蒌根三两；若微利，去麻黄，加荛花，如一鸡子，熬令赤色；若噎者，去麻黄，加附子（一枚，炮）；若小便不利，少腹满者，去麻黄，加茯苓四两；若喘，去麻黄，加杏仁半升（去皮尖）。且荛花不治利，麻黄主喘，今此语反之，疑非仲景意。（编者注：后20字恐是叔和按语混入正文，当删）

小建中汤

【方歌】小建中汤六两芍，桂枝甘草枣饴姜，气血俱补能温阳，各科杂病病可康。

【组成】桂枝去皮，三两（9g）甘草炙，二两（6g）　芍药六两（18g）生姜切，三两（9g）　大枣擘，十二枚　胶饴一升（70mL）

【用法】上六味，以水七升，煮取三升，去滓。内饴，更上微火消解。温服一升，日三服。呕家不可与建中汤，以甜故也。

小承气汤

【方歌】小承气汤用大黄，枳实厚朴合成方，辨治杂病诸般证，行气泻热效非常。

【组成】大黄酒洗，四两（12g）厚朴炙，去皮，二两（6g）　枳实大者，炙，三枚（5g）

【用法】上三味，以水四升，煮取一升二合，去滓。分温二服。初服当更衣，不尔者，尽饮之，若更衣者，勿服之。

小柴胡汤

【方歌】小柴胡汤治杂病，半夏人参甘草方，更有黄芩大枣姜，清温疏益效非常。

【组成】柴胡半斤（24g）　黄芩三两（9g）　人参三两（9g）　半夏洗，半升（12g）　甘草炙，三两（9g）　生姜切，三两（9g）　大枣擘，十二枚

【用法】上七味，以水一斗二升，煮取六升，去滓。再煎取三升，温服一升，日三服。若胸中烦而不呕者，去半夏、人参，加瓜蒌实一枚；若渴，去半夏，加人参，合前成四两半，瓜

蒌根四两；若腹中痛者，去黄芩，加芍药三两；若胁下痞硬，去大枣，加牡蛎四两；若心下悸，小便不利者，去黄芩，加茯苓四两；若不渴，外有微热者，去人参，加桂枝三两，温覆微汗愈；若咳者，去人参、大枣、生姜，加五味子半升，干姜二两。

小陷胸汤

【方歌】小陷胸汤夏连蒌，清热涤痰能降逆，痰热气郁夹寒证，各科杂病服之宜。

【组成】黄连一两（3g）　半夏洗，半升（12g）　全瓜蒌大者一枚（40g）

【用法】上三味，以水六升，先煮瓜蒌，取三升，去滓。内诸药，煮取二升，去滓。分温三服。

已椒苈黄丸

【方歌】仲景已椒苈黄丸，水热蕴结夹阳郁，脏腑营卫诸般疾，治表治里病可除。

【组成】防已　椒目　葶苈熬　大黄各一两（各3g）

【用法】上四味，末之，蜜丸如梧子大。先食，饮服一丸，日三服。稍增，口中有津液。渴者，加芒硝半两。

四画

王不留行散

【方歌】王不留行草黄芩，蒴藋细叶姜芍药，桑根白皮椒厚朴，温通清热瘀血消。

【组成】王不留行八月八采，十分（30g）　蒴藋细叶七月七采，十分（30g）　桑东南根白皮三月三采，十分（30g）　甘草十八分（54g）　川椒除目及闭口，去汗，三分（9g）　黄芩二分（6g）　干姜二分（6g）　厚朴二分（6g）　芍药二分（6g）

【用法】上九味，桑根皮以上三味烧灰存性，勿令灰过；各别杵筛，合治之，为散，服方寸匕。小疮即粉之，大疮但服之，产后亦可服。如风寒，桑东根勿取之。前三物皆阴干百日。

天雄散

【方歌】天雄散中白桂龙，各科阳虚基础方，温补阳气能固精，经方合方效非常。

【组成】天雄炮，三两（9g）　白术八两（24g）　桂枝六两（18g）　龙骨三两（9g）

【用法】上四味，杵为散，酒服半钱匕。日三服。不知，稍增之。

半两（1.5g）

【用法】上五味，捣为散，以白饮和，服方寸匕，日三服。多饮暖水，汗出愈，如法将息。

木防己去石膏加茯苓芒硝汤

【方歌】木防己汤去石膏，桂枝人参苓芒硝，郁热气虚水热结，通阳泻饮病可消。

【组成】木防己二两（6g）　桂枝二两（6g）　人参四两（12g）　芒硝三合（8g）　茯苓四两（12g）

【用法】上五味，以水六升，煮取二升，去滓。内芒硝，再微煎。分温再服，微利则愈。

木防己汤

【方歌】木防己汤石桂人，郁热气虚夹寒瘀，各科杂病诸般疾，清补温通病可除。

【组成】木防己三两（9g）　石膏十二枚，鸡子大（48g）　桂枝二两（6g）　人参四两（12g）

【用法】上四味，以水六升，煮取二升。分温再服。

五苓散

【方歌】五苓散中猪茯苓，白术泽泻与桂枝，气虚寒热夹湿证，各科杂病服之宜。

【组成】猪苓去皮，十八铢（2.3g）　泽泻一两六铢（3.8g）　白术十八铢（2.3g）　茯苓十八铢（2.3g）　桂枝去皮，半两（1.5g）

【用法】上五味，捣为散，以白饮和，服方寸匕，日三服。多饮暖水，汗出愈，如法将息。

升麻鳖甲去雄黄蜀椒汤

【方歌】升麻鳖甲草当归，补血活血能软坚，清热解毒能化阴，内外妇儿病可安。

【组成】升麻二两（6g）　当归一两（3g）　甘草二两（6g）　鳖甲炙，手指大一枚（10g）

【用法】上四味，以水四升，煮取一升。顿服之。老小再服，取汗。

升麻鳖甲汤

【方歌】升麻鳖甲用当归，蜀椒甘草与雄黄，面赤斑斑如锦纹，益阴化瘀能通阳。

【组成】升麻二两（6g）　当归一两（3g）　蜀椒炒，去汗，一两（3g）　甘草二两（6g）　雄黄研，半两（1.5g）　鳖甲炙，手指大一枚（10g）

【用法】上六味，以水四升，煮取一升。顿服之。老小再服，取汗。

风引汤

【方歌】风引汤中黄姜龙，桂甘牡蛎水滑石，赤石白石紫石膏，热扰动风服之宜。

【组成】大黄四两（12g） 干姜四两（12g） 龙骨四两（12g） 桂枝三两（9g） 甘草二两（6g） 牡蛎二两（6g） 寒水石六两（18g） 滑石六两（18g） 赤石脂六两（18g） 白石脂六两（18g） 紫石英六两（18g） 石膏六两（18g）

【用法】上十二味，杵，粗筛，以韦囊盛之，取三指撮，井花水三升，煮三沸。温服一升。

乌头汤

【方歌】乌头汤辨治杂病，麻黄芍药草黄芪，脏腑筋骨诸般病，寒凝夹虚最相宜。

【组成】麻黄三两（9g） 芍药三两（9g） 黄芪三两（9g） 甘草炙，三两（9g） 川乌㕮咀，以蜜二升，煎取一升，即出乌头，五枚（10g或15g）

【用法】上五味，㕮咀四味，以水三升，煮取一升，去滓。内蜜煎中，更煎之。服七合。不知，尽服之。

乌头赤石脂丸

【方歌】乌头赤石脂丸方，附子蜀椒与干姜，心痛彻背背彻心，温阳逐寒化瘀强。

【组成】蜀椒一两（3g） 乌头一分（0.8g） 附子炮，半两（1.5g） 干姜一两（3g） 赤石脂一两（3g）

【用法】上五味，末之，蜜丸如梧子大，先服食一丸，日三服。不知，稍加服。

乌头桂枝汤

【方歌】仲景乌头桂枝汤，寒凝疼痛此方良，各科杂病皆可用，经方合方效非常。

【组成】乌头五枚（10g） 桂枝去皮，三两（9g） 芍药三两（9g） 甘草炙，二两（6g） 生姜切，三两（9g） 大枣十二枚（按：仲景方中乌头无用量，本书引用剂量源于《医心方》）

【用法】上一味（乌头），以蜜二斤，煎减半，去滓。以桂枝汤五合解之，得一升后，初服二合，不知，即服三合；又不知，复加至五合。其知者，如醉状，得吐者，为中病。

上五味（桂枝汤），锉，以水七升，微火煮取三升，去滓。

乌头煎（大乌头煎）

【方歌】大乌头煎治阴寒，乌头蜂蜜要同煎，脏腑筋骨诸般病，散寒益气病可安。

【组成】乌头熬，去皮，不㕮咀，大者五枚（15g）

【用法】上以水三升，煮取一升，

去滓。内蜜二升，煎令水气尽，取二升。强人服七合，弱人服五合。不差，明日更服，不可日再服。

乌梅丸

【方歌】乌梅丸中细辛桂，人参附子椒姜随，黄连黄柏及当归，寒热夹虚最有为。

【组成】乌梅三百枚（500g） 黄连十六两（48g） 细辛六两（18g） 干姜十两（30g） 当归四两（12g） 黄柏六两（18g） 桂枝去皮，六两（18g） 人参六两（18g） 附子炮，去皮，六两（18g） 蜀椒出汗，四两（12g）

【用法】上十味，异捣筛，合治之，以苦酒渍乌梅一宿，去核，蒸之五斗米下，饭熟捣成泥，和药令相得，内臼中，与蜜，杵二千下。丸如梧桐子大。先食饮，服十丸，日三服。稍加至二十丸，禁生冷、滑物、食臭等。

文蛤汤

【方歌】文蛤汤中麻黄草，生姜石膏杏仁枣，温宣清热能益气，治内治外效果好。

【组成】文蛤五两（15g） 麻黄三两（9g） 甘草三两（9g） 生姜三两（9g） 石膏五两（15g） 杏仁五十个（8.5g） 大枣十二枚

【用法】上七味，以水六升，煮取二升。温服一升，汗出即愈。

文蛤散

【方歌】文蛤散中用五两，皮肤营卫湿热郁，更治脾胃湿热证，经方合方病可愈。

【组成】文蛤五两（15g）

【用法】上一味，为散，以沸汤和方寸匕服。汤用五合。

五画

甘麦大枣汤

【方歌】脏躁甘麦大枣汤，益气补血基础方，脏腑营卫诸般虚，经方合方效非常。

【组成】甘草三两（9g） 小麦一升（24g） 大枣十枚

【用法】上三味，以水六升，煮取三升。温分三服，亦补脾气。

甘草干姜汤

【方歌】温补甘草干姜汤，气虚寒证基础方，脏腑营卫诸般证，经方合方效非常。

【组成】甘草炙，四两（12g） 干姜炮，二两（6g）

【用法】上㕮咀二味，以水三升，煮取一升五合，去滓。分温再服。

甘草汤

【方歌】甘草汤是基础方，内外妇儿皆可治，气虚夹热诸多疾，经方合方功效奇。

【组成】甘草二两（6g）

【用法】上一味，以水三升，煮取一升半，去滓。温服七合，日二服。

甘草附子汤

【方歌】仲景甘草附子汤，白术桂枝合成方，脏腑骨节诸般证，温化益气效非常。

【组成】甘草炙，二两（6g） 附子炮，去皮，破，二枚（10g） 白术二两（6g） 桂枝去皮，四两（12g）

【用法】上四味，以水六升，煮取三升，去滓。温服一升，日三服。初服，得微汗则解，能食，汗止，复烦者，将服五合。恐一升多者，宜服六七合为始。

甘草泻心汤

【方歌】甘草泻心变化方，半夏泻心基础方，气虚寒热夹湿浊，各科杂病效非常。

【组成】甘草炙，四两（12g） 黄芩三两（9g） 半夏洗，半升（12g） 大枣擘，十二枚 黄连一两（3g） 干姜三两（9g） 人参三两（9g）

【用法】上七味，以水一斗，煮取六升，去滓。再煎，取三升，温服一升，日三服。

甘草粉蜜汤

【方歌】杀虫甘草粉蜜汤，缓急安中能止痛，治内治外诸虫疾，服用外用有奇功。

【组成】甘草二两（6g） 粉一两（3g） 蜜四两（12g）

【用法】上三味，以水三升，先煮甘草，取二升，去滓。内粉、蜜，搅令和，煎如薄粥。温服一升，差即止。

甘草麻黄汤

【方歌】温宣甘草麻黄汤，内外病变寒夹虚，温宣通阳能益气，治内治外病可愈。

【组成】甘草二两（6g） 麻黄四两（12g）

【用法】上二味，以水五升，先煮麻黄，去上沫，内甘草，煮取三升。温服一升。重覆汗出，不汗，再服。慎风寒。

甘姜苓术汤

【方歌】仲景甘姜苓术汤，温化寒湿基础方，各科杂病皆可用，经方合方效非常。

【组成】甘草　白术各二两（各6g）　干姜　茯苓各四两（各12g）

【用法】上四味，以水五升，煮取三升。分温三服。腰中即温。

甘遂半夏汤

【方歌】甘遂半夏汤芍药，加蜜煎煮用甘草，寒热痰饮夹虚证，妙用遂草疗效好。

【组成】甘遂大者，三枚（5g）　半夏以水一升，煮取半升，去滓，十二枚（12g）　芍药五枚（15g）　甘草炙，如指大一枚（5g）

【用法】上四味，以水二升，煮取半升，去滓。以蜜半升，和药汁，煎服八合。顿服之。

四逆加人参汤

【方歌】四逆汤中加人参，回阳救逆能益阴，阳虚津伤夹瘀血，各科杂病皆能医。

【组成】甘草炙，二两（6g）　干姜一两半（4.5g）　附子生用，去皮，破八片，一枚（5g）　人参一两（3g）

【用法】上四味，以水三升，煮取一升二合，去滓。分温再服。

四逆汤

【方歌】四逆汤中附草姜，寒瘀气虚诸般疾，温阳化瘀能益气，各科杂病服之宜。

【组成】甘草炙，二两（6g）　干姜一两半（4.5g）　附子生用，去皮，破八片，一枚（5g）

【用法】上三味，以水三升，煮取一升二合，去滓。分温再服，强人可大附子一枚、干姜三两。

四逆散

【方歌】四逆散疏肝理气，柴胡芍药甘枳实，气机郁滞夹杂虚，各科杂病服之宜。

【组成】柴胡　枳实破，水渍，炙干　芍药　甘草炙

【用法】上四味，各十分，捣筛，白饮和，服方寸匕，日三服。咳者，加五味子、干姜各五分，并主下利；悸者，加桂枝五分；腹中痛者，加附子一枚，炮令坼；泄利下重者，先以水五升，煮薤白三升，煮取三升，去滓。以散三方寸匕，内汤中，煮取一升半，分温再服。

生姜半夏汤

【方歌】仲景生姜半夏汤，调理气机基础方，温中散寒能降逆，脏腑浊逆病可康。

【组成】半夏半升（12g） 生姜汁一升（60mL）

【用法】上二味，以水三升，煮半夏，取二升，内生姜汁，煮取一升半。小冷，分四服。日三夜一服，止，停后服。

生姜泻心汤

【方歌】生姜泻心心下痞，芩连姜夏参枣草，寒热气虚夹水气，辨治杂病效果好。

【组成】生姜切，四两（12g） 甘草炙，三两（9g） 人参三两（9g） 干姜一两（3g） 黄芩三两（9g） 半夏洗，半升（12g） 黄连一两（3g） 大枣擘，十二枚

【用法】上八味，以水一斗，煮六升，去滓。再煮，取三升，温服一升，日三服。附子泻心汤，本云加附子，半夏泻心汤、甘草泻心汤，同体别名耳。生姜泻心汤，本云理中人参黄芩汤，去桂枝、术，加黄连，并泻肝法。

白术散

【方歌】白术散中川牡椒，气血不调阳不固，温通行血能固涩，内外妇儿病可除。

【组成】白术四分（12g） 川芎四分（12g） 蜀椒去汗，三分（9g） 牡蛎二分（6g）

【用法】上四味，杵为散，酒服一钱匕，日三服，夜一服。但苦痛，加芍药；心下毒痛，倍加川芎；心烦吐痛，不能饮食，加细辛一两、半夏大者二十枚。服之后，更以醋浆水服之。若呕，以醋浆水服之；复不解者，小麦汁服之。已后渴者，大麦粥服之。病虽愈，服之勿置。

白头翁加甘草阿胶汤

【方歌】白头翁汤草阿胶，湿热蕴结气血虚，内外妇儿诸般疾，清热补虚病可除。

【组成】白头翁二两（6g） 甘草 阿胶各二两（各6g） 柏皮（黄柏）三两（9g） 黄连三两（9g） 秦皮三两（9g）

【用法】上六味，以水七升，煮取二升半，内胶，令消尽。去滓。分温三服。

白头翁汤

【方歌】白头翁汤治湿热，黄连黄

柏与秦皮，湿热蕴结诸般疾，清热燥湿能固涩。

【组成】白头翁二两（6g） 黄柏三两（9g） 黄连三两（9g） 秦皮三两（9g）

【用法】上四味，以水七升，煮取二升，去滓。温服一升，不愈，更服一升。

白虎加人参汤

【方歌】白虎汤中加人参，郁热伤津又伤气，清热益气能生津，各科杂病皆能医。

【组成】知母六两（18g） 石膏碎，绵裹，一斤（48g） 甘草炙，二两（6g） 粳米六合（18g） 人参三两（9g）

【用法】上五味，以水一斗，煮米熟，汤成，去滓。温服一升，日三服。

白虎加桂枝汤

【方歌】白虎汤中加桂枝，清热益气能通阳，脏腑肌肉关节病，各科杂病病可康。

【组成】知母六两（18g） 石膏碎，一斤（48g） 甘草炙，二两（6g） 粳米六合（18g） 桂枝去皮，三两（9g）

【用法】上锉，每五钱，水一盏半，煎至八分，去滓。温服，汗出愈。

白虎汤

【方歌】白虎知膏米甘草，清热生津能益气，郁热伤气又伤阴，经方合方功效奇。

【组成】知母六两（18g） 石膏碎，一斤（48g） 甘草炙，二两（6g） 粳米六合（18g）

【用法】上四味，以水一斗，煮米熟，汤成，去滓。温服一升，日三服。

白通加猪胆汁汤

【方歌】白通加猪胆汁汤，干姜葱白尿附子，阴寒阳热血不利，温阳化瘀清热宜。

【组成】葱白四茎 干姜一两（3g） 附子生，去皮，破八片，一枚（5g） 人尿五合（30mL） 猪胆汁一合（6mL）

【用法】上五味，以水三升，煮取一升，去滓。内胆汁、人尿，和令相得。分温再服。若无胆，亦可用。

白通汤

【方歌】白通汤附子与葱姜，阴寒阳郁夹血瘀，温宣阳气能活血，各科杂病病可除。

【组成】知母六两（18g） 石膏碎，一斤（48g） 甘草炙，二两（6g） 粳米六合（18g）

【用法】上四味，以水一斗，煮米熟，汤成，去滓。温服一升，日三服。

瓜蒂散

【方歌】瓜蒂散中赤小豆，香豉调配基础方，调理气机能升降，痰食中毒效非常。

【组成】瓜蒂熬黄，一分（3g） 赤小豆一分（3g）

【用法】上二味，各别捣筛，为散已，合治之，取一钱匕，以香豉一合，用热汤七合，煮作稀糜，去滓。取汁和散，温，顿服之，不吐者，少少加，得快吐，乃止。诸亡血虚家，不可与瓜蒂散。

半夏干姜散

【方歌】仲景半夏干姜散，温阳散寒能降逆，寒湿阳郁诸般证，各科杂病服之宜。

【组成】半夏 干姜各等分

【用法】上二味，杵为散，取方寸匕，浆水一升半，煮取七合。顿服之。

半夏泻心汤

【方歌】半夏泻心黄连芩，甘草干姜枣人参，辨治杂病最相宜，寒热夹虚细酌斟。

【组成】半夏洗，半升（12g） 黄芩三两（9g） 人参三两（9g） 干姜三两（9g） 甘草三两（9g） 黄连一两（3g） 大枣擘，十二枚

【用法】上七味，以水一斗，煮取六升，去滓，再煎，取三升。温服一升，日三服。

半夏厚朴汤

【方歌】仲景半夏厚朴汤，茯苓生姜共紫苏，行气化痰能降逆，痰气郁结病可除。

【组成】半夏一升（24g） 厚朴三两（9g） 茯苓四两（12g） 生姜五两（15g） 干苏叶二两（6g）

【用法】上五味，以水七升，煮取四升。分温四服，日三夜一服。

半夏麻黄丸

【方歌】半夏麻黄合成方，宣降化痰能通阳，辨治阳郁夹痰饮，各科杂病服之康。

【组成】半夏 麻黄各等分

【用法】上二味，末之，炼蜜和丸，小豆大，饮服三丸，日三服。

半夏散及汤

【方歌】仲景半夏散及汤，桂枝甘草合成方，温通降逆能益气，寒痰伤气效非常。

【组成】半夏洗　桂枝去皮　甘草炙

【用法】上三味，等分，各别捣筛已，合治之。白饮和，服方寸匕，日三服。若不能服散者，以水一升，煎七沸，内散两方寸匕，更煮三沸，下火，令小冷，少少咽之。半夏有毒，不当散服。

头风摩散

【方歌】头风摩散盐附子，外用内服因人宜，辨治寒瘀胶结证，消癥散寒功效奇。

【组成】大附子炮，一枚（8g）　盐等分

【用法】上二味，为散，沐了，以方寸匕，已摩疢上，令药力行。

瓜蒌牡蛎散

【方歌】仲景瓜蒌牡蛎散，清热滋阴基础方，脏腑营卫诸般疾，经方合方效优良。

【组成】瓜蒌根　牡蛎熬，各等分

【用法】上为细末，饮服方寸匕，日三服。

瓜蒌桂枝汤

【方歌】桂枝汤中加蒌根，营卫筋脉及脏腑，寒热气虚伤阴血，经方合方病可除。

【组成】瓜蒌根二两（6g）　桂枝三两（9g）　芍药三两（9g）　甘草二两（6g）　生姜三两（9g）　大枣十二枚

【用法】上六味，以水九升，煮取三升，分温三服，取微汗。汗不出，食顷，啜热粥发之。

瓜蒌薤白白酒汤

【方歌】瓜蒌薤白白酒汤，行气化痰能化瘀，气郁痰阻夹瘀血，心肺病变疾可除。

【组成】全瓜蒌捣，一枚（30g）　薤白半升（24g）　白酒七升

【用法】上三味，同煮，取二升，分温再服。

瓜蒌薤白半夏汤

【方歌】瓜蒌薤白半夏汤，白酒活血又行气，气郁夹痰寒热方，变通经方服之宜。

【组成】全瓜蒌捣，一枚（30g）　薤白三两（9g）　半夏半升（12g）　白酒一斗（50mL）

【用法】上四味，同煮，取四升，

温服一升，日三服。

瓜蒌瞿麦丸

【方歌】仲景瓜蒌瞿麦丸，茯苓山药与附子，阳虚水气夹阴伤，各科杂病服之宜。

【组成】瓜蒌根二两（6g） 茯苓三两（9g） 薯蓣三两（9g） 附子炮，一枚（5g） 瞿麦一两（3g）

【用法】上五味，末之，炼蜜丸，梧子大，饮服三丸，日三服。不知，增至七八丸，以小便利，腹中温为知。

六画

芍药甘草汤

【方歌】芍药甘草补气血，脏腑营卫诸般虚，更能化阴及生津，经方合方病可除。

【组成】芍药四两（12g） 甘草四两（12g）

【用法】上二味，以水三升，煮取一升五合，去滓，分温再服。

芍药甘草附子汤

【方歌】芍药甘草附子汤，补益气血能温阳，气血虚弱夹寒证，各科杂病功效良。

【组成】芍药 甘草各三两（各9g） 附子炮，去皮，破八片，一枚（5g）

【用法】上三味，以水五升，煮取一升五合，去滓。分温三服。

百合地黄汤

【方歌】滋凉百合地黄汤，脏腑营卫通用方，阴虚血热诸般疾，清滋凉血病之康。

【组成】百合擘，七枚（14g） 生地黄汁一升（80mL）

【用法】上先以水洗百合，渍一宿，当白沫出，去其水，更以泉水二升，煎取一升，去滓。内地黄汁，取其一升五合，分温再服。中病，勿更服，大便当如漆。

百合鸡子汤

【方歌】仲景百合鸡子汤，阴虚血少基础方，滋阴凉血又补血，滋阴补血病可康。

【组成】百合擘，七枚（14g）鸡子黄一枚

【用法】上先以水洗百合，渍一宿，当白沫出，去其水，更以泉水二升，煎取一升，去滓。内鸡子黄，搅匀，煎五分，温服。

百合知母汤

【方歌】仲景百合知母汤，滋阴清热基础方，脏腑营卫皆可治，治内治外效非常。

【组成】百合擘，七枚（14g）　知母切，三两（9g）

【用法】上先以水洗百合，渍一宿，当白沫出，去其水，更以泉水二升，煎取一升，去滓。别以泉水二升煎知母，取一升，去滓。后合和，煎取一升五合，分温再服。

百合洗方

【方歌】百合洗方可内服，阴津亏虚基础方，各科杂病皆可治，经方合方效非常。

【组成】百合一升（24g）

【用法】上以百合一升，以水一斗，渍之一宿，以洗身。洗已，食煮饼，勿以盐豉也。

百合滑石散

【方歌】仲景百合滑石散，湿热伤阴诸般疾，清热利湿能滋阴，调配用量功效奇。

【组成】百合炙，一两（3g）　滑石三两（9g）

【用法】上为散，饮服方寸匕，日三服。当微利者，止服，热则除。

当归贝母苦参丸

【方歌】当归贝母苦参丸，湿热瘀血夹血虚，脏腑营卫诸般疾，清补活血病可除。

【组成】当归　贝母　苦参各四两（各12g）

【用法】上三味，末之，炼蜜丸，如小豆大，饮服三丸，加至十丸。

当归四逆加吴茱萸生姜汤

【方歌】当归四逆吴姜汤，芍药甘草通大枣，桂枝细辛能通脉，寒瘀夹虚效果好。

【组成】当归三两（9g）　桂枝去皮，三两（9g）　芍药三两（9g）　细辛三两（9g）　甘草炙，二两（6g）　通草二两（6g）　大枣擘，二十五枚　生姜切，半斤（24g）　吴茱萸二升（48g）

【用法】上九味，以水六升，清酒六升，和，煮取五升，去滓。温分五服。

当归四逆汤

【方歌】当归四逆芍桂枝，细辛甘草通草使，寒瘀夹气血虚证，各科杂病皆可宜。

【组成】当归三两（9g）　桂枝去皮，三两（9g）　芍药三两（9g）　细辛三

两（9g） 甘草炙，二两（6g） 通草二两（6g） 大枣擘，二十五枚

【用法】上七味，以水八升，煮取三升，去滓。温服一升，日三服。

当归生姜羊肉汤

【方歌】当归生姜羊肉汤，血虚夹寒基础方，温阳补血能活血，治病养生效非常。

【组成】当归三两（9g） 生姜五两（15g） 羊肉一斤（48g）

【用法】上三味，以水八升，煮取三升，温服七合，日三服。若寒多者，加生姜成一斤；痛多而呕者，加橘皮二两、白术一两；加生姜者，亦加水五升，煮取三升二合，服之。

当归芍药散

【方歌】当归芍药苓术芎，补血活血能益气，泽泻清热能利湿，养生保健皆可宜。

【组成】当归三两（9g） 芍药一斤（48g） 川芎半斤（24g） 茯苓四两（12g） 白术四两（12g） 泽泻半斤（24g）

【用法】上六味，杵为散，取方寸匕，酒和。日三服。

当归散

【方歌】当归散中川芎芍，芩术安胎为圣药，气血虚滞夹郁热，补益清调效果好。

【组成】当归一斤（48g） 黄芩一斤（48g） 芍药一斤（48g） 川芎一斤（48g） 白术半斤（24g）

【用法】上五味，杵为散，酒饮服方寸匕，日三服。妊娠常服即易产，胎无苦疾。产后百病悉主之。

竹叶石膏汤

【方歌】竹叶石膏汤人参，麦冬半夏甘草米，热用力气阴浊气逆，清补降逆服之宜。

【组成】竹叶二把（20g） 石膏一斤（48g） 半夏洗，半升（12g） 麦冬去心，一升（24g） 人参二两（6g） 甘草炙，二两（6g） 粳米半升（12g）

【用法】上七味，以水一斗，煮取六升，去滓。内粳米，煮米熟，汤成，去米。温服一升，日三服。

竹叶汤

【方歌】竹叶汤中防葛根，桂枝人参桔梗草，附子大枣与生姜，清补温化效果好。

【组成】竹叶一把（10g） 葛根三两（9g） 防风 桔梗 桂枝 人参 甘

草各一两（各3g）　附子炮，一枚（5g）　大枣十五枚　生姜五两（15g）

【用法】上十味，以水一斗，煮取二升半，分温三服，温覆使汗出。颈项强，用大附子一枚，破之如豆大，煎药扬去沫；呕者，加半夏半升，洗。

竹皮大丸

【方歌】竹皮大丸用石膏，桂枝甘草薇大枣，清热益气能温通，清降补益温通好。

【组成】生竹茹二分（6g）　石膏二分（6g）　桂枝一分（3g）　甘草七分（21g）　白薇一分（3g）

【用法】上五味，末之，枣肉和丸，如弹子大，以饮服一丸，日三夜二服。有热者倍白薇，烦喘者加柏实一分。

防己地黄汤

【方歌】防己地黄治发狂，桂枝甘草酒防风，温通凉血治抑郁，双向调节功效成。

【组成】防己一钱（1.8g）　桂枝三钱（5g）　防风三钱（5g）　甘草二钱（3.6g）

【用法】上四味，以酒一杯，浸之一宿，绞取汁，生地黄二斤，㕮咀，蒸之如斗米饭久，以铜器盛其汁，更绞地黄汁，和，分再服。

防己茯苓汤

【方歌】防己茯苓黄桂草，气虚水气寒热证，脏腑营卫诸般疾，各科杂病病可除。

【组成】防己三两（9g）　黄芪三两（9g）　桂枝三两（9g）　茯苓六两（18g）　甘草二两（6g）

【用法】上五味，以水六升，煮取二升，分温三服。

防己黄芪汤

【方歌】风水防己黄芪汤，甘草白术枣生姜，汗出恶风兼身重，表虚风湿皆可康。

【组成】防己一两（3g）　甘草炙，半两（1.5g）　白术七钱半（12g）　黄芪去芦，一两一分（3.8g）

【用法】上锉，麻豆大，每抄五钱匕，生姜四片、大枣一枚，水盏半，煎八分，去滓。温服，良久再服。喘者，加麻黄半两；胃中不和者，加芍药三分；气上冲者，加桂枝三分；下有陈寒者，加细辛三分。服后当如虫行皮中，从腰下如冰，后坐被上，又以一被绕腰以下，温令微汗，差。

红蓝花酒

【方歌】红蓝花酒基础方，调理气血功效良，内外妇儿皆可治，脏腑气血病可康。

【组成】红蓝花一两（3g）

【用法】上一味，以酒一大升，煎减半。顿服一半，未止，再服。

七画

麦门冬汤

【方歌】麦门冬汤用人参，枣草半夏与粳米，气阴两虚夹痰湿，脏腑诸疾服之宜。

【组成】麦冬七升（168g） 半夏一升（24g） 人参三两（9g） 甘草二两（6g） 粳米三合（9g） 大枣十二枚

【用法】上六味，以水一斗二升，煮取六升，温服一升，日三夜一服。

赤小豆当归散

【方歌】赤小豆当归散方，补血活血能利湿，脏腑营卫诸般疾，各科杂病服之宜。

【组成】赤小豆浸，令牙出，曝干，三升（72g） 当归十两（30g）

【用法】上二味，杵为散，浆水服方寸匕，日三服。

赤丸

【方歌】赤丸茯苓夏细乌，真朱酒蜜和送服，寒痰阳郁诸般证，各科杂病皆可除。

【组成】茯苓四两（12g） 乌头炮，二两（6g） 半夏洗，四两（12g） 细辛一两（3g）

【用法】上四味，末之，内真朱为色，炼蜜丸如麻子大，先食酒饮下三丸，日再夜一服；不知，稍增之，以知为度。

赤石脂禹余粮汤

【方歌】赤石脂禹余粮汤，温涩固脱基础方，滑脱不固诸般疾，经方合方效非常。

【组成】赤石脂碎，一斤（48g） 太一禹余粮碎，一斤（48g）

【用法】上二味，以水六升，煮取二升，去滓。分温三服。

杏子汤

【方歌】杏子汤利水消痰，水肿痰饮诸般疾，脏腑营卫皆可治，经方合方服之宜。

【组成】杏仁五两（15g）（编者注：仲景原书无用量，乃编者所加）

【用法】上一味，以水八升，煮

取三升，温分三服。

吴茱萸汤（茱萸汤）

【方歌】吴茱萸汤人参枣，生姜用量要牢记，辨治气虚夹寒逆，温补降逆治诸疾。

【组成】吴茱萸洗，一升（24g）　人参三两（9g）　生姜切，六两（18g）　大枣擘，十二枚

【用法】上四味，以水七升，煮取二升，去滓。温服七合，日三服。

牡蛎泽泻散

【方歌】仲景牡蛎泽泻散，海陆瓜蒌葶蜀漆，脏腑湿热夹水气，清利散结功效奇。

【组成】牡蛎熬　泽泻　蜀漆暖水洗，去腥　葶苈子熬　商陆根熬　海藻洗去咸　瓜蒌根各等分

【用法】上七味，异捣，下筛为散，更于臼中治之，白饮和，服方寸匕，日三服。小便利，止后服。

皂荚丸

【方歌】痰浊蕴结皂荚丸，温化寒痰基础方，治肺治心治脾胃，利咽涤痰效非常。

【组成】皂荚刮去皮，用酥炙，八两（24g）

【用法】上一味，末之，蜜丸梧子大，以枣膏和汤，服三丸，日三夜一服。

诃梨勒散

【方歌】仲景诃梨勒散方，收敛固涩基础方，通利咽喉能开音，经方合方效非常。

【组成】诃梨勒煨，十枚（10g）

【用法】上一味，为散，粥饮和，顿服。

附子汤

【方歌】附子汤参苓术芍，温阳散寒能敛阴，燥湿利湿能化瘀，各科杂病服之宜。

【组成】附子炮，去皮，破八片，二枚（10g）　茯苓三两（9g）　人参二两（6g）　白术四两（12g）　芍药三两（9g）

【用法】上五味，以水八升，煮取三升，去滓。温服一升，日三服。

附子泻心汤

【方歌】附子泻心用大黄，黄连黄芩合成方，湿热寒瘀诸般疾，清泻化瘀能通阳。

【组成】大黄二两（6g）　黄连一两（3g）　黄芩一两（3g）　附子炮，去皮，破，别煮取汁，一枚（5g）

【用法】上四味，切三味，以麻沸汤二升渍之，须臾，绞去汁，内附子汁，分温再服。

附子粳米汤

【方歌】温通附子粳米汤，半夏甘草大枣方，寒痰气虚夹瘀血，益气温化能通阳。

【组成】附子炮，一枚（5g）半夏半升（12g） 甘草一两（3g）大枣十枚 粳米半升（12g）

【用法】上五味，以水八升，煮米熟，汤成，去滓。温服一升，日三服。

鸡屎白散

【方歌】仲景鸡屎白散，湿热伤阴基础方，清热益阴能缓急，脏腑筋脉病可康。

【组成】鸡屎白

【用法】上一味，为散，取方寸匕，以水六合，和，温服。

八画

抵当丸

【方歌】抵当丸虻虫水蛭，大黄桃仁合成方，脏腑营卫瘀热证，清泻瘀热效非常。

【组成】水蛭熬（40g） 虻虫去翅足，熬，各二十个（4g） 桃仁去皮尖，二十五个（5g） 大黄三两（9g）

【用法】上四味，捣，分四丸，以水一升，煮一丸，取七合服之。晬时，当下血，若不下者，更服。

抵当汤

【方歌】抵当汤中黄桃仁，水蛭虻虫各三十，脏腑营卫诸癥积，泻热逐瘀功效奇。

【组成】水蛭熬（60g） 虻虫去翅中，熬，各三十个（6g） 桃仁去皮尖，二十个（4g） 大黄酒洗，三两（9g）

【用法】上四味，以水五升，煮取三升，去滓。温服一升，不下，更服。

苦参汤

【方歌】清热燥湿苦参汤，治内治外基础方，脏腑营卫皆可治，经方合方效非常。

【组成】苦参十两（30g）（方药及用量引自《经方辨治疑难杂病技巧》）

【用法】上一味，以水二斗半，煮取一斗半，去滓。熏洗，分早晚。（用法引自《经方辨治疑难杂病技巧》）

苦酒汤

【方歌】苦酒汤中鸡子清，半夏利咽合成方，清滋化痰能收敛，经方合方效非常。

【组成】半夏洗，碎如枣核，十四枚（5g）　鸡子去黄，内上苦酒，着鸡子壳中，一枚

【用法】上二味，内半夏，著苦酒中，以鸡子壳置刀环中，安火上，令三沸，去滓。少少含咽之。不差，更作三剂。

苓甘五味加姜辛半杏大黄汤

【方歌】苓甘五味加姜辛，半杏大黄合成方，寒痰伤阴又生热，温清敛阴效非常。

【组成】茯苓四两（12g）　甘草三两（9g）　细辛三两（9g）　干姜三两（9g）　五味子半升（12g）　半夏半升（12g）　杏仁去皮尖，半升（12g）　大黄三两（9g）

【用法】上八味，以水一斗，煮取三升，去滓。温服半升，日三服。

苓甘五味加姜辛半夏杏仁汤

【方歌】苓甘五味加姜辛，再加半夏杏仁汤，温化寒痰又敛阴，寒痰伤阴效非常。

【组成】茯苓四两（12g）　甘草三两（9g）　细辛三两（9g）　干姜三两（9g）　五味子半升（12g）　半夏半升（12g）　杏仁去皮尖，半升（12g）

【用法】上七味，以水一斗，煮取三升，去滓。温服半升，日三服。

苓甘五味姜辛汤

【方歌】苓甘五味姜辛汤，益气温阳能敛阴，寒湿气阴两虚证，辨治杂病能利湿。

【组成】茯苓四两（12g）　甘草三两（9g）　干姜三两（9g）　细辛三两（9g）　五味子半升（12g）

【用法】上五味，以水八升，煮取三升，温服半升，日三服。

矾石丸

【方歌】矾石丸中用杏仁，清热化瘀又化痰，湿热夹瘀又夹痰，妇科男科病可安。

【组成】矾石烧，三分（9g）　杏仁一分（3g）

【用法】上二味，末之，炼蜜和丸，枣核大，内脏中，剧者再内之。

矾石汤

【方歌】湿热浸淫矾石汤，清热燥湿基础方，皮肤瘙痒诸般疾，亦可内服治晕狂。

【组成】矾石二两（6g）

【用法】上一味，以浆水一斗五升，煎三五沸，浸脚良。

奔豚汤

【方歌】奔豚汤中甘芎归，黄芩芍药葛半夏，生姜甘李根白皮，调补清热效力大。

【组成】甘草　川芎　当归各二两（各6g）　半夏四两（12g）　黄芩二两（6g）　生葛五两（15g）　芍药二两（6g）　生姜四两（12g）　甘李根白皮一升（24g）

【用法】上九味，以水二斗，煮取五升。温服一升，日三夜一服。

肾气丸

【方歌】肾气丸治阴阳虚，干地山药及山萸，丹皮苓泽用桂附，滋补温利病可复。

【组成】干地黄八两（24g）　薯蓣（即山药）四两（12g）　山茱萸四两（12g）　泽泻三两（9g）　茯苓三两（9g）　牡丹皮三两（9g）　桂枝一两（3g）　附子炮，一两（3g）

【用法】上八味，末之，炼蜜和丸，梧子大，酒下十五丸，加至二十五丸，日再服。

炙甘草汤

【方歌】炙甘草汤参桂姜，麦冬麻仁生地黄，大枣阿胶煎用酒，阴阳俱虚效非常。

【组成】甘草炙，四两（12g）　生姜切，三两（9g）　人参二两（6g）　生地黄一斤（48g）　桂枝去皮，三两（9g）　阿胶二两（6g）　麦冬去心，半升（12g）　麻仁半升（12g）　大枣擘，三十枚

【用法】上九味，以清酒七升，水八升，先煮八味，取三升，去滓。内胶烊消尽，温服一升，日三服。一名复脉汤。

泻心汤

【方歌】泻心汤用大连芩，清泻热结能燥湿，脏腑湿热迫血证，各科杂病皆可医。

【组成】大黄二两（6g）　黄连　黄芩各一两（各3g）

【用法】上三味，以水三升，煮取一升。顿服之。

泽泻汤

【方歌】泽泻汤中用白术，清热利湿能益气，湿热水气夹气虚，各科杂病服之宜。

【组成】泽泻五两（15g）　白术二

两（6g）

【用法】上二味，以水二升，煮取一升。分温再服。

泽漆汤

【方歌】泽漆汤中夏紫参，桂姜参芩白前草，肺热夹寒气虚证，清温益气效果好。

【组成】半夏半升（12g）　紫参（一作紫菀）五两（15g）　泽漆以东流水五斗，煮取一斗五升，三斤（150g）　生姜五两（15g）　白前五两（15g）　甘草　黄芩　人参　桂枝各三两（各9g）

【用法】上九味，㕮咀，内泽漆汁中，煮取五升，温服五合，至夜尽。

九画

茵陈五苓散

【方歌】仲景茵陈五苓散，桂枝泽泻二苓术，湿热夹寒又夹虚，清利温补病可除。

【组成】茵陈蒿末十分（30g）　五苓散五分（15g）

【用法】上二物，和，先食，饮方寸匕，日三服。

茵陈蒿汤

【方歌】茵陈蒿汤栀大黄，清热利湿基础方，辨治杂病皆可治，脏腑湿热服之康。

【组成】茵陈蒿六两（18g）　栀子擘，十四枚（14g）　大黄去皮，二两（6g）

【用法】上三味，以水一斗二升，先煮茵陈，减六升，内二味，煮取三升，去滓。分温三服。小便当利，尿如皂荚汁状，色正赤，一宿腹减，黄从小便去也。

茯苓甘草汤

【方歌】茯苓甘草姜桂枝，温阳益气能利湿，各科杂病基础方，寒湿气虚服之宜。

【组成】茯苓二两（6g）　桂枝去皮，二两（6g）　甘草炙，一两（3g）　生姜切，三两（9g）

【用法】上四味，以水四升，煮取二升，去滓。分温三服。

茯苓四逆汤

【方歌】茯苓四逆汤人参，附子甘草与干姜，温补阳气能安神，各科杂病病可康。

【组成】茯苓四两（12g）　人参一两（3g）　附子生用，去皮，破八片，一枚（5g）　甘草炙，二两（6g）　干姜一两半（4.5g）

【用法】上五味，以水五升，煮取

三升，去滓。温服七合，日二服。

茯苓戎盐汤

【方歌】茯苓戎盐汤白术，寒热湿结夹气虚，温补利湿能清热，寒湿水热病可除。

【组成】茯苓半斤（24g） 白术二两（6g） 戎盐弹丸大一枚（15g）

【用法】上三味（编者注：上三味之后用法乃《四部备要》补注），先将茯苓、白术煎成，入戎盐煎，分温三服。

茯苓杏仁甘草汤

【方歌】茯苓杏仁甘草汤，益气利湿能化痰，气虚水湿夹痰饮，各科杂病病可安。

【组成】茯苓三两（9g） 杏仁五十个（8.5g） 甘草一两（3g）

【用法】上三味，以水一斗，煮取五升。温服一升，日三服。不差，更服。

茯苓泽泻汤

【方歌】茯苓泽泻甘草桂，术姜温胃治水气，寒湿水气夹虚证，辨治杂病功效奇。

【组成】茯苓半斤（24g） 泽泻四两（12g） 甘草二两（6g） 桂枝二两（6g） 白术三两（9g） 生姜四两（12g）

【用法】上六味，以水一斗，煮取三升，内泽泻，再煮取二升半。温服八合，日三服。

茯苓桂枝甘草大枣汤（苓桂草枣汤）

【方歌】仲景苓桂枣草汤，气虚寒湿诸般疾，益气散寒能化湿，各科杂病皆可宜。

【组成】茯苓半斤（24g） 桂枝去皮，四两（12g） 甘草炙，二两（6g） 大枣擘，十五枚

【用法】上四味，以甘烂水一斗，先煮茯苓，减二升，内诸药，煮取三升，去滓。温服一升，日三服。作甘烂水法，取水二斗，置大盆内，以杓扬之，水上有珠子五六千颗相逐，取用之。

茯苓桂枝白术甘草汤（苓桂术甘汤）

【方歌】苓桂术甘经典方，利湿燥湿能温阳，寒湿气虚诸般疾，各科杂病服之康。

【组成】茯苓四两（12g） 桂枝去皮，三两（9g） 白术 甘草各二两（各6g）

【用法】上四味，以水六升，煮取三升，去滓。分温三服。

枳术汤

【方歌】气滞气虚枳术汤，热郁气滞寒气虚，清热行气能温补，经方合方病可愈。

【组成】枳实七枚（7g）　白术二两（6g）

【用法】上二味，以水五升，煮取三升，分温三服，腹中软即当散也。

枳实芍药散

【方歌】仲景枳实芍药散，清热补血能行气，活血缓急能止痛，内外妇儿服之宜。

【组成】枳实烧令黑，勿太过　芍药等分

【用法】上二味，杵为散，服方寸匕，日三服。并主痈脓，以麦粥下之。

枳实栀子豉汤

【方歌】枳实栀子香豉汤，清热行气基础方，心胸脘腹诸般疾，经方合方效非常。

【组成】枳实炙，三枚（3g）　栀子擘，十四个（14g）　香豉绵裹，一升（24g）

【用法】上三味，以清浆水七升，空煮，取四升，内枳实、栀子，煮取二升，下豉，更煮五六沸，去滓。温分再服，覆令微似汗。若有宿食，内大黄，如博棋子五六枚，服之愈。

枳实薤白桂枝汤

【方歌】枳实薤白桂枝汤，厚朴瓜蒌合成方，气郁痰阻血不利，调气化痰化瘀良。

【组成】枳实四枚（4g）　厚朴四两（12g）　薤白半斤（24g）　桂枝一两（3g）　全瓜蒌捣，一枚（30g）

【用法】上五味，以水五升，先煮枳实、厚朴，取二升，去滓。内诸药，煮数沸，分温三服。

柏叶汤

【方歌】柏叶汤中艾干姜，温清止血基础方，阳虚夹热出血证，治内治外效非常。

【组成】柏叶　干姜各三两（各9g）　艾三把（15g）

【用法】上三味，以水五升，取马通汁一升，合煮取一升。分温再服。

栀子干姜汤

【方歌】仲景栀子干姜汤，寒热夹杂基础方，清热散寒调用量，各科杂病病可康。

【组成】栀子擘，十四枚　干姜二两（6g）

【用法】上二味，以水三升半，煮取一升半，去滓。分二服，温进一服。得吐者，止后服。

栀子大黄汤

【方歌】栀子大黄枳实豉，湿热蕴结气郁滞，清泻热结能行气，牢记用量功效奇。

【组成】栀子十四枚（14g） 大黄一两（3g） 枳实五枚（5g） 豉一升（24g）

【用法】上四味，以水六升，煮取三升。分温三服。

栀子甘草豉汤

【方歌】栀子甘草香豉汤，郁热肆虐夹气虚，脏腑营卫诸般疾，经方合方病可除。

【组成】栀子擘，十四个（14g） 香豉绵裹，四合（10g） 甘草炙，二两（6g）

【用法】上三味，以水四升，先煮栀子、甘草，取二升半，内豉，煮取一升半，去滓。分二服，温进一服。得吐者，止后服。

栀子生姜豉汤

【方歌】栀子生姜香豉汤，郁热浸淫夹寒逆，清宣郁热能散寒，寒热夹杂服之宜。

【组成】栀子擘，十四个（14g） 香豉绵裹，四合（10g） 生姜五两（15g）

【用法】上三味，以水四升，先煮栀子、生姜，取二升半，内豉，煮取一升半，去滓。分二服，温进一服。得吐者，止后服。

栀子柏皮汤

【方歌】栀子柏皮汤甘草，湿热气虚基础方，脏腑营卫诸般疾，经方合方效非常。

【组成】栀子擘，十五个（15g） 甘草炙，一两（3g） 黄柏二两（6g）

【用法】上三味，以水四升，煮取一升半，去滓。分温再服。

栀子厚朴汤

【方歌】栀子厚朴汤枳实，清热温通能行气，热郁寒结夹气滞，各科杂病皆可宜。

【组成】栀子擘，十四个（14g） 厚朴炙，去皮，四两（12g） 枳实水浸，炙令黄，四枚（4g）

【用法】上三味，以水三升半，煮取一升半，去滓。分二服，温进一服。得吐者，止后服。

栀子豉汤

【方歌】栀子豉汤经典方，清宣郁热基础方，脏腑营卫诸般热，辨治杂病病可康。

【组成】栀子擘，十四个（14g）　香豉绵裹，四合（10g）

【用法】上二味，以水四升，先煮栀子，得二升半，内豉，煮取一升半，去滓。分为二服，温进一服。得吐者，止后服。

厚朴七物汤

【方歌】厚朴七物基础方，桂枳姜枣草大黄，温清补泻治表里，寒热夹虚效非常。

【组成】厚朴半斤（24g）　甘草三两（9g）　大黄三两（9g）　大枣十枚　枳实五枚（5g）　桂枝二两（6g）　生姜五两（15g）

【用法】上七味，以水一斗，煮取四升，温服八合，日三服。呕者加半夏五合，下利去大黄，寒多者加生姜至半斤。

厚朴三物汤

【方歌】仲景厚朴三物汤，厚朴八两大黄四，枳实五枚合成方，方药用量必牢记。

【组成】大黄酒洗，四两（12g）　厚朴炙，去皮，八两（24g）　枳实炙，五枚（5g）

【用法】上三味，以水一斗二升，先煮二味，取五升，内大黄，煮取二升。温服一升。以利为度。

厚朴大黄汤

【方歌】仲景厚朴大黄汤，六两大黄四枳实，厚朴一尺除痰饮，泻热行气化痰实。

【组成】厚朴一尺（30g）　大黄六两（18g）　枳实四枚（4g）

【用法】上三味，以水五升，煮取二升。分温再服。

厚朴生姜半夏甘草人参汤

【方歌】厚朴姜夏甘参汤，气虚气滞基础方，益气行气能散寒，调配用量效非常。

【组成】厚朴炙，去皮，半斤（24g）　生姜切，半斤（24g）　半夏洗，半升（12g）　甘草炙，二两（6g）　人参一两（3g）

【用法】上五味，以水一斗，煮取三升，去滓。温服一升，日三服。

厚朴麻黄汤

【方歌】厚朴麻黄汤石膏，细辛小麦五味子，干姜杏仁与半夏，寒热气郁服之宜。

【组成】厚朴五两（15g） 麻黄四两（12g） 石膏如鸡子大（48g） 杏仁半升（12g） 半夏半升（12g） 干姜二两（6g） 细辛二两（6g） 小麦一升（24g） 五味子半升（12g）

【用法】上九味，以水一斗二升，先煮小麦熟，去滓。内诸药，煮取三升，温服一升，日三服。

禹余粮丸

【方歌】禹余粮丸基础方，阴津不固诸般疾，脏腑营卫皆可治，固涩阴津功效奇。

【组成】禹余粮二斤（100g）（仲景原书无用量，乃编者所加）

【用法】上一味，捣碎，以蜜为丸，为十二丸，温服一丸，日分三服。（仲景原书无用法，乃编者所加）

侯氏黑散

【方歌】侯氏黑散菊白辛，黄芩当芎矾桂姜，茯苓牡蛎桔防参，寒温补泻效非常。

【组成】菊花四十分（120g） 白术十分（30g） 细辛三分（9g） 茯苓三分（9g） 牡蛎三分（9g） 桔梗八分（24g） 防风十分（30g） 人参三分（9g） 矾石三分（9g） 黄芩五分（15g） 当归三分（9g） 干姜三分（9g） 川芎三分（9g） 桂枝三分（9g）

【用法】上十四味，杵为散，酒服方寸匕，日一服，初服二十日，温酒调服，禁一切鱼肉、大蒜，常宜冷食，在腹中不下也。热食即下矣，冷食自能助药力。

十画

真武汤

【方歌】真武汤益气温阳，茯苓芍术附子姜，通利水气能敛阴，各科杂病效非常。

【组成】茯苓三两（9g） 芍药三两（9g） 生姜切，三两（9g） 白术二两（6g） 附子炮，去皮，破八片，一枚（5g）

【用法】上五味，以水八升，煮取三升，去滓。温服七合，日三服。若咳者，加五味子半升，细辛、干姜各一两；若小便利者，去茯苓；若下利者，去芍药，加干姜二两；若呕者，去附子，加生姜足前为半斤。

桂苓五味甘草去桂加姜辛夏汤

【方歌】桂苓味草去桂枝，干姜细辛半夏汤，寒痰伤阴又伤气，温补敛阴效非常。

【组成】茯苓四两（12g） 甘草

二两（6g）　细辛二两（6g）　干姜二两（6g）　五味子半升（12g）半夏半升（12g）

【用法】上六味，以水八升，煮取三升，去滓。温服半升，日三服。

桂苓五味甘草汤（茯苓桂枝五味甘草汤）

【方歌】桂苓五味甘草汤，温化利水益气阴，寒水伤气又伤阴，经方合方功效奇。

【组成】桂枝去皮，四两（12g）　茯苓四两（12g）　甘草炙，三两（9g）　五味子半升（12g）

【用法】上四味，以水八升，煮取三升，去滓。分温三服。

桂枝二麻黄一汤

【方歌】桂枝二麻黄一汤，调整用量示范方，辨治脏腑及营卫，调补宣通效非常。

【组成】桂枝去皮，一两十七铢（5.4g）　芍药一两六铢（3.7g）　麻黄去节，十六铢（2.1g）　生姜切，一两六铢（3.7）　杏仁去皮尖，十六个（2.5g）　甘草炙，一两二铢（3.2g）　大枣擘，五枚

【用法】上七味，以水五升，先煮麻黄一二沸，去上沫，内诸药，煮取二升，去滓。温服一升，日再服。本云：桂枝汤二分，麻黄汤一分，合为二升，分再服。今合为一方，将息如前法。

桂枝二越婢一汤

【方歌】桂枝二越婢一汤，合方用药调用量，寒郁气虚夹热证，治内治外效非常。

【组成】桂枝去皮，十八铢（2.3g）　芍药十八铢（2.3g）　麻黄十八铢（2.3g）　甘草炙，十八铢（2.3g）　大枣擘，四枚　生姜切，一两二铢（3.3g）　石膏碎，绵裹，一两（3g）

【用法】上七味，以水五升，煮麻黄一二沸，去上沫，内诸药，煮取二升，去滓。温服一升。本云：当裁为越婢汤，桂枝汤合之，饮一升。今合为一方，桂枝汤二分、越婢汤一分。

桂枝人参汤

【方歌】桂枝人参汤干姜，白术甘草合成方，益气温阳能散寒，治表治里效非常。

【组成】桂枝别切，四两（12g）　甘草炙，四两（12g）　白术三两（9g）　人参三两（9g）　干姜三两（9g）

【用法】上五味，以水九升，先煮四味，取五升，内桂，更煮，取三升，去滓。温服一升，日再夜一服。

桂枝去芍药加附子汤

【方歌】桂枝去芍加附汤，温补阳气基础方，脏腑气血营卫虚，经方合方用之良。

【组成】桂枝去皮，三两（9g） 生姜切，三两（9g） 甘草炙，二两（6g） 大枣擘，十二枚 附子炮，去皮，破八片，一枚（5g）

【用法】上五味，以水七升，煮取三升，去滓。温服一升。本云：桂枝汤，今去芍药，加附子，将息如前法。

桂枝去芍药加蜀漆牡蛎龙骨救逆汤

【方歌】桂枝去芍加蜀漆，龙骨牡蛎救逆汤，阳虚阳亢夹痰证，经方合方效非常。

【组成】桂枝去皮，三两（9g） 甘草炙，二两（6g） 生姜切，三两（9g） 大枣擘，十二枚 牡蛎熬，五两（15g） 龙骨四两（12g） 蜀漆洗去腥，三两（9g）

【用法】上七味，以水一斗二升，先煮蜀漆，减二升，内诸药，煮取三升，去滓。温服一升。本云：桂枝汤，去芍药，加蜀漆、牡蛎、龙骨。

桂枝去芍药加麻黄附子细辛汤

【方歌】桂枝去芍加麻黄，附子细辛合成方，温化寒饮能壮阳，治外治里效非常。

【组成】桂枝三两（9g） 生姜三两（9g） 甘草二两（6g） 大枣十二枚 麻黄二两（6g） 细辛二两（6g） 附子炮，一枚（5g）

【用法】上七味，以水七升，煮麻黄，去上沫，内诸药，煮取二升，分温三服。当汗出，如虫行皮中，即愈。

桂枝去芍药汤

【方歌】桂枝汤中去芍药，益气散寒基础方，脏腑营卫虚寒证，经方合方效非常。

【组成】桂枝去皮，三两（9g） 生姜切，三两（9g） 甘草炙，二两（6g） 大枣擘，十二枚

【用法】上四味，以水七升，煮取三升，去滓。温服一升。本云：桂枝汤，今去芍药，将息如前法。

桂枝去桂加茯苓白术汤

【方歌】桂枝去桂加苓术，芍药甘草枣生姜，益气敛阴能利湿，各科杂病效非常。

【组成】芍药三两（9g） 甘草炙，

二两（6g） 生姜切，三两（9g） 白术 茯苓各三两（各9g） 大枣擘，十二枚

【用法】上六味，以水八升，煮取三升，去滓。温服一升，小便利则愈。本云：桂枝汤，今去桂枝，加茯苓、白术。

桂枝甘草龙骨牡蛎汤

【方歌】桂枝甘草龙牡汤，温阳益气能潜阳，治心治肝又治肾，阳虚阳亢病可康。

【组成】桂枝去皮，一两（3g） 甘草炙，二两（6g） 牡蛎熬，二两（6g） 龙骨二两（6g）

【用法】上四味，以水五升，煮取二升半，去滓。温服八合，日三服。

桂枝甘草汤

【方歌】温补桂枝甘草汤，脏腑营卫基础方，治内治外阳虚证，各科杂病服之康。

【组成】桂枝去皮，四两（12g） 甘草炙，二两（6g）

【用法】上二味，以水三升，温服一升，去滓。顿服。

桂枝生姜枳实汤

【方歌】桂枝生姜枳实汤，温通行气基础方，寒气壅滞血不利，经方合方效非常。

【组成】桂枝 生姜各三两（各9g） 枳实五枚（5g）

【用法】上三味，以水六升，煮取三升。分温三服。

桂枝加大黄汤

【方歌】桂枝汤中加大黄，芍药用量为六两，血虚伤气寒热证，各科杂病此方良。

【组成】桂枝去皮，三两（9g） 芍药六两（18g） 大黄二两（6g） 甘草炙，二两（6g） 生姜切，三两（9g） 大枣擘，十二枚

【用法】上六味，以水七升，煮取三升，去滓。温服一升，日三服。

桂枝加龙骨牡蛎汤

【方歌】桂枝龙骨牡蛎汤，芍药甘草与姜枣，温阳潜阳益气血，治心治肾效果好。

【组成】桂枝 芍药 生姜各三两（各9g） 甘草二两（6g） 大枣十二枚 龙骨 牡蛎各三两（各9g）

【用法】上七味，以水七升，煮取三升。分温三服。

桂枝加芍药生姜各一两人参三两新加汤（桂枝新加汤）

【方歌】桂枝新加汤人参，芍药甘草枣生姜，脏腑营卫诸虚证，调整用量效非常。

【组成】桂枝去皮，三两（9g） 芍药四两（12g） 生姜切，四两（12g） 甘草炙，二两（6g） 人参三两（9g） 大枣擘，十二枚

【用法】上六味，以水一斗二升，煮取三升，去滓。温服一升。本云：桂枝汤，今加芍药、生姜、人参。

桂枝加芍药汤

【方歌】仲景桂枝加芍药，桂枝汤中倍芍药，寒郁气血虚弱证，调整用量最重要。

【组成】桂枝去皮，三两（9g） 芍药六两（18g） 甘草炙，二两（6g） 生姜切，三两（9g） 大枣擘，十二枚

【用法】上五味，以水七升，煮取三升，去滓。温分三服。本云：桂枝汤，今加芍药。

桂枝加附子汤

【方歌】桂枝汤中加附子，寒瘀夹气血虚证，温阳化瘀益气血，治表治里功效增。

【组成】桂枝去皮，三两（9g） 芍药三两（9g） 甘草炙，二两（6g） 生姜切，三两（9g） 大枣擘，十二枚 附子炮，去皮，破八片，一枚（5g）

【用法】上六味，以水七升，煮取三升，去滓。温服一升。本云：桂枝汤，今加附子，将息如前法。

桂枝加厚朴杏仁汤

【方歌】桂枝厚朴杏仁汤，芍药甘草大枣姜，寒郁痰滞夹虚证，温宣降逆效非常。

【组成】桂枝去皮，三两（9g） 甘草炙，二两（6g） 生姜切，三两（9g） 芍药三两（9g） 大枣擘，十二枚 厚朴炙，去皮，二两（6g） 杏仁去皮尖，五十枚（8.5g）

【用法】上七味，以水七升，微火煮取三升，去滓。温服一升。覆取微似汗。

桂枝加桂汤

【方歌】仲景桂枝加桂汤，桂枝汤中桂五两，寒逆夹气血虚证，调配用量效优良。

【组成】桂枝去皮，五两（15g） 芍药三两（9g） 甘草炙，二两（6g） 生姜切，三两（9g） 大枣擘，十二枚

【用法】上五味，以水七升，煮取三升，去滓。温服一升。本云：桂

枝汤，今加桂满五两，所以加桂者，以能泄奔豚气也。

桂枝加黄芪汤

【方歌】桂枝汤中加黄芪，调补营卫气血虚，脏腑诸虚皆可治，治表治里病可去。

【组成】桂枝三两（9g）　芍药三两（9g）　甘草二两（6g）　生姜三两（9g）　大枣十二枚　黄芪二两（6g）

【用法】上六味，以水八升，煮取三升，温服一升，须臾，饮热稀粥一升余，以助药力，温覆，取微汗；若不汗，更服。

桂枝加葛根汤

【方歌】桂枝汤中用麻葛，解肌散邪能舒筋，汗出恶风项背强，临床活用别拘紧。

【组成】葛根四两（12g）　桂枝去皮，二两（6g）　芍药二两（6g）　生姜切，三两（9g）　甘草炙，二两（6g）　大枣十二枚，擘　麻黄去节，三两（9g）

【用法】上七味，以水一斗，先煮麻黄、葛根，减二升，去上沫，内诸药，煮取三升，去滓。温服一升，覆取微似汗，不须啜粥，余如桂枝法将息及禁忌。

桂枝芍药知母汤

【方歌】桂枝芍药知母汤，麻黄生姜与甘草，白术防风与附子，阳虚夹热效果好。

【组成】桂枝四两（12g）　芍药三两（9g）　甘草二两（6g）　麻黄二两（6g）　生姜五两（15g）　白术五两（15g）　知母四两（12g）　防风四两（12g）　附子炮，二枚（10g）

【用法】上九味，以水七升，煮取二升。温服七合，日三服。

桂枝汤

【方歌】调补气血桂枝汤，芍药甘草姜枣同，气血虚弱夹寒证，内外兼治有奇功。

【组成】桂枝三两（9g）　芍药三两（9g）　甘草炙，二两（6g）　生姜切，三两（9g）　大枣十二枚，擘

【用法】上五味，㕮咀三味，以水七升，微火煮取三升，去滓。适寒温，服一升。服已须臾，啜热稀粥一升余，以助药力。温覆令一时许，遍身漐漐微似有汗者益佳，不可令如水流漓，病必不除。若一服汗出病差，停后服，不必尽剂。若不汗，更服依前法。又不汗，后服小促其间，半日许令三服尽。若病重者，一日一夜服，周时观之。服一剂尽，病证犹在者，更作服。

若不汗出，乃服至二三剂。禁生冷、黏滑、肉面、五辛、酒酪、臭恶等。

桂枝附子去桂加白术汤（白术附子汤）

【方歌】白术附子汤生姜，大枣甘草合成方，脏腑筋骨诸般证，温通益气效非常。

【组成】附子炮，去皮，破，三枚（15g） 白术四两（12g） 生姜切，三两（9g） 大枣擘，十二枚 甘草炙，二两（6g）

【用法】上五味，以水六升，煮取二升，去滓。分温三服。初一服，其人身如痹，半日许复服之，三服都尽，其人如冒状，勿怪。此以附子、术并走皮内，逐水气未得除，故使之耳。法当加桂枝四两，此本一方二法：以大便硬，小便自利，去桂也；以大便不硬，小便不利，当加桂。附子三枚，恐多也，虚弱家及产妇，宜减服之。

桂枝附子汤

【方歌】桂枝附子枣草姜，阳虚寒瘀诸般疾，温补散寒兼化瘀，各科杂病皆可医。

【组成】桂枝去皮，四两（12g） 附子炮，去皮，破，三枚（15g） 生姜切，三两（9g） 大枣擘，十二枚 甘草炙，二两（6g）

【用法】上五味，以水六升，煮取二升，去滓。分温三服。

桂枝茯苓丸

【方歌】桂枝茯苓桃芍丹，脏腑癥积基础方，各科杂病皆可治，活血消癥效非常。

【组成】桂枝 茯苓 牡丹去心 芍药 桃仁去皮尖，熬，各等分（各12g）

【用法】上五味，末之，炼蜜和丸，如兔屎大，每日食前服一丸。不知，加至三丸。

桂枝麻黄各半汤

【方歌】桂枝麻黄各半汤，寒郁夹虚合成方，因人而异治杂病，合方巧在用量上。

【组成】桂枝去皮，一两十六铢（5.2g） 芍药 生姜切 甘草炙 麻黄去节，各一两（各3g） 大枣擘，四枚 杏仁汤渍，去皮尖及两仁者，二十四枚（4g）

【用法】上七味，以水五升，先煮麻黄一二沸，去上沫，内诸药，煮取一升八合，去滓。温服六合，本云：桂枝汤三合，麻黄汤三合，并为六合。顿服，将息如上法。

桔梗汤

【方歌】肺痈咽痛桔梗汤，桔梗甘草合成方，清宣郁热能益气，经方合方效非常

【组成】桔梗一两（3g） 甘草二两（6g）

【用法】上二味，以水三升，煮取一升，去滓。温分再服。（又，《金匮要略》云：上二味，以水三升，煮取一升，分温再服，则吐脓血也。）

桃花汤

【方歌】桃花汤用干姜米，煎法服法要牢记，阳虚不固滑脱证，温阳固脱服之宜。

【组成】赤石脂一半全用，一半筛末，一斤（48g） 干姜一两（3g） 粳米一升（24g）

【用法】上三味，以水七升，煮米令熟，去滓。温服七合，内赤石脂末方寸匕，日三服。若一服愈，余勿服。

桃核承气汤

【方歌】桃核承气汤桃仁，大黄芒硝桂甘草，瘀热阳郁夹气虚，泻热化瘀通阳好。

【组成】桃仁去皮尖，五十个（8.5g） 大黄四两（12g） 桂枝去皮，二两（6g） 甘草炙，二两（6g） 芒硝二两（6g）

【用法】上五味，以水七升，煮取二升半，去滓。内芒硝，更上火微沸，下火。先食，温服五合，日三服。当微利。

柴胡加龙骨牡蛎汤

【方歌】柴胡加龙骨牡蛎，人参黄芩生姜铅，桂枝茯苓半夏黄，大枣同煎最安全。

【组成】柴胡四两（12g） 龙骨一两半（4.5g） 黄芩一两半（4.5g） 生姜切，一两半（4.5g） 铅丹一两半（4.5g） 人参一两半（4.5g） 桂枝去皮，一两半（4.5g） 茯苓一两半（4.5g） 半夏洗，二合（6g） 大黄二两（6g） 牡蛎熬，一两半（4.5g） 大枣擘，六枚

【用法】上十二味，以水八升，煮取四升，内大黄，切如棋子，更煮一两沸，去滓。温服一升。本云：柴胡汤，今加龙骨等。

柴胡加芒硝汤

【方歌】小柴胡汤加芒硝，寒热郁虚燥结方，内外妇儿诸般疾，经方变通效非常。

【组成】柴胡二两十六铢（8g） 黄芩一两（3g） 人参一两（3g） 甘草炙，

一两（3g） 生姜切，一两（3g） 半夏二十铢（2.1g） 大枣擘，四枚 芒硝二两（6g）

【用法】上八味，以水四升，煮取二升，去滓。内芒硝，更煮微沸，分温再服，不解，更作。

柴胡桂枝干姜汤

【方歌】柴胡桂枝干姜汤，瓜蒌牡蛎芩甘草，寒热郁夹伤阴证，辨治杂病功效好。

【组成】柴胡半斤（24g） 桂枝去皮，三两（9g） 干姜二两（6g） 瓜蒌根四两（12g） 黄芩三两（9g） 牡蛎熬，三两（9g） 甘草炙，二两（6g）

【用法】上七味，以水一斗二升，煮取六升，去滓，再煎，取三升，温服一升，日三服。初服微烦，复服，汗出便愈。

柴胡桂枝汤

【方歌】柴胡桂枝治表里，经方合用调剂量，寒热郁结夹气虚，清调温补功效良。

【组成】桂枝去皮，一两半（4.5g） 黄芩一两半(4.5g) 芍药一两半（4.5g） 人参一两半（4.5g） 甘草炙，一两（3g） 半夏洗，二合半（6g） 大枣擘，六枚 生姜切，一两半（4.5g） 柴胡四两（12g）

【用法】上九味，以水七升，煮取三升，去滓。温服一升。本云：人参汤，作如桂枝法，加半夏、柴胡、黄芩，复如柴胡法，今用人参作半剂。（编者注："本云……"至末29字，与方意不符，恐为叔和批注混入正文，宜删）

射干麻黄汤

【方歌】射干麻黄治寒饮，咽喉不利在宣肺，细辛紫菀款冬花，姜枣半夏与五味。

【组成】射干十三枚（9g） 麻黄四两（12g） 生姜四两（12g） 细辛 紫菀 款冬花各三两（各9g） 五味子半升（12g） 大枣七枚 半夏大者，洗，八枚（12g）

【用法】上九味，以水一斗二升，先煮麻黄两沸，去上沫，内诸药，煮取三升，分温三服。

胶艾汤

【方歌】胶艾汤中芎甘草，当归芍药与地黄，血虚夹瘀及出血，补血止血效非常。

【组成】川芎 阿胶 甘草各二两（各6g） 艾叶 当归各三两（各9g） 芍药四两（12g） 干地黄六两（18g）

【用法】上七味，以水五升，清

酒三升，合煮，取三升，去滓，内胶，令消尽。温服一升，日三服。不差，更作。

胶姜汤

【方歌】胶姜汤补血温阳，阳虚血虚基础方，内外妇儿诸般疾，温补固血效非常。

【组成】阿胶三两（9g） 干姜三两（9g）（方药及剂量引自《经方辨治疑难杂病技巧》）

【用法】上二味，以水四升，煮干姜减一升，去滓，内胶烊化，微沸。温服一升，日三服。（用法引自《经方辨治疑难杂病技巧》）

狼牙汤

【方歌】狼牙汤是基础方，治病贵在用合方，湿热疮疡诸般疾，各科杂病效非常。

【组成】狼牙三两（9g）

【用法】上一味，以水四升，煮取半升，以绵缠箸如茧，浸汤，沥阴中，日四遍。

烧裩散

【方歌】烧裩散治阴阳易，男女阴病皆可宜，内服外用相结合，经方合方功效奇。

【组成】妇人中裩近隐处，剪烧作灰

【用法】上一味，水服方寸匕，日三服。小便即利，阴头微肿，此为愈也。妇人病，取男子裩，烧服。

调胃承气汤

【方歌】调胃承气硝黄草，辨治热结夹气虚，治表治里审证机，各科杂病病可除。

【组成】大黄酒洗，四两（12g） 芒硝半升（12g） 甘草炙，二两（6g）

【用法】上三味，以水三升，煮取一升，去滓。内芒硝，更上火微煮，令沸，少少温服之。（编者注：此用法是《伤寒论》第29条所言）温顿服之。（此四字是《伤寒论》第207条所言）

通脉四逆加猪胆汁汤

【方歌】通脉四逆加猪胆，益阴回阳能化瘀，阳虚阴伤夹瘀血，各科杂病病可愈。

【组成】附子生用，去皮，破八片，大者一枚（8g） 干姜三两［9g，强人可四两（12g）］ 猪胆汁半合（3mL） 甘草炙，二两（6g）

【用法】上四味，以水三升，煮取一升二合，去滓，内猪胆汁。分温再服。其脉即来。无猪胆，以羊胆代之。

通脉四逆汤

【方歌】壮阳通脉四逆汤，附子干姜与甘草，治病贵在调用量，各科杂病效非常。

【组成】甘草炙，二两（6g） 干姜三两［9g，强人可四两（12g）］ 附子生用，去皮，破八片，大者一枚（8g）

【用法】上三味，以水三升，煮取一升二合，去滓。分温再服。其脉即出者愈。面色赤者，加葱九茎；腹中痛者，去葱，加芍药二两；呕者，加生姜二两；咽痛者，去芍药，加桔梗一两；利止脉不出者，去桔梗，加人参二两。病皆与方相应者，乃服之。

十一画

理中丸

【方歌】理中丸参术草姜，治上治下又治中，脏腑虚寒夹湿证，益气温阳最有功。

【组成】人参 干姜 甘草炙 白术各三两（各9g）

【用法】上四味，捣筛，蜜和为丸，如鸡子黄许大。以沸汤数合，和一丸，研碎，温服之。日三四，夜二服。腹中未热，益至三四丸，然不及汤。汤法：以四物依两数切，用水八升，煮取三升，去滓。温服一升，日三服。若脐上筑者，肾气动也，去术加桂四两；吐多者，去术加生姜三两；下多者，还用术；悸者，加茯苓二两；渴欲得水者，加术，足前成四两半；腹中痛者，加人参，足前成四两半；寒者，加干姜，足前成四两半；腹满者，去术，加附子一枚。服汤后，如食顷，饮热粥一升许，微自温，勿发揭衣被。

排脓汤

【方歌】排脓汤中桔梗姜，甘草大枣合成方，气虚夹杂寒热证，胃家痈脓病可康。

【组成】甘草二两（6g） 桔梗三两（9g） 生姜一两（3g） 大枣十枚

【用法】上四味，以水三升，煮取一升。温服五合。日再服。

排脓散

【方歌】排脓散中鸡子黄，桔梗芍药用枳实，清热行气能调血，胃热痈脓服之宜。

【组成】枳实十六枚（16g） 芍药六分（18g） 桔梗二分（6g）

【用法】上三味，杵为散，取鸡子黄一枚，以药散与鸡黄相等，揉和令相得，饮和服之，日一服。

黄土汤

【方歌】黄土汤中术附草，阿胶黄芩干地黄，阳虚伤血夹热证，出血用之效非常。

【组成】甘草三两（9g）　干地黄三两（9g）　白术三两（9g）　附子炮，三两（9g）　阿胶三两（9g）　黄芩三两（9g）　灶心黄土半斤（24g）

【用法】上七味，以水八升，煮取三升。分温二服。

黄芩加半夏生姜汤

【方歌】黄芩半夏生姜汤，芍药大枣与甘草，寒热气逆夹虚证，经方调配效果好。

【组成】黄芩三两（9g）　芍药二两（6g）　甘草炙，二两（6g）　大枣擘，十二枚　半夏洗，半升（12g）　生姜切，一两半（4.5g）

【用法】上六味，以水一斗，煮取三升，去滓。温服一升，日再夜一服。

黄芩汤

【方歌】黄芩汤中用大枣，芍药甘草基础方，湿热夹气血虚证，既清又补效非常。

【组成】黄芩三两（9g）　芍药二两（6g）　甘草炙，二两（6g）　大枣擘，十二枚

【用法】上四味，以水一斗，煮取三升，去滓。温服一升，日再夜一服。

黄芪芍桂苦酒汤

【方歌】黄芪芍桂苦酒汤，益气补血能固汗，郁热气虚不固证，汗出不固病可安。

【组成】黄芪五两（15g）　芍药三两（9g）　桂枝三两（9g）

【用法】上三味，以苦酒一升，水七升，相和，煮取三升，温服一升。当心烦，服至六七日乃解。若心烦不止者，以苦酒阻故也。

黄芪建中汤

【方歌】仲景黄芪建中汤，黄桂姜芍胶草枣，虚劳里急诸不足，温补气血效果好。

【组成】桂枝去皮，三两（9g）　甘草炙，二两（6g）　芍药六两（18g）　生姜切，三两（9g）　大枣擘，十二枚　胶饴一升（70mL）　黄芪一两半（4.5g）

【用法】上七味，以水七升，煮取三升，去滓。内饴，更上微火消解。温服一升，日三服。呕家，不可用建

中汤，以甜故也。气短胸满者，加生姜；腹满者去枣，加茯苓一两半；及疗肺虚损不足，补气加半夏三两。

黄芪桂枝五物汤

【方歌】黄芪桂枝五物汤，芍药大枣与生姜，气虚伤血夹寒证，益气补血能温阳。

【组成】黄芪三两（9g） 芍药三两（9g） 桂枝三两（9g） 生姜六两（18g） 大枣十二枚

【用法】上五味，以水六升，煮取二升。温服七合，日三服。

黄连汤

【方歌】黄连汤中甘草姜，大人参枣夏桂枝，寒湿气虚夹郁热，寒热补泻因人宜。

【组成】黄连三两（9g） 甘草炙，三两（9g） 干姜三两（9g） 桂枝去皮，三两（9g） 人参二两（6g） 半夏洗，半升（12g） 大枣擘，十二枚

【用法】上七味，以水一斗，煮取六升，去滓。温服，昼三夜二服。

黄连阿胶汤

【方歌】黄连阿胶鸡子黄，黄芩芍药合成方，清热燥湿滋阴血，各科杂病病可康。

【组成】黄连四两（12g） 黄芩二两（6g） 芍药二两（6g） 鸡子黄二枚 阿胶三两（9g）

【用法】上五味，以水六升，先煮三物，取二升，去滓。内胶，烊尽，小冷，内鸡子黄，搅令相得。温服七合，日三服。

黄连粉方

【方歌】黄连粉方基础方，清热燥湿效非常，脏腑营卫诸般疾，治病最好用合方。

【组成】黄连十两（30g）（编者注：原方无剂量，此乃编者所加）

【用法】上一味，研末为散，和水内服二两半。亦可外用涂患处，剂量斟酌用之。（编者注：仲景未言用法，此乃编者所加）

蛇床子散

【方歌】蛇床子散经典方，寒湿瘙痒常用方，内服外用变通方，治病核心是合方。

【组成】蛇床子仁

【用法】上一味，末之，以白粉少许，和令相得，如枣大，绵裹内之，自然温。

猪苓汤

【方歌】猪苓汤中用茯苓，泽泻阿胶与滑石，湿热水气夹血虚，各科杂病服之宜。

【组成】猪苓去皮 茯苓 泽泻 阿胶 滑石碎，各一两（各3g）

【用法】上五味，以水四升，先煮四味，取二升，去滓。内阿胶烊消。温服七合。日三服。

猪苓散

【方歌】猪苓散白术茯苓，益气清热能化湿，脏腑营卫皆可治，寒热水气服之宜。

【组成】猪苓 茯苓 白术各等分

【用法】上三味，杵为散，饮服方寸匕，日三服。

猪肤汤

【方歌】猪肤汤中蜜白粉，气阴两虚基础方，脏腑营卫诸般疾，经方合方效非常。

【组成】猪肤一斤（48g）

【用法】上一味，以水一斗，煮取五升，去滓。加白蜜一升、白粉五合，熬香，和令相得，温分六服。

猪胆汁方

【方歌】大猪胆汁醋调方，燥热伤阴基础方，清热润燥能敛阴，治病最好用合方。

【组成】猪胆一枚

【用法】大猪胆汁一枚，泻汁，和少许法醋，以灌谷道内，如一食顷，当大便出宿食恶物，甚效。

猪膏发煎

【方歌】猪膏发煎经典方，滋阴活血基础方，瘀血伤阴常用方，治病关键是合方。

【组成】猪膏半斤（24g） 乱发如鸡子大，三枚（10g）

【用法】上二味，和膏中煎之，发消药成。分再服。病从小便出。

麻子仁丸

【方歌】麻子仁丸治脾约，麻仁杏仁芍药宜，枳朴大黄齐加入，热结伤阴皆能医。

【组成】麻仁二升（48g） 芍药半斤（24g） 枳实炙，半斤（24g） 大黄去皮，一斤（48g） 厚朴炙，去皮，一尺（30g） 杏仁去皮尖，熬，别作脂，一升（24g）

【用法】上六味，蜜和丸，如梧桐子大。饮服十丸，日三服，渐加，以知为度。

麻黄升麻汤

【方歌】麻黄升麻知当归，黄芩葳蕤芍天冬，苓桂术甘姜石膏，清温补泻能宣通。

【组成】麻黄去节，二两半（7.5g） 升麻一两一分（3.7g） 当归一两一分（3.7g） 知母十八铢（2.2g） 黄芩十八铢（2.2g） 葳蕤十八铢（2.2g） 芍药六铢（0.8g） 天冬去心，六铢（0.8g） 桂枝去皮，六铢（0.8g） 茯苓六铢（0.8g） 甘草炙，六铢（0.8g） 石膏碎，绵裹，六铢（0.8g） 白术六铢（0.8g） 干姜六铢（0.8g）

【用法】上十四味，以水一斗，先煮麻黄一两沸，去上沫，内诸药，煮取三升，去滓。分温三服。相去如炊三斗米顷，令尽，汗出愈。

麻黄加术汤

【方歌】仲景麻黄加术汤，宣通散寒能燥湿，脏腑筋骨营卫病，寒湿夹虚服之宜。

【组成】麻黄去节，三两（9g） 桂枝去皮，二两（6g） 甘草炙，一两（3g） 杏仁去皮尖，七十个（12g） 白术四两（12g）

【用法】上五味，以水九升，先煮麻黄，减二升，去上沫，内诸药，煮取二升半，去滓。温服八合，覆取微似汗。

麻黄汤

【方歌】麻黄汤中用桂枝，杏仁甘草四般施，寒郁夹湿诸般证，各科杂病因人宜。

【组成】麻黄去节，三两（9g） 桂枝二两（6g） 杏仁去皮尖，七十个（12g） 甘草炙，一两（3g）

【用法】上四味，以水九升，先煮麻黄减二升，去上沫，内诸药，煮取二升半，去滓。温服八合，覆取微似汗，不需啜粥，余如桂枝法将息。

麻黄杏仁石膏甘草汤（麻杏石甘汤）

【方歌】仲景麻杏石甘汤，温宣清降法度良，寒热夹杂诸般疾，辨治清窍效力彰。

【组成】麻黄去节，四两（12g） 杏仁去皮尖，五十个（8.5g） 甘草炙，二两（6g） 石膏碎，绵裹，半斤（24g）

【用法】上四味，以水七升，煮麻黄，减二升，去上沫，内诸药，煮取二升，去滓。温服一升。

麻黄杏仁薏苡甘草汤（麻杏薏甘汤）

【方歌】仲景麻杏薏甘汤，寒热并

用基础方，温宣化湿能清热，经方合方效非常。

【组成】麻黄去节，汤泡，半两（1.5g）　杏仁去皮尖，炒，十个（1.8g）　薏苡仁半两（1.5g）　甘草炙，一两（3g）

【用法】上锉，麻豆大，每服四钱匕，水盏半，煮八分，去滓。温服。有微汗，避风。

麻黄连轺赤小豆汤

【方歌】麻黄连翘小豆汤，杏仁大枣生梓姜，甘草潦水同煎服，寒热并用效非常。

【组成】麻黄去节，二两（6g）　连翘二两（6g）　杏仁去皮尖，四十个（7g）　赤小豆一升（24g）　大枣擘，十二枚　生梓白皮切，一升（24g）　生姜切，二两（6g）　甘草炙，二两（6g）

【用法】上八味，以潦水一斗，先煮麻黄，再沸，去上沫，内煮药，煮取三升，去滓。分温三服，半日服尽。

麻黄附子甘草汤（麻黄附子汤）

【方歌】麻黄附子甘草汤，温补化瘀基础方，阳虚瘀血诸般疾，治病合方效非常。

【组成】麻黄去节，二两（6g）　甘草炙，二两（6g）　附子炮，去皮，破八片，一枚（5g）

【用法】上三味，以水七升，先煮麻黄一两沸，去上沫，内诸药，煮取三升，去滓。温服一升，日三服。

麻黄附子细辛汤

【方歌】麻黄附子细辛汤，治表治里通用方，寒瘀营卫及脏腑，温化宣通效非常。

【组成】麻黄去节，二两（6g）　细辛二两（6g）　附子炮，去皮，破八片，一枚（5g）

【用法】上三味，以水一斗，先煮麻黄，减二升，去上沫，内诸药，煮取三升，去滓。温服一升，日三服。

旋覆代赭汤

【方歌】旋覆代赭用人参，半夏大枣姜甘草，温通益气能降逆，脾胃肝肺效果好。

【组成】旋覆花三两（9g）　代赭石一两（3g）　人参二两（6g）　生姜五两（15g）　甘草炙，三两（9g）　半夏洗，半升（12g）　大枣擘，十二枚

【用法】上七味，以水一斗，煮取六升，去滓。再煎，取三升。温服一升，日三服。

旋覆花汤

【方歌】旋覆花汤新绛葱，通阳行血能降气，气血不利可调理，经脉郁瘀服之宜。

【组成】旋覆花三两（9g） 葱十四茎 新绛少许（6g）（编者注：按陶弘景释新绛为茜草）

【用法】上三味，以水三升，煮取一升。顿服之。

十二画

越婢加术汤

【方歌】越婢加术汤麻黄，石膏甘草大枣姜，寒郁热蕴夹气虚，温清益气病可康。

【组成】麻黄六两（18g） 石膏半斤（24g） 生姜三两（9g） 大枣十五枚 甘草二两（6g） 白术四两（12g）

【用法】上六味，以水六升，先煮麻黄去沫，内诸药，煮取三升，分温三服。恶风加附子一枚，炮。

越婢加半夏汤

【方歌】越婢汤中加半夏，麻黄石膏姜枣草，寒热郁结夹痰湿，清温化痰效果好。

【组成】麻黄六两（18g） 石膏半斤（24g） 生姜三两（9g） 大枣十五枚 甘草二两（6g） 半夏半升（12g）

【用法】上六味，以水六升，先煮麻黄，去上沫，内诸药，煮取三升，分温三服。

越婢汤

【方歌】越婢汤麻黄生姜，石膏大枣和甘草，寒郁热蕴夹气虚，温清补益效果好。

【组成】麻黄六两（18g） 石膏半斤（24g） 生姜三两（9g） 甘草二两（6g） 大枣十五枚

【用法】上五味，以水六升，先煮麻黄，去上沫，内诸药，煮取三升，分温三服。恶风者加附子一枚，炮；风水加术四两。

葛根加半夏汤

【方歌】葛根半夏生姜汤，桂麻芍药草大枣，治表治里调气机，调配用量效果好。

【组成】葛根四两（12g） 麻黄去节，三两（9g） 甘草炙，二两（6g） 芍药二两（6g） 桂枝去皮，二两（6g） 生姜切，二两（6g） 半夏洗，半升（12g） 大枣擘，十二枚

【用法】上八味，以水一斗，先煮葛根、麻黄，减二升，去白沫。内诸药，煮取三升，去滓。温服一升，

覆取微似汗。

葛根汤

【方歌】太阳刚痉葛根汤，桂枝汤中加葛黄，寒郁气血或夹热，筋骨脏腑用之良。

【组成】葛根四两（12g）　麻黄去节，三两（9g）　桂枝去皮，二两（6g）　生姜切，三两（9g）　甘草炙，二两（6g）　芍药二两（6g）　大枣擘，十二枚

【用法】上七味，以水一斗，先煮麻黄、葛根，减二升，去白沫，内诸药，煮取三升，去滓。温服一升，覆取微似汗，余如桂枝法将息及禁忌，诸汤皆仿此。

葛根芩连汤

【方歌】葛根黄芩黄连汤，再加甘草合成方，脏腑湿热诸般疾，清热燥湿益气好。

【组成】葛根半斤（24g）　甘草炙，二两（6g）　黄芩三两（9g）　黄连三两（9g）

【用法】上四味，以水八升，先煮葛根，减二升，内诸药，煮取二升，去滓。分温再服。

葶苈大枣泻肺汤

【方歌】葶苈大枣泻肺汤，清泻郁热能益气，郁热气虚诸般疾，经方合方最相宜。

【组成】葶苈子熬令黄色，捣丸如弹子大，二十枚（10g）　大枣十二枚（仲景方中大枣无剂量，本书引用剂量源于《千金要方》《外台秘要》）

【用法】上先以水三升，煮枣，取二升，去枣，内葶苈，煮取一升，顿服。

葶苈丸

【方歌】仲景名方葶苈丸，郁热水气基础方，脏腑营卫水气证，经方合方效非常。

【组成】葶苈子二斤（100g）（编者注：仲景原书无用量，乃编者所加，根据《〈伤寒杂病论〉大辞典》用量换算标准并遵仲景治病用量为是）

【用法】上一味，捣碎，以蜜为丸，共为二十丸，温服一丸，日分三服。（仲景原书无用法，乃编者所加）

葵子茯苓丸

【方歌】仲景葵子茯苓丸，清热益气利水气，脏腑营卫水气病，经方合方功效奇。

【组成】葵子一斤（48g）　茯苓三两（9g）

【用法】上二味，杵为散，饮服

方寸匕，日三服。小便利则愈。

硝石矾石散

【方歌】仲景硝石矾石散，化瘀清热能燥湿，湿热瘀血诸般证，经方合方最相宜。

【组成】硝石　矾石烧，等分

【用法】上二味，为散，以大麦粥汁和，服方寸匕，日三服。病随大小便去，小便正黄，大便正黑，是候也。

雄黄熏方

【方歌】雄黄熏方基础方，温化寒湿经典方，寒湿瘀毒诸般证，调配内服治惊狂。

【组成】雄黄二两（6g）（用量引自《经方辨治疑难杂病技巧》）

【用法】上一味，为末，筒瓦二枚合之，烧，向肛熏之。

紫参汤

【方歌】紫参汤中用甘草，清热解毒效果好，脏腑郁热夹气虚，先煮紫参疗效高。

【组成】紫参半斤（24g）　甘草三两（9g）

【用法】上二味，以水五升，先煮紫参，取二升，内甘草，煮取一升半。分温三服。

温经汤

【方歌】温经归芍桂萸芎，姜夏麦冬与丹皮，参草益气胶益血，虚瘀寒热皆能医。

【组成】吴茱萸三两（9g）　当归二两（6g）　川芎二两（6g）　芍药二两（6g）　人参二两（6g）　桂枝二两（6g）　阿胶二两（6g）　生姜二两（6g）　牡丹皮去心，二两（6g）　甘草二两（6g）　半夏半升（12g）　麦冬去心，一升（24g）

【用法】上十二味，以水一斗，煮取三升，分温三服。亦主妇人少腹寒，久不受胎；兼取崩中去血，或月水来过多，及至期不来。

滑石代赭汤

【方歌】滑石代赭汤百合，阴虚夹热又夹湿，滋阴清利能降逆，阴虚湿热服之宜。

【组成】百合擘，七枚（14g）　滑石碎，绵裹，三两（9g）　代赭石碎，绵裹，如弹丸大一枚（15g）

【用法】上先以水洗百合，渍一宿，当白沫出，去其水，更以泉水二升，煎取一升，去滓。别以泉水二升煎滑石、代赭，取一升，去滓。后合和重煎，取一升五合，分温服。

滑石白鱼散

【方歌】滑石白鱼用乱发，清热化瘀能利湿，脏腑营卫水气证，湿热瘀血服之宜。

【组成】滑石二分（6g）　乱发烧，二分（6g）　白鱼二分（6g）

【用法】上三味，杵为散，饮服方寸匕，日三服。

十三画

蒲灰散

【方歌】蒲灰散中用滑石，清热化瘀能利湿，湿热瘀血诸般疾，经方合方最相宜。

【组成】蒲灰七分（21g）　滑石三分（9g）

【用法】上二味，杵为散，饮服方寸匕，日三服。

蜀漆散

【方歌】经典名方蜀漆散，龙骨云母合成方，清热化痰能安神，脏腑营卫病可康。

【组成】蜀漆洗，去腥　云母烧二日夜　龙骨等分

【用法】上三味，杵为散，未发前以浆水服半钱。温疟加蜀漆半分，临发时，服一钱匕。

十四画

酸枣仁汤

【方歌】酸枣仁汤用知母，茯苓川芎甘草方，心肝血虚夹郁热，调补气血效非常。

【组成】酸枣仁二升（48g）　甘草一两（3g）　知母二两（6g）　茯苓二两（6g）　川芎二两（6g）

【用法】上五味，以水八升，煮酸枣仁，得六升，内诸药，煮取三升，分温三服。

蜘蛛散

【方歌】蜘蛛散中用桂枝，清热消肿能通阳，热伤寒结阴狐疝，经方合方病可康。

【组成】蜘蛛熬焦，十四枚　桂枝半两（1.5g）

【用法】上二味，为散，取八分一匕，饮和服。日再服，蜜丸亦可。

蜜煎导

【方歌】滋阴润燥蜜煎导，内服外用皆可宜，脏腑肌肤诸般疾，经方合方功效奇。

【组成】食蜜七合（50mL）

【用法】上一味，于铜器内，微火煎，当须凝如饴状，搅之勿令焦著，

欲可丸，并手捻作梃，令头锐，大如指，长二寸许，当热时急作，冷则硬，以内谷道中，以手急抱，欲大便时乃去之。

十六画

薯蓣丸

【方歌】薯蓣丸归桂曲地，草参芎芍术麦仁，柴桔苓胶姜蔹防，大枣黄卷效如神。

【组成】薯蓣三十分（90g） 当归　桂枝　神曲　干地黄　豆黄卷各十分（各30g） 甘草二十八分（84g） 人参七分（21g） 川芎　芍药　白术　麦冬　杏仁各六分（各18g） 柴胡　桔梗　茯苓各五分（各15g） 阿胶七分（21g） 干姜三分（9g） 白蔹二分（6g） 防风六分（18g） 大枣百枚为膏

【用法】上二十一味，末之，炼蜜和丸，如弹子大，空腹酒服一丸，一百丸为剂。

薏苡附子败酱散

【方歌】薏苡附子败酱散，辨治寒热夹瘀证，治病用药细审斟，用量变化须调整。

【组成】薏苡仁十分（30g） 附子二分（6g） 败酱五分（15g）

【用法】上三味，杵为末，取方寸匕，以水二升，煎减半，顿服，小便当下。

薏苡附子散

【方歌】胸痹薏苡附子散，胸痛时缓及时急，急则痛剧夹汗出，温阳逐寒能通痹。

【组成】薏苡仁十五两（45g） 大附子炮，十枚（80g）

【用法】上二味，杵为散，服方寸匕，日三服。

橘皮竹茹汤

【方歌】橘皮竹茹汤人参，甘草大枣与生姜，气虚气逆夹寒热，温补清降效非常。

【组成】橘皮二升（48g） 竹茹二升（48g） 大枣三十枚　人参一两（3g） 生姜半斤（24g） 甘草五两（15g）

【用法】上六味，以水一斗，煮取三升，温服一升，日三服。

橘皮汤

【方歌】橘皮汤中用生姜，寒湿气逆基础方，脏腑气滞诸般疾，调理气机病可康。

【组成】橘皮四两（12g） 生姜半斤（24g）

【用法】上二味，以水七升，煮取三升。温服一升，下咽即愈。

橘枳姜汤

【方歌】橘枳姜汤治气滞，浊气壅滞夹寒郁，治心治肺治脾胃，行气降逆病可除。

【组成】橘皮一斤（48g） 枳实三两（9g） 生姜半斤（24g）

【用法】上三味，以水五升，煮取二升，分温再服。

十八画

藜芦甘草汤

【方歌】经典藜芦甘草汤，风痰气虚服之宜，各科杂病明病机，经方合方功效奇。

【组成】藜芦一两（3g） 甘草二两（6g）

【用法】以水二升，煮取一升五合，分二服，温服之。（仲景原方无用量及用法，为笔者所加）

十九画

鳖甲煎丸

【方歌】鳖甲煎丸乌芩胡，桂葶妇姜大黄芍，石厚丹麦紫夏参，虫胶蜂硝蜣螂桃。

【组成】鳖甲炙，十二分（36g） 乌扇（射干）烧，三分（9g） 黄芩三分（9g） 柴胡六分（18g） 鼠妇熬，三分（9g） 干姜三分（9g） 大黄三分（9g） 芍药五分（15g） 桂枝三分（9g） 葶苈熬，一分（3g） 石韦去毛，三分（9g） 厚朴三分（9g） 牡丹去心，五分（15g） 瞿麦二分（6g） 紫葳三分（9g） 半夏一分（3g） 人参一分（3g） 䗪虫熬，五分（15g） 阿胶炙，三分（9g） 蜂窝炙，四分（12g） 赤硝十二分（36g） 蜣螂熬，二分（6g） 桃仁二分（6g）

【用法】上二十三味，为末。取煅灶下灰一斗，清酒一斛五斗，浸灰，候酒尽一半，着鳖甲于中，煮令泛烂如胶漆，绞取汁，内诸药，煎如丸，如梧子大，空心服七丸。日三服。

第二章 王付35首“十八反”方及歌诀

本草明言“十八反”，
相反相成妙中言，
半蒌贝蔹及喜乌，
藻戟遂芫俱爱草，
诸参辛芍盼藜芦，
辨治杂病效非凡！

其一，在东汉张仲景时代就不存在“十八反”配伍禁忌之说，《伤寒杂病论》用“十八反”配伍组方用药辨治各科常见病、多发病、疑难病及疫病具有显著非凡疗效。

其二，王怀隐和张子和分别在《太平圣惠方》《儒门事亲》中从理论上阐述中药“十八反”属于配伍禁忌，而他们在临床中则用中药“十八反”配伍禁忌组方治疗各科杂病，可见，王怀隐、张子和自相矛盾的言论完全是荒谬的。

其三，从临床中选用经方合方“十八反”配伍用药辨治各科常见病、多发病、疑难及疫病并取得非常显著疗效，足以证明张仲景的组方用药是完全符合临床治病实际的，而王怀隐、张子和所说言论的是完全十分荒谬的。（以上为王付35首“十八反”方的使用及歌诀。——编者注）

1. 乌头半夏汤

【方歌】寒痰乌头半夏汤，生姜大枣和甘草，辨治痛麻痞癥瘕，消癥化痰益气好。

【组成1号】乌头（制川乌或制草乌）6 g　生半夏 12 g　生姜 10 g　大枣 12 枚　甘草 10 g

【组成2号】乌头（生川乌或生草乌）3 g　生半夏 12 g　生姜 10 g　大枣 12 枚　甘草 10 g

【用法】上五味，以水 800 mL，浸泡 30 分钟，先以大火烧开，后以小火煎煮50～60分钟，取汁去滓，分早中晚三次温服。

【功用】温通散寒，消癥散瘕，燥湿化痰。

【中医证型】寒痰证：疼痛、麻木、肿胀、痞块、癥瘕、瘿瘤、瘰疬、颤抖、晕厥，舌质淡、苔白厚腻，脉沉或沉弱。

【西医疾病】炎症性疾病，增生性疾病，结节性疾病，硬化性疾病，肿瘤性疾病。

2. 乌头瓜蒌汤

【方歌】温清乌头瓜蒌汤，生姜大枣和甘草，辨治痛麻瘰癥瘕，温消清化益气好。

【组成1号】乌头（制川乌或制草乌）6 g　全瓜蒌12 g　生姜10 g　大枣12枚　甘草10 g

【组成2号】乌头（生川乌或生草乌）3 g　全瓜蒌12 g　生姜10 g　大枣12枚　甘草10 g

【用法】上五味，以水800 mL，浸泡30分钟，先以大火烧开，后以小火煎煮50～60分钟，取汁去滓，分早中晚三次温服。

【功用】温通散寒，消癥散瘕，清热化痰。

【中医证型】寒结痰热证：疼痛、麻木、肿胀、痞块、癥瘕、瘿瘤、瘰疬、颤抖、晕厥，舌质淡红、苔腻黄白夹杂，脉沉或沉弱。

【西医疾病】炎症性疾病，增生性疾病，结节性疾病，硬化性疾病，代谢性疾病，肿瘤性疾病。

3. 乌头花粉汤

【方歌】温滋乌头花粉汤，生姜大枣和甘草，辨治痛麻颤癥瘕，温滋消癥益气好。

【组成1号】乌头（制川乌或制草乌）6 g　天花粉12 g　生姜10 g　大枣12枚　甘草10 g

【组成2号】乌头（生川乌或生草乌）3 g　天花粉12 g　生姜10 g　大枣12枚　甘草10 g

【用法】上五味，以水800 mL，浸泡30分钟，先以大火烧开，后以小火煎煮50～60分钟，取汁去滓，分早中晚三次温服。

【功用】温通散寒，消癥散瘕，清热益阴。

【中医证型】寒结阳郁伤阴证：疼痛、麻木、肿胀、痞块、癥瘕、瘿瘤、瘰疬、颤抖、晕厥，舌质淡红、苔黄白夹杂腻，脉沉或沉弱。

【西医疾病】炎症性疾病，增生性疾病，结节性疾病，硬化性疾病，内分泌代谢性疾病，肿瘤性疾病。

4. 乌头贝母汤

【方歌】温清乌头贝母汤，生姜大枣和甘草，辨治痛麻瘰癥厥，温通清化益气好。

【组成1号】乌头（制川乌或制草乌）6 g　贝母10 g　生姜10 g　大枣12枚　甘草10 g

【组成2号】乌头（生川乌或生草乌）3 g　贝母10 g　生姜10 g　大枣12枚　甘草10 g

【用法】上五味，以水800 mL，浸泡30分钟，先以大火烧开，后以小火煎煮50～60分钟，取汁去滓，分早中晚三次温服。

【功用】温通散寒，消癥散瘕，化痰益阴。

【中医证型】寒结痰热伤阴证：疼痛、麻木、肿胀、痞块、癥瘕、瘿瘤、瘰疬、颤抖、晕厥，舌质淡红、苔黄白夹杂夹腻，脉沉或沉弱。

【西医疾病】炎症性疾病，增生性疾病，结节性疾病，硬化性疾病，内分泌代谢性疾病，肿瘤性疾病。

5. 乌头白蔹汤

【方歌】温化乌头白蔹汤，生姜大枣和甘草，辨治痛麻肿癥颤，消癥解痉益气好。

【组成1号】乌头（制川乌或制草乌）6 g　白蔹6 g　生姜10 g　大枣12枚　甘草10 g

【组成2号】乌头（生川乌或生草乌）3 g　白蔹6 g、生姜10 g　大枣12枚　甘草10 g

【用法】上五味，以水800 mL，浸泡30分钟，先以大火烧开，后以小火煎煮50～60分钟，取汁去滓，分早中晚三次温服。

【功用】温通散寒，消癥散瘕，解痉止痛。

【中医证型】寒结阳热证：疼痛、麻木、肿胀、痞块、癥瘕、瘿瘤、瘰疬、颤抖、晕厥，舌质淡红、苔黄白夹杂夹腻，脉沉或沉弱。

【西医疾病】炎症性疾病，增生性疾病，结节性疾病，硬化性疾病，内分泌代谢性疾病，肿瘤性疾病。

6. 乌头白及汤

【方歌】温通乌头白及汤，生姜大枣和甘草，辨治痛麻厥癥颤，消癥生肌益气好。

【组成1号】乌头（制川乌或制草乌）6 g　白及3 g　生姜10 g　大枣12枚　甘草10 g

【组成2号】乌头（生川乌或生

草乌）3 g 白及 3 g 生姜 10 g 大枣 12 枚 甘草 10 g

【用法】上五味，以水 800 mL，浸泡 30 分钟，先以大火烧开，后以小火煎煮 50 ~ 60 分钟，取汁去滓，分早中晚三次温服。

【功用】温通散寒，消癥散瘕，生肌益阴。

【中医证型】寒结肌损阴伤证：疼痛、麻木、肿胀、痞块、癥瘕、瘿瘤、瘰疬、颤抖、晕厥，舌质淡红、苔黄白夹杂夹腻，脉沉或沉弱。

【西医疾病】炎症性疾病，增生性疾病，结节性疾病，硬化性疾病，内分泌代谢性疾病，肿瘤性疾病。

7. 附子半夏汤

【方歌】寒痰附子半夏汤，生姜大枣和甘草，辨治痛麻痞癥瘕，消癥化痰益气好。

【组成 1 号】制附子 10 g 生半夏 12 g 生姜 10 g 大枣 12 枚 甘草 10 g

【组成 2 号】生附子 5 g 生半夏 12 g 生姜 10 g 大枣 12 枚 甘草 10 g

【用法】上五味，以水 800 mL，浸泡 30 分钟，先以大火烧开，后以小火煎煮 50 ~ 60 分钟，取汁去滓，分早中晚三次温服。

【功用】温通散寒，消癥散瘕，燥湿化痰。

【中医证型】寒痰证：疼痛、麻木、肿胀、痞块、癥瘕、瘿瘤、瘰疬、颤抖、晕厥，舌质淡、苔白厚腻，脉沉或沉弱。

【西医疾病】炎症性疾病，增生性疾病，结节性疾病，硬化性疾病，肿瘤性疾病。

8. 附子瓜蒌汤

【方歌】温清附子瓜蒌汤，生姜大枣和甘草，辨治痛麻瘰癥瘕，温通清化益气好。

【组成 1 号】制附子 10 g 全瓜蒌 24 g 生姜 10 g 大枣 12 枚 甘草 10 g

【组成 2 号】生附子 5 g 全瓜蒌 24 g 生姜 10 g 大枣 12 枚 甘草 10 g

【用法】上五味，以水 800 mL，浸泡 30 分钟，先以大火烧开，后以小火煎煮 50 ~ 60 分钟，取汁去滓，分早中晚三次温服。

【功用】温通散寒，消癥散瘕，清热化痰。

【中医证型】寒结痰热证：疼痛、麻木、肿胀、痞块、癥瘕、瘿瘤、瘰疬、颤抖、晕厥，舌质淡红、苔腻黄白夹杂，脉沉或沉弱。

【西医疾病】炎症性疾病，增生性疾病，结节性疾病，硬化性疾病，代谢性疾病，肿瘤性疾病。

9. 附子花粉汤

【方歌】温滋附子花粉汤，生姜大枣和甘草，辨治痛麻颤癥瘕，温通益阴益气好。

【组成1号】制附子10 g　天花粉12 g　生姜10 g　大枣12枚　甘草10 g

【组成2号】生附子5 g　天花粉12 g　生姜10 g　大枣12枚　甘草10 g

【用法】上五味，以水800 mL，浸泡30分钟，先以大火烧开，后以小火煎煮50～60分钟，取汁去滓，分早中晚三次温服。

【功用】温通散寒，消癥散瘕，清热益阴。

【中医证型】寒结阳郁伤阴证：疼痛、麻木、肿胀、痞块、癥瘕、瘿瘤、瘰疬、颤抖、晕厥，舌质淡红、苔黄白夹杂腻，脉沉或沉弱。

【西医疾病】炎症性疾病，增生性疾病，结节性疾病，硬化性疾病，内分泌代谢性疾病，肿瘤性疾病。

10. 附子贝母汤

【方歌】温清附子贝母汤，生姜大枣和甘草，辨治痛麻瘰癥颤，温消清化益气好。

【组成1号】制附子10 g　贝母10 g　生姜10 g　大枣12枚　甘草10 g

【组成2号】生附子5 g　贝母10 g　生姜10 g　大枣12枚　甘草10 g

【用法】上五味，以水800 mL，浸泡30分钟，先以大火烧开，后以小火煎煮50～60分钟，取汁去滓，分早中晚三次温服。

【功用】温通散寒，消癥散瘕，化痰益阴。

【中医证型】寒结痰热伤阴证：疼痛、麻木、肿胀、痞块、癥瘕、瘿瘤、瘰疬、颤抖、晕厥，舌质淡红、苔黄白夹杂夹腻，脉沉或沉弱。

【西医疾病】炎症性疾病，增生性疾病，结节性疾病，硬化性疾病，内分泌代谢性疾病，肿瘤性疾病。

11. 附子白蔹汤

【方歌】温通附子白蔹汤，生姜大枣和甘草，辨治痛麻肿癥颤，消癥解痉益气好。

【组成1号】制附子10 g　白蔹6 g　生姜10 g　大枣12枚　甘草10 g

【组成2号】生附子5 g　白蔹6 g　生姜10 g　大枣12枚　甘草10 g

【用法】上五味，以水800 mL，浸泡30分钟，先以大火烧开，后以小火煎煮50～60分钟，取汁去滓，分早中晚三次温服。

【功用】温通散寒，消癥散瘕，解痉止痛。

【中医证型】寒结阳热证：疼痛、麻木、肿胀、痞块、癥瘕、瘿瘤、瘰疬、颤抖、痉挛，晕厥，舌质淡红、苔黄白夹杂夹腻，脉沉或沉弱。

【西医疾病】炎症性疾病，增生性疾病，结节性疾病，硬化性疾病，内分泌代谢性疾病，肿瘤性疾病。

12. 附子白及汤

【方歌】温通附子白及汤，生姜大枣和甘草，辨治痛麻厥癥颤，消癥生肌益气好。

【组成1号】制附子10 g　白及3 g　生姜10 g　大枣12枚　甘草10 g

【组成2号】生附子5 g　白及3 g　生姜10 g　大枣12枚　甘草10 g

【用法】上五味，以水800 mL，浸泡30分钟，先以大火烧开，后以小火煎煮50 ~ 60分钟，取汁去滓，分早中晚三次温服。

【功用】温通散寒，消癥散瘕，生肌益阴。

【中医证型】寒结肌损阴伤证：疼痛、麻木、肿胀、痞块、癥瘕、瘿瘤、瘰疬、颤抖、晕厥，舌质淡红、苔黄白夹杂夹腻，脉沉或沉弱。

【西医疾病】炎症性疾病，增生性疾病，结节性疾病，硬化性疾病，内分泌代谢性疾病，肿瘤性疾病。

13. 天雄半夏汤

【方歌】寒痰附子半夏汤，生姜大枣和甘草，辨治痛麻痞癥瘕，消癥化痰益气好。

【组成1号】制天雄5 g　生半夏12 g　生姜10 g　大枣12枚　甘草10 g

【组成2号】生天雄3 g　生半夏12 g　生姜10 g　大枣12枚　甘草10 g

【用法】上五味，以水800 mL，浸泡30分钟，先以大火烧开，后以小火煎煮50 ~ 60分钟，取汁去滓，分早中晚三次温服。

【功用】温通散寒，消癥散瘕，燥湿化痰。

【中医证型】寒痰证：疼痛、麻木、肿胀、痞块、癥瘕、瘿瘤、瘰疬、颤抖、晕厥，舌质淡、苔白厚腻，脉沉或沉弱。

【西医疾病】炎症性疾病，增生性疾病，结节性疾病，硬化性疾病，肿瘤性疾病。

14. 天雄瓜蒌汤

【方歌】温清天雄瓜蒌汤，生姜大枣和甘草，辨治痛麻瘰癥瘕，温消清化益气好。

【组成1号】制天雄5 g　全瓜蒌12 g　生姜10 g　大枣12枚　甘草10 g

【组成2号】生天雄3 g　全瓜蒌12 g　生姜10 g　大枣12枚　甘草10 g

【用法】上五味，以水800 mL，浸泡30分钟，先以大火烧开，后以小火煎煮50～60分钟，取汁去滓，分早中晚三次温服。

【功用】温通散寒，消癥散瘕，清热化痰。

【中医证型】寒结痰热证：疼痛、麻木、肿胀、痞块、癥瘕、瘿瘤、瘰疬、颤抖、晕厥，舌质淡红、苔腻黄白夹杂，脉沉或沉弱。

【西医疾病】炎症性疾病，增生性疾病，结节性疾病，硬化性疾病，代谢性疾病，肿瘤性疾病。

15. 天雄花粉汤

【方歌】温滋附子花粉汤，生姜大枣和甘草，辨治痛麻颤癥瘕，温通化阴益气好。

【组成1号】制天雄5 g　天花粉12 g　生姜10 g　大枣12枚　甘草10 g

【组成2号】生天雄3 g　天花粉12 g　生姜10 g　大枣12枚　甘草10 g

【用法】上五味，以水800 mL，浸泡30分钟，先以大火烧开，后以小火煎煮50～60分钟，取汁去滓，分早中晚三次温服。

【功用】温通散寒，消癥散瘕，清热益阴。

【中医证型】寒结阳郁伤阴证：疼痛、麻木、肿胀、痞块、癥瘕、瘿瘤、瘰疬、颤抖、晕厥，舌质淡红、苔黄白夹杂腻，脉沉或沉弱。

【西医疾病】炎症性疾病，增生性疾病，结节性疾病，硬化性疾病，内分泌代谢性疾病，肿瘤性疾病。

16. 天雄贝母汤

【方歌】温化天雄贝母汤，生姜大枣和甘草，辨治痛麻瘰癥颤，温通清化益气好。

【组成1号】制天雄5 g　贝母10 g　生姜10 g　大枣12枚　甘草10 g

【组成2号】生天雄3 g　贝母10 g　生姜10 g　大枣12枚　甘草10 g

【用法】上五味，以水800 mL，浸泡30分钟，先以大火烧开，后以小火煎煮50～60分钟，取汁去滓，分早中晚三次温服。

【功用】温通散寒，消癥散瘕，化痰益阴。

【中医证型】寒结痰热伤阴证：疼痛、麻木、肿胀、痞块、癥瘕、瘿瘤、瘰疬、颤抖、晕厥，舌质淡红、苔黄白夹杂夹腻，脉沉或沉弱。

【西医疾病】炎症性疾病，增生性疾病，结节性疾病，硬化性疾病，内分泌代谢性疾病，肿瘤性疾病。

17. 天雄白蔹汤

【方歌】温通天雄白蔹汤，生姜大枣和甘草，辨治痛麻肿癥颤，消癥解痉益气好。

【组成1号】制天雄 5 g 白蔹 6 g 生姜 10 g 大枣 12 枚 甘草 10 g

【组成2号】生天雄 3 g 白蔹 6 g 生姜 10 g 大枣 12 枚 甘草 10 g

【用法】上五味，以水 800 mL，浸泡 30 分钟，先以大火烧开，后以小火煎煮 50 ~ 60 分钟，取汁去滓，分早中晚三次温服。

【功用】温通散寒，消癥散瘕，解痉止痛。

【中医证型】寒结阳热证：疼痛、麻木、肿胀、痞块、癥瘕、瘿瘤、瘰疬、颤抖、晕厥，舌质淡红、苔黄白夹杂夹腻，脉沉或沉弱。

【西医疾病】炎症性疾病，增生性疾病，结节性疾病，硬化性疾病，内分泌代谢性疾病，肿瘤性疾病。

18. 天雄白及汤

【方歌】温消天雄白及汤，生姜大枣和甘草，辨治痛麻厥癥颤，消癥生肌益气好。

【组成1号】制天雄 5 g 白及 3 g 生姜 10 g 大枣 12 枚 甘草 10 g

【组成2号】生天雄 3 g 白及 3 g 生姜 10 g 大枣 12 枚 甘草 10 g

【用法】上五味，以水 800 mL，浸泡 30 分钟，先以大火烧开，后以小火煎煮 50 ~ 60 分钟，取汁去滓，分早中晚三次温服。

【功用】温通散寒，消癥散瘕，生肌益阴。

【中医证型】寒结肌损阴伤证：疼痛、麻木、肿胀、痞块、癥瘕、瘿瘤、瘰疬、颤抖、晕厥，舌质淡红、苔黄白夹杂夹腻，脉沉或沉弱。

【西医疾病】炎症性疾病，增生性疾病，结节性疾病，硬化性疾病，内分泌代谢性疾病，肿瘤性疾病。

19. 甘草甘遂汤

【方歌】补泻甘草甘遂汤，生姜大枣合成方，辨治肿重癥瘕瘿，通利消癥益气强。

【组成】甘遂 3 g 生姜 10 g 大枣 12 枚 甘草 10 g

【用法】上四味，以水 600 mL，浸泡 30 分钟，先以大火烧开，后以小火煎煮 30 ~ 40 分钟，取汁去滓，分早中晚三次温服。

【功用】通利消癥，益气解毒。

【中医证型】（经隧）痰湿水饮夹虚证：水肿、沉重、肿胀、痰多、肥胖、癥瘕、瘿瘤、瘰疬、颤抖、晕厥、二便不通，舌质淡红、苔腻黄白夹杂，脉沉或沉弱。

【西医疾病】炎症性疾病，增生性疾病，结节性疾病，硬化性疾病，内分泌代谢性疾病，肿瘤性疾病。

20. 甘草芫花汤

【方歌】补泻甘草芫花汤，生姜大枣合成方，辨治肿重癥瘕瘿，通利消癥益气彰。

【组成】芫花 3 g　生姜 10 g　大枣 12 枚　甘草 10 g

【用法】上四味，以水 600 mL，浸泡 30 分钟，先以大火烧开，后以小火煎煮 30 ~ 40 分钟，取汁去滓，分早中晚三次温服。

【功用】通利消癥，益气解毒。

【中医证型】（胸胁脘腹）痰湿水饮夹虚证：水肿、沉重、肿胀、痰多、肥胖、癥瘕、瘿瘤、瘰疬、颤抖、晕厥、二便不通，舌质淡红、苔腻黄白夹杂，脉沉或沉弱。

【西医疾病】炎症性疾病，增生性疾病，结节性疾病，硬化性疾病，内分泌代谢性疾病，肿瘤性疾病。

21. 甘草大戟汤

【方歌】补泻甘草大戟汤，生姜大枣合成方，辨治肿重癥瘕瘿，通利消癥益气强。

【组成】大戟 3 g　生姜 10 g　大枣 12 枚　甘草 10 g

【用法】上四味，以水 600 mL，浸泡 30 分钟，先以大火烧开，后以小火煎煮 30 ~ 40 分钟，取汁去滓，分早中晚三次温服。

【功用】通利消癥，益气解毒。

【中医证型】（脏腑）痰湿水饮夹虚证：水肿、沉重、肿胀、痰多、肥胖、癥瘕、瘿瘤、瘰疬、颤抖、晕厥、二便不通，舌质淡红、苔腻黄白夹杂，脉沉或沉弱。

【西医疾病】炎症性疾病，增生性疾病，结节性疾病，硬化性疾病，内分泌代谢性疾病，肿瘤性疾病。

22. 甘草海藻汤

【方歌】补泻甘草海藻汤，生姜大枣合成方，辨治肿重癥瘰瘿，消癥破瘿益气彰。

【组成】海藻 24 g　生姜 10 g　大枣 12 枚　甘草 10 g

【用法】上四味，以水 800 mL，浸泡 30 分钟，先以大火烧开，后以小火煎煮30～40分钟，取汁去滓，分早中晚三次温服。

【功用】消癥破瘿，益气解毒。

【中医证型】痰湿水饮夹虚证：水肿、沉重、肿胀、痰多、肥胖、癥瘕、瘿瘤、瘰疬、颤抖、晕厥、二便不通，舌质淡红、苔腻黄白夹杂，脉沉或沉弱。

【西医疾病】炎症性疾病，增生性疾病，结节性疾病，硬化性疾病，内分泌代谢性疾病，肿瘤性疾病。

23. 藜芦人参汤

【方歌】补消藜芦人参汤，生姜大枣甘草方，辨治痛麻癥瘰瘿，化痰消癥益气彰。

【组成】藜芦 1.5 g　人参 10 g　生姜 10 g　大枣 12 枚　甘草 10 g

【用法】上五味，以水 800 mL，浸泡30分钟，先以大火烧开，后以小火煎煮30～40分钟，取汁去滓，分早中晚三次温服。

【功用】益气生肌，祛腐化痰，息风解毒。

【中医证型】痰风癥瘕气虚证：疼痛、麻木、肿胀、痞块、癥瘕、瘿瘤、瘰疬、痰多、肥胖、颤抖、晕厥，舌质淡、苔薄白，脉沉或沉弱。

【西医疾病】神经性疾病，血管性疾病，炎症性疾病，增生性疾病，结节性疾病，硬化性疾病，内分泌代谢性疾病，肿瘤性疾病。

24. 藜芦紫参汤

【方歌】清化藜芦紫参汤，生姜大枣甘草方，辨治痛麻癥瘰瘿，化痰清热益气彰。

【组成】藜芦 1.5 g　紫参 15 g　生姜 10 g　大枣 12 枚　甘草 10 g

【用法】上五味，以水 800 mL，浸泡30分钟，先以大火烧开，后以小火煎煮30～40分钟，取汁去滓，分早中晚三次温服。

【功用】祛腐生肌，化痰息风，清热解毒。

【中医证型】痰风癥瘕郁热证：疼痛、麻木、肿胀、痞块、癥瘕、瘿瘤、瘰疬、痰多、肥胖、颤抖、晕厥，舌质淡红、苔黄白夹腻，脉沉或沉弱。

【西医疾病】炎症性疾病，增生性疾病，结节性疾病，硬化性疾病，内分泌代谢性疾病，肿瘤性疾病。

25. 藜芦苦参汤

【方歌】清化藜芦苦参汤，生姜大枣甘草方，辨治痛麻癥瘰瘿，清化燥湿益气彰。

【组成】藜芦 1.5 g　苦参 12 g

生姜 10 g　大枣 12 枚　甘草 10 g

【用法】上五味，以水 800 mL，浸泡 30 分钟，先以大火烧开，后以小火煎煮 30 ~ 40 分钟，取汁去滓，分早中晚三次温服。

【功用】祛腐生肌，化痰息风，清热燥湿，益气解毒。

【中医证型】痰风癥瘕湿热证：疼痛、麻木、肿胀、痞块、癥瘕、瘿瘤、瘰疬、痰多、肥胖、颤抖、晕厥，舌质淡红、苔腻黄白夹杂，脉沉或沉弱。

【西医疾病】炎症性疾病，增生性疾病，结节性疾病，硬化性疾病，内分泌代谢性疾病，肿瘤性疾病。

26. 藜芦细辛汤

【方歌】温化藜芦细辛汤，生姜大枣甘草方，辨治痛麻癥瘰颤，通窍息风益气强。

【组成】藜芦 1.5 g　细辛 10 g　生姜 10 g　大枣 12 枚　甘草 10 g

【用法】上五味，以水 800 mL，浸泡 30 分钟，先以大火烧开，后以小火煎煮 30 ~ 40 分钟，取汁去滓，分早中晚三次温服。

【功用】祛腐生肌，化痰息风，温通利窍，益气解毒。

【中医证型】痰风癥瘕夹寒证：疼痛、麻木、肿胀、痞块、癥瘕、瘿瘤、瘰疬、痰多、肥胖、颤抖、晕厥，舌质淡、苔白腻，脉沉或沉弱。

【西医疾病】血管性疾病，炎症性疾病，增生性疾病，结节性疾病，硬化性疾病，内分泌代谢性疾病，肿瘤性疾病。

27. 藜芦芍药汤

【方歌】消补藜芦芍药汤，生姜大枣甘草方，辨治痛麻癥厥颤，化痰理血益气彰。

【组成1号】藜芦 1.5 g　白芍 10 g　生姜 10 g　大枣 12 枚　甘草 10 g

【组成2号】藜芦 1.5 g　赤芍 10 g　生姜 10 g　大枣 12 枚　甘草 10 g

【用法】上五味，以水 800 mL，浸泡 30 分钟，先以大火烧开，后以小火煎煮 30 ~ 40 分钟，取汁去滓，分早中晚三次温服。

【功用】祛腐生肌，化痰息风，理血止痛，益气解毒。

【中医证型】瘀痰风癥瘕证：疼痛、麻木、肿胀、痞块、癥瘕、瘿瘤、瘰疬、颤抖、晕厥，舌质淡红、苔白或夹黄，脉沉或沉弱。

【西医疾病】血管性疾病，炎症性疾病，增生性疾病，结节性疾病，硬化性疾病，内分泌代谢性疾病，肿瘤性疾病。

28. 半蒌贝蔹及乌汤

【方歌】半蒌贝蔹及乌汤，炎症硬化肿瘤方，辨治各科疑难病，温通清化益气彰。

【组成1号】制川乌6g 制草乌6g 半夏12g 全瓜蒌12g 天花粉10g 贝母6g 白蔹3g 白及3g 生姜10g 大枣12枚 甘草10g

【组成2号】生川乌3g 生草乌3g 半夏12g 全瓜蒌12g 天花粉10g 贝母6g 白蔹3g 白及3g 生姜10g 大枣12枚 甘草10g

【用法】上十一味，以水1 200 mL，浸泡3分钟，先以大火烧开，后以小火煎煮60分钟，取汁去滓，分早中晚三次温服。

【功用】温通消癥，清化消结，益气解毒。

【中医证型】寒热痰瘀虚证：疼痛、麻木、肿胀、痞块、癥瘕、瘿瘤、瘰疬、颤抖、晕厥，舌质淡红、苔白或夹黄，脉沉或沉弱。

【西医疾病】血管性疾病，炎症性疾病，增生性疾病，结节性疾病，硬化性疾病，内分泌代谢性疾病，肿瘤性疾病。

29. 半蒌贝蔹及附汤

【方歌】半蒌贝蔹及附汤，炎症硬化肿瘤方，辨治各科疑难病，温通清化益气强。

【组成1号】制附子10g 半夏12g 全瓜蒌12g 天花粉10g 贝母6g 白蔹3g 白及3g 生姜10g 大枣12枚 甘草10g

【组成2号】生附子5g 半夏12g 全瓜蒌12g 天花粉10g 贝母6g 白蔹3g 白及3g 生姜10g 大枣12枚 甘草10g

【用法】上十味，以水1 000 mL，浸泡3分钟，先以大火烧开，后以小火煎煮60分钟，取汁去滓，分早中晚三次温服。

【功用】温通消癥，清化消结，益气解毒。

【中医证型】寒热痰瘀虚证：疼痛、麻木、肿胀、痞块、癥瘕、瘿瘤、瘰疬、颤抖、晕厥，舌质淡红、苔白或夹黄，脉沉或沉弱。

【西医疾病】血管性疾病，炎症性疾病，增生性疾病，结节性疾病，硬化性疾病，内分泌代谢性疾病，肿瘤性疾病。

30. 半蒌贝蔹及天汤

【方歌】半蒌贝蔹及天汤，炎症硬化肿瘤方，辨治各科疑难病，温通清消益气彰。

【组成1号】制天雄5 g　半夏12 g　全瓜蒌12 g　天花粉10 g　贝母6 g　白蔹3 g　白及3 g　生姜10 g　大枣12枚　甘草10 g

【组成2号】生天雄3 g　半夏12 g　全瓜蒌12 g　天花粉10 g　贝母6 g　白蔹3 g　白及3 g　生姜10 g　大枣12枚　甘草10 g

【用法】上十味，以水1 000 mL，浸泡3分钟，先以大火烧开，后以小火煎煮60分钟，取汁去滓，分早中晚三次温服。

【功用】温通消癥，清化消结，益气解毒。

【中医证型】寒热痰瘀虚证：疼痛、麻木、肿胀、痞块、癥瘕、瘿瘤、瘰疬、颤抖、晕厥，舌质淡红、苔白或夹黄，脉沉或沉弱。

【西医疾病】血管性疾病，炎症性疾病，增生性疾病，结节性疾病，硬化性疾病，内分泌代谢性疾病，肿瘤性疾病。

31. 藻戟遂芫甘草汤

【方歌】藻戟遂芫甘草汤，肿胀痰水癥瘰方，辨治各科痰水病，通利软坚益气彰。

【组成】海藻24 g　大戟1.5 g　甘遂1.5 g　芫花1.5 g　生姜10 g　大枣12枚　甘草10 g

【用法】上七味，以水1 000 mL，浸泡3分钟，先以大火烧开，后以小火煎煮50分钟，取汁去滓，分早中晚三次温服。

【功用】通利消癥，益气化痰。

【中医证型】痰湿水饮证：水肿、沉重、肿胀、痰多、肥胖、癥瘕、瘿瘤、瘰疬、颤抖、晕厥、二便不通，舌质淡红、苔腻黄白夹杂，脉沉或沉弱。

【西医疾病】血管性疾病，炎症性疾病，增生性疾病，结节性疾病，硬化性疾病，内分泌代谢性疾病，肿瘤性疾病。

32. 参芍细辛藜芦汤

【方歌】参芍细辛藜芦汤，痛麻肿癥颤厥方，辨治各科疑难病，清化温消益气彰。

【组成】藜芦1.5 g　人参10 g　紫参15 g　苦参12 g　白芍10 g　赤芍

10 g 细辛 10 g 生姜 10 g 大枣 12 枚 甘草 10 g

【用法】上十味，以水 1 000 mL，浸泡 3 分钟，先以大火烧开，后以小火煎煮 60 分钟，取汁去滓，分早中晚三次温服。

【功用】化痰息风，益气清热，温通理血。

【中医证型】痰风寒热虚证：疼痛、麻木、肿胀、痞块、癥瘕、挛急、抽搐、颤抖、晕厥，舌质淡红、苔黄白夹杂，脉沉或沉弱。

【西医疾病】血管性疾病，精神神经性疾病，炎症性疾病，增生性疾病，结节性疾病，硬化性疾病，内分泌代谢性疾病，肿瘤性疾病。

33. 参藜夏雄藻草汤

【方歌】参藜夏雄藻草汤，痛麻肿癥颤厥方，辨治各科疑难病，温化消癥益气彰。

【组成 1 号】人参 10 g 藜芦 1.5 g 生半夏 12 g 制天雄 5 g 海藻 24 g 生姜 10 g 大枣 12 枚 甘草 10 g

【组成 2 号】人参 10 g 藜芦 1.5 g 生半夏 12 g 生天雄 3 g 海藻 24 g 生姜 10 g 大枣 12 枚 甘草 10 g

【用法】上八味，以水 1 000 mL，浸泡 3 分钟，先以大火烧开，后以小火煎煮 60 分钟，取汁去滓，分早中晚三次温服。

【功用】益气息风，消癥化痰，软坚散结。

【中医证型】痰瘀夹虚证：疼痛、麻木、肿胀、痞块、癥瘕、挛急、抽搐、颤抖、晕厥，舌质淡红、苔黄白夹杂，脉沉或沉弱。

【西医疾病】心血管疾病，精神神经性疾病，炎症性疾病，增生性疾病，结节性疾病，硬化性疾病，内分泌代谢性疾病，炎症疼痛，病毒性疾病，肿瘤性疾病。

34. 参藜夏乌藻草汤

【方歌】参藜夏乌藻草汤，痛麻肿癥颤厥方，辨治各科疑难病，消癥化癥益气彰。

【组成 1 号】人参 10 g 藜芦 1.5 g 生半夏 12 g 制川乌 6 g 海藻 24 g 生姜 10 g 大枣 12 枚 甘草 10 g

【组成 2 号】人参 10 g 藜芦 1.5 g 生半夏 12 g 制草乌 6 g 海藻 24 g 生姜 10 g 大枣 12 枚 甘草 10 g

【组成 3 号】人参 10 g 藜芦 1.5 g 生半夏 12 g 生川乌 3 g 海藻 24 g 生姜 10 g 大枣 12 枚 甘草 10 g

【组成 4 号】人参 10 g 藜芦 1.5 g 生半夏 12 g 生草乌 3 g 海藻

24 g 生姜10 g 大枣12枚 甘草10 g

【用法】上八味，以水1 000 mL，浸泡3分钟，先以大火烧开，后以小火煎煮60分钟，取汁去滓，分早中晚三次温服。

【功用】益气息风，消癥化痰，软坚散结。

【中医证型】痰瘀夹虚证：疼痛、麻木、肿胀、痞块、癥瘕、挛急、抽搐、颤抖、晕厥，舌质淡红、苔黄白夹杂，脉沉或沉弱。

【西医疾病】心血管疾病，精神神经性疾病，炎症性疾病，增生性疾病，结节性疾病，硬化性疾病，内分泌代谢性疾病，炎症疼痛，病毒性疾病，肿瘤性疾病。

35. 参藜夏附藻草汤

【方歌】参藜夏附藻草汤，痛麻肿癥颤厥方，针对各科疑难病，温化消癥益气彰。

【组成1号】人参10 g 藜芦1.5 g 生半夏12 g 制附子10 g 海藻24 g 生姜10 g 大枣12枚 甘草10 g

【组成2号】人参10 g 藜芦1.5 g 生半夏12 g 生附子6 g 海藻24 g 生姜10 g 大枣12枚 甘草10 g

【用法】上八味，以水1 000 mL，浸泡3分钟，先以大火烧开，后以小火煎煮60分钟，取汁去滓，分早中晚三次温服。

【功用】益气息风，消癥化痰，软坚散结。

【中医证型】痰瘀夹虚证：疼痛、麻木、肿胀、痞块、癥瘕、挛急、抽搐、颤抖、晕厥，舌质淡红、苔黄白夹杂，脉沉或沉弱。

【西医疾病】心血管疾病，精神神经性疾病，炎症性疾病，增生性疾病，结节性疾病，硬化性疾病，内分泌代谢性疾病，炎症疼痛，病毒性疾病，肿瘤性疾病。